Mark Stephens

YOGA UNTERRICHTEN

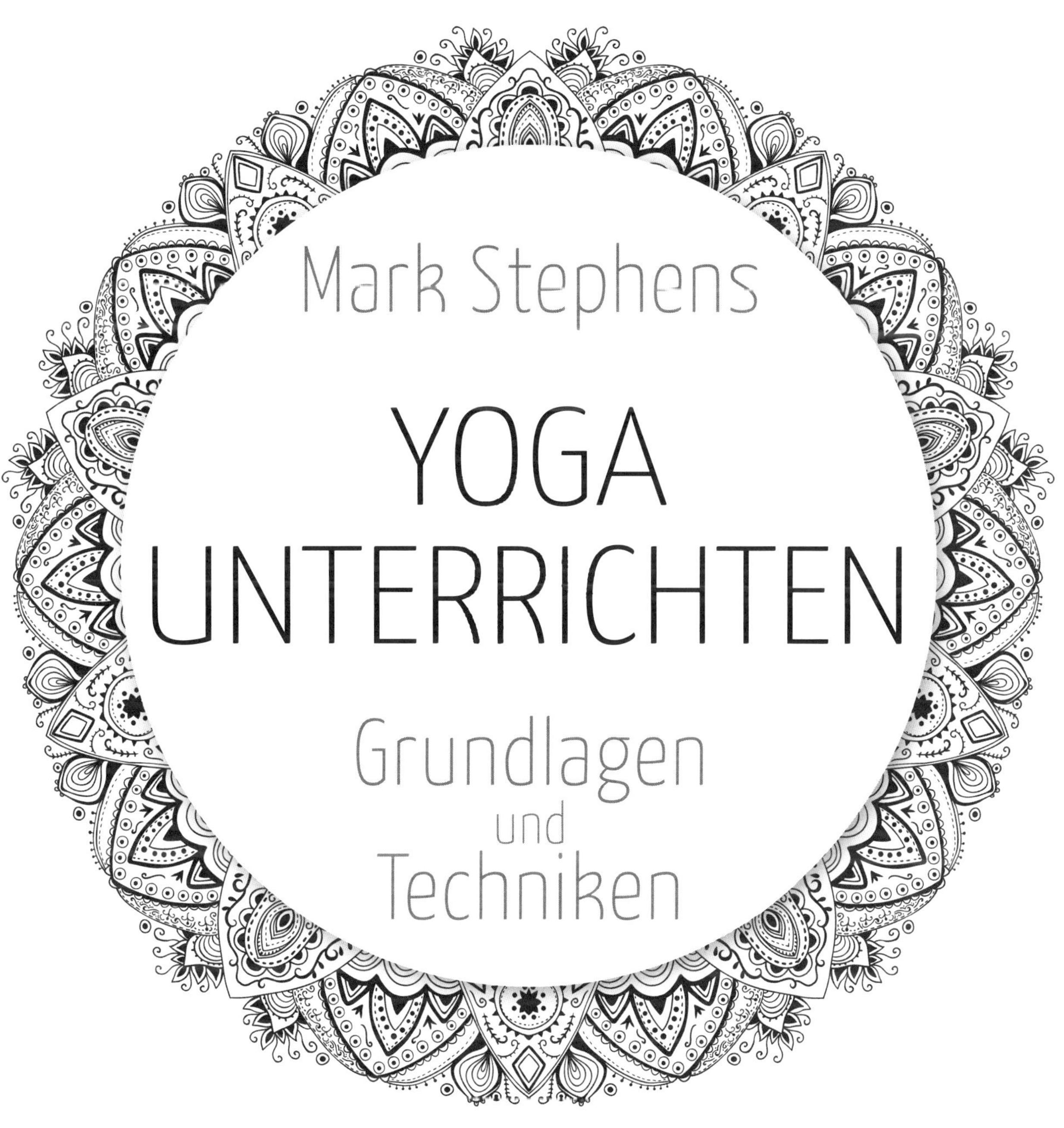

Mark Stephens

YOGA UNTERRICHTEN

Grundlagen und Techniken

riva

Bibliografische Information der Deutschen Nationalbibliothek
Die Deutsche Nationalbibliothek verzeichnet diese Publikation in der Deutschen Nationalbibliografie. Detaillierte bibliografische Daten sind im Internet über https://dnb.de abrufbar.

Für Fragen und Anregungen
info@m-vg.de

Wichtige Hinweise
Dieses Buch ist für Lernzwecke gedacht. Es stellt keinen Ersatz für eine individuelle medizinische Beratung dar und sollte auch nicht als solcher benutzt werden. Wenn Sie medizinischen Rat einholen wollen, konsultieren Sie bitte einen qualifizierten Arzt. Der Verlag und der Autor haften für keine nachteiligen Auswirkungen, die in einem direkten oder indirekten Zusammenhang mit den Informationen stehen, die in diesem Buch enthalten sind.

Ausschließlich zum Zweck der besseren Lesbarkeit wurde auf eine genderspezifische Schreibweise sowie eine Mehrfachbezeichnung verzichtet. Alle personenbezogenen Bezeichnungen sind somit geschlechtsneutral zu verstehen.

6. Auflage 2025

Türkenstraße 89
80799 München
Tel.: 089 651285-0

Die englische Originalausgabe erschien 2010 bei North Atlantic Books unter dem Titel *Teaching Yoga*.

Übersetzung: Andrea Panster, Amberg
Redaktion: Matthias Michel, Wiesbaden
Umschlaggestaltung: Maria Wittek, München
Umschlagabbildung: Shutterstock
Satz: EDV-Fotosatz Huber/Verlagsservice G. Pfeifer, Germering
Druck: Florjancic Tisk d.o.o., Slowenien
Printed in the EU

ISBN Print 978-3-86883-523-6
ISBN E-Book (EPUB, Mobi) 978-3-86413-764-8

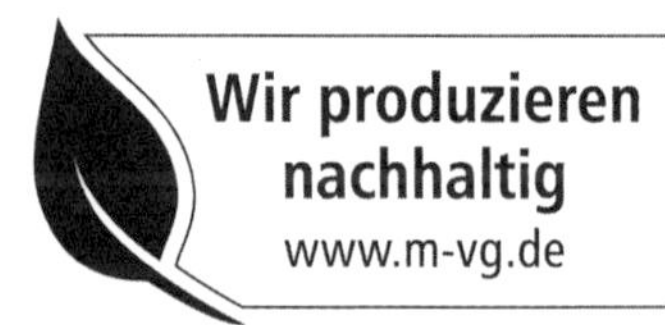

Weitere Informationen zum Verlag finden Sie unter
www.rivaverlag.de
Beachten Sie auch unsere weiteren Verlage unter www.m-vg.de

Für den besten Lehrer, den Sie je haben werden –
denjenigen, der in Ihrem Herzen singt und tanzt.

Inhalt

Tabellenverzeichnis

Dank

In den vergangenen fünfzehn Jahren hatte ich die Ehre, in Yogastudios, Obdachlosenheimen, Gefängnissen, Behandlungszentren und öffentlichen Schulen sowie im Rahmen meiner Lehrerausbildungsseminare Hunderte Teilnehmer zu unterrichten. Ohne sie wäre dieses Buch nicht vorstellbar gewesen. Für mich als Yogalehrer und Ausbilder sind und bleiben sie die größte Quelle der Inspiration und der Einsicht. Sie verleihen der eher formal ausgerichteten Ausbildung und Unterweisung, die ich Anfang bis Mitte der 1990er Jahre bei Yoga Works erhalten habe, konkreten Ausdruck und Bedeutung.

Mein Ansatz spiegelt noch immer die prägenden Einflüsse meiner ersten Lehrer wider: Erich Schiffmann, Chuck Miller, Steve Ross, Lisa Walford und Maty Ezraty. In umfangreichen Ausbildungen bei Jasmine Lieb und Shiva Rea konnte ich die Fähigkeit schulen, meine Schüler klarer zu sehen und einen bedeutungsvolleren Kontakt zu ihnen aufzubauen. Von 1995 bis 1997 assistierte ich Shiva Rea bei mehreren Yoga-Retreats und durfte noch mehr dazulernen. Im Laufe der Jahre beeinflussten tiefgehende Seminare bei Ramanand Patel, Richard Freeman, Dona Holleman, Kofi Busia, Patricia Walden, Rodney Yee, Tias Little, John Schumacher, Tim Miller, John Friend und Judith Lasater meine Unterrichtsmethode, oft auf sehr unterschiedliche Weise.

Gespräche mit Freunden und Kollegen halfen mir, die Darstellung aller behandelten Themen zu verbessern. Sally Kempton, Joel Kramer, Diana Alstad, Shiva Rea, Kofi Busia, Mariel Hemingway, James Bailey, Ganga White, James Wvinner, Jennifer Stanley, Ralph Quinn und Sarah Powers veranlassten mich zu einer Weiterentwicklung des Textes, die ihnen vielleicht nicht bewusst ist, aber dennoch in diesen Seiten zum Ausdruck kommt. Unzählige Teilnehmer meiner Yogalehrerausbildungen (Yoga Teacher Training and In-Depth-Program) im kalifornischen Santa Cruz lasen und diskutierten frühe Fassungen der einzelnen Kapitel. Jody Greene, Lynda Lewitt, Karen Parrish, Jim Frandeen und Jenna Jeantet widmeten sich der gründlichen Lektüre und Besprechung.

Yogalehrerin Cindy Cheung unterstützte mich bei den Recherchen und half, Quellen zu finden und zu ordnen. Sie las und beurteilte alle Kapitel. Melinda Stephens-Bukey las mehrere frühe Fassungen des Manuskripts, äußerte ihre Kritik und half beim Erstellen der Anhänge. Laurie Gibson las und redigierte die erste Fassung des Manuskripts. Sie stellte Fragen und machte Vorschläge, wie dies nur einer aufmerksamen, professionellen Lektorin möglich ist, die nicht der Yogaszene angehört. Viele Freundinnen und Freunde, Schülerinnen und Schüler sowie Lehrerkollegen lasen Teile des Manuskripts und gaben wertvolle Anregungen.

Bryce Florian, Maya Gil-Cantu, Jody Greene, Debbie Jordan, JuJu Kim, Jeanette Lehouillier, Joanna Saxby, Jennifer Stanley und Dana Wingfield standen freundlicherweise für die in Kapitel 7 abgebildeten Asanas Modell. Die Aufnahmen in allen anderen Kapiteln erscheinen mit freundlicher Genehmigung von James Wvinner. Die anatomischen Illustrationen in Kapitel 4 stammen von Chris Macivor und entstanden ursprünglich für die von Dr. Ray Long verfasste Bandha-Yoga-Reihe *Yoga Anatomie 3D*.

Es war eine Freude, mit dem Team von North Atlantic Books zu arbeiten – angefangen bei Mitverlegerin Lindy Hough, die mein Originalmanuskript wie die sprichwörtliche Nadel aus einem Heuhaufen von Exposés zog und meine Vision für das Buch teilte. Meine wunderbare Projektbetreuerin, die Lektorin Jessica Sevey, lotste mich gekonnt durch alle Phasen vom Manuskript bis zum fertigen Buch und ermöglichte mir ein breites Spektrum an Einsichten in alle seine Elemente. Christopher Church redigierte das Gesamtmanuskript meisterhaft und verlieh ihm eine klare und einheitliche Gesamtstruktur. Die wunderschöne grafische Gestaltung von Ayelet Maida spricht für sich selbst.

Für Fehler trage ich die alleinige Verantwortung.

Ohne die liebevolle Unterstützung von Michael, Melinda, Reatha, John, Jennifer, Jo und DiAnna wäre nichts von alledem möglich gewesen.

Vorwort zur deutschen Ausgabe

Vor fünfzehn Jahren bat mich in Los Angeles eine meiner Schülerinnen, die deutsche Schauspielerin Ursula Karven, bei der Produktion eines Videos mitzuwirken, in dem sie Yoga einem deutschsprachigen Publikum vorstellte. Damals bekam ich einen ersten flüchtigen Eindruck von der Leidenschaft der Deutschen für Yoga. Im Jahr 2014 erlebte ich diese Leidenschaft erneut, als ich bei Spirit Yoga in Berlin und Air Yoga in München Lehrer unterrichtete. Studiobesitzerinnen wie Barbra Noh, Dagmar Stuhr, Patricia Thielemann und viele mehr weisen dort mit einem zutiefst kraftvollen Yogaunterricht und wunderbar einladenden Shalas den Weg.

Beobachter behaupten, die europäische Yogaszene hinke der amerikanischen zehn Jahre hinterher. Ich aber habe den Eindruck, die *Leidenschaft* der europäischen Yogis ist mit dem vergleichbar, was wir in den Vereinigten Staaten vor zehn Jahren auf dem Höhepunkt unserer großen Yogawelle erlebten. Es scheint sogar, als gingen die Europäer noch weiter, als setzten sie sich noch intensiver mit den Praktiken, Philosophien und Lebensstilen des Yoga auseinander. Nun, da sie im Begriff sind, auf den vom Yoga erleuchteten Wegen des Lichts voranzugehen, ist es besonders bezeichnend und ermutigend, dass heute in den deutschsprachigen Ländern Europas vor allem Frauen die Führung übernehmen – als Lehrerinnen, Studiobesitzerinnen, Verlegerinnen, Unternehmerinnen und vieles mehr. *Yoga unterrichten* soll alle Yogalehrerinnen und -lehrer bei ihrer Arbeit unterstützen und dazu beitragen, den Leserinnen und Lesern Wissen über Yoga zu vermitteln.

Warum Yoga unterrichten? Wir wissen, dass Yoga das Leben besser macht. Yoga lindert Stress und Anspannung, schenkt Energie und gleicht sie aus, kräftigt und dehnt die Muskeln, stärkt Kreislauf und Verdauung, bringt Klarheit im Denken und Fühlen, öffnet das Herz und lässt den Geist erwachen. Diese Eigenschaften inspirieren einige von uns dazu, die Praxis mit anderen Menschen zu teilen und sie auf ihrem Yogaweg zu führen. Im besten Fall tun wir dies in dem Wissen, dass sich der beste Yogalehrer in unserem Inneren befindet, dass er gesund und munter ist und mit jedem Atemzug, jedem Herzschlag, jeder Empfindung zu uns spricht, während wir dieses uralte Ritual vollziehen, um zu erwachen und das wahre Selbst zu erkennen, strahlendes Wohlbefinden zu erlangen und ein sinnerfüllteres Leben zu erschaffen. Als äußere Lehrer haben wir in erster Linie die Aufgabe, die Schüler dahin zu führen, dass sie die Stimme des inneren Lehrers vernehmen und würdigen können. Es ist ein Weg der Demut, der demütig macht.

Seltsamerweise hört man immer mehr Stimmen, die behaupten, es gebe zu viele Yogalehrer. Bei mehr als sieben Milliarden Menschen und so viel Stress, Anspannung und Leid auf der Welt brauchen wir meiner Ansicht nach sogar mehr, nicht weniger Lehrer. Wir brauchen außerdem bessere Lehrer – solche, die sich ganz der persönlichen Praxis, dem lebenslangen Lernen und der Aufgabe verschrieben haben, anderen so gute Yogaführer zu sein, wie sie nur sein können.

Um gut zu unterrichten, müssen wir die unterschiedlichen Umstände und Absichten der bunten Mischung von Schülerinnen und Schülern in unseren Stunden berücksichtigen. Das fängt damit an, dass wir Menschen, nicht Haltungen unterrichten, und es gilt vor allem dann, wenn wir die Asanas und andere Aspekte der Praxis erkunden. Das Unterrichten beginnt mit mitfühlendem Verständnis und damit, dass wir die Bedürfnisse der Schüler würdigen und dass wir sie durch unsere Anleitung auf eine nachhaltige Reise mitnehmen, auf der sie immer tiefer in ihr Inneres vordringen. Was wiederum bedeutet, dass wir immer mehr über Yoga und den Menschen lernen und uns dabei mit Themen aus den Bereichen der Philosophie und Geschichte des Yoga, aber auch der funktionellen und feinstofflichen Anatomie und verschiedenen Lehrmethoden beschäftigen müssen.

Es gibt viele Vorstellungen davon, was Yoga ist, und die Fülle von Stilen kann Neulinge verwirren oder abschrecken. Jede Theorie und jeder Stil ist für irgendjemanden von Bedeutung, aber nicht alle Theorien und Stile sind für jeden geeignet oder angenehm. Viele Lehrer folgen einem bestimmten Ansatz, und zuweilen behaupten sie auch, dies sei die beste Art des Yoga und für alle Menschen geeignet. In einigen Fällen erheben sie sogar den Anspruch, bei ihrer Methode handle es sich um die ursprüngliche Art und Weise, Yoga zu praktizieren, weshalb sie irgendwie reiner, wahrer und ultimativ richtig sei. Wir begegnen in diesem Zusammenhang faszinierenden Mythen, die den Kern vieler moderner Yogastile bilden – vom Ashtanga Vinyasa und Bikram Yoga bis hin zum Vinyasa Flow Yoga und der Yogatherapie.

Glücklicherweise erforschen inzwischen viele Gelehrte die historische Entwicklung des Yoga von den Anfängen bis zur Gegenwart und sorgen so für mehr Klarheit. Wir finden immer mehr Belege für viele verschiedene Yogaformen, die einige Tausend Jahre zurückreichen, aber keine verfügt über eine klare Abstammungs- oder Entwicklungslinie, die bis in die heutige Zeit reichen würde. Die Ausnahme sind einige philosophische Konzepte (aber sogar sie verändern sich durch Umschriften und Neuinterpretationen). Es gibt zwar viele gute ältere Werke über die Geschichte des Yoga; es scheint aber auch, als würde darin mehr Wert auf die Verbreitung der Geschichten – der Mythen – gelegt, die zwangsläufig dazu beitragen, der jeweiligen zeitgenössischen Philosophie und Praxis Gültigkeit zu verleihen, statt so gut wie möglich zu erforschen, wie sich die heutige Praxisvielfalt entwickelt hat. Wie David Gordon White in seiner jüngsten Anthologie *Yoga in Practice* (2011) darlegt, existieren seit jeher unterschiedliche Vorstellungen vom Yoga und sehr unterschiedliche Yogapraktiken. Einige befruchten sich gegenseitig, andere gleiten aneinander vorüber wie die sprichwörtlichen Schiffe in der Nacht. Einige sind verloren gegangen, andere wurden wiederentdeckt. Und alle – *alle* – zeigen Anzeichen kreativer menschlicher Neuerungen.

Aus diesem Grund wissen wir inzwischen, was viele schon lange vermutet haben: Dass Tirumalai Krishnamacharya den von ihm unterrichteten Yoga – die Grundlage des Ashtanga Vinyasa Yoga, des Iyengar Yoga, der meisten Yogatherapierichtungen und Flow-Yoga-Stile – Ende der 1920er und in den 1930er Jahren in Südindien entwickelte. Dies steht in deutlichem Widerspruch zu diversen Schöpfungsmythen wie dem, dass Krishnamacharya und Pattabhi Jois ein zerfallendes Schriftstück mit den Übungsfolgen des Ashtanga Vinyasa Yoga entdeckt hätten (die mythische Yoga Korunta, die angeblich später von Ameisen zerfressen wurde) oder dass ein sehr junger Krishnamacharya das Wissen über den Yoga vor den Toren eines Nath-Ashrams in direkter Übertragung von Nathamuni empfangen hätte.

Als wir dieses Buch schrieben, griffen wir unter anderem auf die Arbeiten von Sjoman (1996) und de Michelis (2005) zurück, um diese Fragen zu erhellen. Wir befinden uns nun an einem Wendepunkt der jüngsten Forschungen, an dem noch mehr Licht in die Geschichte des Yoga kommt. Mark Singletons Buch *Yoga Body: The Origins of Modern Posture Practice* (2010) fasst die Entwicklung der Asanapraxis von den Anfängen bis zur Gegenwart auf eine Weise zusammen, die den gewaltigen Beitrag Krishnamacharyas offenbart. Dabei zerstört er allerdings auch den Mythos, dass die moderne Asanapraxis eine Überlieferung der Art und Weise sei, wie in früher oder gar klassischer Zeit praktiziert wurde. Das Buch *The Yoga Sutra of Patanjali: A Biography* von David Gordon White (2014) dringt noch tiefer in die philosophischen Grundlagen des modernen Yoga, wirft gewaltige Fragen zur Gültigkeit der gängigen Meinung im Hinblick auf die Rolle und die Bedeutung dieses klassischen Textes auf und stellt fest, dass dieser erst in jüngster Zeit seinen höchsten Stellenwert erlangte.

Auf den Seiten dieses Buchs werden Sie zahlreiche Abstecher in die uralten Flüsse und wirbelnden Strömungen der vielfältigen und kulturell differenzierten Philosophien und Praktiken des Yoga und der Yogatherapie finden. Statt eine bestimmte Art der Praxis oder Lehre zu empfehlen, bieten wir eine große Auswahl von Werkzeugen und Einsichten, auf die Sie zurückgreifen können, wenn Sie die Schülerinnen und Schüler unterrichten, die tatsächlich in Ihren Kursen oder Einzelstunden erscheinen. Wir wollen Methoden anbieten, die zugänglich und nachhaltig sind und dadurch eine tiefere Veränderung ermöglichen, statt zu versuchen, alle Schüler in ein festes Schema zu pressen, das – wie so mancher behauptet – für alle richtig sei. Dies macht die Arbeit des Yogalehrers noch anspruchsvoller. Es verlangt, dass wir die Einzigartigkeit jeder Schülerin und jedes Schülers erkennen, verstehen und respektieren, indem wir individuelle Führung geben, geprägt von unaufhörlichem Studium und persönlicher Praxis. Wir stehen mit geistiger Unvoreingenommenheit, mitfühlendem Herzen und unserer ganzen Intelligenz bereit, um unsere Schülerinnen und Schüler so unterrichten, dass sie auf die für sie beste Art und Weise praktizieren können.

Dieses Buch gehört zu einer Reihe von Bänden, die in erster Linie für Yogalehrer entwickelt wurden. Sie besteht derzeit aus insgesamt vier Büchern: dem vorliegenden Band *Yoga unterrichten: Grundlagen und Techniken, Yoga-Workouts gestalten* (erschienen 2014) sowie den kommenden Bänden *Yoga Adjustments: Philosophy, Principles and Techniques* (englische Originalausgabe 2014) und *Yoga Therapy:*

Guiding Healing Practices (englische Originalausgabe für 2016 vorgesehen). Sie werden durch Videoclips und andere Materialien für die Lehrerausbildung ergänzt, die auf der Internetseite www.markstephensyoga.com kostenlos abgerufen werden können.

Ich verneige mich tief vor den Lektorinnen, Lektoren und Mitarbeitern des Riva Verlags in München, die diese Ausgabe möglich gemacht haben – vor allem vor Fatima Cinar für ihre Zusammenarbeit mit Sarah Serafimidis von North Atlantic Books. Bei ihrer Übersetzung, die so klar und genau ist wie nur möglich, schöpft Andrea Panster nicht nur aus ihrer großen sprachlichen Erfahrung, sondern auch aus ihrem Yogawissen. Besonders bedanke ich mich bei Marcel Bahrenburg vom Riva Verlag, Doris Idling von *Yoga aktuell* und Katja Bigalke vom Deutschlandradio für ihre freundlichen Worte über Yoga und diese Bücher. Meine tiefe Dankbarkeit gilt meinen deutschen Gastgeberinnen Andrea Mende, Barbra Noh, Dagmar Stuhr und Patricia Thielemann, die mir halfen, die Vielfalt der modernen Yogapraxis in den deutschsprachigen Ländern kennenzulernen. Sie alle ermöglichten mir einzigartige Einsichten, die ich auf meine künftigen Europareisen mitnehmen werde.

Möge Ihnen dieses Buch in Ihrer Praxis und auf dem Weg des Lehrers gute Dienste leisten.

Namaste

Mark Stephens
Santa Cruz, Kalifornien
5. Dezember 2014

Vorwort von Mariel Hemingway

Yoga ist mir ein wunderbarer Lehrer. Was als »Workout« und Herausforderung eines Freundes begann, der dachte, Yoga »würde es mir schon zeigen«, wurde zu einem Ritual, das mir den Weg zu einem besseren Verständnis meiner selbst ebnete. Yoga lehrte mich, auf meinen Körper und auf meine Seele zu achten, wie ich es zuvor noch nie getan hatte. Ich lernte der Harmonie von Bewegung und Atem zu lauschen. Dabei kamen Dinge ans Tageslicht, die es mir ermöglichten, mir meiner selbst auf einer tiefen Ebene bewusst zu werden. Bevor ich anfing Yoga zu praktizieren, befand ich mich ständig in Eile und hatte dauernd das Gefühl, etwas schaffen, ein Ziel erreichen und gewinnen zu müssen. (Als Kind fuhr ich Skiabfahrtsrennen.) Dann trat Yoga in mein Leben und nahm mich mit an einen Ort, an dem meine tägliche Entwicklung vom Atem und der Bewegung geprägt war. Dies war eine Form der körperlichen Betätigung, die weder Selbstverurteilung noch Selbstkritik heraufbeschwor. Sie war im Gegenteil ein sanfter Ausdruck der Liebe für das Selbst. Die *asanas* lehrten mich, dass der Körper ein Wegweiser zur Seele ist und dass er in einer Sprache zu mir spricht, deren Worte ich hören und aus denen ich lernen soll. Die körperlichen Voraussetzungen und die Praxis der Menschen unterscheiden sich insofern, als jeder Körper eine eigene Sprache spricht. Das Muster aber ist das gleiche.

Als ich Mark Stephens kennenlernte, praktizierte ich bereits seit knapp zwanzig Jahren Yoga. Gleichwohl wusste ich, dass er mir ein wichtiger Lehrer sein würde. Mit seinem tiefen Verständnis für die Prinzipien des Yoga und das Verhältnis zwischen Körper und Asana ist und bleibt er eine Inspiration für mich. Besonders aber bewegen mich seine Beziehung zum Geist des Yoga und sein tiefes Verständnis für die wissenschaftliche Seite dieser Tradition. Er weiß, was nötig ist, damit man als Yogapraktizierender und vor allem als Yogalehrer so gut wird wie möglich.

Mark unterstützte mich bei der Planung meines ersten Buchs *Finding my Balance*, und darüber sind wir gute Freunde geworden. Er half mir bei der Auswahl der Asanas und Fotos für mein Buch und stellte mir in dem neuen Yogastudio, das er damals in Los Angeles eröffnete, den Raum für wunderschöne Aufnahmen zur Verfügung. Wir lachten viel und hatten Spaß. Ich half ihm bei der Auswahl der Wandfarben und des besten Platzes für ein Bücherregal oder eine Statue des tanzenden Shiva. Er machte mir klar, dass ich mit dem, was ich in meinem Buch sagte, einen tieferen Eindruck hinterlassen würde, als ich dachte. Wenn ich in meinem Buch von Yoga sprach, beschränkte sich dies nicht auf die Haltungen einer Übungsfolge. Es ging sehr viel tiefer. Ich machte meinen Lesern den Menschen zum Geschenk, der ich zu diesem Zeitpunkt war. Mark war sich der Kraft dessen bewusst, was ich mit anderen teilte – vielleicht sogar deutlicher als ich selbst. Ich bin mir sicher, dass wir heute eine andere Reihenfolge wählen würden, da ich jetzt ein anderer Mensch bin als im Jahr 2003. Mark half mir, die Lehrerin in mir zu finden und ihr über die Verbindung der Asanas mit der Person, die ich damals war, Ausdruck zu verleihen.

Während wir Ideen für die Gestaltung seines Studios und meine ganz persönlichen Ansprüche an mein Buch zusammentrugen, nahmen wir uns auch die Zeit, Yoga zu praktizieren. Oft schwiegen wir stundenlang, damit die individuelle Erfahrung der Praxis die Bedürfnisse von Körper und Seele befriedigen konnte. Mark versteht den Tanz des Physischen mit dem Spirituellen im Yoga. Er ist ein wissenschaftlich und spirituell ausgerichteter Mensch und wird von seiner Leidenschaft für den Yoga und das Unterrichten geleitet. Er ist ein Lehrer der Lehrer. Er gibt Schülern das ermächtigende Gefühl, mehr zu wissen, als sie denken, und sorgt gleichzeitig dafür, dass sie genau das von der Wissenschaft, der Geschichte und dem Geheimnis des Yoga bekommen, was sie brauchen. Es freut mich sehr, dass Mark dazu inspiriert wurde, sein tiefes Wissen über diese uralte Tradition weiterzugeben. Er präsentiert es auf eine moderne, klare und praktische Weise, damit wir als Yogaübende und Yogalehrer besser und qualifizierter werden können, während wir zum eigenen Wohl und im Dienste anderer in die magische Erfahrung unserer Praxis hineinwachsen.

Einleitung

Wenn Sie Yoga unterrichten, wird dies Ihr Leben verändern. Es wird Ihnen immer wieder bewusst machen, weshalb Sie ursprünglich mit der Praxis begonnen haben, und Ihnen große Klarheit bezüglich der ersten Fragen bringen, die Sie sich zum Yoga gestellt haben. Diese Fragen sind fast durchweg philosophischer und persönlicher Natur, und die Antworten verändern sich mit den Strömungen des Lebens: Wer bin ich? Was macht mich glücklich und ausgeglichen? Wie kann ich dafür sorgen, dass mein Leben leichter und stetiger verläuft? Die Motive der meisten Lehrer entwickeln sich auch nach Jahren oder Jahrzehnten der Praxis noch weiter. Jim Frandeen ist fünfundsechzig Jahre alt. Er hat mit Anfang vierzig mit der Yogapraxis begonnen und unterrichtet seit vielen Jahren. Gerade hat er seine vierte Lehrerausbildung absolviert – zum Teil deshalb, weil er sagt: »Je mehr ich übe und unterrichte, desto klarer wird mir, wie viel ich noch über mich und das Leben lernen muss. Da stehe ich nun und habe das Gefühl, dass alles gerade erst beginnt.«

Die Menschen kommen aus den unterschiedlichsten Gründen zum Yoga. Für viele ist es eine Möglichkeit, zu entspannen und den Stress abzubauen, den das Leben in einer Welt mit Mobiltelefonen, großem beruflichen Druck, privaten Herausforderungen und moderner Schnelllebigkeit mit sich bringt. Andere locken die überall gepriesenen gesundheitlichen Vorteile des Yoga. Manche sind auf der Suche nach dem »angesagten Workout« und dem perfekten Körper, worauf sich dank yogapraktizierender Stars wie Madonna und Sting die Aufmerksamkeit der Medien richtet. Einige interessieren sich für innere Harmonie, Gleichgewicht und ein Gefühl allgemeinen Wohlbefindens. Und wieder andere zieht es in ihrem Streben nach spiritueller Verbundenheit und spirituellem Wachstum bewusst zum Yoga hin. Bei den meisten Menschen handelt es sich um eine Mischung aus diesen und anderen Zielen.

Aufgabe des Lehrers ist es, die Schüler auf inspirierte Weise bei der Arbeit an diesen unterschiedlichen und wechselnden Zielen zu unterstützen und ihnen sachkundige Anleitung zu geben. In einem gefahrlosen und gedeihlichen Unterricht, in dem die Menschen Körper, Geist und Seele neu erforschen und erleben können, geschieht Erstaunliches. Neue Empfindungen erwachen im Körper. Der Atem wird zu einem Instrument tiefen Gewahrseins. Die Gefühle gleichen sich aus, das Herz öffnet sich und der Geist schwingt sich empor. Man fühlt sich besser – lebendiger.

Unsere Fähigkeit als Lehrer, Schülern bei der Entwicklung und Fortführung einer Yogapraxis nach ihren persönlichen Vorstellungen zu helfen, ruht auf drei Grundpfeilern. Wir müssen erstens selbst regelmäßig üben, um stark, klar und mit der Evolution des Yoga verbunden zu bleiben. Auf diese Weise füllen wir auch das Reservoir, aus dem wir neue Erkenntnisse und Inspiration schöpfen. In der autobiografischen Einleitung zu seinem Buch *Yoga: The Spirit and Practice of Moving into Stillness* (1996, XXXIII) berichtet Erich Schiffmann von seinem vollen Erwachen als Lehrer. Er lernte von Joel Kramer, sich »von innen leiten« zu lassen, und erschloss damit eine unerschöpfliche Quelle der Erfahrung, sodass »jede Stunde zu einer Lernerfahrung wird«. Was wir auf der eigenen Matte, was wir von unseren Lehrern und Schülern lernen, ist von unschätzbarem Wert, wenn wir andere auf ihrer Matte anleiten.

Wir müssen zweitens besser verstehen, wie der Körper funktioniert – in biomechanischer und physiologischer Hinsicht, aber auch als Ausdruck des Geistes und der Lebenserfahrung. So verschaffen wir uns das nötige Instrumentarium, um die richtige Anleitung geben zu können. Die Erfahrung auf der eigenen Matte bildet unsere Grundlage, aber die wunderbare Vielfalt der Menschen, die mit unterschiedlichen Voraussetzungen und Bedürfnissen an ihre Matte herantreten, verlangt von uns, dass wir unser Wissen über funktionelle Anatomie, häufige Verletzungen, Ausrichtungsprinzipien, körperliche und emotionale Risiken, Schwangerschaft, Atmung und viele andere Aspekte des Seins immer weiter ausbauen. Gerüstet mit einem umfassenderen Wissen und Verständnis, können wir gefahrloser unterrichten. Da Yoga immer beliebter wird, drängen viele Menschen in den Lehrerberuf, die auf die Arbeit mit der heterogenen Schülerschar in ihren Stunden nicht vorbereitet sind. Populäre Artikel mit Titeln wie »In Over Their Heads« (*Los Angeles Times*, 13. August 2001) und »When Yoga Hurts« (*Time*, 4. Oktober 2007) sind Spiegel des bedauerlichen Trends, dass sich immer mehr Schüler im Unterricht verletzen. Dies ist das Letzte, was ein Lehrer über die Arbeit lesen möchte, die ihm am Herzen liegt.

Drittens müssen wir die große Vielfalt der Stile und Quellen, die uns die historische Entwicklung des Yoga bietet, intelligent nutzen. Dies ist eine wichtige Grundlage für einen effektiven Unterricht. Für praktisch alle Zielsetzungen in Yogastunden gibt es entsprechende Traditionen und Stile. Innerhalb dieser Traditionen und Stile sorgt die Vorgehensweise des Lehrers für weitere Abstufungen der Erfahrung der Schüler. Die meisten Stile und Ansätze haben ihre Wurzeln – bewusst oder unbewusst – in einem großen und bunten Netz uralter oder zeitgenössischer Schriften über die Natur des Seins, über Körper und Geist, über Heilung und Seele. Lehrer, die diese Quellen nutzen, kommen leichter mit Veränderungen der Interessen, Bedürfnisse und Motivationen ihrer Schüler und im eigenen Leben zurecht. Die Beschäftigung mit der Fülle der Philosophien und der Literatur im Yoga erweitert die Palette, auf die sie bei der Kunst des Unterrichtens zurückgreifen können. Dies bildet den Schwerpunkt der ersten beiden Kapitel. Sie loten die überlieferten Weisheiten der alten Yogatraditionen und die Entwicklung des modernen Hatha Yoga aus.

Eine wunderbare Eigenschaft des Menschen ist seine natürliche Dynamik. Sogar reglos sind wir noch in Bewegung: Unsere Herzen schlagen, unser Atem fließt, alle Systeme arbeiten. Entscheiden wir uns für Bewegung, geschieht dies oft über das unbewusste Zusammenspiel von neuromuskulärem System und Stützapparat. In der Praxis des Hatha Yoga, die Körper, Geist und Seele umfasst, wird uns immer bewusster, wie wir uns bewegen, welche Haltung unser Körper einnimmt, wie wir atmen, wo wir mit unseren Gedanken sind, wie wir uns allgemein fühlen und wie wir in die Stille kommen können. Insofern ist Hatha Yoga immer auch Vinyasa Flow – denn *vinyasa* bedeutet lediglich »auf eine bestimmte Art und Weise anordnen«, und *flow* bezeichnet die bewusste Dynamik der Bewegung in und zwischen den Haltungen. In einigen Kursen ist der Aspekt des Fließens mehr, in anderen weniger ausgeprägt, aber auch im regenerativen Yoga oder der Praxis im Stil von B. K. S. Iyengar mit lange gehaltenen Stellungen gibt es dynamische Bewegung, da Körper, Atem und Geist bewusst auf eine bestimmte Art und Weise angeordnet werden. Um fließen zu können, benötigen wir eine Form und eine stabilisierende Struktur. Der Lauf eines Flusses, der aus den Bergen herabfließt, wird von seinem Bett, seinen Ufern und den Dingen entlang des Weges bestimmt. Umgekehrt verändert auch der Fluss die Form und die Umstände dessen, was ihn begrenzt. Zuweilen tritt ein mächtiger Strom über die Ufer, findet einen neuen Weg und geht eine neue Beziehung ein, die Fluch oder Segen sein kann – je nachdem, was geschieht. Mitunter ist die Struktur so starr wie die Betonwände des Los Angeles River und schnürt den Fluss bis zur vermeintlichen Leblosigkeit ein. Im Laufe der Zeit und der Entwicklung entstehen immer neue Gleichgewichte, kommt der Fluss auf immer neue und wunderbare Weise zum Ausdruck. Ganga White (2007, 114) sagt dazu: »Die Bewegung des Lebens besteht aus dem Wechselspiel von Struktur, Starre, Form und Formlosigkeit.«

Zwei Aspekte steuern das bewusste Fließen in der Praxis des Hatha Yoga: der äußere und der innere Lehrer. Sie spielen ähnliche Rollen, obwohl sie den gegenwärtigen Augenblick unterschiedlich erleben. Beide lauschen, beobachten, nutzen ihr Wissen und Empfinden, um Anpassungen und Verbesserungen vorzunehmen und die Erfahrung schöner zu machen. Am Ende ist der innere Lehrer der beste Führer. Mithilfe der körperlichen Empfindungen, emotionalen Befindlichkeiten und seines Wissens findet er, was sich richtig anfühlt. Der äußere Lehrer ist darin geschult und erfahren zu erspüren, wie die feinstoffliche Energie im Körper fließt, wie Muskeln und Gelenke arbeiten, wo Verletzungsrisiken bestehen, wie man die *asanas* abwandeln kann, um Festigkeit und Leichtigkeit zu entwickeln, und wie man mit dem Atem arbeitet. Er leitet den Schüler oder die Schülerin an, die Beziehung zum inneren Lehrer oder der inneren Lehrerin und somit auch die Praxis zu vertiefen.

Das Wissen, wie der Körper funktioniert, ist ein entscheidender Aspekt der Arbeit eines Yogalehrers. Die Herausforderung besteht zum Teil darin, dass der Mensch im traditionellen Yoga und der westlichen Wissenschaft in völlig unterschiedlichen Sprachen und Begrifflichkeiten beschrieben wird. Im einen Modell gibt es *prana*, *koshas*, *nadis* und *chakras*. Im anderen haben wir es mit Knochen, Geweben, Nerven, Organen und Flüssigkeiten zu tun. Beide ergeben nur dann einen Sinn, wenn man sie als Gesamtgefüge ineinandergreifender Elemente begreift. Ohne das Konzept der Nadis kann man Prana nicht verstehen. Die Knochen bleiben weitgehend ohne praktische Bedeutung, wenn man sie getrennt von Sehnen, Bändern und Muskeln betrachtet. Darüber hinaus hat jedes Modell eine eigene

Sicht auf das andere. Der traditionelle Yoga betrachtet den physischen Körper als Ausdruck kosmischer und feinstofflicher Aspekte, während die westliche Wissenschaft häufig jede Vorstellung nicht-materieller oder nicht-physiologischer Kräfte als religiösen Mystizismus oder blühende Fantasie ablehnt. Einige Vertreter der traditionellen Perspektive erklären jedoch, die Technik sei einfach noch nicht in der Lage, feinstoffliche Energien zu messen. Und auch einige derjenigen, die der wissenschaftlichen Perspektive des Westens verpflichtet sind, räumen eine mögliche Wirkung mystischer oder spiritueller Kräfte auf die Materie ein. Das wie ein Tanz anmutende Wechselspiel der beiden Sichtweisen bietet uns eine große Vielfalt von Erkenntnissen, die uns beim Unterrichten leiten.

In den Kapiteln 3 und 4 erweitern wir die wissenschaftlichen Grundlagen unseres Instrumentariums um die Elemente Energiefluss, Form und Struktur. Wir widmen uns zunächst den Konzepten der feinstofflichen Energie und Anatomie und würdigen die prägende Strömung des *Tantra*, die Mensch und Universum als einheitliches Ganzes sieht, als Schlüsselelement des Hatha Yoga oder körperlichen Yoga. Danach betrachten wir die Grundlagen der funktionellen Anatomie und Biomechanik aus der Perspektive des Yogalehrers. Dabei legen wir unser besonderes Augenmerk auf Wirbelsäule, Becken- und Schultergürtel, Füße, Fußgelenke, Knie, Ellenbogen, Handgelenke und Hände. So lernen wir, worauf wir achten müssen, um nicht nur Körper, sondern Menschen zu sehen, die in ihren Körpern dynamisch Yoga praktizieren.

In den Kapiteln 5 und 6 bauen wir diesen Teil unseres Instrumentariums weiter aus. Wir lernen, einen günstigen Rahmen zu schaffen, in dem Schüler ihre Praxis vertiefen können (Kapitel 5), sowie die Grundprinzipien und Grundtechniken, um sie dabei anzuleiten (Kapitel 6). Danach folgt die praktische Anwendung: Wir setzen uns detailliert mit der Vermittlung von 108 Asanas (Kapitel 7), mehreren Pranayama-Techniken (Kapitel 8), verschiedenen Meditationsansätzen (Kapitel 9), der Gestaltung von Übungsfolgen und der Planung von Unterrichtsstunden (Kapitel 10) auseinander und berücksichtigen die unterschiedlichen Voraussetzungen und Zielsetzungen der Schüler (Kapitel 11). Kapitel 12 ist der Ausübung von Yoga als Beruf gewidmet. Wir geben Hinweise zur Gestaltung der geschäftlichen Seite des Yogaunterrichts, damit Sie als Yogalehrer Ihren Lebensunterhalt verdienen können.

Printmedien wie dieses Buch sind gewissermaßen zeitlos, und wir können im Laufe unserer Lehrtätigkeit immer wieder darauf zurückgreifen. Doch einige Fähigkeiten lassen sich besser vermitteln, wenn man anderen beim Unterrichten zusieht. Dies gilt besonders für die Kunst und die Wissenschaft, verschiedene Schüler bei der Asanapraxis zu beobachten, zu verstehen und angemessen auf sie einzugehen. Deshalb haben wir auf der Grundlage des vorliegenden Materials (besonders der Kapitel 6 und 7) kurze Videofilme gedreht, in denen wir Demonstrationsmethoden, Variationsmöglichkeiten, praktische Hilfestellungen und die Arbeit mit Hilfsmitteln für alle 108 Asanas zeigen, die in Kapitel 7 vorgestellt werden. Sie finden sie im Internet auf der Seite www.markstephensyoga.com/resources/video.

Yoga hat seinen Ursprung in Indien, wo seine Entwicklung größtenteils in der altindischen Sprache Sanskrit zum Ausdruck gebracht wurde. Noch immer lässt sich die Bedeutung vieler Konzepte aus dem Yoga am besten in Sanskrit wiedergeben, und jede Übersetzung ist verbunden mit der Sorge um die Genauigkeit der Wiedergabe. Lehrer, deren Ansatz ganz auf jeden Bezug zu den weit zurückreichenden Wurzeln des Yoga verzichtet, mögen dies nicht problematisch finden. Aber viele ihrer Kollegen greifen (genau wie Bücher, Zeitschriften und elektronische Medien) durchaus auf die alten Lehren und Sanskritbezeichnungen für Konzepte und Asanas (was wörtlich »einen Sitz einnehmen« bedeutet) zurück. Die am weitesten verbreiteten und am häufigsten verwendeten Bezeichnungen für die Asanas und für andere Aspekte im Yoga gehen auf den internationalen Einfluss der Yogalehrer B. K. S. Iyengar, Pattabhi Jois und T. K. V. Desikachar zurück. Ihre Terminologie wurde (einschließlich der entsprechenden Schreibweisen) durch die Zeitschrift *Yoga Journal* weiter bekannt gemacht. Im vorliegenden Buch werden auch wir sie verwenden und dabei die jeweils erste Nennung mit der deutschen Übersetzung versehen. Alle Sanskritbegriffe sind im Glossar verzeichnet. Darüber hinaus werden alle Asanas in Anhang C sowohl mit ihrer Sanskritbezeichnung als auch mit ihrem deutschen Namen aufgeführt.

Den höchsten Ausdruck aber findet Yoga in der Sprache der Praxis – einer Praxis, die Worte transzendiert und in der wir uns öffnen, um bewusster aus der unendlichen Weisheit des Herzens heraus zu leben. In dieser Weisheit nehmen wir den Sitz des Lehrers ein und geben Yoga an alle Menschen weiter, die unseren Weg kreuzen. Ich habe selbst erlebt, dass nichts mein Leben so sehr veränderte wie der feste Vorsatz, Yoga auf eine Art und Weise zu vermitteln, die meinen Schülern beim Aufbau einer eigenen nachhaltigen Praxis hilft. Ob in meinen ersten Tagen als Lehrer in Los Angeles oder heute, ob ich öffentliche Stunden oder Privatunterricht, Anfängerseminare oder Lehrerausbildungen gebe, ob ich mit berühmten Stars oder verurteilten Schwerverbrechern arbeite – immer gilt, dass jeder meiner Schüler auch mein Lehrer ist. Jeder wirft auf seine oder ihre Art ein neues Licht auf meine Praxis und auf meine Art zu unterrichten. Möge Sie dieses Buch auf Ihrem Weg als Lehrer auf ähnliche Weise inspirieren und führen.

1 Die tiefen Wurzeln des modernen Yoga

Nun aber das Licht, welches jenseits des Himmels dort leuchtet auf dem Rücken von allem, auf dem Rücken von jedem, in den höchsten, allerhöchsten Welten, das ist gewisslich dieses Licht, welches inwendig hier im Menschen ist.

- Chandogya Upanishad

Der Yoga entspringt dem ebenso breiten wie tiefen Fluss einer uralten Tradition. Seine zahlreichen Strömungen haben ihren Ursprung in einer komplexen Geschichte der spirituellen Erkundung, der philosophischen Betrachtung, der wissenschaftlichen Experimente und des spontanen kreativen Ausdrucks. Die Philosophien, Lehren und Praktiken des Yoga entstehen aus den verschiedenen Kulturen Indiens und sind oft mit dem Hinduismus, Buddhismus, Jainismus sowie anderen Religionen verknüpft oder daraus hervorgegangen. Sie sind ebenso vielfältig wie die zahllosen Nebenströmungen in den unermesslichen Weiten des Yoga in allen seinen Manifestationen. Unser Wissen über die Ursprünge und die Entstehung des Yoga stammt aus verschiedenen Quellen, unter anderem aus alten Schriften, mündlichen Überlieferungen spiritueller Abstammungslinien, Ikonografie, Musik und Tanz. Einige Yogalehrer und -schüler legen wenig Wert auf die Geschichte. Andere gelangen zu einer besseren und klareren Wertschätzung der Praxis, wenn diese von einem tieferen Verständnis für ihre Ursprünge getragen ist.

Wir werden hier mit breiten Pinselstrichen ein Bild der traditionell überlieferten Weisheiten malen, die noch immer die Praxis prägen, die wir heute miteinander teilen und erkunden. Wir werden uns die literarischen Grundlagen des Yoga ansehen, um die traditionellen Elemente zu bestimmen. Und wir werden auf unserem Weg kurz innehalten, um über ihre Bedeutung und ihre praktische Umsetzung in der Praxis und der Vermittlung des Yoga im 21. Jahrhundert nachzudenken.

Der uralte Rigveda

Die Veden

Während seine Geschichte mehrere Tausend Jahre zurückreichen dürfte, wird Yoga zum ersten Mal in den uralten spirituellen Schriften der Hindus erwähnt, den sogenannten Veden (*veda* bedeutet »Wissen«).

Die älteste ist der Rigveda. Zwar streiten die Gelehrten über das genaue Datum der Entstehung und den Ursprung der Veden (1700–1100 v. Chr.); die meisten sind sich jedoch einig, dass es sich bei den 1028 Hymnen des Rigveda, die viele für göttlichen Ursprungs halten, um die erste schriftliche Quelle des Yoga handelt (Witzel 1997). Die spirituellen Führer (die Seher) einer Kultur, in der die spirituellen Praktiken meist in unmittelbarem Zusammenhang mit der Natur und der Suche nach Sinn und Wohlbefinden standen, haben sie in Gedichtform verfasst. Sie spiegeln die mystische Erkundung des Bewusstseins, des Seins und der Verbundenheit mit dem Göttlichen wider. Hier findet sich auch der Begriff Yoga mit der Bedeutung »anjochen« oder »vereinen« zum ersten Mal. Beabsichtigt ist die Vereinigung des

Geistes mit dem Göttlichen, ein Aspekt der Selbsttranszendenz, der einen Zustand reinen Bewusstseins erzeugt, in dem das Gewahrsein des »Selbst« im Empfinden der göttlichen Essenz aufgeht.

Im Rigveda beschreiben die vedischen Seher die Meditation als das wichtigste Werkzeug, um diesen Zustand der Bewusstheit und der Einheit zu erlangen. Die wichtigste Form der Meditation ist das ständige Wiederholen von *Mantras*, also von Lauten, die eine innere Resonanz mit dem Göttlichen herstellen können. Diese Laute werden von den Sehern als reine, nicht vom Denken verfälschte Form des göttlichen Ausdrucks dargestellt. Der meditative Zustand lässt sich dadurch vertiefen, dass man eine Gottheit visualisiert und das eigene Herz ganz und gar mit diesem Bild erfüllt. Im Zusammenspiel dieser Praktiken werden Eigenschaften der Meditation vorweggenommen, die wir später im Yogasutra finden: das Zurückziehen der Sinne von äußeren Ablenkungen, die Konzentration auf einen einzigen Punkt, das Aufgehen des Geistes im Gewahrsein des Herzens sowie die Öffnung für die Einheit mit dem Göttlichen. Viele vedische Hymnen werden heute beim *kirtan* – dem Singen von Mantras im Wechselgesang – unter der Leitung von Praktizierenden des *bhakti*-Yoga (der liebevollen Hingabe an Gott) gesungen. Im Westen wurde das Mantrasingen von der Hare-Krishna-Bewegung bekannt gemacht, aber Sänger wie Jai Uttal, Deva Premal und Krishna Das haben es in den ganz normalen Yogastudios überall im Westen etabliert. In westlichen Yogastunden sind immer öfter uralte hinduistische Hymnen zu hören, ob als Hintergrundmusik oder mit voller Beteiligung der Schülerinnen und Schüler.

Viele Schülerinnen und Schüler stellen fest, dass diese Praxis die spirituelle Verbundenheit vertieft und gleichzeitig ein Gemeinschaftsgefühl erzeugt. Die Frage, ob diese Wirkung auf die Schwingungen zurückgeht, die vom Klangcharakter bestimmter Sanskritsilben erzeugt werden, wie es im Rigveda heißt, oder ob sie einfach durch die Freude am Singen und Atmen entsteht, wird lebhaft diskutiert. Obwohl viele Schülerinnen und Schüler von angenehmen Erfahrungen berichten – was für diese Praxis spricht –, unterbinden einige Yogastudios das Singen (auch von *aum*), da andere Teilnehmer, vor allem Anfänger, es als seltsames esoterisch-religiöses Ritual empfinden, das möglicherweise im Widerspruch zu ihrem eigenen Glauben oder ihrem Spiritualitätsempfinden steht. Wenn Sie ein authentisches spirituelles Einfühlungsvermögen entwickeln, sich dessen bedienen und gleichzeitig erspüren, wie offen Ihre Schülerinnen und Schüler sind, werden Sie Hilfe und Führung erhalten, ob oder wann Sie mit Ihren Kursen singen können.

Das Gayatri Mantra aus dem Rigveda gehört zu den am höchsten verehrten hinduistischen Mantras. Die im Westen beliebteste Aufnahme stammt von Deva Premal (auf YouTube finden Sie zum Beispiel dieses Video: www.youtube.com/watch?v=1HJujw70smQ).

Om bhur bhuvah svah
Tat savitur varenyam
Bhargo devasya dhimahi
Dhiyo yo nah prachodayat

Übersetzung:
Durch das Kommen, das Gehen und das Gleichgewicht des Lebens
Erleuchtet die Essenz des Verehrungswürdigen das Dasein
Mögen alle über den subtilen Verstand
Das Strahlen der Erleuchtung erkennen

Die Upanishaden

Gegen Ende der spätvedischen Zeit erschien eine weitere Reihe von Schriften über den Yoga in Indien. Die ersten Upanishaden werden oft zu den Veden gezählt und entstanden im ersten Jahrtausend v. Chr. im Rahmen einer spirituellen Bewegung, die nicht mehr aufwendigen und geheimnisvollen Ritualen vertraute, sondern die Praxis verstärkt rein innerlich ausrichtete. Hier finden wir erste ausführliche Erklärungen zur Yogapraxis, aber gerade in den späteren Upanishaden aus dem ersten Jahrtausend n. Chr. steht noch immer die Meditation im Mittelpunkt. Die Schätzungen zur Anzahl der Upanishaden reichen von fünfzig bis dreihundert. Sie haben die Form philosophischer Dialoge über die Natur des Seins und das Schicksal der Seele (Easwaran 2008). Sie gelten als die Essenz und das letzte Wort der Veden und wurden als Philosophie des Vedanta (»das Ende der Veden«) bekannt (Michaels 2012).

Die Upanishaden sind Ausdruck der religiösen Philosophie des Hinduismus. Sie erläutern den Glauben an einen universellen Geist, *brahman*, und eine individuelle Seele, *atman*. Brahman ist das Absolute – alles, was je war und je sein wird. Atman oder das Selbst ist jenes Ich, das wir in unserem Zustand begrenzten Gewahrseins erfahren, in dem wir vom wahren Selbst – dem Absoluten oder Brahman – entfremdet sind. Ziel der in den Upanishaden beschriebenen ritualistischen und kontemplativen Praktiken ist es, Atman und Brahman zu verbinden oder »anzujochen«, indem wir uns von den irdischen Zwängen und Einschränkungen des Bewusstseins befreien, die uns daran hindern, den wahren Zustand des Einsseins zu verwirklichen. Georg Feuerstein schreibt: »… der transzendente Wesensgrund des Alls ist identisch mit dem spirituellen Wesenskern des Menschen. Diese höchste Wirklichkeit – ihrerseits reines, formloses Bewusstsein – kann nicht adäquat beschrieben oder definiert werden. Sie muss schlicht realisiert werden« (2009, 227). Der Weg zu dieser Selbstverwirklichung führt auch über die Betrachtung des Geistes, über die wir an einen Ort reiner Weisheit gelangen (Manchester 1951).

Die in den Upanishaden beschriebene Praxis weist kaum Ähnlichkeit mit den meisten westlichen Yogastunden auf. Dennoch hat sie einen starken, prägenden Einfluss auf die Sprache und die Erfahrung des Lehrens. *Upanishad* bedeutet »sich in der Nähe niedersetzen« und bezieht sich auf die Sitte, zu Füßen des Gurus zu sitzen, um Erleuchtung zu erlangen. Beim *Satsang* (von *sat*, »wahr«, und *sangha*, »Gemeinschaft«) sitzt man mit einem Lehrer, einem Guru oder in der Gruppe zusammen, um die Gedanken des Lehrers aufzunehmen und auf diese Weise zu lernen und spirituell zu erwachen. Wir finden diese Praxis auch in einigen westlichen Yogastudios.

Die Upanishaden sind zudem die erste schriftliche Quelle dessen, was heute im Yoga als traditionelle Anatomie des Energiekörpers gilt. Die Vorstellung von der Dreiteilung des Körpers (Kausalkörper, Energiekörper, physischer Körper) und den Koshas (oder »fünf Hüllen«, mit denen wir uns in Kapitel 3 ausführlich beschäftigen werden) findet sich in einer der ältesten Upanishaden, der Taittiriya Upanishad (II, 1–9). Von Prana oder der »Lebenskraft« ist in mehreren Upanishaden die Rede. Ein Absatz der Kaushitaki Upanishad (3, 2) liefert eine der heute bekanntesten Definitionen: »Prana ist Leben, und das Leben ist Prana« (Michel 2006, 84).

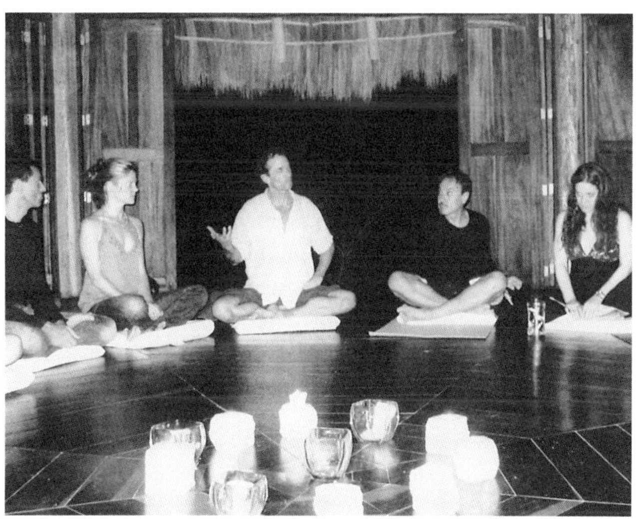

In den späteren Upanishaden, die bis ins 15. Jahrhundert hinein entstanden, finden wir erste Hinweise auf Experimente mit Yogapraktiken, bei denen Atem und Klang als Werkzeuge der physischen Transformation dienen. Wie wir in diesem Kapitel noch sehen werden, ging dies in weiten Teilen mit dem Aufschwung des Tantra einher und bildete die Grundlage für die spätere Entstehung des Hatha Yoga. Diese Entwicklung gipfelt im 15. Jahrhundert in der Darshana Upanishad mit der Beschreibung spezieller Asanas, bei denen es sich jedoch ausschließlich um Sitzhaltungen handelt. Die eigentliche Praxis ist das Pranayama (Aiyar 1914).

Die Bhagavad Gita

Einige Upanishaden beschreiben detailliert, wie man mit meditativen und kontemplativen Praktiken zum Einssein gelangen kann. Die Bhagavad Gita oder der Gesang des Erhabenen erforscht das Rätsel des Geistes und gibt eine Reihe von Richtlinien für ein Leben des bewussten Handelns. Sie mag auf einem historischen Ereignis beruhen, in ihrer Symbolik aber ist sie eine Anleitung zur spirituellen Befreiung. Das Feuer des Verlangens und die Manifestationen des Egos erzeugen innere Konflikte und hindern uns daran, Erleuchtung zu finden. Die in der Bhagavad Gita beschriebenen Praktiken zeigen einen Weg zu »innerem Frieden« über die Verbindung mit dem Göttlichen auf. Der Frieden ist in uns, aber das ständige Geschwätz des Geistes – des »Ich« – unterbindet dieses Gewahrsein.

Die Geschichte entfaltet sich in der Mitte des Mahabharata-Epos als Gespräch zwischen dem Krieger und Fürsten Arjuna und seinem Wagenlenker Krishna: Arjuna blickt über das Schlachtfeld hinweg und sieht auf der anderen Seite die Menschen, die er kennt und liebt. Sie wollen ihn zerstören und machen ihm das Leben zur Hölle. Dennoch hält er es für falsch, Krieg zu führen und sie zu töten, um das Königreich zurückzuerobern. Er bittet Krishna um Rat. Dieser erläutert die Vorstellung von *dharma* oder der vom Schicksal bestimmten Pflicht. Indem wir lernen, uns mit dem unsterblichen Selbst, Brahman, dem Einen, dem höchsten göttlichen Bewusstsein zu identifizieren, überwinden wir die Sterblichkeit, das Anhaften an der materiellen Welt, und leben in der Liebe des Unendlichen. Arjuna würde am liebsten gar nichts unternehmen, aber Krishna warnt, die vom Schicksal bestimmte Pflicht und die göttliche Natur würden nur durch das Handeln manifest. Um dies zu verdeutlichen, beschreibt er die drei Pfade des Yoga. Sie entsprechen den Dharmas, die den unterschiedlichen Typen von Menschen zugeordnet sind (Prabhavananda und Isherwood 1994).

1. *Karma Yoga* – der Yoga des selbstlosen Dienens. Karma Yoga meint in der wörtlichen Übersetzung den Weg der »Einheit durch Handeln«. Man handelt ohne Rücksicht auf die eigenen Wünsche oder egoistische Bedürfnisse. Dies, so Krishna, reinigt den Geist und verdeutlicht die göttliche Natur des eigenen Daseins: »Freisein von Tätigkeit wird nicht erreicht durch Sich-Enthalten vom Tun. Niemand wird vollkommen dadurch, dass er der Arbeit entsagt … Die ganze Welt ist die Gefangene des eigenen Tuns, wenn die Tat nicht geschieht als Anbetung Gottes … Der Lohn aller Tat findet sich in der Erleuchtung« (Prabhavananda und Isherwood 1994, 65, 66, 80).

2. *Jnana Yoga* – der Yoga des Wissens. Mit den Fähigkeiten der Unterscheidung und des Loslassens lassen sich die zeitlichen Begrenzungen überwinden, die das Ego beschäftigen. Krishna erklärt, der Jnana Yoga bringe einen Verstand hervor, der sich von der Täuschung befreit hat und den Unterschied zwischen Körper und Seele kennt. In diesem Gewahrsein macht die Erkenntnis des Absoluten gleichgültig gegenüber den Resultaten allen Handelns.

3. *Bhakti Yoga* – der Yoga der Hingabe. Durch den steten Kontakt zu Gott ist der Bhakti Yogi Krishnas Worten zufolge von Liebe und reiner Unschuld im spirituellen Leben geleitet: »Auf mich richte den Geist, mir sei ergeben, mir opfere, mich verehre! Zu mir wirst du kommen, wenn du so dein Selbst mit mir verbindest, in mir das Höchste siehst« (Mylius 1997, 34). Die wichtigsten Elemente dieser Praxis sind es, die Namen Gottes und die Geschichten aus den heiligen Schriften zu singen, über Gott zu meditieren, selbstlos zu dienen, zu beten und andere Möglichkeiten zu finden, um unaufhörlich in einem Zustand vollkommen hingegebenen, liebevollen Seins zu verharren.

Dem modernen Yogalehrer mag es schwierig erscheinen, einen Zusammenhang zwischen diesen drei Wegen und dem Unterricht in einem Yoga- oder Fitnessstudio herzustellen. Dennoch lassen sich sinnvolle Verbindungen zu unserer Art zu leben finden, was starke und unmittelbare Auswirkungen auf unsere Art zu unterrichten hat. Wenn Sie sich ganz und gar dem Yogaunterricht verschreiben, kann dies eine Form von Karma Yoga sein, indem Sie bei der Erweiterung und Vertiefung Ihres Wissens die Bedürfnisse und Ziele Ihrer Schüler in den Mittelpunkt der Bemühungen stellen. Der Weg des Jnana Yoga ist schwieriger: Ein tiefer, gründlicher und noch mitfühlender Prozess der Selbstprüfung schafft Klarheit im Herzen und im Geist, sodass Sie auch Ihre Schüler mit größerer Klarheit anleiten können. Falls Bhakti Yoga Ihr Weg ist und Sie in einem Gefühl der Verbundenheit mit den Klängen und den Empfindungen Ihrer spirituellen Führer verharren, wird dies im Unterricht in Ihren Worten und der von Ihnen ausgestrahlten Liebe zum Ausdruck kommen. Will man diesen Wegen noch weiter folgen, darf man nicht vergessen, dass Yoga weit über die Praxis im Unterricht hinausgeht, dass das Leben des Yoga weit über die Matte hinaus in die Welt und in jeden Tag hineinreicht. In dieser Integration und Manifestation des Yoga im Leben kommt der Weg des Lehrers am vollständigsten zum Ausdruck.

Das Yogasutra des Patanjali

Die meisten Schüler und Lehrer, die sich mit der Philosophie des Yoga beschäftigen, haben Patanjalis Yogasutra in Auszügen gelesen. Die 196 Verse entstanden ungefähr 200 n. Chr. und gehen gezielter und ausführlicher auf viele Leitgedanken der Bhagavad Gita ein. Das Yogasutra ist der klassische Text des *raja yoga*, des »königlichen« Yoga des Geistes, und enthält einen der ersten Hinweise auf eine Praxis, die sowohl aus Asanas als auch aus Pranayama besteht. Wie viele Veden und Upanishaden (die zu einem großen Teil nach dem Yogasutra entstanden) bedient sich Patanjali der Form des Dialogs und beginnt mit einer einfachen Frage: »Was ist Yoga?« Seine Antwort macht deutlich, dass es bei der geschilderten Praxis um die geistige Erfahrung geht. Er schreibt von *citta vrtti nirodhah*, also der »Beruhigung der Bewegungen des Geistes« (Bouanchaud 1999).

Das Yogasutra ist für viele die Grundlage des Yoga und schildert, auf welchem Weg man *samadhi* erlangen kann, einen Zustand der Glückseligkeit, in dem sich der Übende vom Ego löst, um eins mit dem Göttlichen zu werden. Solange der Geist unaufhörlich ums Ego kreist, stürzen Vorurteile, Leidenschaften und Sehnsüchte uns in einen Abgrund aus Verwirrung, Leiden und Schmerz. Yoga verspricht, uns von diesem Leiden zu erlösen. Patanjali gibt differenzierte Anleitung zu Praktiken, um den Geist zur Ruhe zu bringen und die geistigen Betrübnisse auszumerzen, die das Leiden in der Welt verursachen.

Viele Yogaschüler und Yogalehrer sind überrascht, im Yogasutra kein einziges Asana oder keine einzige Körperhaltung zu finden. Ein Kerngedanke – und wie wir noch sehen werden, der wichtigste Unterschied zwischen Raja Yoga und Hatha Yoga – besteht darin, dass man zunächst gewisse ethische und spirituelle Grundsätze befolgen und dann stetig auf einem achtgliedrigen Weg voranschreiten muss, um am Ende die Früchte des Yoga zu ernten. B. K. S. Iyengar (2012, 52) betont: »Es sind aufeinanderfolgende Stufen der Yoga-Erfahrung eines Menschen.« Der Ashtanga Yoga oder achtgliedrige Weg besteht aus: *yama*, *niyama*, *asana*, *pranayama*, *pratyahara*, *dharana*, *dhyana* und *samadhi*. Spätere Kapitel sind der Vermittlung von Asana, Pranayama sowie den meditativen und transzendenten Praktiken Pratyahara, Dharana und Dhyana gewidmet. Zunächst werden wir jedoch einen genauen Blick auf Yama und Niyama werfen und kurz auf die anderen Glieder eingehen, wie sie im Yogasutra beschrieben werden.

Yama

Yama erklärt die Prinzipien eines ethischen Verhaltens, die wir im Alltag in unseren Beziehungen zu anderen und uns selbst gegenüber beachten sollten. Die wörtliche Definition von *yama* lautet »eindämmen« oder »beherrschen«. Die Yamas dienen als Orientierungshilfe in der Beziehung zwischen Lehrer und Schüler sowie den Beziehungen des Lebens. Es gibt fünf Yamas:

1. *Ahimsa*: Ahimsa bedeutet »Nicht-Verletzen« und wird oft als »Gewaltlosigkeit« verstanden. Sie beginnt damit, dass wir den eigenen Körper respektieren und diesen Respekt auf alle Lebewesen der Welt ausdehnen. Wir können diese Weisheit im Yogaunterricht unmittelbar anwenden, indem wir ein sicheres Umfeld schaffen, in dem die Schüler lernen und üben können, indem wir ihnen mitfühlend und verständnisvoll begegnen und bei der Unterweisung weder sie noch uns selbst kränken oder verletzen.

2. *Satya*: Satya bedeutet, ehrlich zu sich und anderen zu sein. Gelegentlich wird die Frage nach einem möglichen Konflikt mit dem Prinzip von Ahimsa gestellt. Was ist, wenn die Wahrheit schmerzt? Im klassischen Mahabharata-Epos wird diese vermeintliche Klippe geschickt umschifft: »Man spreche die Wahrheit, wenn sie angenehm ist, verkünde sie auf angenehme Weise und schweige, wenn sie schadet; aber lüge niemals, um Vergnügen zu bereiten.«

3. *Asteya*: Im Wesentlichen besteht Asteya, das »Nicht-Stehlen« darin, dass wir uns von dem Wunsch befreien, etwas zu besitzen, was wir uns weder verdient noch bezahlt haben. Gandhi zählte die Gier zu den »sieben spirituellen Sünden« und betonte, »Reichtum ohne Arbeit« sei falsch. Einige Lehrer übertragen dieses Prinzip auf den Yogaunterricht, indem sie die Schüler ermutigen, ihre »Schuldigkeit« auf der Matte zu tun, ehe sie irgendeinen Lohn von ihrer Praxis erwarten. Indem wir den Schülern ermöglichen, ein Gefühl von Fülle in der Praxis zu erleben, und gleichzeitig ihre Grenzen akzeptieren, bringen wir dieses Prinzip im Unterricht zum Ausdruck und respektieren zugleich, dass der Weg größere Möglichkeiten jenseits der unmittelbaren Erfahrung bereithält.

4. *Brahmacharya*: Kern dieses Sutras ist die Achtung vor sich und anderen in intimen Beziehungen. Für gewöhnlich wird es eher frei als »rechter Energiegebrauch« interpretiert. B. K. S. Iyengar (2013, 28) erklärt, die wörtliche Definition meine »ein Leben des Zölibats, des religiösen Studiums und der Selbstenthaltsamkeit«, betont aber im Folgenden: »Es ist nicht möglich, göttliche Liebe zu kennen, wenn man nie menschliche Liebe und Glückseligkeit erfahren hat.« Die Vorstellung von Brahmacharya hat ihren Ursprung in der Bhagavad Gita. Dort wird betont, was geschieht, wenn man in der Wahrheit Brahmans lebt: »Denn: ist dem Herzen des Menschen Erfüllung zuteil geworden … dann lässt er sich nicht mehr erregen durch Dinge der Sinne.« Des Weiteren heißt es: »Der Yogi soll in die Einsamkeit gehen und danach streben, Meisterschaft zu erlangen über Körper und Geist« (Prabhavananda und Isherwood 1994, 95–96). Geht man dennoch sexuelle Beziehungen ein, wird es der strengen Auslegung von Brahmacharya zufolge »unmöglich, die Seele wahrzunehmen oder das wahre Selbst zu verwirklichen«.[1] Andere betonen »das richtige Gleichgewicht von Handeln, Denken und Fühlen, und dass diese Dinge in erster Linie dem Streben nach höherer oder höchster Verwirklichung dienen« sollen (Bouanchaud 1999, III).

5. *Aparigraha*: Aparigraha bedeutet »Nicht-Besitzen-Wollen« – und wird traditionell als Freiheit von Gier oder Verlangen ausgelegt. Es geht darum, ein Leben großzügigen Denkens und Handelns zu führen; zu geben, ohne etwas dafür zu erwarten. Auf Asana und Pranayama übertragen, kann dieses Prinzip den Schülern helfen, aus einer Haltung der Geduld heraus zu praktizieren, in der Festigkeit und Leichtigkeit wichtiger sind, als eine Haltung hinzubekommen.

Wenn Ahimsa gegen Satya steht: So umschiffen sie diesen möglichen Konflikt im Unterricht

In einer Stunde für Geübte unterrichte ich Urdhva Dhanurasana, den erhobenen Bogen oder das Rad. Meiner 31-jährigen Schülerin namens Christina, mit Schulterinstabilität, Beschwerden im unteren Rücken und einer zupackenden Art, fällt es schwer, die Arme zu strecken. Keine Spur von *sthira* oder *sukha*, Festigkeit oder Leichtigkeit. Sie bezeichnet sich als fleißige Schülerin und wirkt in der Praxis versiert. Wenn ich ihr die Wahrheit sage – dass sie meiner Ansicht nach für dieses Asana noch nicht bereit ist –, wird dies so gut wie sicher an ihrem Selbstverständnis kratzen und ihre Gefühle verletzen. Deshalb gehe ich anders auf sie zu. Ich bitte sie, kurz aus der Haltung zu kommen, und frage dann, ob ich ihr zeigen darf, wie sie im Rahmen ihrer »fortschreitenden Praxis« mehr Festigkeit und Leichtigkeit in diesem Asana erzeugen kann. Das gefällt ihr. Wir werfen einen genauen Blick auf ihre Stärken und ihre Grenzen bei der Vorbereitung der Haltung. Ich zeige ihr einige vorbereitende Dehnungen, Hilfsmittel und energetische Abläufe, die ihr zu einem glücklicheren, anmutigeren und vollständigeren Ausdruck der Haltung verhelfen werden. Sie lächelt und macht sich an die Arbeit. Im Buddhismus wird es *upaya* oder »geschicktes Mittel« genannt, wenn sich der Lehrer verschiedener Praktiken und Lehren bedient, um dem Schüler einen angemessenen Weg zum Erwachen zu weisen. Wenn man die Bemühungen einer Schülerin in eine neue Richtung lenkt, ist dies keine Lüge, sofern man ihr damit hilft, ihre Praxis zu vertiefen.

Niyama

Die Niyamas sind persönliche Verhaltensregeln und ein Weg zum Wohlbefinden, der unsere Aufmerksamkeit von den Beziehungen zu anderen auf die Intimität der Beziehung zu uns selbst lenkt. Wenn wir nach den Niyamas leben, wird unser Unterricht authentischer. In den Upanishaden werden zehn Niyamas beschrieben, das Yogasutra konzentriert sich auf fünf:

1. *Saucha*: Im Bemühen um körperliche und geistige Reinheit empfiehlt Saucha, den Körper wie einen Tempel zu behandeln. Die Asanapraxis entgiftet den Körper und beseitigt die durch Umwelt und Ernährung entstandenen Unreinheiten. Mit regelmäßigen Bädern unterstützen Sie die äußere, mit dem Verzehr frischer und gesunder Nahrungsmittel die innere Reinheit. Noch wichtiger aber ist die Reinigung des Geistes, indem Sie größtmögli-

che geistige Klarheit bewahren. Wenn wir Körper und Geist reinigen, sind wir empfänglicher für die höheren Aspekte eines bewussten Lebens, bleiben im Alltag geerdet und in unserer Mitte. Indem Sie ein Vorbild für strahlende Gesundheit und lebendiges Wohlbefinden sind, regen Sie die Schüler an, es Ihnen gleichzutun.

2. *Santosa*: An einem Ort der Reinheit angelangt, werden wir demütig und finden Zufriedenheit in der Bescheidenheit der Dinge, in unserer Vergangenheit und unserer Vorstellung von der Zukunft. Santosa ermöglicht uns die Zufriedenheit mit dem, wer wir sind und was wir haben. Wenn wir erkennen und akzeptieren, dass das Leben ein ständiger Lern-, Wachstums- und Entwicklungsprozess ist, sind wir eher geneigt, uns anzunehmen. Zufriedenheit mit dem eigenen Los ist ansteckend – vor allem bei einem Lehrer. Wenn Sie mit Ihren Schülern und Ihren Kursen zufrieden sind, so wie sie sind, werden Sie frei von Erwartungen und können der beste Lehrer werden, der Sie sein können.

3. *Tapas*: Um uns dieser Zufriedenheit so bewusst wie möglich bleiben zu können, ohne Apathie oder Selbstgefälligkeit, brauchen wir Disziplin und Hingabe. Dies ist Tapas, das lodernde Feuer der täglichen Praxis. Es führt zur Entsagung, formt den Charakter und bringt uns damit unserer wahren Natur immer näher. Dank des lodernden Feuers der Begeisterung können wir in jeder Erfahrung ein Instrument der Selbstverwirklichung sehen. Mit Tapas können wir unsere Energie auf unsere innerste Wahrheit, unsere innersten Absichten lenken, indem wir aufmerksam wahrnehmen, wie es um unseren Körper, unseren Atem, unser Herz und unseren Geist steht.

4. *Svadhyaya*: Um die Yamas und Niyamas dauerhaft befolgen zu können, bedürfen wir einer Praxis der Selbsterforschung, die unser Empfinden spirituellen Seins vertieft. Dazu müssen wir bewusst alles wahrnehmen, was wir im Leben tun, unsere Grenzen kennen und akzeptieren und gleichzeitig in unserer Wahrheit verwurzelt bleiben. In diesem Bereich bemühen wir uns um mehr Authentizität in unserem Leben als Menschen und Lehrer. Wenn wir von Zeit zu Zeit innehalten, um uns grundlegende Fragen zu unserem Unterricht zu stellen, vertiefen wir diese Authentizität.

5. *Ishvarapranidhana*: Wenn wir uns vom Ego lösen, kommen alle Aspekte der Yamas und Niyamas in unserem Leben zum Ausdruck. Für die einen ist Ishvarapranidhana die Hingabe an Gott, an ein Gefühl des Göttlichen; für die anderen ist es das Gefühl, ein Ausdruck des gesamten natürlichen Universums zu sein. Sind wir in einer Empfindung des Seins geerdet, die größer ist als das individuelle Selbst, werden unser Daseinszweck und unser Unterricht klarer.

Asana

Das dritte im Yogasutra erwähnte Glied des Yoga ist Asana. Es werden zwar keine speziellen Haltungen vorgestellt, in einem Sutra wird jedoch mit den Worten *sthira sukham asanam* ausdrücklich darauf eingegangen (Bouanchaud 1999, 130–131). Dieser klassische Lehrsatz gewährt eine grundlegende Einsicht in die Unterweisung der Asanas. Der Begriff *asana* wird üblicherweise mit dem Wort »Haltung« übersetzt, seine Bedeutung reicht jedoch sehr viel weiter. In seinem Buch *The Essence of Yoga: Reflections on the Yoga Sutras of Patanjali* schreibt Bernard Bouanchaud, die Wortwurzel *as* vermittle das Gefühl, »im eigenen Körper präsent zu sein – darin zu wohnen, zu sein, zu leben«. Wörtlich übersetzt bedeutet *asana* »einen Sitz einnehmen«. Dies lässt sich so verstehen, dass man einfach jetzt und hier, in diesem Augenblick, gegenwärtig ist, um auf diese Weise die in den früheren Texten zum Yoga in den Veden und Upanishaden erwähnten Meditationspraktiken zu verkörpern (Bouanchaud 1999, 130–131). *Sthira* bedeutet »fest, stabil«, *sukha* bedeutet »weich, entspannt, gelassen«. In der Verbindung und im Zusammenhang mit einer dynamischen Praxis ergibt sich daraus das

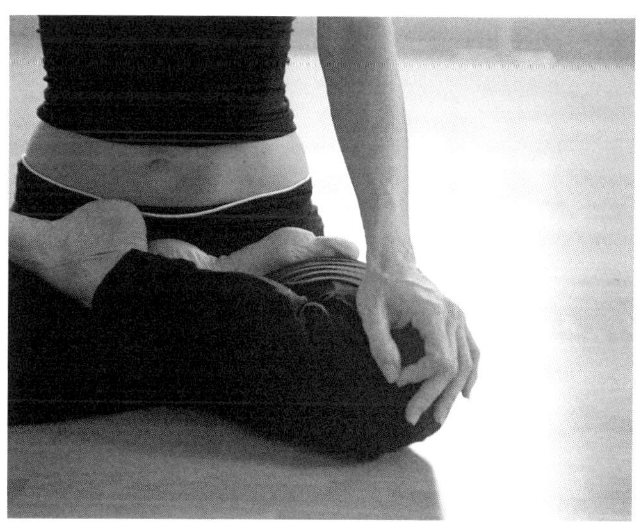

verbundene Bemühen um Festigkeit, Leichtigkeit und geistige Präsenz, Atemzug um Atemzug, innerhalb und zwischen den Asanas. Dies ist die Bedeutung von *asana*, wie sie in einer integrativen Praxis zum Ausdruck und zur Verkörperung gelangt.

Pranayama

Patanjali bezeichnet Pranayama als »das kontrollierte Ein- und Ausströmen des Atems in einer festen Haltung« (Bouanchaud 1999, 135–136). Wenn wir beobachten, wie der Atem durch die natürlichen Stadien Einatmen – Pause – Ausatmen – Pause fließt, wird er gleichmäßiger und in seiner Wirkung feiner. Die einfühlsame Beobachtung verfeinert die Atmung. Allmählich werden immer anspruchsvollere und schwierigere Techniken eingeführt. Auf allen Entwicklungsstufen dieser Praxis bemüht man sich um ein Gefühl von Festigkeit und Leichtigkeit. Schließlich transzendiert man die Technik und erreicht einen Zustand der Glückseligkeit. In der Vorbereitung auf diese Praxis erinnert Patanjali daran, dass die acht Glieder nacheinander erarbeitet werden müssen. Würde man sich ohne die richtige körperliche und geistige Vorbereitung an Pranayama versuchen, würde sich die Anspannung erhöhen und Schaden anrichten. Meistert man die Asanas, schafft man damit die Grundlage körperlicher und geistiger Gesundheit, um gefahrlos Pranayama praktizieren zu können. Wie wir sehen werden, greifen viele moderne Gurus und Lehrer diesen schrittweisen Ansatz auf. Wenn wir uns später der zunehmenden Beliebtheit des Hatha Yoga widmen und ausführlich auf die Vermittlung der Asana- und der Pranayamapraxis eingehen, werden wir darauf zurückkommen und diese klassischen Vorstellungen weiter untersuchen und vor dem Hintergrund des modernen Yogaunterrichts betrachten.

Pratyahara, Dharana, Dhyana

In der Praxis des Pratyahara zieht man die Sinne zurück und löst sie von äußeren Ablenkungen. Patanjali thematisiert hier die Neigung des Geistes, sich allem zuzuwenden, was die Sinne und das Denken stimuliert (Yogasutra II, 54). Wie wir fühlen, so denken wir; und wie wir denken, so handeln wir meist auch. Durch die Verinnerlichung des Bewusstseins versetzt uns Pratyahara in die Lage, die äußeren Umstände außer Kraft zu setzen. Ein Geräusch oder ein Geruch, den man andernfalls als störend empfinden könnte, ist nun einfach nur da. Ohne Pratyahara könnten Sie sich von einem Schweißtropfen, der sich auf Ihrer Stirn bildet, oder von den Geräuschen eines Unterrichtsnachzüglers vom Atem oder konzentrierten Gewahrsein ablenken lassen. Mit Pratyahara sind diese Empfindungen oder Geräusche einfach nur da und Ihr Gewahrsein ist stärker nach innen gerichtet. Dies ermöglicht den Zustand gebündelter Konzentration oder Dharana (Bouanchaud 1999, 141). Wenn Sie in dieser Konzentration verharren, wird Dharana zu Dhyana. Dann werden Sie eins in Körper, Atem und Geist, erreichen ein Gewahrsein, in dem die Empfindungen von Wissendem und Wissen, Subjekt und Objekt, Denkendem und Gedanke verschmelzen und Samadhi oder Glückseligkeit entsteht (Bouanchaud 1999, 150).

Samadhi

Die acht Glieder des Ashtanga Yoga werden gerne mit einem Baum verglichen. B. K. S. Iyengar verwendet diese Metapher in seinem Buch *Der Urquell des Yoga: Die Yoga-Sutras des Patanjali*. Yama schafft mit ethischem Verhalten die Wurzeln eines klaren und anständigen Lebens. Niyama ist der Stamm und legt ein Fundament körperlicher und geistiger Reinheit. Asana lässt die Äste wachsen, die sich stark und doch biegsam im Wind des Lebens wiegen. Pranayama wird von den Blättern symbolisiert, die über den Austausch des Atems die Lebenskraft einsaugen. Pratyahara ist die Rinde, die den Baum vor den Elementen schützt und ein Verströmen seiner Essenz verhindert. Dharana ist der Saft, der durch die Adern des Baums und seiner Blätter fließt und der Körper und Geist Festigkeit verleiht. Dhyana ist die Blüte vollen Bewusstseins, die langsam zur Frucht der Praxis heranreift – zu Samadhi, reiner Glückseligkeit.

Obwohl die historischen Wurzeln und philosophischen Grundlagen des Hatha Yoga häufig von den Grundsätzen des Raja Yoga des Patanjali abweichen, zollen viele moderne Yogastile (oder -traditionen) dem Yogasutra großen Respekt. Die Linie Krishnamacharyas, zu der auch der Iyengar Yoga, Ashtanga Vinyasa Yoga sowie die Grundlagen des Vinyasa Flow Yoga, Anusara Yoga und andere Ansätze gehören, ist eng mit Patanjalis Philosophie verbunden. Diese Wurzeln werden deutlicher, wenn wir uns im nächsten Kapitel die wichtigsten Yogastile ansehen werden. Es ist eine merkwürdige Ironie, dass B. K. S. Iyengar, Pattabhi Jois und andere aus der Tradition Krishnamacharyas mit ihren Schülern sofort mit Asana und *ujjayi* Pranayama, also dem dritten und vierten Glied, beginnen und gleichzeitig behaupten, ihr Ansatz stelle die vollständige Verkörperung des Yogasutra dar. Unabhängig davon, wie viel Bedeutung man diesem Widerspruch beimisst, ist der Weg des reinen Raja Yoga sehr schwierig. Wie wir gleich sehen werden, sind die Praktiken des Tantra und des Hatha Yoga, die einige Jahrhunderte später entstanden sind, eine Reaktion auf diese Schwierigkeit. In der eigenen Praxis und im Unterricht können wir verschiedene Möglichkeiten entwickeln, den achtgliedrigen Weg als Baum des Yoga zu betrachten, dessen Glieder untrennbar miteinander verbunden sind und einander Erkenntnis, Unterstützung und Führung schenken. Diese Mischung hat sich auch für spätere Yogis in der Praxis und dem Unterricht als sinnvoll erwiesen.

Wenn wir einen seriösen Unterricht bieten wollen, müssen wir unsere Quellen offenbaren. Das Yogasutra entstand vor über zweitausend Jahren, zu einer Zeit und in einer Kultur, die weit von der modernen westlichen Welt entfernt ist. Wenn wir eine solche Quelle verwenden, sollten wir uns fragen, was wir selbst von den propagierten Ideen halten. Was sagen Sie Ihren Schülern? Glauben Sie daran? Leben Sie danach? Wir werden diesen Fragen weiter nachgehen, während wir die weitere Entwicklung des Yoga betrachten.

Tantra

Die Entwicklung von den Veden, den Upanishaden und dem Yogasutra zu den modernen und bekannten zeitgenössischen Hatha-Yoga-Praktiken wird normalerweise als gerade Linie dargestellt. Aber dem ist nicht so. Der Hatha Yoga entstand vielmehr aus dem prägenden Einfluss des Tantra. Ein Umstand, den viele Anhänger des Hatha Yoga verschleiern, da sie Tantra als Widerspruch zu ihrer spirituellen und sozialen Weltanschauung sehen und leidenschaftlich ablehnen. Die tantrische Bewegung entstand in den ersten Jahrhunderten des ersten Jahrtausends unter dem Einfluss des Mahayana-Buddhismus in Indien. Sie war zum Teil eine Reaktion auf die von den Veden und Upanishaden gelehrten und vom Yogasutra weiter verschlüsselten dualistischen und auf Entsagung ausgerichteten Praktiken. Die Kernvorstellung des Tantra – dass das gesamte Universum Ausdruck des Göttlichen ist und als Quelle göttlichen Bewusstseins und Seins dienen kann – ist eine klare Abkehr von den traditionellen Lehren der Veden und Upanishaden. Diese verbannen den ergebenen Yogi in eine abgeschiedene Höhle und behaupten beharrlich, normale menschliche Erfahrungen wie Verlangen oder Sexualität würden wahres Glück oder erleuchtetes Sein verhindern oder zumindest behindern. In manchen Upanishaden, vor allem in der nicht dualistischen Svetasvatara Upanishad, zeigt sich eine Öffnung gegenüber der Vorstellung, man könne im Zustand der Befreiung und Selbstverwirklichung – *jivan mukti* – ganz im Hier und Jetzt leben. Aber auch sie ist weitgehend in eine dualistische Perspektive eingebettet, die das Individuum mit seinen Erfahrungen von der natürlichen Ordnung und dem spirituellen Sein trennt (Feuerstein 2009, 531).

Die Wortwurzel *tan* bedeutet »weit« oder »ganz«, und Tantra begreift das gesamte Gewebe des Seins als Ausdruck der göttlich weiblichen Energie oder Shakti-Energie. Hier geht es darum, sich dem Göttlichen in *jeder* Erfahrung zu öffnen. In der Philosophie des Tantra führt der Weg zur Freiheit nicht über die Entsagung des menschlichen Verlangens und der menschlichen Erfahrung, sondern größtenteils durch sie hindurch:

> Tantra ist eine Ansammlung von asiatischen Überzeugungen und Praktiken. Grundlage ist das Prinzip, das von uns erlebte Universum sei nichts anderes als die konkrete Manifestation der göttlichen Energie jener Gottheit, die es erschafft und erhält. Tantra strebt danach, sich diese Energie auf rituelle Weise zu eigen zu machen und im menschlichen Mikrokosmos in kreative und emanzipatorische Bahnen zu lenken. (D. G. White 2000)

Tantra bietet einen integrativen Ansatz, bei dem wir alle Aspekte der inneren und äußeren Erfahrung nutzen, um bewusst zu erwachen und die göttliche Energie, die allmächtige, allwissende und allgegenwärtige schöpferische Urkraft des Universums, zu erkennen. Dies hat tief greifende Auswirkungen darauf, wie wir über den Körper und die Yogapraxis denken. Da alles eine Manifestation des Göttlichen ist, aber über einen unterschiedlichen energetischen Ausdruck verfügt, gibt es unendlich viele Möglichkeiten, in der Empfindung des Göttlichen zu verweilen – sogar inmitten von Dingen, die durch und durch weltlich scheinen. Tantrapraktizierende suchen vermeintlich extreme menschliche Erfahrungen. Sie streben nach energetischer Intensität, um das reinste Gewahrsein des Seins zu erfahren.

Es gibt drei traditionelle Formen der Tantrapraxis. Sie werden auch als Initiationen bezeichnet und es heißt, sie bedürften der intimen Anleitung durch einen Guru (Tigunait 1999, 6).

- *Mantra*: Mit dieser Technik versenkt sich der Übende durch die Wiederholung von Hymnen oder Worten, die oft den Veden entnommen sind (wie das Gayatri Mantra), in die göttliche Schwingungsenergie des Klangs. Hinzu kommt eine ganze Reihe von Ritualen wie Meditation, Reinigung des heiligen Raums und Visualisierung einer schützenden Feuerwand.

- *Yantra*: Wenn der Übende mit der mantrischen Energie vertrauter wird, wird die Praxis um die Meditation über ein Yantra erweitert – den sichtbaren Ausdruck der Schwingungen des göttlich Weiblichen in Form einer geometrischen Figur. Diese Karte der mantrischen Welt verkörpert die Kräfte der Shakti-Energie – Intensität, Strahlen, Entzücken, Lust, Verlangen, Schnelligkeit, Illumination, Sein und *vighna vinashini,* also die Kraft, die Widerstände auflöst. Die Yantrapraxis umfasst eine Reihe von Ritualen, Visualisierungen, Meditationen, Gesängen und Opfergaben.

- *Puja*: Im Gegensatz zum »rechtshändigen« Tantra mit Mantra und Yantra führt das »linkshändige« Tantra von den inneren esoterischen Praktiken zur vollen Existenz in der Welt, indem man in höchster Konzentration in intensiven sinnlichen Erfahrungen den stärksten Ausdruck der Shakti-Energie erlebt. Die Pujapraxis entwickelt Selbstbeherrschung, die Vereinigung von sinnlicher Lust und göttlicher Ekstase im intensivsten aller Akte mit dem Ziel, »die alltägliche Existenz mit Spiritualität zu erfüllen und umgekehrt« (Tigunait 1999, 104–105).

Im Zentrum des Tantra steht die mehr aus der Erfahrung als aus großen philosophischen Überlegungen gewonnene Vorstellung eines Kontinuums von der vermeintlichen Banalität des menschlichen Lebens bis hin zum Unendlichen. Der Weg zu Erleuchtung und Glück besteht nicht darin, dass man die materielle Realität des menschlichen Daseins überwindet, sondern sich noch tiefer in sie hineinbegibt. Dieser Ansatz entstand unter den einfachen Menschen der unteren Kasten der stark geschichteten indischen Gesellschaft und gewährte allen Zugang zur Fülle der spirituellen Praxis (Davidson 2003). Georg Feuerstein (2009, 534) betonte, diese Menschen »reagierten auf ein weithin empfundenes Bedürfnis nach einer praktisch-konkreten Orientierung, die die luftigen metaphysischen Ideale des Nondualismus mit erdverbundeneren Arten verband, ein gottgefälliges Leben zu führen, ohne den Glauben an lokale Gottheiten und die uralten Verehrungsrituale aufgeben zu müssen«.

Als Tantra an Einfluss gewann, wurde seine Essenz durch die Reaktionen auf einige seiner Rituale verzerrt – vor allem jene mit sexuellem Inhalt. Wenn man im Westen von Tantra spricht, beschwört man damit meist Vorstellungen von »heiligem Sex« herauf, was diese Philosophie zu wenig mehr als »spiritueller Sexualität« macht. Die sexuelle Beziehung ist zwar ein Teil davon, die spirituelle Philosophie und die Praktiken des Tantra aber gehen tiefer und sind komplexer. Dies findet seinen vielleicht vielfältigsten Ausdruck in der Form, die im 9. Jahrhundert in Kaschmir Fuß fasste, dem sogenannten kaschmirischen Shivaismus, der in der Spanda Karika auf poetische Weise dargestellt wird (Odier 2004). Der Grundgedanke der Spanda Karika ist, das gesamte Dasein als eins zu sehen und keinen Unterschied zwischen rein und unrein zu machen. Dies ist die Kernvorstellung des Tantra, deren Ursprünge in den ältesten Veden und Upanishaden liegen, in der Bhagavad Gita und in dem von Patanjali geschilderten Raja Yoga jedoch weitgehend verloren gingen oder verworfen wurden. Aus tantrischer Sicht bedeutet Yoga, ungetrennt zu sein; Körper, Atem, Geist und Gefühl zu einer Einheit zusammenzuführen, in der es keine Unterscheidungen gibt, in der nichts als unrein oder gottlos gilt. In den meisten tantrischen Texten heißt es, Shiva und Shakti, die göttlich männliche und göttlich weibliche Energie, seien eins – eins im Körper, im Geist und im Herzen emotionalen Seins (Davidson 2005). In diesem Ausdruck des Seins umarmen wir unsere Energie in ihrer ganzen Fülle, um eins zu sein, um ohne Trennung zu sein, um nur noch den Raum zu verkörpern, in dem alles lebendig ist. Die Versenkung in diese Praxis befreit uns vom Ego, vom dualistischen Denken. Wir erleben und verstehen instinktiv, dass wir dieser wunderschöne Raum, diese erstaunliche Ganzheit sind.

Im 9. Jahrhundert eröffnete das Vijnana Bhairava Tantra eine große Bandbreite von einfachen bis hin zu komplexen Methoden, sich diese Eigenschaft des Gewahrseins zunutze zu machen.[2] Sie werden in letzter Zeit von tantrischen Yogis um das erwei-

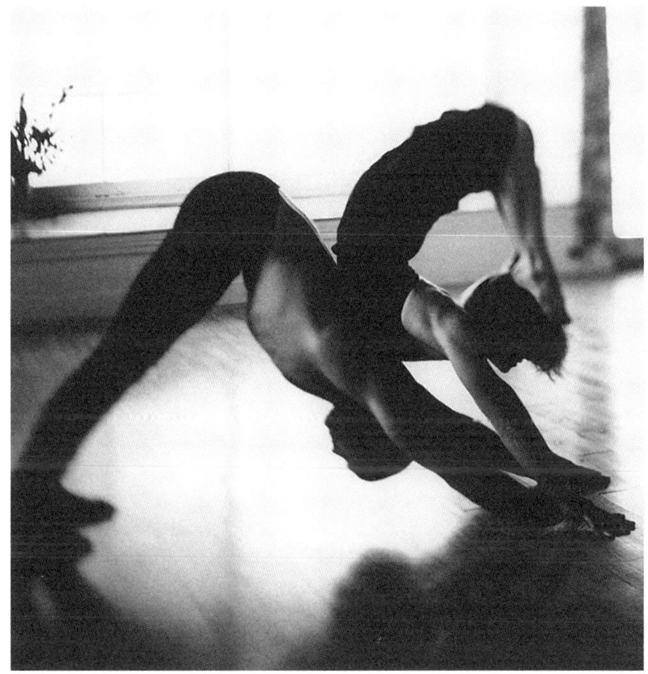

tert, was Daniel Odier »Mikro-Praktiken« nennt. Diese Mikro-Praktiken gründen in dem Umstand, dass sich der Geist sehr schnell bewegt, dies gerne tut und auch sehr gut darin ist. Die klassischen Yogis hatten die wunderbare Idee einer Praxis, die ebenso schnell ist wie der Geist. Statt gegenzusteuern, geht man kurz mit und versucht, ganz und gar in einer einfachen Erfahrung gegenwärtig zu sein. Wenn Sie beim Morgenkaffee sitzen, führen Sie die Tasse zur Nase und verlieren sich einen kurzen Moment in Ihren Empfindungen. Beim Waldspaziergang treten Sie mit dem Fuß auf ein trockenes Blatt, ein leises Lüftchen liebkost Ihre Haut und die Gerüche des feuchten Waldes strömen in Ihre Nase. In diesen kurzen Sekunden sind Sie ganz und gar in der sinnlichen Wahrnehmung der Geräusche, des Lichts, der Gerüche, Ihrer Haut, Ihres Herzens sowie in dem Gefühl gegenwärtig, dass sich etwas viel Größeres hinter all dem verbirgt, dass Sie eins sind mit der Natur und dem Spirituellen. Das Ziel besteht darin, ganz und gar in diesem Augenblick, in diesem Atemzug gegenwärtig zu sein und ein Gefühl von Glückseligkeit oder Einssein darin zu finden. Überträgt man dies auf die Asana- und Pranayamapraxis im Yoga, kommt es zu einem deutlich feineren Gewahrsein, sodass eine differenziertere Verbindung von Körper, Atem und Geist, ein umfassenderes Bewusstsein von Ganzheit entsteht. Im Grunde geht es bei dieser Übung darum, im Ein- und Ausatmen gegenwärtig zu sein, den Atem bewusst wahrzunehmen und zu spüren, dass Sie vollständig einatmen und vollständig ausatmen, und dass Sie in diesem Raum spüren, wie sich Körper und Geist an einen Ort des spontanen Gewahrseins des Spirituellen oder der Glückseligkeit begeben.

Hatha Yoga: Hatha Yoga Pradipika, Gheranda Samhita und Shiva Samhita

Die bekanntesten Yogastile, die heute im Westen praktiziert werden, sind allesamt Ausprägungen des Hatha Yoga: Vinyasa Flow Yoga, Iyengar Yoga, Anusara Yoga, Ashtanga Vinyasa Yoga, Power Yoga und unzählige mehr sind nur geringfügige Variationen einer Tradition oder eines Stils, aber ihre Namen sind geschützt. Es mag überraschen, dass die ersten detaillierten Schriften zum Hatha Yoga und die damit verbundenen Erklärungen der Asanapraxis nur wenige Hundert und nicht Tausende von Jahren alt sind, wie dies in populären Yogamedien und der populären Yogaliteratur oft behauptet oder angedeutet wird. Denken Sie nur daran, wie oft Sie einen Artikel lesen, der mit den Worten beginnt: »Diese uralte Praxis, die es seit über fünftausend Jahren gibt …«

Die erste bedeutende Schrift des Hatha Yoga, die bekannte Hatha Yoga Pradipika, wurde im 14. Jahrhundert von dem indischen Weisen Swami Svatmarama verfasst. Dieser recht umfassende Text beschäftigt sich eingehend mit Asana, *shatkarma*, Pranayama, *mudra*, *bandha* und Samadhi und gibt genaueste Anleitung zu diesen miteinander verbundenen Praktiken. (Wir werden uns diesen Elementen weiter unten widmen.) In der zwischen dem 15. und 17. Jahrhundert entstandenen Shiva Samhita werden die buddhistischen und tantrischen Einflüsse auf den Hatha Yoga deutlicher als in der Hatha Yoga Pradipika (Vasu 2004). Obwohl der Text nur vier Asanas im Detail beschreibt, liefert er sorgfältig durchdachte Erklärungen für die Nadis (die Energiekanäle, in denen Prana fließt), die Natur des Prana oder der »Lebenskraft«, die zahlreichen Hürden, denen man sich in der Praxis gegenübersieht, und wie man sie mit verschiedenen Techniken überwinden kann. Zu diesen Techniken gehören *dristana* (der bewusste Blick), das stille Wiederholen von Mantras sowie tantrische Praktiken, um die *Kundalini*-Energie zu wecken und zu lenken. Die Gheranda Samhita aus dem späten 17. Jahrhundert offenbart den schwindenden Einfluss des Tantra – vor allem was die sexuelle Berührung betrifft (Mallinson 2004). Sieben

Kapitel beschreiben die sieben Werkzeuge der Selbstvervollkommnung auf dem Weg des Yoga: Shatkarmas für die Reinigung, Asanas für die Kraft, Mudras für die Festigkeit, Pratyahara für die Ruhe, Pranayama für die Leichtigkeit, Dhyana für die Verwirklichung und Samadhi für die Glückseligkeit.

Diesen Urtexten zufolge hat der Hatha Yoga drei Ziele: (1) die vollständige Reinigung des Körpers, (2) das vollkommene Gleichgewicht zwischen Körper, Geist und Energiefeldern sowie (3) das Erwachen eines reineren Bewusstseins, über das man sich letztlich mit Praktiken, die ihre Wurzeln im physischen Körper haben, mit dem Göttlichen verbindet. Wie wir heute sehen, betrachten viele Hatha-Yoga-Traditionen die Raja-Yoga-Philosophie Patanjalis als ihren Ursprung. Man könnte allerdings sagen, dass der stark von der buddhistischen Philosophie des Yama und Niyama beeinflusste Raja Yoga mehr mit Religion als mit dem spirituellen Leben des Menschen zu tun hat. Wer in der wirklichen Welt mit Beziehungen, Arbeit, Abenteuern, Kultur und Gesellschaft lebt, kann sich verrückt machen, wenn er versucht, den Geist zu kontrollieren – wozu ein reiner Raja Yogi angehalten ist. Der Hatha Yoga ist in seinem Ursprung deutlich stärker mit dem Tantra verbunden, da er die spirituelle Entwicklung in den alltäglichen Erfahrungen des Lebens sucht und das sinnliche Erleben des Körpers zur ausgewogenen Integration von Körper, Geist und Seele nutzt. Am Ende werden Sie vielleicht sogar feststellen, dass der Hatha Yoga an einen Punkt führt, an dem auch alle anderen Wege zusammenlaufen – in schlichter Glückseligkeit. Davon gingen zumindest die Autoren der ersten Schriften aus.

Der Hatha Yoga nutzt alles, was wir sind – Körper, Geist, Gefühl, das feinstofflichste und am schwersten fassbare innere Wesen –, als Rohmaterial, um das gesamte Sein kennenzulernen, zu sehen und zu integrieren und uns die größtmögliche Vorstellungskraft, Intelligenz, Begeisterung, Energie und Gewahrsein des spirituellen Lebens zu erschließen. Der Begriff *hatha* setzt sich aus *ha* für »Sonne« und *tha* für »Mond« zusammen, symbolisiert Lebenskraft und Bewusstsein. (Das Prisma verändert sich je nach Tradition und Perspektive und im Tantra liegt die Betonung auf Shiva-Shakti, im Taoismus auf Yin-Yang, in der Physik auf Materie-Energie.) Damit wir vollkommene Lebendigkeit und volles Bewusstsein erfahren können, müssen diese Gegensätze zu einem Ganzen, zu einer nahtlosen Harmonie des Seins verschmelzen. Das Problem ist, dass wir oft körperlich, geistig und emotional festgefahren sind. Hatha Yoga ist eine Möglichkeit, diese Integration auf einem Weg klar festgelegter Praktiken zu erfahren, die den Körper reinigen, den Geist zur Ruhe bringen und das Herz öffnen.

Shatkarma – Techniken der Reinigung

Shatkarma setzt sich aus *shat* für »sechs« und *karma* für »Handlung« zusammen und wird als Anfangsstadium der Hatha-Yoga-Praxis dargestellt. Diese Techniken sollen die drei *doshas* oder Energietypen – *kapha*, *pitta* und *vata* – ins Gleichgewicht bringen und eine körperliche und geistige Harmonie erzeugen, die auf Asana, Pranayama und andere Elemente des Hatha Yoga vorbereitet. Indem wir uns um energetisches Gleichgewicht bemühen, verbessern wir die Gesamtfunktion des Körpers, sodass die Asana- und Pranayamapraxis leichter und wirkungsvoller voranschreiten kann. Wie über viele andere scheinbar esoterische Yogapraktiken heißt es in den klassischen Texten auch über diese geheimen Techniken, man dürfe sie ausschließlich von einem ausgewiesenen und erfahrenen Lehrer erlernen. Jede der sechs Reinigungstechniken – *dhauti* (innere Reinigung), *basti* (Einlauf), *neti* (Nasenspülung), *trataka* (konzentrierter Blick), *nauli* (massierende Bewegungen des Bauchs), *kapalabhati* (Schädelreinigung) – besteht aus verschiedenen Praktiken. Sie werden am ausführlichsten in der Gheranda Samhita sowie der Hatha Yoga Pradipika beschrieben (Mallinson 1994, 1–15; Muktibodhananda 1993, 190–227).

Asana und Pranayama – Praktiken fürs energetische Gleichgewicht

Die meisten Yogastunden beginnen mit einem Moment, in dem man ruhig dasitzt und ein wenig zur Ruhe kommt, mit der Begrüßung »*namaste*« und einer kurzen Verbeugung. Dieses Ritual hat seine Wurzeln in der Hatha Yoga Pradipika. Auf diese Weise grüßte Swami Svatmarama seinen Guru Adinath. Es ist ein Akt der Demut und symbolisiert das Loslassen des Egos und die Öffnung für etwas viel Größeres, eine höhere Macht. An dieser Stelle weicht die Hatha Yoga Pradipika vom Raja Yoga ab und beschreibt eine Praxis, die mit Shatkarmas und Asanas beginnt. Die Asanas beinhalten einige klar bezeichnete Körperhaltungen, um die Nadis (Energiekanäle) und Chakras (Energiezentren) des Energiekörpers zu öffnen. Das höchste Ziel entspricht dem des Raja Yoga: Samadhi. Warum also wird mit den Asanas begonnen?

Die Hatha Yogis fanden heraus, dass sich durch das Üben der Asanas ein empfindliches Gleichgewicht zwischen Körper, Geist und Seele erzeugen lässt. Nach den Shatkarma-Reinigungstechniken setzen die Asanas die körperliche Reinigung fort, indem sie ein inneres Feuer erzeugen, das Unreinheiten verbrennt. Sie regen den Kreislauf an, schenken allen körperlichen Organen neue Kraft, stärken Muskeln und Bänder, stabilisieren die Gelenke, beruhigen die Nerven und verbessern die Funktion aller körperlichen Systeme. In der Hatha Yoga Pradipika heißt es im ersten Vers zu den Asanas: »Das Asana bewirkt Ruhe, Gesundheit und Leichtigkeit der Glieder« (Hatha Yoga Pradipika I, 17, zitiert nach Svatmarama 2009, 39). Wenn man den Körper intensiv reinigt und Festigkeit entwickelt, kann Prana ungehindert fließen, Körper und Geist nähren, heilen und verbinden. Wie das Yogasutra empfiehlt auch die Hatha Yoga Pradipika, den Körper durch die Asanapraxis zu öffnen und zu festigen, ehe man mit Pranayama beginnt. Dies wird von B. K. S. Iyengar (2000, 34) bestätigt: »Der Autor hat aber die Erfahrung gemacht, dass ein Anfänger, der auf makellose Haltung achtet, sich nicht auf seinen Atem konzentrieren kann. Er verliert das Gleichgewicht und erlebt die Asanas nicht in ihrer Tiefe. Sie sollten zu Sicherheit (*sthirata*) und Stille (*achalata*) in den Asanas gelangen, bevor Sie mit rhythmischen Atemtechniken beginnen« (Iyengar 2000, 34).

In Kapitel I, Vers 33 der Hatha Yoga Pradipika schreibt Swami Svatmarama: »Shiva lehrte 84 Asana« (Svatmarama 2009, 42). Nur fünfzehn davon werden auch beschrieben. In der Gheranda Samhita heißt es, Shiva hätte 8.400.000 Asanas gelehrt – »so viele Asanas wie Tierarten«. Dies soll zum Ausdruck bringen, dass die Zahl der Asanas unendlich ist, und den Schwerpunkt auf eine Praxis legen, bei der es wichtiger ist, Fortschritte zu machen, als eine festgelegte Perfektion der Form zu erreichen. In der Gheranda Samhita werden zusätzlich zu den fünfzehn Asanas der Hatha Yoga Pradipika siebzehn weitere Haltungen beschrieben, die oft nur geringfügige Variationen voneinander sind (und sich nur durch Veränderungen der Handposition oder des Blicks unterscheiden). Obwohl sie gelegentlich die gleichen Bezeichnungen tragen wie Asanas der Hatha Yoga Pradipika, weichen die Beschreibungen der Körperhaltungen in der Gheranda Samhita gelegentlich ein wenig ab. Im Laufe der weiteren Entwicklung des Hatha Yoga veränderten sich Bezeichnung und Form der Asanas, und oft erhielten recht unterschiedliche Körperhaltungen den gleichen Namen.

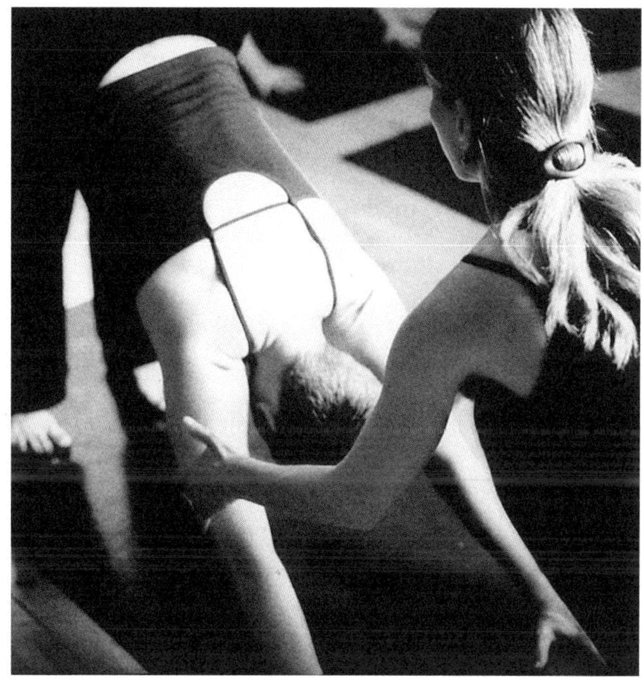

Keines dieser Werke gibt ausführliche Anleitungen zu den Asanas. In der Hatha Yoga Pradipika werden vier Haltungen erwähnt und als »wesentlich« bezeichnet (Hatha Yoga Pradipika I, 33, zitiert nach Svatmarama 2009, 42). Padmasana (Lotussitz) wird bei Weitem am ausführlichsten erklärt, obwohl die Beschreibung nach heutigen Maßstäben überraschend kurz ausfällt: »Man lege den rechten Fuß auf den linken Schenkel und ebenso den linken Fuß auf den rechten Schenkel nach der letzten Regel, mit beiden Händen ergreife man fest die Zehen, drücke das Kinn auf die Herzgegend und sehe die Nasenspitze an« (Hatha Yoga Pradipika I, 44, zitiert nach Svatmarama 2009, 43). Einige Verse später lesen wir: »Es ist nicht für jeden leicht ausführbar, wird aber von den Weisen auf Erden schon erlangt« (Hatha Yoga Pradipika I, 47, zitiert nach Svatmarama 2009, 44). Obwohl es weniger eine Frage der Weisheit sein dürfte, wer bestimmte Asanas ausführen kann und wer nicht, haben die Komplexität der Asanatechnik und die Klarheit der Unterweisung in der jüngeren Entwicklung des Hatha Yoga diese und andere Haltungen zweifellos einer stetig wachsenden Gruppe von Übenden zugänglich gemacht – weise oder nicht. Gleichwohl sollte es noch bis zur Mitte des 20. Jahrhunderts dauern, bis der Ablauf der Asanapraxis ausführlicher beschrieben wurde als im 15. Jahrhundert.

Im Gegensatz zu den spärlichen Ausführungen zu den Asanas geben sowohl die Gheranda Samhita als auch die Hatha Yoga Pradipika sehr ausführliche Anleitungen zur Pranayamapraxis und beginnen dabei mit Aussagen, dass Prana und Geist untrennbar miteinander verbunden sind: »Ist der Atem tätig, so ist auch der Geist tätig; ist der Atem untätig, so ist auch der Geist untätig. Der Yogi sucht vollkommene Ruhe zu erlangen, daher halte er seinen Atem an« (Hatha Yoga Pradipika II, 2, zitiert nach Svatmarama 2009, 44). Es werden spezielle Techniken erläutert und es wird unter anderem auf Umgebung, Jahreszeit, Ort, Tempo, Rhythmus, Atemverhalt, verschiedene Wechselatmungen, die Arbeit mit Bandhas und Mudras eingegangen. In Kapitel 8 werden wir uns diese Techniken ansehen sowie wirksame und sichere Methoden vorstellen, wie Pranayama im Rahmen unterschiedlicher Yogakurse sowie unterschiedlich weit fortgeschrittenen Schülern vermittelt werden kann.

Mudra und Bandha – Techniken des bewussten Erwachens

> Wie der Schlangenfürst die Welten mit ihren Gebirgen und Wäldern umschließt, so umfasst (die Lehre von der) Kundali alle Yogalehren. Wenn durch die Gunst des Lehrers die schlafende Kundalini erwacht, dann werden alle Chakra und Granthi gelöst. Dann wird die Sunyapadavi (Sushumna) zur Hauptstraße des Atems, dann wird der Geist von der Sinnenwelt befreit und man hintergeht den Tod. (Hatha Yoga Pradipika III, 1–3, zitiert nach Svatmarama 2009, 59)

Mit diesen Worten beginnen in der Hatha Yoga Pradipika die Erklärungen zu Mudras und Bandhas. Kundalini, die bei der Schöpfung entfesselte Energie, schläft zusammengerollt am unteren Ende der Wirbelsäule. Der Hatha Yoga will diese kosmische Energie mithilfe tantrischer Praktiken wecken, die viele Hundert Jahre zuvor im Kankala Malini Tantra und anderen Quellen beschrieben wurden. Sie soll durch die immer feinstofflicheren Chakras aufsteigen, bis im *Sahasrara*-Chakra am Scheitelpunkt des Kopfes die Einheit mit Gott erreicht ist. Mudras sind spezielle Körperhaltungen einschließlich genauer Finger- und Blickpositionen. Sie sorgen dafür, dass die in der Asana- und Pranayamapraxis erzeugte Pranaenergie harmonisch durch den Energiekörper fließt. Bandhas sind »Energieverschlüsse«, die noch mehr Prana im physischen und feinstofflichen Körper erzeugen und sammeln. In Kapitel 3 werden wir Mudras und Bandhas im Zusammenhang mit anderen Elementen der feinstofflichen Energie erforschen.

Die Entwicklung des modernen Hatha Yoga

In diesen frühen Yogaschriften zeichnen sich zwei deutlich voneinander abweichende und oft widersprüchliche Wege der Praxis ab: Der eine ist ein Weg der Entsagung und fest im Raja Yoga des Patanjali verwurzelt, der andere ist von der tantrischen Bewegung beeinflusst. In der Entwicklung des Hatha Yoga in den Jahrhunderten nach der Entstehung der Hatha Yoga Pradipika sollten sich diese Gegensätze in der philosophischen, praktischen und spirituellen Ausrichtung widerspiegeln. Oft verschwammen die Grenzen zwischen diesen Richtungen, als Traditionen, Schulen und Lehrer der Philosophie und Praxis des Yoga ihren eigenen kreativen Ausdruck verliehen. Doch wie bei allen anderen Entwicklungen bleiben selbst in diesen Fällen des sprunghaften Fortschritts die bunten Fäden der uralten Weisheit und Praxis im Gewebe des modernen Yoga erkennbar. Sie verankern auch die bahnbrechendsten zeitgenössischen Lehren in der Weisheit, die vor über fünftausend Jahren zum ersten Mal von indischen Yogis zum Ausdruck gebracht wurde.

2 Der moderne Hatha Yoga

Ich will mich entfalten.
Nirgends will ich gebogen bleiben,
denn dort bin ich gelogen, wo ich gebogen bin.

- Rainer Maria Rilke

In den letzten fünfundzwanzig Jahren ist Yoga im Westen in schwindelerregender Weise explodiert.[1] Stile und Ansätze sind breit gefächert. Es gibt Ananda Yoga, Anusara Yoga, Ashtanga Yoga, Bikram Yoga, Integral Yoga, Iyengar Yoga, Kundalini Yoga, Power Yoga, Sivananda Yoga, Viniyoga, Vinyasa Flow Yoga – und das ist längst nicht alles. Es gibt »reine« Formen mit geradliniger und ununterbrochener Verbindung nach Indien, während andere nur entfernte Ähnlichkeit mit traditionellen Hatha-Yoga-Stilen haben. Es kann eine Herausforderung sein, sich bei den vielen unterschiedlichen Schulen und Stilen zurechtzufinden. Dies gilt besonders, wenn Sie gerade erst anfangen zu unterrichten und nicht sicher sind, was zu Ihnen passt.

Obwohl der Yoga über fünftausend Jahre alt ist, hat er sich in den letzten dreißig Jahren stärker verändert als in seiner ganzen vorherigen Geschichte. Die in der westlichen Welt dominierende Form des Hatha Yoga wurde erst im 14. Jahrhundert in Texten wie der Hatha Yoga Pradipika schriftlich niedergelegt. Bis Mitte des 20. Jahrhunderts ähnelten Hatha Yoga und die vielen anderen Yoga-Wege den sprichwörtlichen Schiffen in der Nacht: Selbst wenn ihre Wege sich kreuzten, befruchteten sie sich nur selten gegenseitig. Und wo sie sich – nicht nur untereinander, sondern auch mit anderen Richtungen wie Buddhismus, Taoismus, Kampfsport, Tanz, New-Age-Philosophie und moderner Wissenschaft – mischten, bedarf es zuweilen einer sehr großen Anstrengung der Fantasie, um die klassischen Lehren zu erkennen. Die Folge davon ist, dass im westlichen Yogaunterricht die Asanapraxis dominiert und die meisten Pranayama- und Meditationstechniken fehlen.

Die Reaktionen der Lehrer reichen von Besorgnis, dass der Kern des Yoga verloren gehen könnte, bis hin zu einem Gefühl der Erleichterung, dass sie von gewissen Aspekten befreit sind, die wie autoritäre esoterische Dogmen anmuten und Gesundheit und Freiheit beeinträchtigen können, statt zu mehr Wohlbefinden und einem authentischen spirituellen Erwachen zu führen. Wenn wir uns die jüngere Geschichte des Hatha Yoga ansehen, können wir erkennen, dass die Vorstellungen an beiden Enden dieses Spektrums ein Körnchen Wahrheit enthalten. Wir entdecken aber auch viele integrative Formen, in denen eine kontinuierliche kreative Weiterentwicklung des Yoga zum Ausdruck kommt. Als Lehrer können Sie sich fragen: *Welche Form von Yoga unterrichte ich? Wie beantworte ich die Frage nach den tieferen Wurzeln meiner Lehren? Welche traditionell überlieferte Weisheit kommt in meinem Unterricht zum Ausdruck, und was stammt aus anderen Quellen? Wohin kann ich Schüler schicken, deren Interessen am Yoga sich nicht mit den meinen decken?* Wenn wir unsere Position in diesen Fragen finden, macht dies die Basis unseres Unterrichts klarer und dient gleichzeitig als Inspiration für die weitere kreative Entwicklung von Yoga als Praxis der Heilung und Ermächtigung.

Bei unserem Überblick über die Entwicklung des Hatha Yoga werden wir uns ansehen, welches die Hauptströmungen sind und wie sie zu dem wurden, was sie heute sind. Wir werden uns ansehen, wodurch sich die Yogastile auszeichnen, die heute im Westen am bekanntesten und am weitesten verbreitet sind. Wir werden nach den Körnchen der Weisheit und der Einsicht suchen, die für die einzelnen Richtungen bezeichnend und für die praktischen Gegebenheiten eines gefahrlosen und wirkungsvollen Unterrichts unter verschiedenen Rahmenbedingungen und mit einer großen Schülervielfalt wichtig sind. Mit diesem Hintergrundwissen erweitern wir die Palette, auf die Sie als Lehrer im eigenen kreativen Ausdruck und bei der Vermittlung der Praxis zurückgreifen können.

Wie der Yoga in den Westen kam

Den Gurus und Ashrams, die den Yoga in den Westen brachten, wird große Aufmerksamkeit geschenkt. Der Beginn dieser Entwicklung wird für gewöhnlich an der Rede Swami Vivekanandas vor dem Ersten Weltparlament der Religionen im Rahmen der Weltausstellung in Chicago im Jahr 1893 festgemacht,[2] wenngleich östliche Lehrer bereits im Jahrhundert davor in den Westen kamen. Lange bevor Königin Victoria im Jahr 1877 den Titel »Kaiserin von Indien« annahm, sorgte der britische Imperialismus dafür, dass Menschen aus dem Westen mit Indien und dem Yoga in Kontakt kamen. Während britische Kolonialisten versuchten, die östlichen Traditionen zu verdrängen und dem indischen Volk ihre Sprache und ihre Sitten aufzuzwingen, waren die Vertreter der Kolonialmacht – Militärangehörige, Geschäftsleute, Missionare und Verwaltungsbeamte – ständig von diesen Traditionen umgeben. Die klassische Literatur des Yoga verbreitete sich allmählich im Westen. Diese größtenteils im Dunkeln gebliebenen Einflüsse auf die anfängliche Verbreitung des Yoga im Westen und vor allem in den Vereinigten Staaten zeigen sich noch immer in der Art, wie Yoga außerhalb Indiens unterrichtet wird.

Mahatma Gandhi las den Essay *Über die Pflicht zum Ungehorsam gegen den Staat* von Henry David Thoreau, als er in Südafrika wegen seines Protests gegen die Rassentrennung inhaftiert war. Knapp hundert Jahre zuvor hatte Thoreau bei seinem Rückzug in die Wälder die Bhagavad Gita in der 1785 von Charles Wilkins angefertigten Übersetzung sowie die Veden und die Upanishaden gelesen (B. S. Miller 1986, 58–63). In einem Brief an seinen Freund Harrison G. O. Blake schrieb Thoreau im Jahr 1849: »Frei auf dieser Welt, wie die Vögel in der Luft, von Ketten jeglicher Art gelöst, erfassen diejenigen, die Yoga praktiziert haben, in Brahma die sichere Frucht ihrer Arbeit.« Worauf er mit den Worten fortfuhr: »In gewisser Weise … bin selbst ich ein Yogi …« (Thoreau 2012, 26–27). Die Schriften von Ralph Waldo Emerson, Henry David Thoreau und anderen Vertretern des frühen amerikanischen Transzendentalismus verbreiteten das Wissen um den Yoga im Westen mit Worten, die ihrer nicht-hinduistischen Kultur entsprachen. Wie viele zeitgenössische Yogalehrer und Autoren wollten sie die oft esoterischen Vorstellungen und Praktiken dem Westen zugänglich machen. Damals gab es weder Yogalehrer noch Yogastudios oder Yogakurse. Vielmehr bestand die anfängliche Basis der Yogapraxis in Amerika fast vollständig aus dem, was diese kontemplativen Entdecker der klassischen Literatur entnommen hatten. Eine erkennbare Asanapraxis sollte erst knapp hundert Jahre später entstehen.

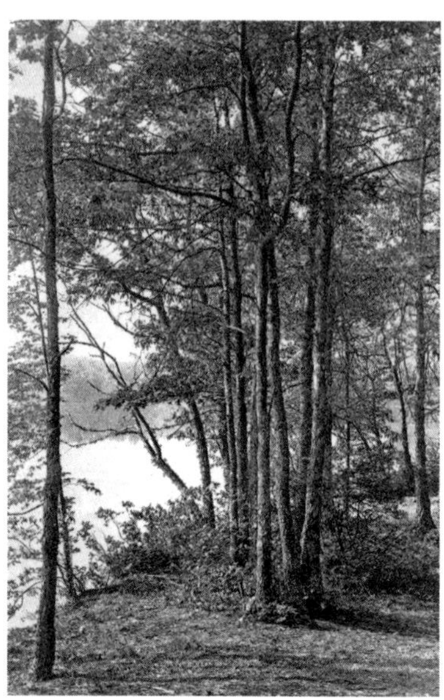
Der Blick aus Thoreaus Blockhütte

Bald reisten Menschen auf ihrer spirituellen Suche nach Indien. Sie hofften, dort die Gurus zu finden, ohne die man den klassischen Texten zufolge Yoga nicht erlernen kann. Zu diesen Menschen gehörten auch Helena Petrovna Blavatsky, die Gründerin der Theosophischen Gesellschaft, und Annie Besant, unter deren Führung sich die Gesellschaft später einer Mischung aus Hinduismus, Buddhismus und Yoga im Rahmen ihres Glaubens zuwandte, dass alle Religionen über Teile einer größeren Wahrheit verfügten. Annie Besant und Charles Webster Leadbeater spielten eine entscheidende Rolle dabei, dass ein junger Knabe namens Jiddu Krishnamurti als der erwartete »Weltlehrer« identifiziert wurde. Sie nahmen ihn unter ihre Fittiche, unterwiesen ihn in vielen Disziplinen, unter anderem dem Yoga, und brachten ihn schließlich in den Westen. Krishnamurti, der einen starken Einfluss auf die Entwicklung des Yoga und anderer spiritueller Lehren in aller Welt hatte, sagte sich als junger Erwachsener von der Theosophie los und erklärte in einer Stellungnahme, die noch immer in Yogalehrerkreisen widerhallt:

> Meiner Meinung nach ist die Wahrheit ein wegloses Land, zu dem Sie auf keinerlei Weg gelangen können, auch nicht über irgendeine Religion oder Sekte. Das ist mein Standpunkt,

> den ich absolut und unbedingt beibehalte. Die Wahrheit, die weder Grenzen noch Bedingungen kennt und zu der kein Weg führt, ist nicht organisierbar und es sollten auch keine Organisationen gebildet werden, um die Menschen auf einen bestimmten Weg zu leiten oder zu zwingen. (Lutyens 1981)

Diese Spannung zwischen einem hierarchischen und autoritären Herangehen an den Yogaunterricht und den kreativen Impulsen innerhalb der Praxis zog sich Anfang des 20. Jahrhunderts durch die gesamte amerikanische Yogaszene. Als sich während der frühen Amerikanisierung des Yoga die traditionell überlieferte Weisheit mit dem kulturellen und körperlichen Verständnis der Vereinigten Staaten und der weiteren westlichen Welt verband, kamen im ganzen Land innovative Ansätze auf. Vor der Jahrhundertwende reiste der in Lincoln, Nebraska, geborene Perry Baker (alias Pierre Arnold Bernard oder »der omnipotente Oom«) mit dem tantrischen Yogi Sylvais Hamati kreuz und quer durch die Vereinigten Staaten, um recht originelle und kreative Yogademonstrationen zu geben. Jahre später gründete Baker das New York Sanskrit College im Zentrum von Manhattan, und wohlhabende Prominente wie Gloria Vanderbilt unterstützten großzügig ein Yogazentrum, ein Retreat-Zentrum auf dem Land und eine spirituelle Forschungseinrichtung von internationalem Niveau. Im Jahr 1943 wandte sich Bakers Neffe Theos Bernard mit seinen Kursen an der Upper East Side von Manhattan an die Eliten des kulturellen Mainstream, schrieb eine Masterarbeit über Tantra und verfasste später an der Columbia University eine Doktorarbeit mit dem Titel *Hatha Yoga: The Report of a Personal Experience*. Der junge Bernard unternahm ausgiebige Reisen durch Indien und Tibet und löste eine beträchtliche Berichterstattung in den Medien über Yoga sowie andere östliche spirituelle Praktiken aus.

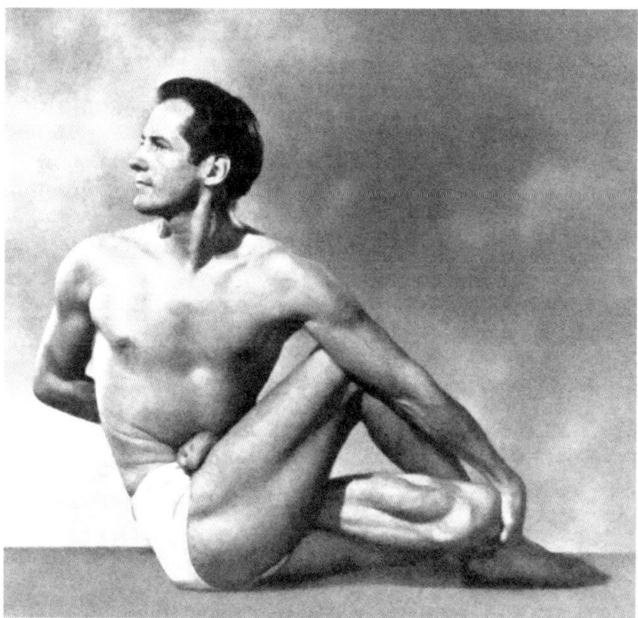

Theos Bernard

Unter dem wachsenden Einfluss ausländischer Lehrer gelangte der Yogaunterricht Anfang bis Mitte des 20. Jahrhunderts zu einer Blüte. Yogendra Mastamani kam 1919 aus Indien in die Vereinigten Staaten, unterrichtete einige Jahre Hatha Yoga und gründete eine der ersten Yogastudio-Ketten. Ein Jahr später reiste Paramhansa Yogananda, dessen *Autobiographie eines Yogi* (1996) zu einem der größten Yoga-Bestseller aller Zeiten werden sollte, zum International Congress of Religious Liberals nach Boston. Davor hatte er 1917 in Indien eine »Lebensschule« für Knaben gegründet, an der Yoga und spirituelle Philosophie unterrichtet wurden. Bald unternahm auch er internationale Vortragsreisen, um schließlich in Los Angeles sesshaft zu werden, wo er die Self-Realization Fellowship als führendes Yogazentrum im Westen gründete. Er soll durch sein Vorbild auch viele andere wie B. K. S. Iyengar dazu inspiriert haben, ihre Lehren im Westen zu verbreiten.[3] Dank der Erfindung der ersten amerikanischen Yogamarke namens Yogoda verbreitete sich Yoganandas Lehre – in erster Linie Bhakti und Raja mit sehr wenig Hatha Yoga – sehr schnell, da die Medien von zahlreichen Hollywoodstars berichteten, die Yoga praktizierten. Yoganandas Lehren sollten später die Grundlage des Ananda Yoga bilden, während sein jüngerer Bruder Bishnu Ghosh einen vierjährigen Jungen namens Bikram Choudhury in Hatha Yoga unterweisen sollte. Jahrzehnte bevor sich Bikram Choudhury und viele mehr als »Yogalehrer der Stars« bezeichneten, konnten andere zu Recht Anspruch auf diesen Titel erheben. In den 1940er und 1950er Jahren machte eine junge Lehrerin, die den Namen Indra Devi annahm, eine Form von Hatha Yoga in Hollywood und überall in den Vereinigten Staaten bekannt. Sie war als Tochter eines schwedischen Bankiers und einer russischen Adeligen in Lettland zur Welt gekommen und hatte eine Ausbildung zur Tänzerin und Schauspielerin absolviert. Mit achtundzwanzig Jahren machte sie sich auf den Weg nach Indien, wo sie in indischen Filmen mitwirkte und einen tschechoslowakischen Diplomaten heiratete. Herzprobleme veranlassten sie dazu, bei dem bekannten Lehrer Tirumalai Krishnamacharya Yoga zu studieren, der damals junge Knaben aus der Kaste der Brahmanen wie B. K. S. Iyengar und Pattabhi Jois im Palast von Mysore unterwies. Er forderte Devi auf, Yoga zu unterrichten, und als sie mit ihrem Mann nach Shanghai zog, eröffnete sie dort die erste Yogaschule Chinas. Im Jahr 1947 übersiedelte sie nach Kalifornien und eröffnete ein Studio in Hollywood. Dort nahm Elizabeth Arden, deren Schönheitssalons und Kosmetikprodukte große Bekanntheit genossen, bei ihr Unterricht, gefolgt von einigen der größten Stars Hollywoods: Greta Garbo, Gloria Swanson, Ramon Novarro, Linda Christian und Robert Ryan. Devis Buch *Durch Yoga jugendfrisch* wurde bei Yogalehrern und Yogaschülern sofort zum Klassiker (Aboy 2002).

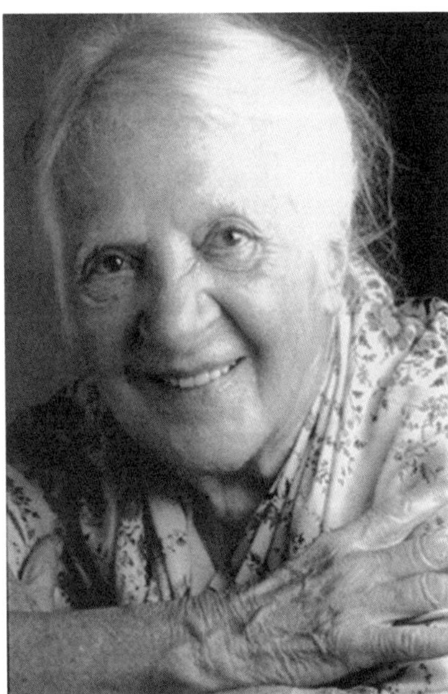

Indra Devi

Obwohl Devi derzeit oft übersehen wird, verkörperte sie als erste bekannte Lehrerin jene vielseitige Kreativität, die heute für den Yogaunterricht im Westen charakteristisch ist. Dank ihres tänzerischen Hintergrunds und des Einflusses des spirituellen Rebellen Krishnamurti bot sie in ihren Stunden die Chance, einen Raum jenseits überlieferter Strukturen und Grenzen zu erforschen. Bald sollten sich auch andere dieser eher spielerischen und spirituell eklektischen Amerikanisierung anschließen, Barrieren einreißen, neue Freiheiten bei der Vermittlung des Yoga erschließen und damit eine Freizügigkeit schaffen, die in der eher nachsichtigen modernen Yogakultur oft für selbstverständlich gehalten wird.

Bald tauchten an allen Ecken und Enden der kulturellen Landschaft der Vereinigten Staaten Yogakurse verschiedener Formen und Ausprägungen auf. Zu Beginn des 21. Jahrhunderts berichteten die Medien vor allem über Yoga in Sportvereinen und über die Stunden, die Baron Baptiste während des Trainingslagers der American-Football-Mannschaft Philadelphia Eagles gab. Aber bereits 1953 hatte Selvarajan Yesudian das Buch *Sport und Yoga* veröffentlicht, das über hunderttausendmal verkauft worden war und viele Sportler und Sportprogramme veranlasst hatte, Yoga in ihre Trainingspläne zu integrieren. In Hartford, Connecticut, trug ein Journalist namens Jack Zaiman mit einer regelmäßigen Kolumne dazu bei, Yoga in den YMCA-Sportzentren und Fitnessstudios des ganzen Landes zu verbreiten. Walt Baptiste, der Vater von Baron Baptiste, war in den 1950er Jahren ein bekannter Yogalehrer in San Francisco. Er warb unter den kalifornischen Bodybuildern für die Vorzüge des Yoga. Als bekannt wurde, dass Gary Cooper und Marilyn Monroe Yogaunterricht nahmen, wurden überall Kurse angeboten. In den 1960er und 1970er Jahren waren TV-Sendungen mit Richard Hittleman und später Lilias Folan ein Riesenerfolg. Als die Beatles anfingen, indisch inspirierte Lieder zu singen, und sich schließlich Maharishi Mahesh Yogi anschlossen, war Yoga beinahe ebenso bekannt wie heute. Als Millionen von TV-Zuschauern bei Hittlemans *28 Day Yoga Plan* oder Folans *Lilias, Yoga and You* einschalteten, wurde der Grundstein dafür gelegt, dass Yogalehrer ihren Unterricht später auf Videokassetten, CDs, DVDs, als Podcasts oder über andere Medien anbieten sollten. Mit dem Aufschwung des Human Potential Movement in Zentren wie dem Esalen-Institut im kalifornischen Big Sur, wo Joel Kramer großen Einfluss auf die weitere Entwicklung des Hatha Yoga nahm, fand eine amerikanisierte Herangehensweise an Praxis und Lehre mehr Aufmerksamkeit.

Auch traditionellere Formen des Hatha Yoga, die den Anspruch erheben, in einer bestimmten Abstammungslinie zu stehen, sind nach wie vor sehr erfolgreich. Lehrer innerhalb des gesamten Spektrums der Yogagemeinschaft bedienen sich bei diesen fester gefügten Yogastilen oder -systemen. Die meisten Traditionen bieten Lehrerausbildungsprogramme oder andere Möglichkeiten, den Ansatz zu erlernen. Einige entwickeln sich weiter, andere sind dem strengen Erhalt der überlieferten Lehren verpflichtet. Es heißt, diese Lehren seien über eine Linie von Gurus und Schüler weitergegeben worden, und sie werden gelegentlich als das einzig wahre System oder die einzig wahre Methode hingestellt, Yoga zu praktizieren und zu unterrichten. Wenn es den Anschein hat, als würden traditionelle Lehrmethoden oder Techniken nicht durch die medizinische oder wissenschaftliche Forschung des Westens unterstützt oder stünden gar im Widerspruch dazu, betreten Lehrer – oft auf der eigenen Yogamatte – den fruchtbaren Boden der Erforschung klassischer und zeitgenössischer Perspektiven. Dort entdecken sie aufs Neue, wie Yoga funktioniert, und verfeinern ihren Ansatz auf eine Art und Weise, die ihre Praxis und ihren Unterricht beseelen kann.

Wir können diese traditionellen Schulen als Kontinuum betrachten. Die Bandbreite reicht von Organisationen, die eher auf einer vorgeschriebenen Methode der Praxis und des Unterrichts beharren, bis hin zu offeneren und stärker eklektischen Ansätzen, die den Lehrern ein Gefühl kreativer Freiheit vermitteln. Viele Beobachter behaupten, das eine Extrem fördere die Abhängigkeit von Autorität, mindere den Geist und die Menschlichkeit der Praxis. Beim anderen würden dagegen die Grenzen zur Körpermodellierung und anderen Praktiken verschwimmen, die mehr mit Sport als mit Yoga zu tun hätten und bei denen die traditionellen Vorstellungen fast völlig verloren gingen.[4] Entlang des gesamten Spektrums findet man sowohl wunderschöne, authentische Lehren als auch Schlampigkeit und Methoden, die eine große Verletzungsgefahr mit sich bringen. Wir werden uns nun die Yogastile ansehen, die heute am häufigsten im Westen unterrichtet werden, und prüfen, wie sich diese Möglichkeiten und Trends auf die Entwicklung der kreativen Palette der Lehrer auswirken.

Die Yogastile unserer Zeit

Die im Folgenden dargestellten Hatha-Yoga-Stile bilden die überwiegende Mehrheit der Ansätze, die man heute im Westen finden kann. Dabei nehmen wir die Entwicklung und die charakteristischen Methoden der einzelnen Stile in den Fokus. Eine der Herausforderungen bei der Darstellung einiger Yogatraditionen liegt in der Einschätzung, ob ihr Anspruch berechtigt ist – das heißt, ob die Behauptungen bezüglich der Entstehung und der Entwicklung der Praxis nachweislich der Wahrheit entsprechen. Viele berühmte Yogis behaupten, dass sie eine Yogalehre aus göttlicher Quelle erhalten oder uralten Schriften entnommen hätten, die inzwischen verloren gegangen seien. Der Glaube, mit unserer Praxis oder unserem Unterricht in einer Tradition zu stehen, die göttlich inspiriert ist oder seit Jahrtausenden weitgehend unverändert weitergegeben wurde, kann eine starke Motivation sein, sie zu akzeptieren, und das Gefühl einer höheren Bestimmung erzeugen. Doch unabhängig davon, ob die vielen faszinierenden Geschichten über Entstehung und Entwicklung eines Stils der Wahrheit entsprechen, kommt es darauf an, dass die Lehren selbst vertrauenswürdig sind. Als Lehrer müssen Sie auf der Grundlage der Wahrheit unterrichten, die Sie am stärksten empfinden, die Sie am besten kennen und verstehen. Dies erwächst letzten Endes aus dem intensiven Studium und der unvoreingenommenen Beschäftigung mit verschiedenen Traditionen sowie der eigenen Erfahrung auf der Matte und in der Kunst des Unterrichtens. Es steht außer Frage, dass traditionelle Weisheiten größtenteils mündlich überliefert wurden. Oft mussten Lieder oder *shlokas* auswendig gelernt werden. Es mag durchaus sein, dass die Behauptungen tatsächlich alle stimmen, obwohl viele selbst bei größtem Wohlwollen unglaubwürdig scheinen – vor allem, wenn man sie im Zusammenhang mit anderen Behauptungen eines Gurus betrachtet, die das Vertrauen auf eine harte Probe stellen. Es gibt jedoch einige Erkenntnisse, die wir in unsere Überlegungen und in der Orientierung bezüglich der Traditionen einbeziehen können.

Erstens sind viele frühe Schriften über den Yoga, die bereits vor vielen Tausend Jahren entstanden, bestens erhalten und geben sehr gute und detaillierte Anweisungen zu den Yogapraktiken. Erst im 14. Jahrhundert tauchen die ersten Informationen zu einzelnen Asanas auf (obwohl einige tantrische Texte aus dem 6. bis 9. Jahrhundert bereits durchaus einige Sitzhaltungen erwähnen). Dies wirft Zweifel an der Richtigkeit der Behauptungen vieler Linien auf, ihr System der Asanapraxis beruhe auf uralter Überlieferung, wenn klassische Schriften und Artefakte keine Spuren davon – oder von einer anderen Asanapraxis – aufweisen, die über das reine Sitzen hinausgehen. Zweitens hindern die in der indischen Kultur und hinduistischen Religion herrschenden Auffassungen von Eigentum und Verantwortung die Menschen daran, sich eine göttliche Praxis als eigenes Verdienst anzurechnen. Dies schürt Behauptungen, die Lehren seien göttlich inspiriert oder stammten aus anderen uralten Quellen. Was uns zur dritten Überlegung führt, dass der Anschein, die Lehren stünden in einer uralten Tradition oder entstammten einer göttlichen Quelle, ihre Legitimität stärkt. Die schlichte und volle Wahrheit, dass eine Praxis zum Beispiel aus klassischen und zeitgenössischen Quellen zusammengestellt wurde, sollte als Legitimation genügen, sofern sie dem Übenden einen Nutzen wie körperliches Wohlbefinden, emotionale Heilung oder spirituelles Erwachen bringt. Doch der Glaube, etwas zu praktizieren, das seit Jahrtausenden weitgehend unverändert weitergegeben wurde – was, wie wir sehen werden, oft behauptet wird –, ist eine starke Motivation, die Worte eines Gurus zu glauben und in einem Gefühl der Verbundenheit zu schwelgen, ob diese Ansprüche nun nachprüfbar sind oder nicht. Die verschiedenen Lehren selbst ergeben ein herrlich buntes Bild von den Möglichkeiten der Erkundung und des Ausdrucks des Yoga und dienen dem menschlichen Körper als Quelle der Heilung, der Ganzheit, der Vitalität und des spirituellen Erwachens. So kann dieser bereits vor langer Zeit beschriebene körperliche Yoga in der Praxis zu einem metaphysischen Yoga werden, der das volle Spektrum des menschlichen Fühlens, Empfindens und Gewahrseins umfasst. Während sich diese Praktiken weiterentwickeln, indem sie die Fortschritte in den Bereichen der Psychologie, Philosophie, Wissenschaft und Spiritualität berücksichtigen, können wir sie durch unseren eigenen kreativen Beitrag erweitern und vertiefen.

Ananda Yoga

Der Ananda Yoga stützt sich auf die Lehren von Paramhansa Yogananda, dem Gründer der Self-Realization Fellowship und Verfasser von *Autobiographie eines Yogis*. Yoganandas Schwerpunkt liegt auf der Öffnung für die unmittelbare innere Erfahrung des Göttlichen – auf der »Selbstverwirklichung«. Sie bildet den Kern der Ananda-Lehren, die im Jahr 1968 von James Donald Walters vollständig ausgearbeitet wurden. Er war ein Schüler Yoganandas und auch unter dem Namen Swami Kriyananda bekannt (Kriyananda 1967). Der Ananda Yoga ist ein klassischer Hatha-Yoga-Stil mit Asana, Pranayama und Meditation und unterscheidet sich zum Teil durch seine sanfte Asanapraxis von den anderen Stilen.

Wie bei den meisten anderen Formen des Hatha Yoga soll mit Asana und Pranayama die Lebensenergie in Fluss gebracht, erfahren und letztlich auch kontrolliert werden, um das Gewahrsein zu verbessern und das Bewusstsein zu erweitern. Das Besondere am Ananda Yoga sind die »Aufladeübungen« und die Verbindung von Asanas mit Affirmationen. Es gibt neununddreißig Techniken der Energieregulierung. Yogananda hatte sie entwickelt, um die Lebenskraft zu steigern, zu steuern und zu kontrollieren. Die Affirmationen werden in den Asanas still wiederholt und »helfen, die natürliche Wirkung der Haltung auf den Zustand des Bewusstseins zu verstärken, indem sie den Geist aktiv und unmittelbar auf die Praxis richten« (Kriyananda 1967, 23). Im Ananda-Yoga-Unterricht werden Sicherheit und korrekte Ausrichtung großgeschrieben. Erheblich mehr Aufmerksamkeit als bei den meisten anderen Ansätzen wird darauf gerichtet, trotz der für die Asanas nötigen Anstrengung entspannt zu bleiben. Die Affirmationen sollen das Gewahrsein für die inneren Aspekte der Praxis erweitern, das Gewahrsein für den Fluss der Energie – darunter auch der geistigen Energie – im Körper vertiefen und unterschiedliche Bewusstseinszustände herbeiführen. Die Lehrer versuchen nicht, die Schüler in die idealisierte Form einer Haltung zu zwingen. Sie ermutigen sie vielmehr, ihren Ausdruck der Asanas so zu wählen, dass er ihren Bedürfnissen und Fähigkeiten entspricht.

Anusara Yoga

Der Anusara Yoga wurde im Jahr 1997 von John Friend begründet. Er verband seine größtenteils im Iyengar Yoga liegenden Ursprünge mit dem tantrischen Ansatz des *siddha* Yoga. Friend (2008, 7) beschreibt Anusara Yoga als »überwältigendes Hatha–Yoga-System, das die lebensbejahende, tantrische Philosophie intrinsischer Güte mit bemerkenswert präzisen und subtilen Universellen Ausrichtungsprinzipien vereinigt«. Auf diese Weise sei ein eigenes System entstanden, und Anusara Yoga »wurde von der Nordamerikanischen Yoga-Community sogleich anerkannt als ein einzigartig ganzheitlicher Hatha-Yoga-Stil, der den künstlerischen Glanz des menschlichen Herzens mit wissenschaftlichen Prinzipien der Biomechanik nahtlos vereint« (Friend 2008, 7). Die zentrale Philosophie des Anusara Yoga beginnt mit der Überzeugung: »Gott … ist höchstes Bewusstsein und reine Glückseligkeit … Dadurch, dass er beginnt zu denken und zu fühlen, wird er die Welt« (Friend 2008, 17). Dieser Glaube hat klare Wurzeln in den Veden und den tantrischen Lehren des kaschmirischen Shivaismus und geht davon aus,

Gott verhülle seine göttliche Natur, was die Illusion eines eigenständigen Selbst und damit den Ursprung des Leidens erzeuge. Yoga ist ein Werkzeug, um unser Gewahrsein wieder nach dem Göttlichen auszurichten und einen Zustand der Einheit herzustellen, der unserem wahren Wesen entspricht.

Hinter Praxis und Unterricht steht die Absicht, »sich im Fluss mit dem Höchsten zu verbinden und als Wahrheit anzuerkennen, dass unsere tiefste Natur Teil dieses göttlichen Flusses ist und wir uns liebevoll und freudig diesem Prozess aktiv hingeben« (Friend 2008, 20). Es ist eine »herzorientierte« Praxis (Friend 2008, 21), in der die Asanas ihren Ausdruck von innen nach außen finden, wie es dem »optimalen Blueprint« oder der »optimalen Blaupause«, also dem Gesamtkonzept unseres körperlichen Potenzials, entspricht (Friend 2008, 30). Im Mittelpunkt dieses Ansatzes stehen das spirituelle und das emotionale Herz. So heißt es zum Beispiel bei der Beschreibung der »drei Hauptströmungsrichtungen« der »muskulären Energie«: »Diese ›Umarmung‹ hat Qualitäten von Vollständigkeit, Festigkeit, Liebe, Sicherheit und Sensitivität. Sie ist wie die liebevolle Umarmung zweier Familienmitglieder beim lang ersehnten Wiedersehen« (Friend 2008, 32–33). Diese Herzbetonung unterscheidet die technischen Aspekte des Anusara Yoga am deutlichsten von Friends Wurzeln im Iyengar Yoga. Viele Lehrer fühlen sich sowohl wegen des herzbetonten Ansatzes als auch wegen des Eindrucks zum Anusara Yoga hingezogen, einer Gemeinschaft bewusster und gleichgesinnter Lehrer und Schüler anzugehören, die sich tief in eine Praxis versenken, in der sie sich sowohl beim Yoga als auch im Alltag nach dem Göttlichen ausrichten.

Ashtanga Vinyasa Yoga

Hinsichtlich der Bedeutung des Wortes *ashtanga* herrscht häufig Verwirrung. Es bedeutet »acht Glieder«, wie im Falle des achtgliedrigen Wegs, den Patanjali im Yogasutra schildert. Gleichzeitig bezeichnet es den Yogastil, der von Pattabhi Jois aus dem indischen Mysore gelehrt wurde und weltweit praktiziert wird. Die vollständige Bezeichnung Ashtanga Vinyasa Yoga kennzeichnet die von Jois entwickelte Methode der Yogapraxis, die seiner Ansicht nach fest im Yogasutra gründet. Der Ursprung dieser Methode ist geheimnisumwoben. Wir lernen, dass es sich um ein uraltes Praxissystem handelt, das der Weise Vamana Rishi in der Yoga Korunta niedergeschrieben haben soll. Dies ist einer von mehreren Texten, die Tirumalai Krishnamacharya Anfang des 20. Jahrhunderts in mündlicher Überlieferung von seinem Lehrer Rama Mohan Brahmachari erhalten haben soll. Es heißt, in der Yoga Korunta seien Asanas aufgelistet und zu Gruppen zusammengefasst gewesen, die den sechs »Serien« – festen Übungsfolgen – des heutigen Ashtanga Vinyasa Yoga entsprechen. Sie soll auch die ursprünglichen Lehren zu

K. Pattabhi Jois

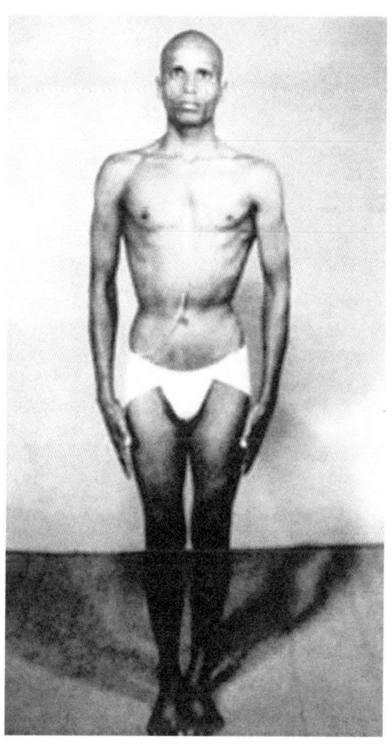

Vinyasa, *dristi*, Bandha, Mudra und zur Philosophie enthalten haben.

Brahmachari hatte Krishnamacharya erklärt, das Original befinde sich in einer Bibliothek in Kalkutta. Daraufhin soll Krishnamacharya Mitte der 1920er Jahre dort ein Jahr mit der Erforschung der Yoga Korunta zugebracht und dabei so viel von dem schwer beschädigten Text abgeschrieben haben, wie er konnte. Jois zufolge war dies der Ursprung des Systems, das er von Krishnamacharya erlernte. Seine eigene Version der Praxis wurde erstmals 1962 unter dem Titel *Yoga Mala* (Jois 2000) veröffentlicht.[5]

Ashtanga Vinyasa Yoga wird traditionell im »Mysore-Stil« unterrichtet. Das heißt, die Schüler im Kurs absolvieren selbstständig eine Asanafolge, während der Lehrer individuelle Anweisungen gibt. Geübt wird jeden Tag, ausgenommen samstags, bei Neumond und bei Vollmond. Am Sonntagmorgen werden die Schüler meist vom Lehrer durch die erste Serie geleitet. Obwohl es sich dabei um die einfachste Stufe handelt, wird sie von den meisten Hatha-Yoga-Neulingen als schwierig empfunden. In der Tat enthält die erste Serie viele Asanas, die andere Richtungen als fortgeschritten einstufen. Umgekehrt gelten einige Haltungen der zweiten und dritten Serie als verhältnismäßig einfach.

Die erste Serie wird auch *yoga chikitsa* oder »Yogatherapie« genannt, und es handelt sich dabei um eine anspruchsvolle Asanafolge. Wenn man sie regelmäßig übt, werden die Energiebahnen (Nadis) geöffnet. Prana fließt durch den ganzen Körper, befreit ihn von Giftstoffen und beruhigt das Nervensystem. Die zweite Serie heißt *nadi shodhana*, »Reinigung der Nervenbahnen«. Sie arbeitet intensiv mit Wirbelsäule und Becken und sorgt dafür, dass die Energiekanäle in und um das Rückgrat noch weiter geöffnet und ins Gleichgewicht gebracht werden. In der dritten Serie namens *sthira bhaga*, die vier Teile umfasst, verbinden die Schüler Kraft und Gleichgewicht in der Praxis (Flynn 2003). Wenn der Lehrer spürt, dass ein Schüler Festigkeit und Leichtigkeit in einem Asana entwickelt hat, gibt er ihm das nächste auf, und sobald der Schüler eine ganze Serie mit Festigkeit und Leichtigkeit beherrscht, folgt die erste Haltung der nächsten. Auch Fortgeschrittene üben weiterhin die erste und zweite Serie.

Ashtanga Vinyasa Yoga verlangt sehr viel Konzentration.[6] Die Praxis des Dristana, bei der man den Blick während und zwischen den Asanas fest auf einen bestimmten Punkt richtet, verleiht Pratyahara, ein stärker innerliches Gewahrsein. Während der gesamten Praxis wird in Ujjayi geatmet. So entsteht ein gleichmäßiger Atemrhythmus, der von einer Haltung zur nächsten unverändert beibehalten wird. Geräusch und Empfindungen erzeugen ein Mantra, das die geistige Konzentration und Schärfe fördert. In weiten Teilen der Praxis wird mit Bandhas gearbeitet, welche die Regulierung der durch den Körper strömenden Pranaenergie unterstützen. Sie wird ferner durch Vinyasa, also die bewusste Verbindung von Atem und Bewegung, zusammengehalten. Dies trägt zu einem »Gleichgewicht aus Kraft und Beweglichkeit, Leichtigkeit und Schwere, Bewegung und Ruhe« bei (Swenson 1999, 11).

Will man die offizielle Befugnis erwerben, Ashtanga Vinyasa Yoga zu unterrichten, muss man mehrere Jahre direkt bei Sharath Rangaswamy, dem Enkel von Pattabhi Jois, sowie einem Mitglied seines kleinen Stabs autorisierter Lehrer im indischen Mysore lernen. Allgemein gilt das Prinzip, dass man zwei Serien weiter sein muss als die Serie, die man unterrichtet. Will man also die erste Serie unterrichten, wird erwartet, dass man selbst in der dritten ist. Nach dem traditionellen Modell von Jois gehen künftige Lehrer, sobald sie die zweite Serie beherrschen, für gewöhnlich ein Jahr oder länger bei einem erfahrenen Ashtanga-Vinyasa-Yoga-Lehrer in die Lehre, um die Korrekturen sowie andere Feinheiten der Praxis zu erlernen. Viele leidenschaftliche Ashtangis, die selbst an der ersten oder zweiten Serie arbeiten, beginnen zu unterrichten, wenn sie sich dazu inspiriert fühlen. Sie absolvieren oft Lehrerausbildungen außerhalb des Ashtanga Vinyasa Yoga, um mehr über Ausrichtung, Modifikationen und die Arbeit mit Hilfsmitteln zu erfahren sowie andere Fähigkeiten zu erwerben, die für Lehrer unverzichtbar sind und im Ashtanga Vinyasa Yoga üblicherweise nicht vermittelt werden.

Bikram Yoga

Im Westen tragen nur wenige Yogastile den Namen ihres führenden Lehrers. Nur B. K. S. Iyengar, Ana Forrest und Bikram Choudhury haben ein System nach sich benannt. Choudhury prahlt vielleicht schamloser als alle anderen mit dem eigenen Können sowohl auf der Matte (»Ich bin besser als Superman«) als auch jenseits davon und reibt anderen

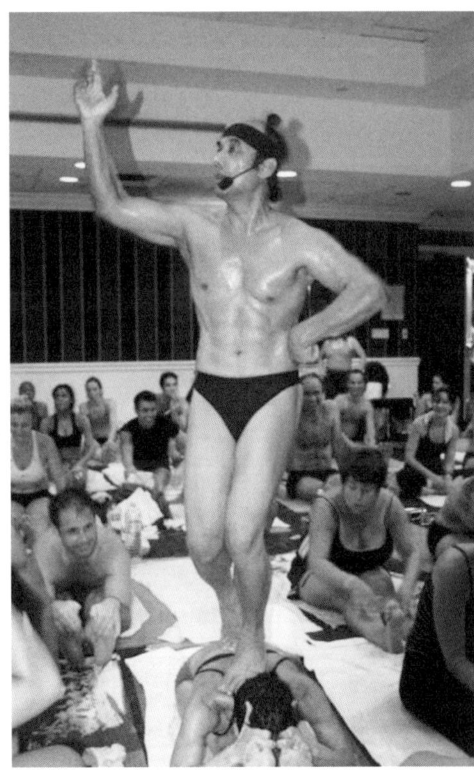

Bikram Choudhury

gern seinen finanziellen Erfolg unter die Nase. In den Medien wird ausführlich über Choudhury und seinen Yogastil berichtet – weil ein Fall von echter Megalomanie oder ein genialer Werbetrick (oder beides) vorliegt. In den vielen Hundert Bikram's Yoga College of India und Hot Yoga Studios, die über den ganzen Planeten verstreut sind, halten sich viele Tausend Schüler peinlich genau an Bikrams Methode des Hatha Yoga.

In seinem Buch *Bikram-Yoga: Das Praxisbuch* (2005, 10), das inzwischen zu den Klassikern zählt, erklärt Choudhury seinen Lesern, sie würden »die Asanas (Haltungen) des Hatha-Yoga erlernen, wie sie Patanjali vor über 4000 Jahren festgehalten hat« (Choudhury 2005, 10). Wenn wir einmal kurz davon absehen, dass Patanjali seinen Text vor etwa zweitausend Jahren verfasste und nicht ein einziges Asana darin beschrieb, können wir durchaus anerkennen, dass Choudhury nach dem anfänglichen Training bei Paramhansa Yoganandas kleinem Bruder Bishnu Ghosh in, wie er selbst schreibt, »jahrelanger Forschung« seine Übungsfolgen aus sechsundzwanzig Haltungen und zwei Atemübungen entwickelt hat. Choudhury berichtet (Choudhury 2005, 10), nachdem ihn Ghosh nach Bombay geschickt habe, um kranke Menschen in Hatha Yoga zu unterweisen, habe er alle Erkrankungen und Asanas recherchiert. Er habe sich sowohl der Methoden bedient, die er von seinem Guru gelernt habe, als auch »der Möglichkeiten der moderneren medizinischen Messtechniken«, und seine Übungsfolge so gestaltet, dass sie heilende Wirkung habe »egal, in welcher körperlichen Verfassung Sie sind, welche chronische Krankheit Sie vielleicht haben oder wie alt Sie sind« (Choudhury 2005, 11).

Im Bikram Yoga ist der Ablauf der Stunde klar festgelegt. Die Raumtemperatur beträgt mindestens 40 Grad Celsius. Jede der sechsundzwanzig Haltungen wird in einer festen Folge zweimal dreißig bis sechzig Sekunden lang ausgeführt. Es gibt weder Umkehr- noch Stützhaltungen. Es heißt zwar: »Jede Haltung erfordert eine ganz bestimmte Atmung, und nur diese ist richtig«, doch die spezielle Atmung in den einzelnen Haltungen wird weder in Choudhurys Buch noch in vielen Stunden in seinen Studios erklärt. Die Grundatemtechnik im Bikram Yoga heißt »normale Atmung« (Choudhury 2005, 15). Man atmet vollständig ein, kommt in die Haltung, atmet zunächst zwanzig Prozent durch die Nase aus, um anschließend vollständig auszuatmen. Sollte sich diese 20-80-Technik als zu schwierig erweisen, werden die Schüler darin bestärkt, so zu atmen, wie es nötig ist.

Choudhury schimpft über andere Hatha-Yoga-Richtungen im Westen, bezeichnet sie als falsch, erfinderisch und gefährlich und behauptet, seine Methode sei »die richtige Weise«, Yoga zu praktizieren (Choudhury 2005, 14). Er schreibt, »die Verwendung von Hilfsmitteln, die es Ihnen erleichtern, die Haltungen einzunehmen, macht das Ganze nur noch schlimmer« (Choudhury 2005, 12), und warnt die amerikanischen Schülerinnen und Schüler, sie würden durch Praktiken »übers Ohr gehauen, ja, geschädigt«, die von dem wahren System abweichen, wie es seinen Behauptungen zufolge im Yogasutra dargelegt sei. Choudhury sagt, er sei beunruhigt über die Amerikaner: »Sie erfinden eine Haltung nach der anderen und denken sich Namen für sie aus.« Er dagegen wolle, dass die Schüler den »wahren Hatha-Yoga« lernen, den es offenbar nur bei ihm gibt. Ironischerweise kann ausgerechnet das einzige von Choudhury erlaubte Hilfsmittel – ein stark aufgeheizter Raum – Verletzungen verursachen. Wenn man sich in einer so warmen Umgebung so kräftig dehnt, wie dies im Bikram Yoga der Fall ist, kann man dabei sehr viel weiter gehen, als es dem Körper unter anderen Umständen möglich wäre. Problematisch daran ist, dass diese gesteigerte Dehnfähigkeit oft über das hinausgeht, wozu der Körper eigentlich bereit ist, was häufig zu Verletzungen führt (A. Stephens 2005).[7]

Bikram Yoga entspricht dem starken Wunsch in der westlichen Kultur, bei allen Bemühungen schnell spürbare Erfolge zu erzielen. In der Ausbildung zum Bikram-Yogalehrer lernt man die Reihenfolge der sechsundzwanzig Übungen, die beiden Atemtechniken, den vermeintlichen medizinischen Nutzen der Haltungen sowie die vorgeschriebenen Ansagen Choudhurys zu den Stunden. Man erhält die Bescheinigung, einen der beliebtesten Hatha-Yoga-Stile unterrichten zu dürfen, von dem unzählige Menschen im Westen schwärmen, dass es das derzeit beste Workout sei.

Integraler Yoga

Das grundlegende Ziel des Integralen Yoga ist die Verbindung vieler Yogawege (Hatha, Raja, Bhakti, Karma, Jnana und Japa Yoga) zu einem ganzheitlichen System. Ironischerweise gibt es im Integralen Yoga zwei verschiedene Bewegungen: Die eine wurde von Aurobindo Ghose (1872–1950), die andere von Ramaswamy Satchidananda (1914–2002) ins

Leben gerufen. Die als Sri Aurobindo und Swami Satchidananda bekannten Lehrer gewannen beide durch ihre Schriften und Netzwerke aus Unterrichtszentren und Ashrams eine große Anhängerschaft.

Sri Aurobindo hatte Ende des 19. Jahrhunderts an der University of Cambridge studiert und später eine Gruppe indischer Nationalisten angeführt, die unter der Bezeichnung »The Extremists« bekannt waren, weil sie sich für die Unabhängigkeit Indiens von Großbritannien einsetzten und dabei auch zur Anwendung von Gewalt bereit waren. Er sagt, seine spirituelle Reise habe ihren Anfang genommen, als er wegen seiner politischen Aktivitäten in Haft gewesen sei, über die Bhagavad Gita meditiert habe und ihm Swami Vivekananda während der Meditationen erschienen sei. Als er wieder auf freiem Fuß war, widmete er sich intensiv seinen Studien und begann, umfangreiche Schriften zu verfassen (Van Vrekhem 2014). Sein Werk *Die Synthese des Yoga* wurde zwischen 1914 und 1921 in mehreren Teilen veröffentlicht und fasst die Praxis des Integralen Yoga zusammen. Das zentrale Anliegen des Yoga, so schrieb er, sei es, »unsere oberflächliche, enge und bruchstückhafte menschliche Art zu denken, zu sehen, zu fühlen und zu sein in ein tiefes, weites spirituelles Bewusstsein und in eine integrierte innere und äußere Existenz umzuwandeln, sowie unsere gewöhnliche menschliche Art zu leben in die göttliche Lebensweise zu transformieren« (Sri Aurobindo 1972, 99). Die Praxis selbst schöpft aus der Vielfalt der spirituellen Traditionen Indiens und verbindet sie mit eigenen Methoden. Da die Ziele dieses Yoga nur mit göttlicher Führung zu erreichen sind, hat jeder Mensch einen anderen Weg. Die Grundelemente sind Karma Yoga, Jnana Yoga, Bhakti Yoga und was Aurobindo »den Yoga der Selbst-Vollendung« (Sri Aurobindo 1972, 617 ff.) nannte. Der Praktizierende entwickelt den Geist zu einem »übermental« höheren Bewusstseins weiter, was es ihm erlaubt, alle Aspekte seines Lebens zur Vollendung zu bringen.

Der Integrale Yoga betrachtet diese Praxis als »die Kunst des harmonischen und kreativen Lebens auf der Grundlage der integralen Erfahrung des Seins« und strebt danach, »die in der menschlichen Psyche verborgenen Quellen der kreativen Inspiration zu erschließen«, sowie nach »aktiver Beteiligung am Dasein der Welt in der Absicht, das Göttliche im Fortschreiten der Zivilisation zum Erblühen zu bringen« (Chaudhuri 1965, 15–16). Diese Auffassung von einer integralen Praxis hat nicht nur dazu geführt, dass in einigen Zentren Yogaunterricht und verschiedene integrierte Praktiken angeboten werden, sie inspirierte auch die Entstehung von Einrichtungen wie dem California Institute of Integral Studies, einer 1968 gegründeten Privatuniversität. Aber all dies verblasst angesichts von Auroville im Südosten Indiens, einem Ashram mit den Ausmaßen einer Stadt und über zweitausend Einwohnern aus aller Welt, in dem der Integrale Yoga seinen vollen materiellen und kulturellen Ausdruck erlangt.

Nachdem sich die Satchidananda-Gruppe im Jahr 1985 das Markenzeichen »Integral Yoga« sichern konnte, fasste sie in der der nordamerikanischen und internationalen Yogagemeinschaft Fuß und gründete selbst ein »Yogaville« in Virginia. Diese integrale Philosophie des Yoga hat ihre Wurzeln in den Lehren von Ramaswamy Satchidananda und entspringt dem Pfad des Sannyasa, auf dem man in bewusster Abgrenzung zu Aurobindos tantrisch geprägter Philosophie allem weltlichen Denken und Sehnen entsagt. (Welch eine Ironie, dass Satchidananda im Jahr 1969 in Woodstock die Eröffnungsrede hielt.) Als junger Mann wandte sich der reiche Brahmanensohn Satchidananda erst spirituellen Fragen zu, als seine Frau einige Jahre nach der Geburt ihres zweiten Sohnes starb. Er begab sich auf eine spirituelle Suche, bei der er durch Indien pilgerte, um mit spirituellen Lehrern wie Aurobindo und Ramana Maharshi zu meditieren und von ihnen lernen. Auf seiner Reise nach Norden in die am Fuße des Himalayas gelegene Stadt Rishikesh begegnete er Swami Sivananda (1887–1963). Er wurde zu seinem Schüler und in die heilige Gemeinschaft der Sannyasin aufgenommen, um ein Leben in Entsagung zu führen. Nachdem er viele Jahre in Indien gelehrt hatte, kam er auf Einladung des New Yorker Künstlers Peter Max in die Vereinigten Staaten, wo er schließlich blieb, die US-Staatsbürgerschaft erwarb und das Integral Yoga Institute in Yogaville gründete.

Der Integrale Yoga Satchidanandas kritisiert die »übertriebene Betonung der körperlichen Seite des Daseins« im reinen Hatha Yoga, die »den Körper zuweilen beinahe zu einem Gott erhebt«. Er geht wie der Integrale Yoga Aurobindos weit über die körperliche Praxis der Asanas hinaus, schließt Meditation, Mantras, Dienst am Nächsten, Andacht sowie intensives Studium ein und verbindet damit die wichtigsten Strömungen des Yoga. Da Satchidananda als reiner Sannyasin allem weltlichen Denken und allen weltlichen Sehnsüchten entsagt, unterscheidet sich seine Auslegung des Yogasutra deutlich vom tantrischen Einfluss, der bei Aurobindo zu finden ist. So übersetzt er zum Beispiel Saucha, eines der Niyamas, mit den Worten: »Die Reinigung erzeugt Abscheu vor dem eigenen Körper und dem Kontakt zu anderen Körpern« (Satchidananda 1978, 142).[8] In seiner Form des Hatha Yoga dienen Haltungen, Atemkontrolle, Entspannungs- und Reinigungspraktiken dazu, Körper und Geist zu läutern und zu stärken. Die Asanapraxis ist sehr sanft, und die meisten Stunden bestehen aus Pranayama, Singen, *kriyas* und Meditation. Diese Form des Integralen Yoga will die Schüler inspirieren, über die körperliche Praxis der Yogahaltungen hinauszugehen, und ermutigt sie, Körper, Geist und Seele zu verbinden, um glücklicher und friedlicher mit anderen leben zu können.

Iyengar Yoga

Bellur Krishnamachar Sundararaja Iyengar wurde 1918 in schwierige Verhältnisse hineingeboren. Seine Familie war arm zu einer Zeit, als die Flucht vor der Spanischen Grippe, die damals über Indien hinwegfegte, nur den Reichen möglich war. Er litt während seiner ganzen Kindheit an Unterernährung, Tuberkulose, Malaria und Typhus. Als er neun Jahre alt war, starb sein Vater, worauf er bei seinem Bruder in Bangalore lebte. Im Jahr 1932 bot ihm seine Schwester an, bei ihr und ihrem Mann Tirumalai Krishnamacharya in Mysore zu wohnen, wo Krishnamacharya am Palast Yoga unterrichtete. Iyengar hielt den genauen Inhalt dieser Praxis niemals schriftlich fest. Es gibt jedoch eine Wochenschau, die 2006 auf Youtube veröffentlicht wurde. Sie zeigt Iyengar und Krishnamacharya im Jahr 1938 bei einem, wie es scheint, Ausschnitt aus der dritten Serie aus dem Ashtanga Vinyasa Yoga.[9] Nachdem er fünf Jahre bei Krishnamacharya gelernt und sich sein Gesundheitszustand gebessert hatte, forderte dieser ihn auf, nach Pune zu gehen und dort zu unterrichten.

In seiner Anfangszeit als Lehrer beherrschte Iyengar die Asanas oft weniger gut als seine Schüler. Bei einer Praxis, die er als technisch mangelhaft bezeichnet, hatte er häufig Schmerzen. Er begann mit den Hilfsmitteln und Modifikationen der Asanas zu experimentieren, für die seine Methode bekannt ist. Nach der Veröffentlichung der englischen Ausgabe seines Buchs *Licht auf Yoga* (mit einem Vorwort von Yehudi Menuhin) im Jahr 1966 begannen Iyengars präzise Anleitungen zu den Asanas einschließlich der konkreten Ausrichtung in den Haltungen, die Praxis des Hatha Yoga weltweit zu verändern. Obwohl er in Patanjalis Yogasutra verwurzelt ist, reformierte er die Art, Asanas zu praktizieren und zu unterrichten. Seine Herangehensweise an die Praxis wird in seinen späteren Schriften genauer erklärt.[10]

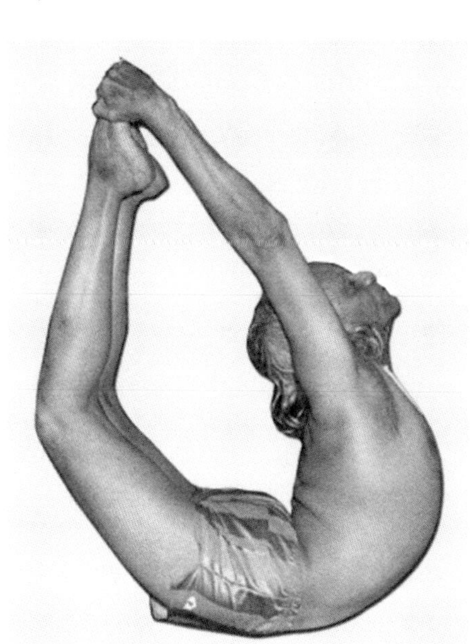

Bellur Krishnamachar Sundararaja Iyengar

In seiner Erklärung, warum er den Schwerpunkt auf die körperlichen Übungen legt, verweist Iyengar auf die ungefähr 300 v. Chr. entstandene Katha-Upanishad. Darin werden der Körper mit einem Streitwagen, die Sinne mit den angespannten Pferden, die Gedanken mit den Zügeln, der Verstand mit dem Wagenlenker und die Seele mit dem Herrn des Wagens verglichen (Iyengar 2013, 25). Alle müssen gut arbeiten, damit sich der Wagen vorwärtsbewegt. Während viele Ansätze im Yoga den Körper gering schätzen, bekräftigt Iyengar (Iyengar 2012, 52) seine Verpflichtung gegenüber allen acht Gliedern des Ashtanga Yoga von Patanjali, einschließlich der Asanas. Statt einer Einheitspraxis betont er: »Asanas kann jeder Mensch üben, unabhängig von seiner individuellen Konstitution und körperlichen Verfassung« (Iyengar 2012, 39). Iyengar geht über den Gedanken der »Stellung« oder »Haltung« hinaus (Iyengar 2012, 40) und betont: »Die vollkommene Wirkung eines Asanas wird erst erreicht, wenn alle Körperteile in der richtigen Position sind«, und um in den Genuss ihrer wohltuenden Wirkung zu kommen, müssten Sie »so lange üben, bis Sie sich in der Endhaltung vollkommen wohlfühlen«. Die Vorstellung von der »perfekten Stellung« (Iyengar 2012, 123) zieht sich durch Iyengars Texte und Lehren. In seiner Übersetzung des Yogasutra II, 47 (Iyengar 2010, 196) heißt es: »Die Vollendung eines Asana ist erreicht, wenn es mühelos ausgeführt wird und man über das unendliche Sein meditiert.« Ich möchte darauf hinweisen, dass keine andere veröffentlichte Übersetzung dieses Sutras – einschließlich der Übersetzungen anderer Vertreter aus der Linie Krishnamacharyas wie der von Iyengars Neffen T. K. V. Desikachar – mit dem Begriff der *Vollendung* arbeitet.

Anders als im Ashtanga Vinyasa Yoga, das Krishnamacharya Pattabhi Jois (und auch Iyengar) lehrte, werden die Asanas im Iyengar Yoga meist deutlich länger gehalten. Das Verharren in den Haltungen perfektioniert die Ausrichtung und die energetischen Abläufe, die das Asana vollenden. Iyengar betont, in den Anfangsstadien der Praxis müsse man das gesamte Asana erfassen und nach Festigkeit streben, statt sich in den Details zu verlieren. Ist dieses feste Fundament geschaffen und der Körper unter Kontrolle, sollte die Praxis besinnlicher und meditativer werden. »Sie müssen sich Ihrer Organe, Ihrer Haut und sogar jeder einzelnen Zelle bewusst werden. Der Fluss Ihrer Gedanken soll sich ausschließlich mit diesen Körperteilen beschäftigen« (Iyengar 2012, 63). Zu guter Letzt erreicht man ein Stadium tiefer Vertrautheit: »In diesem Stadium bringen Sie Körper und Geist miteinander in Einklang: Intellekt und Körper werden zu einer aktiven Einheit« (Iyengar 2012, 63). Wenn Bewegung und Widerstand im Gleichgewicht sind, alle Ebenen des Verstandes arbeiten, ein Gefühl von Weite und Schärfe der Wahrnehmung herrscht und der Körper in Symmetrie ist, ist man in Asana.

Dies ist ein Ansatz, bei dem man diszipliniert übt, um in einer anstrengenden Welt, in der es häufig körperliche Beschwerden und Einschränkungen gibt, Leichtigkeit und Gesundheit zu entwickeln. Die Verwendung von Hilfsmitteln – alles, was Dehnung, Kräftigung, Entspannung unterstützt oder die körperliche Ausrichtung verbessert – ist für den Iyengar Yoga charakteristisch. Sie ermöglicht es den Schülern, die von Iyengar zum Ziel der Asanapraxis erklärte Vollendung zu erreichen. Er experimentierte mit Wänden, Stühlen, Hockern, Blöcken, Rollen, Decken und Gurten und entdeckte, dass diese Hilfsmittel dazu beitrugen, wichtige körperliche Bewegungen und Korrekturen zu erhalten. »Schließlich«, so schreibt er, »vermittelt Yoga mit Hilfsmitteln auch ein Gefühl des Friedens und der Ruhe. So entdecken Sie neue Perspektiven, und Ihre Kraftreserven werden erneuert« (Iyengar 2012, 183).

Viele Schüler und viele wichtige Lehrer erweisen dem Yogameister Iyengar die Ehre – selbst wenn sich ihr Ansatz von seinem unterscheidet. Shiva Rea unterrichtet Vinyasa Flow Yoga. Sie (2007, 84) schreibt: »Sein Vermächtnis macht Yoga allen Menschen zugänglich, unabhängig von ihren Bedürfnissen und Grenzen, und offenbart einen Weg der bewussten Verkörperung im Herzen des Yoga.« Gelegentlich wird zwar kritisiert, dass er mit all den technischen Details dem spirituellen Geist der Praxis schade. Aber auch diejenigen, die Abstand von seinem System genommen haben, verteidigen ihn als klugen und zutiefst spirituellen Lehrer. Erich Schiffmann (2007, 84) betont in der Schilderung seiner Praxis mit Iyengar im Jahr 1976: »Bei all dieser harten körperlichen Arbeit – die in der Tat sehr körperbetont und anspruchsvoll war – ging es nur darum, einen tiefen meditativen Zustand zu erlangen. Und bei mir hat es funktioniert.«

Der Weg zum Hatha-Yoga-Lehrer nach der Iyengar-Methode beginnt mit der jahrelangen konsequenten Praxis unter strenger Beobachtung eines zertifizierten Iyengar-Lehrers. Um die Genehmigung zum Unterrichten zu bekommen, sind viele weitere Jahre intensiver Studien an einem autorisierten Iyengar-Institut oder bei einem erfahrenen zertifizierten Lehrer nötig. Im Iyengar Yoga gibt es eine klar definierte Hierarchie von Zulassungsstufen, die dem nachgewiesenen Können und Wissen auf immer komplexeren Ebenen der Praxis entsprechen. Auf den höchsten Zertifizierungsstufen muss man wiederholt direkt zum Studium im indischen Pune eingeladen werden. Aber selbst auf den Anfangsstufen des Iyengar-Systems kann man sicher sein, dass der Lehrer oder die Lehrerin über die nachgewiesene Kompetenz verfügt, Yoga nach Iyengar unterrichten zu können.

Krishnamacharya Yoga

Tirumalai Krishnamacharya (1888–1989) beeinflusste die Praxis des Hatha Yoga vielleicht stärker als jeder andere Lehrer seit der Entstehung der Hatha Yoga Pradipika im 14. Jahrhundert. Der 1,58 Meter große Brahmane kam in einem kleinen südindischen Dorf zur Welt, wo er mit knapp fünf Jahren begann, von seinem Vater die Geschichte, Philosophie und Praktiken des Yoga zu lernen. Dieser erklärte, dass sie von dem Weisen Nathamuni aus dem 9. Jahrhundert abstammten. Der Vater starb, als Krishnamacharya noch ein Junge war, und nach dessen Tod ging er zur Yogaunterweisung in einen nahe gelegenen Tempel, wo er einfache Asanas lernte. Mit sechzehn Jahren soll er sich nach eigenen Worten zum Schrein Nathamunis in Alvar Tirunagari begeben haben. Dort hatte er eine, wie er sagt, mystische Erfahrung. Er sei von Nathamuni begrüßt worden und habe eine Übertragung der Yoga Rahasya empfangen, eines seit Langem verschollenen uralten Yogatextes, in dem Nathamuni den Kern der Praxis beschreibt. Nach seiner Rückkehr zog die Familie nach Mysore, dort begann er seine formale Ausbildung und studierte schließlich an der Universität in Benares. In den Ferien suchte er Lehrer im Himalayagebirge auf. Schließlich fand er Rama Mohan Brahmachari, der in einer Höhle am Fuße des Berges Kailash Yoga unterrichtete. Krishnamacharya blieb sieben Jahre bei ihm, studierte Asanas und Pranayama, lernte das Yogasutra auswendig und begann mit dem intensiven Studium der therapeutischen Aspekte des Yoga. Nach der Rückkehr aus Tibet erlernte er die traditionelle indische Heilkunst Ayurveda. Dadurch vertiefte sich sein individualisierter Yogaunterricht, da er die einzigartige Konstitution seiner Schüler erkannte. Im Jahr 1924 wurde er vom

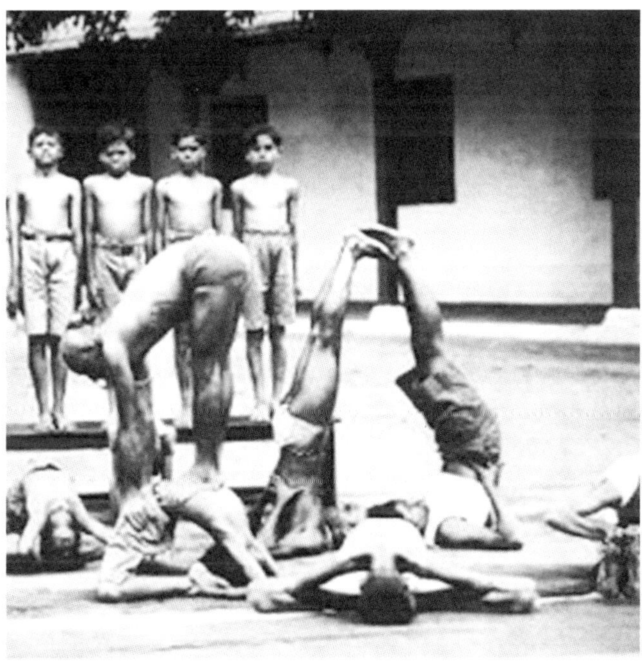

Krishnamacharya bei der Arbeit

Maharaja von Mysore als Lehrer an den Palast berufen.

Er entwickelte eine maßgeschneiderte Praxis für seine Schüler, junge Knaben aus der Kaste der Brahmanen, und unterrichtete sie in Ashtanga Vinyasa Yoga.[11] Gleichzeitig lehrte er andere Palastbewohner eine sanftere und stärker therapeutische Praxis.

Einige Schüler Krishnamacharyas sollten später selbst weltbekannte Lehrer werden – Pattabhi Jois, B. K. S. Iyengar, Indra Devi sowie sein Sohn T. K. V. Desikachar. Dieser schreibt: »Die Essenz der Lehren meines Vaters ist: Nicht der Mensch muss sich dem Yoga anpassen, sondern der Yoga dem einzelnen Menschen« (Desikachar 2009, 233). Zusammen mit A. G. Mohan, ebenfalls ein Schüler Krishnamacharyas, entwickelte er Yoga als therapeutische Praxis weiter. Dieser Ansatz nimmt immer stärkeren Einfluss auf den internationalen Yogaunterricht, in erster Linie über Desikachars Yogazentrum Krishnamacharya Yoga Mandiram und die International Association of Yoga Therapists (IAYT).

Der Krishnamacharya Yoga gründet auf Patanjalis Beschreibung der Asanas als *sthira* und *sukha*: fest und leicht. Während viele Ansätze die Schüler ermuntern, sich in der Asanapraxis zu fordern, heißt es im Krishnamacharya Yoga, ohne *sthira* und *sukha* gebe es kein *asana*. Empfindet man Anspannung oder Schmerz, während man in eine Haltung kommt, ist man dafür noch nicht bereit. Wenn man sich so akzeptiert, wie man im gegenwärtigen Augenblick ist, und geduldig fortschreitende Haltungen übt, ergibt sich eine Asanafolge, die den eigenen unmittelbaren Bedürfnissen und Zielen entspricht. Dadurch wird es möglich, die Praxis an Jahreszeit, Tagesablauf, Energieniveau und alles andere anzupassen, was gerade im Leben eines Menschen vor sich geht. Wer sich vom Atem leiten lässt und auf die Ausgeglichenheit von *sthira* und *sukha* achtet, kann der Praxis eine unterschiedlich starke Dynamik verleihen. Er kann aus einem ununterbrochenen Fluss der Bewegung heraus in die Haltungen kommen und sie wieder verlassen oder länger darin verharren, um sie tiefer zu erkunden (Desikachar 2009, 51–62). Im Rahmen der schrittweisen Annäherung an die richtige Form der Bewegung werden die Asanas selbst angepasst, um die Integrität der Wirbelsäule, der Gelenke, der Organe und des Atems zu gewährleisten. *Pratikriyasana* oder das Üben von Ausgleichshaltungen hilft, die gesamte Praxis zu integrieren, und Desikachar (2009, 53) betont: »Es reicht nicht, den Baum hinaufzusteigen, wir müssen auch wissen, wie wir wieder herunterkommen.« Mit seiner achtsamen und ausgewogenen Modifikation der Asanas, verschiedenen Pranayama-Techniken, der ayurvedischen Analyse zur Verordnung einer Praxis und der Berücksichtigung der persönlichen Umstände und Absichten der einzelnen Schüler verlangt dieser Ansatz vom Lehrer ein ebenso breites wie tiefes Wissen über den Yoga und verwandte Praktiken, um Stunden für individuelle Schüler gestalten zu können. Während sich die IAYT und andere um die Anerkennung der Yogatherapie als legitime Heilmethode bemühen, sehen immer mehr Lehrer in diesem Ansatz einen tragfähigen Beruf.

Kundalini Yoga

Der Kundalini Yoga mag wie ein entfernter Verwandter des Hatha Yoga erscheinen, da die Betonung weniger auf den Asanas als auf dem Atmen, Singen und Meditieren liegt. Während einige Hatha-Yoga-Praktiken eher indirekt auf die Verbindung zwischen Atem, körperlicher Bewegung und dem Fluss der Energie durch die Chakras anspielen, steht sie beim Kundalini Yoga im Mittelpunkt. Die als sehr mächtig und potenziell gefährlich geltenden Kundalini-Techniken wurden historisch im Geheimen praktiziert. Im Jahr 1969 brachte Harbhajan Singh Puri, liebevoll Yogi Bhajan (1929–2004) genannt, diesen »Yoga des Bewusstseins« in den Westen. Er wird hauptsächlich von der von Yogi Bhajan gegründeten 3HO (Healthy, Happy, Holy Organization) vermittelt. Die meisten Kundalini-Yoga-Lehrer halten sich an die von dieser Organisation verbreitete yogische Lebensführung und Praxis. Sie stehen in engem Zusammenhang mit der Sikh-Religion, einem eklektischen System religiöser Philosophie, das im 15. Jahrhundert in Nordindien entstanden ist.

Die Kundalini-Praxis bedient sich verschiedener Techniken wie Asanas, Pranayamas, Mantras und Mudras, um Energie von unten nach oben durch die Chakras zu lenken. Die Praxis beginnt meist im Sitzen, wo die Aufmerksamkeit auf das erste Chakra und ein Gewahrsein der Akzeptanz gerichtet wird. Mit der Veränderung der Position verlagert sich der Fokus allmählich auf das zweite Chakra, wo ein Gewahrsein der Kreativität und der zwischenmenschlichen Beziehungen genährt wird. Im dritten Chakra findet man in der Körpermitte sein Gleichgewicht und wird sich der Verpflichtung gewahr. Die ersten drei Chakras bilden das sogenannte »untere Dreieck« und gelten als Fundament der körperlichen und energetischen Gestalt. Das Erwachen des vierten Chakras im spirituellen Zentrum des Herzens bringt Güte und Mitgefühl mit sich – das Gefühl, dass »die heilende Kraft Gottes in das Sein strömt«, wie Yogi Bhajan sagt (Khalsa 2000, 94). Wenn sich das Gewahrsein vom »Ich« zum »Wir« verschiebt, entsteht ein neuer Klang in der Mantrapraxis: »Ham«. Das bedeutet »wir« oder »das«. Im fünften Chakra findet man zum Gewahrsein der eigenen Wahrheit. Man singt aus voller Kehle und bringt, erfüllt vom heiligen Licht der Wahrheit, positive Worte hervor. Von dort steigt ein Gefühl reinen Gewahrseins durch das sechste Chakra auf. Verwirrung löst sich auf, Klarheit stellt sich ein. Dies weckt ein Gefühl der Grenzenlosigkeit, und das Mandala des höchsten Bewusstseins entströmt dem Sahasrara-Chakra.

Die Kundalini-Praxis ist sehr intensiv. Man wird dazu aufgefordert, eine als schmerzhaft empfundene Intensität auszuhalten, die Arme längere Zeit nach oben zu strecken, den Atem schier unendlich auszudehnen, lange Zeit reglos in der Meditation zu sitzen. So gesehen, steht bei dieser Praxis Tapas im Vordergrund, da ihre Intensität die inneren Feuer der Transformation schürt. Sie verspricht die unmittelbare Erfahrung der Früchte des Yoga (Narayananda 1981).[12] Und doch erklärt Yogi Bhajan, die Meisterschaft in dieser Praxis erlange man dadurch, dass man sie lehre: »Wenn du etwas lernen willst, lies darüber. Wenn du etwas kennen willst, schreibe darüber. Wenn du etwas meistern willst, unterrichte es!«(Bhajan).

Power Yoga

Im Jahr 1995 etablierte sich Power Yoga endgültig in der Yogaszene. Beryl Bender Birch veröffentlichte ihr Buch *Power Yoga: Fit für das Leben von heute*, Warner Brothers brachte Bryan Kests Videoserie *Power Yoga* heraus und Baron Baptiste startete in New England. Power Yoga hebt sich vor allem dadurch von den anderen Yogastilen ab, dass er sich von der traditionellen Yogaphilosophie löst und stattdessen ein kraftvolles körperliches Training in den Mittelpunkt stellt, das sich in erster Linie am Ashtanga Vinyasa Yoga orientiert. Die Pioniere des Power Yoga erkannten, dass die Anfängerstufe des Ashtanga Vinyasa Yoga die meisten Schüler an den Rand der Frustration brachte. Sie sahen aber auch, dass Fitnessfans Gefallen an dieser anstrengenden Praxis finden konnten, sofern sie in einer vertrauten Sprache und in einer Form präsentiert wurde, die machbar erschien. Im Power Yoga werden viele Asanas in abgewandelter Form unterrichtet, was sie Schülern zugänglicher macht, die ausschließlich an körperlichem Training interessiert sind.

Power Yoga ist vor allem in amerikanischen Fitnessstudios und -zentren äußerst beliebt und findet auch in Europa und Asien immer mehr Anhänger. Gelegentlich präsentiert er sich unter etwas anderen Namen wie Power Vinyasa, Power Flow, Hot Power Yoga und so weiter. Normalerweise lockt er Schüler an, die auf der Suche nach einem anspruchsvollen Training ohne seltsame Sanskritbegriffe, *aum*-Singen oder Sitzmeditation sind. Viele Power-Yoga-Kurse stellen das Training in den Mittelpunkt und achten kaum auf die Ausrichtung. In Verbindung mit einer eher draufgängerischen Einstellung führt dies zu ähnlich hohen Verletzungszahlen wie beim Bikram Yoga und Ashtanga Vinyasa Yoga. Einige Power-Yoga-Lehrer – wie jüngst auch Birch, Kest und Baptiste – bestärken ihre Schüler darin, sich mit Meditation und anderen Kontemplationstechniken zu beschäftigen. Sie machen aber nur einen kleinen Teil der Subkultur des Power Yoga aus.

In ihrem Buch *Power Yoga: Fit für das Leben von heute* stellt Birch (1996, 246) die »Grundsätze des Power-Yoga« vor. Der erste stammt angeblich aus dem Ashtanga Vinyasa Yoga, hat aber mehr Ähnlichkeit mit dem Bikram Yoga: »Um sich zu dehnen, muss der Körper erwärmt sein.« Sie schreibt, diese Erkenntnis sei viele Tausend Jahre alt, aber noch Anfang der 1980er Jahre »stand ich allein da mit der Behauptung« (Birch 1996, 10). Um ihrer Sache Nachdruck zu verleihen, betont sie noch einmal, »dass man nicht nur warm sein muss, um sich zu dehnen, sondern auch während des Dehnens warm bleiben soll – und zwar so warm, dass man schwitzt«. Ihr zweiter Grundsatz lautet: »Kraft, nicht Schwerkraft, fördert die Biegsamkeit«, und mutet etwas seltsamer an. Schließlich behauptet niemand, die Schwerkraft allein sei der Ursprung der Beweglichkeit. In vielen Power-Yoga-Kursen wird noch immer Birchs Version der ersten Serie aus dem Ashtanga Vinyasa Yoga geübt. Andere führen auch andere Haltungen und Übungsfolgen ein. Da Power Yoga in erster Linie auf körperliche Kraft und Stärke sowie körperliches Training abzielt, enthalten die meisten Stunden lange Folgen von Gleichgewichtshaltungen im Stehen, die eher wegen ihres intensiven Trainingseffekts ausgewählt wurden, als in der Absicht, den Körper gefahrlos zu öffnen.

Nach mehreren Unterrichtsjahren plädieren viele Power-Yoga-Lehrer für eine ausgewogenere Praxis. In einem Online-Interview der Internetseite About.com betont Baptiste die Bedeutung der »Anpassung«. Er sagte, die Praxis wolle »zur Transformation herausfordern, aber dort ansetzen, wo *Sie* gerade sind, und stetig auf ein Niveau hinarbeiten, auf dem Sie in den authentischen Genuss des Lohns des Yoga kommen können, nämlich stärker, beweglicher, entspannter und stressfreier zu sein« (Pizer 2007). In ihrem Buch *Beyond Power Yoga* verzichtet Birch (2000) auf »so warm, dass man schwitzt« und rückt stattdessen spirituelle Philosophie, Meditation und Glückseligkeit in den Mittelpunkt. Und Kest schreibt auf seiner Internetseite (2007): »Power Yoga bedeutet hart, aber einfühlsam zu arbeiten. Es geht nicht nur darum, gut auszusehen, sondern auch darum, sich gut zu fühlen. Die körperliche Spannkraft und die gute Figur sind ein Nebenprodukt. Im Zentrum stehen Gleichgewicht und Heilung.«

Sivananda Yoga

Der Mann, der unter dem Namen Swami Sivananda (1887–1963) bekannt wurde und beinahe dreihundert Bücher über Yoga, Metaphysik, Religion, Philosophie, Kunst, Ethik, Gesundheit und viele andere Themen schrieb, hatte einen gewaltigen Einfluss auf die Praxis des Hatha Yoga. Er wurde unter dem Namen Kuppuswami in Tamil Nadu geboren, studierte Medizin, gab eine medizinische Fachzeitschrift namens *Ambrosia* heraus und praktizierte jahrelang als Arzt in Malaya, dem heutigen Malaysia. Im Jahr 1923 begab er sich auf die spirituelle Suche, die ihn schließlich 1924 nach Rishikesh führte, wo er seinem Guru Vishwananda Saraswati begegnete und in den Entsagungsorden der Sannyas eingeweiht wurde. Er ließ sich in Rishikesh nieder und stürzte sich in die Praxis der Askese, bot aber auch weiterhin seine medizinischen Dienste an. Er unternahm ausgedehnte Reisen durch Indien und stattete unter anderem dem Ashram von Sri Aurobindo einen Besuch ab. Im Jahr 1936 gründet er die Divine Life Society und bot den vielen Suchenden, die zu ihm nach Rishikesh kamen, kostenlose spirituelle Literatur und formalere spirituelle Führung. Zu Ehren von Sri Aurobindos Werk *Die Synthese des Yoga* bezeichnete Sivananda seine Methode als »Yoga der Synthese« und stellte die praktische Umsetzung der Yogaphilosophie über das abstrakte Denken. Die Synthese besteht in der ausgewogenen Integration der vier wichtigsten Yogawege, die Arjuna in der Bhagavad Gita von Krishna lernt und die auch in der indischen Philosophie des Vedanta aufgegriffen werden: Jnana Yoga, Bhakti Yoga, Karma Yoga und Raja Yoga. Einige Auslegungen der Bhagavad Gita lassen zu, dass man sich für einen der vier Wege entscheidet. Sivananda dagegen lehrte, dass jeder nach seinem individuellem Temperament und seinen Vorlieben Techniken aus allen vier Bereichen praktizieren sollte.

Swami Vishnudevananda (1927–1993) war einer von vielen Schülern Sivanandas und studierte seinen Ansatz zehn Jahre lang, ehe er aufgefordert wurde, die Lehre im Westen zu verbreiten. Daraufhin bereiste Vishnudevananda ganz Nordamerika, um Yoga zu unterrichten. Er ging zunächst nach Montréal, um 1960 das dortige Sivananda Yoga Vedanta Centre zu gründen, und ließ sich schließlich in Québec nieder. Es folgten viele weitere Ashrams auf den Bahamas, in der kalifornischen Sierra Nevada, den Catskill Mountains, dem indischen Paradies Kerala sowie in vielen Städten der Vereinigten Staaten, Südamerikas, Europas und des Nahen Ostens. Seine Lehren orientierten sich eng an den Lehren Sivanandas, die er jedoch um die »Fünf Punkte des Yoga« ergänzte. Sie werden als die Elemente interpretiert, die in ihrer Verbindung dem Sivananda Yoga seinen vollständigen Charakter verleihen: richtige Körperübung, richtige Atmung, richtige Entspannung, richtige Ernährung, positives Denken und Meditation.

Sivanandas Rezept für richtige Körperübung ist eine Grundasanapraxis, die sich an das Alter, besondere Umstände und das Können anpassen lässt. Die traditionelle Sivananda-Yoga-Praxis (deren Vertreter behaupten, dass es sich dabei um *die* traditionelle Asanapraxis schlechthin handle) beginnt mit einer Anfangsentspannung in Savasana (Totenhaltung), gefolgt von Surya Namaskara (Sonnengruß). Danach übt man zwölf Asanas, die jeweils ein paar Minuten gehalten werden, ehe man erneut in Savasana entspannt. Die richtige Atmung, die sogenannte »vollständige Yogaatmung« ist eine langsame Zwerchfellatmung. Beim Einatmen weitet sich zuerst der Bauch, dann der Brustkorb und schließlich heben sich die Schlüsselbeine. Beim langsamen Ausatmen kehrt sich der Ablauf um. Im Sivananda Yoga werden auch Kapalabhati Pranayama und *anuloma viloma pranayama* unterrichtet. Vishnudevananda (1975, 219 f.) beschreibt drei Entspannungsmethoden. Zuerst wird der gesamte physische Körper in Savasana mittels »Autosuggestion« in einen Zustand tiefer Entspannung versetzt. Man beginnt bei den Zehen und arbeitet sich langsam durch den ganzen Körper nach oben, bis alle Organe entspannt sind. Eine langsame, rhythmische Atmung löst die geistige Anspannung, die allmählich durch ein »schwebendes Gefühl« und innere Ruhe ersetzt wird. Ein Rest von Anspannung bleibt, bis sich die spirituelle Entspannung einstellt, wenn man sich im Zustand tiefer körperlicher und geistiger Entspannung innerlich zurückzieht und mit dem »alles durchdringenden, allmächtigen, vollkommen friedvollen und freudvollen Selbst in seinem eigenen Inneren« identifiziert (Vishnudevananda 1975, 220).

Vinyasa Flow Yoga

Der Vinyasa Flow Yoga lässt sich nicht so gut abgrenzen wie andere Ansätze, gerade weil er die fortwährende dynamische und bewusste Entwicklung der Praxis verkörpert. Er spiegelt das ständige Wechselspiel der Menschen im Fluss des Lebens wider und verbindet unser inneres Wesen und unsere Lebenserfahrung mit der traditionell überlieferten Weisheit, während wir neue Möglichkeiten des kreativen Ausdrucks und des bewussten Lebens auf diesem Planeten entdecken und erforschen. Der Begriff *vinyasa* setzt sich aus *nyasa*, »anordnen, platzieren«, und *vi*, »auf eine bestimmte Weise«, zusammen. Der Begriff *flow*, den Ganga White (2007, 114) ursprünglich für den Hatha Yoga definierte, »meint eine Praxis mit einem bestimmten Thema oder Ziel, in der die Haltungen miteinander verbunden oder verknüpft sind«. Nimmt man also beides zusammen, lässt die Bezeichnung Vinyasa Flow auf eine Praxis schließen, in der wir Körper, Atem und Geist bewusst im steten Fluss von Raum und Zeit anordnen. In seinem Werk *The Complete Book of Vinyasa Yoga* definiert Srivatsa Ramaswami (2005, XVII, 260), ein langjähriger Schüler Krishnamacharyas, *vinyasa* schlicht als »Variation« oder »Variationen und Bewegungen«. Godfrey Devereux (1998, 253) bietet zwei Definitionen: Kleingeschrieben bedeutet *vinyasa* »Fortschritt, Fortbestand«, großgeschrieben meint *Vinyasa* »eine ununterbrochene Folge über den Atem verbundener Haltungen«. Den Kern all dieser Auslegungen bilden ein Geist und ein Prozess, von dem die Vinyasa-Flow-Lehrerin Shiva Rea sagt, er »weckt und bewahrt das Bewusstsein«. Sie fährt fort:

> Vinyasa stellt somit eine Verbindung zur meditativen Praxis des »Nyasa« in den tantrischen Yogatraditionen her. Im Nyasa, das die uns innewohnende göttliche Energie wecken soll, richten die Übenden das Gewahrsein auf ver-

> schiedene Körperteile und öffnen dann mit Mantras und Visualisierungen die inneren Kanäle, damit *shakti* (die göttliche Kraft) das ganze Feld ihres Seins durchströmen kann. Wenn wir die Techniken des Vinyasa überall im Leben anwenden, öffnen wir ähnliche Kanäle der inneren und äußeren Transformation – Schritt für Schritt, Atemzug um Atemzug. (Rea 2005, 6)

Wie im Ashtanga Vinyasa Yoga geht man im Vinyasa Flow Yoga in einer Abfolge von Bewegungen, die mit Ujjayi Pranayama synchronisiert sind, von einer Haltung zur nächsten über. Oft hält man inne, um unterschiedlich lange in den einzelnen Asanas zu verharren, während der Atem rhythmisch weiterfließt. Anders als im Ashtanga Vinyasa Yoga wird normalerweise in jeder Stunde eine andere Übungsfolge geübt, obwohl dabei meist von einer Form von Surya Namaskara A und B aus der Tradition Krishnamacharyas ausgegangen wird. In vielen Stunden werden auch die grundlegenden Standhaltungen und die Abschlusssequenz aus dem Ashtanga Vinyasa Yoga genau eingehalten. Im Vinyasa-Flow-Unterricht werden oft sogar die Ausrichtungsprinzipien, energetischen Abläufe und die Arbeit mit Hilfsmitteln aus dem Iyengar Yoga übernommen. Die Erkenntnisse und Methoden Krishnamacharyas zeigen sich darin, dass im Vinyasa Flow Yoga großer Wert auf Vinyasa *krama* gelegt wird, wobei *krama* auf die einzelnen »Schritte« verweist, die eine durchdachte Übungsfolge erzeugen. Vinyasa Krama bezieht sich auch auf die stufenweise Anordnung der Praxis, die unterschiedliche Absichten und Fähigkeiten berücksichtigt. Sie beginnen dort, wo Sie gerade sind, und gehen bewusst – »auf eine bestimmte Weise« – von einfacheren zu komplexeren Asanas über. Im Vinyasa Flow Yoga bedient man sich oft des Prinzips von Pratikriyasana, womit das Üben von »Ausgleichshaltungen« oder »Gegenbewegungen« gemeint ist. Viele Vinyasa-Flow-Lehrer arbeiten mit der Vorstellung, die Praxis »auf eine bestimmte Art und Weise anzuordnen«, und beleuchten dieses Konzept anhand unterschiedlicher Beziehungen während des Übens: Dass man bewusst spürt, wie der Körper in und zwischen den Haltungen bewegt und positioniert wird; dass man bewusst Atem, Körper und Geist in und zwischen den Haltungen verbindet; in der Art und Weise, wie man an die Matte tritt, eine Absicht fasst, beim Üben mit dieser Absicht verbunden bleibt, die Matte verlässt und wieder in die Welt hinausgeht; dass man darauf achtet, was man während des Übens tut – dass man atmet, sich bewegt, fühlt, beobachtet, im Fluss ist; dass man sich auf eine intuitivere Weise öffnet, die

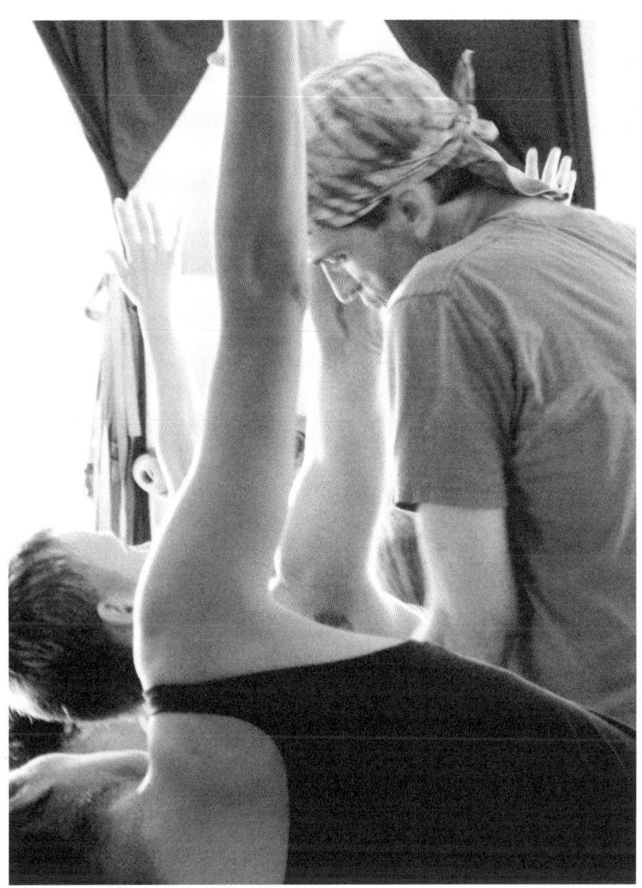

das Gefühl verkörpert und zum Ausdruck bringt, dass die Pranaenergie das gesamte Universum durchströmt.

Anders als bei den meisten Ansätzen im Hatha Yoga, die eine feste Struktur haben, handelt es sich beim Vinyasa Flow Yoga nicht um ein System. Dies ermöglicht die kreative Gestaltung von Übungsfolgen und unterschiedlichen Stunden mit breitem Themenspektrum. Diese Freiheit und Dynamik machen Vinyasa Flow Yoga zu einer der derzeit attraktivsten Formen des Yoga, die auf unterschiedliche Weise mit dem Geist, den Absichten und den Erfahrungen verschiedener Lehrer und Schüler im Einklang ist. Ähnlich wie im verwandten Power Yoga gibt es weder eine Hierarchie noch einen obersten Guru, wie dies im Anusara, Ashtanga, Bikram, Iyengar Yoga und vielen anderen Richtungen der Fall ist. Da anders als in den hierarchischen Systemen keine Torwächter vorhanden sind, kann jeder Vinyasa Flow Yoga unterrichten. Bei all dieser Freiheit kann es auch fehlgeleitete Unterweisungen, wirre oder wirkungslose Übungsfolgen, ja sogar gefährliche Kurse geben. Aber die Zahl der anerkannten Ausbilder, die ihres großen Wissens, ihrer Weisheit und ihres Könnens wegen respektiert werden, wächst, sodass Vinyasa-Flow-Lehrer immer bessere und ergiebigere Quellen finden, die ihnen auf ihrem kreativen Weg Führung geben. Der ideale Lehrer eines Vinyasa-Flow-Kurses verfügt über eine umfangreiche Ausbildung und Erfahrung. Diese umfasst die theoretische und praktische Kenntnis der Yogaphilosophie, der feinstofflichen Energie, der funktionellen Anatomie und Physiologie, der Biomechanik der Gestaltung von Übungsfolgen, der Korrekturgriffe sowie anderer Unterrichtsbereiche und öffnet ihn gleichzeitig fortwährend für die Spontaneität des Lebens und die unmittelbare Erfahrung, an der Weiterentwicklung des Yoga teilzuhaben.

Die stilistische Palette des Lehrers

Die unterschiedlichen Formen der Yogapraxis sind das Ergebnis ständiger Weiterentwicklung, sodass viele Wege entstanden sind und heute jeder Hatha-Yoga-Stil, jede Hatha-Yoga-Linie, eine Fusion der Ansätze ist, die ihm vorausgegangen sind. Die meisten Richtungen machten und machen sich Erkenntnisse aus der Welt jenseits des Yoga zunutze. Sie bedienen sich bei der Kunst des Tanzes, wie er sich in den verschiedenen Kulturen zeigt, sowie dem Kunstturnen, den Kampfsportarten, der Physiotherapie und der funktionellen Anatomie, um ihren Ansatz weiterzuentwickeln und zu vervollkommnen. Obwohl einige der genannten Stile beharrlich behaupten, dass ihr Ansatz uralt, unverfälscht und richtig sei, haben sie sich allesamt in der letzten Generation verändert. Entwicklung und Verbesserung bringen auch den Versuch der Unterscheidung und Bewertung mit sich, und die maßgeblichen Vertreter vieler Stile behaupten, ihr Weg sei der beste, worauf man erwidern könnte: »Für wen?« Jeder Stil, jede Tradition, hat etwas für sich, und die Art und Weise, wie er angeboten wird, ist oft ebenso wichtig wie der Stil selbst. Die besten Lehrer sind diejenigen, die sich auf die Bedürfnisse ihrer Schüler einstellen, im Unterricht darauf eingehen und die sie gleichzeitig auf ungefährliche Art und Weise an neue Möglichkeiten und Herausforderungen heranführen. Wenn Sie als Lehrer einem bestimmten Stil verpflichtet sind, sollten Sie sich dies eingestehen. Sie sollten aber auch verstehen, dass Sie viele Schüler haben werden, für die ein anderer Ansatz besser geeignet wäre. Wenn Sie Ihr Wissen und Ihr Können immer weiter ausbauen, werden Sie leichter erkennen, was zu wem passt. Es wird ihnen auch helfen, auf die beste, angemessenste und ehrenhafteste Weise darauf zu reagieren. Das kann bedeuten, dass Sie in einigen Fällen Variationen und Modifikationen anbieten und in anderen zu einer völlig anderen Praxis oder einem anderen Lehrer raten müssen. Wenn Sie einer bestimmten Linie verpflichtet sind, wird dies helfen, Sie als Lehrer zu definieren. Wenn Sie in Ihrem Ansatz eher unabhängig sind, wird die Art und Weise, wie Sie im Unterricht auf die verschiedenen Yogastile und -linien eingehen, viel dazu beitragen, Ihre Art zu unterrichten festzulegen. Aber unabhängig von Ihrer Einstellung zu Gurus, Systemen und Ansätzen werden Sie als Lehrer stets am stärksten durch die menschliche Beziehung definiert, die Sie zu Ihren Schülern aufbauen. Mitgefühl, Wissen und Können werden Sie so gut machen, wie Sie als Lehrer nur sein können.

3 Die feinstoffliche Energie

Lasst die Schönheit dessen, was ihr liebt,
euer Handeln bestimmen
- Rumi

Im ersten Kapitel haben wir gesehen, wie das Bekanntwerden und die Verbreitung des Tantra schließlich den Hatha Yoga als Praxis der bewussten Verkörperung entstehen ließen. Die ursprünglichen Hatha Yogis begannen nicht sofort mit der Meditation oder anderen Praktiken, sondern arbeiteten mit der unmittelbaren Erfahrung des physischen Körpers, um die Schichten des Seins zu durchdringen, die das individuelle Selbst – mit Körper und Geist – von der Verbundenheit mit der Natur oder dem Göttlichen zu trennen schienen. Da sie aus den Tiefen der uralten Weisheit der Upanishaden und vieler esoterischer Traditionen schöpften, die in Ritualen, Gesängen und Geschichten überliefert waren, unternahmen sie diese Entdeckungsreise mit einer immer detaillierteren Karte des Bewusstseins und des Seins, die uns noch heute die wichtigsten anatomischen und physiologischen Vorstellungen aus der traditionellen Perspektive des Yoga offenbart. Viele nehmen diese Vorstellungen wörtlich. Andere verstehen und nutzen sie in der Praxis und im Unterricht als Symbole, die dazu beitragen, den Weg der Selbsttransformation durch die Praxis des Hatha Yoga zu kartografieren.

In seinem Gespräch mit Arjuna am Rande eines altindischen Schlachtfeldes brachte Krishna die älteste Motivation für die Yogapraxis zum Ausdruck: der Wunsch, die Illusion des Selbst zu überwinden und sich mit dem wahren Selbst oder Atman zu vereinen. Im Yogasutra geht Patanjali genauer auf das Wesen dieser Selbstillusion – oder der *kleshas* – ein, die uns in der Verwirrung eines entfremdeten Seins gefangen hält. Dieses Nichtwissen – oder *avidya* – fesselt uns an die Vorstellung eines mit dem Geist und der materiellen Existenz identifizierten Selbst. In jahrhundertelangen Versuchen entdeckten die Yogis, »dass man die schmerzliche Fehlidentifikation umkehren und die Schritte zurückverfolgen konnte, die das menschliche Selbst durch verschiedene Schichten der Realität genommen hatte, angefangen von der grobstofflichsten materiellen Ebene, mit der wir uns jetzt ausschließlich identifizieren, bis hin zu den subtilsten Ebenen reinen Bewusstseins« (Cope 2013, 118). Im Zuge dieser Entdeckungen beschrieben die frühen Yogis sehr detailliert ein System energetischen Seins, das bewusst entwickelt werden konnte. Sie erarbeiteten ein komplexes System einer wissenschaftlichen Medizin mit anatomischen und physiologischen Theorien, die mystisch, symbolisch und praktisch zugleich sind. Wir werden uns nun ansehen, welches die wichtigsten Bestandteile dieses Systems sind und wie sie zusammenwirken. Beim folgenden Überblick über Koshas, Prana, Nadis, Bandhas, Chakras, *gunas* und Doshas werden wir immer wieder innehalten und überlegen, wie wir diese Vorstellungen im Unterricht zum Leben erwecken können.

Die fünf Hüllen

Ein übergreifendes Konzept der feinstofflichen Anatomie besteht darin, dass die Energie jedes verkörperten Wesens in fünf Hüllen oder *koshas* geborgen ist, die in Wechselwirkung zueinander stehen und die drei »Körper« definieren. Das Kosha-Modell wird erstmals in der Taittiriya Upanishad (Gambhirananda 1989) erwähnt und hilft, den inneren Weg im Yoga darzustellen.

Die Koshas beginnen im Randbereich des physischen Körpers und reichen bis in den Kern des Wesens als verkörperte Seele. Sie sind kein wahrheitsgetreues anatomisches Modell. Wie Shiva Rea (1997, 43) schreibt, dienen sie vielmehr als »Metapher zur Beschreibung, wie es sich anfühlt, wenn man von innen heraus Yoga praktiziert – den Prozess der Ausrichtung dessen, was wir in der zeitgenössischen Sprache oft ›Körper, Geist und Seele‹ oder ›die Verbindung von Körper und Geist‹ nennen.« Yoga bedient sich der Kosha-Typologie, um die Natur des Seins begrifflich zu erfassen und zu erforschen sowie Körper, Atem, Geist, Weisheit und Seele (Seligkeit) zu harmonisieren. Da sie ein energetisches Ganzes bilden, sind immer alle fünf Hüllen mit allen Aspekten gleichzeitig vorhanden und wie ein Wandteppich miteinander verwoben. Hatha Yoga ist eine Möglichkeit, sich schrittweise dieser Verwobenheit bewusst zu werden, den physischen mit dem feinstofflichen Körpern zu verknüpfen und dabei im Gewahrsein mehr und mehr an einen Ort der Seligkeit zu gelangen.

Tabelle 3.1: Die drei Körper und fünf Hüllen

Die drei Körper (Shariras)	**Die fünf Hüllen (Koshas)**
Grobstofflicher Körper (Sthula Sharira)	Annamaya Kosha – Nahrung
Feinstofflicher Körper (Sukshma Sharira)	Pranamaya Kosha – Energie
	Manomaya Kosha – Geist
	Vijnanamaya Kosha – Intellekt
Kausalkörper (Karana Sharira)	Anandamaya Kosha – Wonne

Der grobstoffliche Körper

Annamaya Kosha ist die Hülle des physischen Selbst und danach benannt, dass sie durch Nahrung aufgebaut wird (*anna* bedeutet »Nahrung«; *maya* bedeutet »angefüllt mit«). Im Hatha Yoga beginnt unsere Praxis hier mit der Erkundung des Körpers. Aber das ist erst der Anfang. In dieser Dimension der Existenz erleben wir Materie als eine Verbindung aus Energie und Bewusstsein, selbst wenn wir uns dieses Zusammenhangs noch nicht voll bewusst sind. Yoga entsteht, wenn wir anfangen, die zahlreichen Verknüpfungen zwischen dem physischen Körper und den Energie-, Mental-, Intelligenz- und Wonnekörpern zu erforschen und zu erfahren.

Der feinstoffliche Körper

Pranamaya Kosha oder die »Energiehülle« verbindet den physischen Körper mit den anderen Koshas, vitalisiert Körper und Geist und hält sie zusammen. Sie besteht aus Prana, der Lebensenergie, durchdringt den ganzen Organismus, und manifestiert sich im steten Fluss und der Bewegung des Atems. Da der Lebensatem dem feinstofflichen Bereich angehört, kann man ihn weder sehen noch fassen, während er durch die vielen Tausend Nadis oder feinstofflichen Energiekanäle fließt und das gesamte physische und energetische System erhält. Solange dieses wesentliche Element im Organismus vorhanden ist, geht das Leben weiter. Auf physiologischer Ebene wird Pranamaya Kosha dem Atmungsapparat und dem Blutkreislauf zugeordnet, ist aber nicht deckungsgleich damit und lässt sich auch nicht darauf beschränken. Indem wir Pranayama unterrichten, können wir die Schüler dazu anleiten, diese Energie zu mehren und zu lenken, um das Zusammenspiel der Koshas fließender und harmonischer zu machen und Körper, Geist und Seele zu integrieren. Wenn wir bei der Beschäftigung mit den Asanas auch mit dem Atem im physischen Körper arbeiten – mit den Asanas spielen, sie halten, verfeinern und wieder lösen –, dehnt sich unser Gewahrsein über den physischen Körper hinaus aus. Mit Prana als unserer Quelle und unserem Führer entdecken wir allmählich seine feinstofflicheren Ausdrucksformen, die sogenannten *prana vayus*, von denen jedes eine einzigartige Bewegung und Wirkung besitzt.

Manomaya Kosha besteht aus *manas* oder »Geist«, und den fünf Sinneskräften, die uns die Macht verleihen, zu denken und zu urteilen. Manomaya Kosha ist dem Gehirn und dem Nervensystem zugeordnet und unterscheidet den Menschen von anderen lebenden Organismen. Diese Hülle besitzt die Fähigkeit zur Unterscheidung, was sie zum Ursprung von Abgrenzungen wie »ich« und »mein« macht, aus denen sie Freiheit oder Knechtschaft erschafft. Der Atem steuert das Wechselspiel zwischen dieser Hülle und dem physischen Körper. Dies wird für uns spürbar, wenn geistige Anspannung die Atmung und das Wohlbefinden beeinträchtigt oder der Atem ein Gefühl der Einheit von Körper und Geist sowie des inneren Friedens erzeugt.

Vijnanamaya bedeutet »aus *vijnana* (Weisheit) bestehend« und bezieht sich auf den reflektierenden Aspekt des Bewusstseins, der unterscheidet, entscheidet oder will. Diese Hülle wird den Wahrnehmungsorganen zugeordnet und gibt uns das Gefühl von Individualität.[1] Als reflektierender Aspekt ist Vijnanamaya in unserem Bewusstsein gegenwärtig, wenn wir tiefere Einsicht in die Welt und in uns selbst gewinnen. Auch diese Hülle ist noch mit dem Körper verbunden, Veränderungen unterworfen, fühlt und denkt. Werden der physische und die feinstofflichen Körper als Einheit empfunden, vertieft sich auch die Einsicht in die Einheit von Selbst und Natur, vom Ego und dem Göttlichen. Wird diese Erfahrung von Erinnerungen – manas – überdeckt, identifizieren wir uns noch mit dem Ego, mit Vijnanamaya Kosha, nicht mit dem höchsten Selbst. Doch wenn »der Zeuge der Erfahrung in der Erfahrung des Augenblicks aufgeht«, wie Shiva Rea schreibt, schimmert *anandamaya* durch.

Der Kausalkörper
Anandamaya Kosha ist von *ananda*, »Seligkeit«, abgeleitet und wird in den Upanishaden als *karana sharira* oder »Kausalkörper« bezeichnet. Es ist das Bewusstsein, das immer ist, immer war und immer sein wird – auch wenn der Geist, die Sinne und der Körper schlafen. Es manifestiert sich darin, dass wir einen Widerschein des Göttlichen erhaschen, jene absolute Glückseligkeit, die in Momenten der inneren Ruhe, des Friedens und der Gelassenheit spürbar ist.

Prana

Prana wird auf mancherlei Weise beschrieben: als Energie, die alle Ebenen des Universums durchdringt; als körperliche, geistige, intellektuelle, sexuelle, spirituelle und kosmische Energie; als Summe aller Schwingungsenergien; als alle physikalischen Energieformen wie Wärme, Licht, Schwerkraft, Magnetismus und Elektrizität; als treibende Kraft hinter allem Tun; als erschaffende, schützende und zerstörerische Energie; als Tatkraft, Stärke, Lebendigkeit, Leben und Geist; als das Prinzip des Lebens und des Bewusstseins; als der Lebensatem aller Wesen im Universum; als Nabe des Lebensrades; als Sein und Nicht-Sein.

Dies ist nur eine kleine Auswahl von Definitionen, die wir allesamt als Verweise auf die unverzichtbare lebenserhaltende Kraft verstehen können, die alle Lebewesen durchströmt, und auf die Lebensenergie, die alle natürlichen Vorgänge im Universum erfüllt. Nicht zuletzt erinnert sie uns an die Bedeutung von Prana, die wir einer alten vedischen Geschichte der Chandogya Upanishad (Nikhilananda 2008) entnehmen können. Die fünf Hauptaspekte des Menschen – Geist, Atem (Prana), Stimme, Augen und Ohren – stritten, wer von ihnen am wichtigsten sei. Dies spiegelt den menschlichen Normalzustand wider, in dem unsere Kräfte nicht integriert sind, sondern um unsere Aufmerksamkeit buhlen. Um den Streit zu klären, willigten sie ein, den Körper zu verlassen, um zu sehen, wessen Anwesenheit am schmerzlichsten vermisst würde. Um es kurz zu machen: Prana ging als Sieger aus der Auseinandersetzung hervor. Ohne Atem kein Leben. Prana wird zwar dem Atem zugeordnet, ist aber mehr als die Atemluft. Von den Veden über das Yogasutra bis hin zur Hatha Yoga Pradipika gilt der Atem als das Tor zu den Strömen der Lebensenergie, die im menschlichen Körper entstehen und alle biologischen Vorgänge steuern. Die erste Erklärung findet sich in den Upanishaden, wo Prana dem irdisch-körperlichen Bereich zugerechnet wird, den Körper erhält und als Ursprung der Gedanken und damit auch des Geistes gilt. Wie es in der Taittiriya Upanishad heißt, hat Prana fünf energetische Ausdruckformen oder Funktionen, die sogenannten *vayus* (Gambhirananda 1989, Chandogya Upanishad 1, 7, 1).

Es gibt probate Mittel, um im Unterricht das Gewahrsein der Vayus zu erhöhen:

- *Prana-Vayu* hat seinen Sitz im spirituellen Herzzentrum, lässt sich mit Ujjayi Pranayama wecken und im ganzen Körper verteilen. Diese Energie regiert den Bereich zwischen Kehle und Herzzentrum und wird dem Kehlverschluss *jalandhara bandha* zugeordnet, der die Aufnahme von Atem und Energie reguliert. Wenn man Schüler im bewussten Fluss von Ujjayi Pranayama unterweist, ist dies eine effektive Möglichkeit, ihnen zu einem feineren Gewahrsein für Jalandhara Bandha zu verhelfen, wodurch sie wiederum besser in der Lage sind, das energetische Gleichgewicht ihrer Praxis zu beeinflussen.

- *Apana-Vayu* ist die energetische Kraft der Ausatmung, steuert die Ausscheidung von Abfällen und sorgt in Nieren, Dickdarm, Enddarm, Blase und Geschlechtsorganen dafür, dass das System im Gleichgewicht bleibt. Seine Funktion wird durch das Verwurzeln in Standhaltungen und die Entwicklung von *pada bandha* und *mula bandha* verstärkt. Wenn man die Schüler dazu anleitet, diesen energetischen Vorgängen mehr Aufmerksamkeit zu schenken und nach jedem Einatmen vollständig auszuatmen, wächst das Gefühl der Erdung. Man handelt entschlossener und klarer.

Tabelle 3.2: Prana Vayus

Vayu **Hier steht die allgemeine Bezeichnung für das Spezielle**	**Manifestation**
Prana-Vayu	Prana bewegt sich nach innen, tritt über den Atem in den Körper ein und gelangt über den Blutkreislauf in alle Zellen. Diese Energie ist für Herzschlag und Atmung verantwortlich. Sie setzt Dinge in Bewegung und geleitet sie auf ihrem Weg.
Apana-Vayu	Apana bewegt sich nach unten und außen, fließt in den Unterleib und regelt die Ausscheidung von Urin, Samen, Menstruationsflüssigkeit und Kot. Diese Energie beseitigt negative Erfahrungen.
Samana-Vayu	Samana bewegt sich in kreisenden, wirbelnden Bewegungen vom Rand zur Mitte hin, schürt das Magenfeuer, unterstützt die Verdauung und erzeugt eine Art Kessel für die Integration anderer Energien. Diese Energie ist für die Verdauung der Nahrung, Produktion und Reparatur der Zellen zuständig.
Udana-Vayu	Udana bewegt sich nach oben und kontrolliert über Kehlkopf und Hals die Stimmbänder, den Austausch von Luft und die Nahrungsaufnahme. Udana ist für die Lautproduktion mithilfe des Stimmapparats beim Sprechen, Singen, Lachen, Weinen verantwortlich und steht für die bewusste Energie, die zur Produktion der Vokallaute vonnöten ist, die der Seinsabsicht entsprechen. Es ist die für die Entwicklung des Bewusstseins wichtigste positive Energie.
Vyana-Vayu	Vyana bewegt sich nach außen, durchdringt den ganzen Körper und verteilt die aus Luft und Nahrung gewonnene Energie. Vyana ist für Expansions- und Kontraktionsvorgänge im Körper verantwortlich, unter anderem für den Kreislauf und die willentliche Bewegung, und unterstützt damit alle anderen Pranas bei ihrer Arbeit.

- *Samana-Vayu* ist für den Bereich zwischen Herz und Nabel zuständig. Diese Energie schürt das innere Feuer, wird dem Manipura-Chakra und dem Einsatz des Willens in der Welt zugeordnet. In der Asanapraxis können Sie die Schüler anleiten, Samana-Vayu zu wecken und ins Gleichgewicht zu bringen, indem Sie die Bauchmuskulatur trainieren und sie ermuntern, Energie großflächig tief in die Bauchmitte zu lenken. Facht man das Feuer zu sehr an, indem man krampfhaft den Bauch einzieht, kann dies die Urteilskraft beeinträchtigen oder gar einen feurigen Zorn als Manifestation der eigenen Energie in der Praxis und im Leben wecken. Kapalabhati Pranayama eignet sich hervorragend, um das Feuer anzuheizen, sollte aber mit einer gewissen Leichtigkeit praktiziert werden. Achtet man während der intensiven Arbeit mit der Rumpfmuskulatur auf ein Gefühl von Festigkeit und Leichtigkeit, macht dies Samana-Vayu ausgeglichener.

- *Udana-Vayu* ist für den Bereich von der Kehle bis zum Kopf zuständig. Diese energetische Kraft wird dem Vishuddha-Chakra zugordnet, stößt den Atem aus und ermöglicht uns den stimmlichen Ausdruck. Ein Ungleichgewicht führt zu wirrer und zusammenhangloser Rede. Die Reinigungswirkung der Asana- und Pranayamapraxis lässt Udana-Vayu ausgeglichener fließen. Unterweist man Schüler in einer starken und zugleich sanften Praxis von Ujjayi Pranayama, gibt man ihnen effektive Hilfestellung, um jenes tiefere energetische Gleichgewicht zu finden, das den klareren und leichteren Selbstausdruck ermöglicht. Mit geführten Visualisierungsübungen und Meditationen kann man eine noch präzisere Erkundung von Udana-Vayu anbieten.

- *Vyana-Vayu* ist mit dem Wasserelement verbunden, durchströmt den ganzen Körper und eint alle anderen Prana-Vayus. Diese energetische Qualität erzeugt das Gefühl von Ganzheit und Integration. An der Oberfläche des Körpers verleiht sie ein Gefühl für Grenzen in zwischenmenschlichen Begegnungen. Sie regelt aber auch das innere Empfinden für Gleichgewicht und Koordination. Eine ausgewogene Asana-, Pranayama- und Meditationspraxis führt dazu, dass auch Vyana-Vayu und der kreative Ausdruck im Leben – der seinen Sitz im Svadhisthana-Chakra hat – harmonischer und natürlicher fließen kann. Indem man energetisch ausgeglichene Stunden anbietet, in denen die Schüler in ihrer Beschäftigung mit dem Yoga zu Kreativität und Verspieltheit, Kraft und Beweglichkeit angeregt werden, kann man den Fluss von Vyana-Vayu noch stärker harmonisieren.

Die Nadis

Die Lebensenergie des Prana durchströmt Pranamaya Kosha in einem Netz aus feinen und feinstofflichen Nadis, also »Kanälen« oder »Adern«. Dieses Wort ist von der Wurzel *nad* abgeleitet, was »Fluss« oder »Bewegung« bedeutet. Die Nadis wurden etwa im 7. Jahrhundert erstmals in den Upanishaden als Teil einer mystischen Physiologie erwähnt, aber wir sind noch immer nicht in der Lage, ihre genaue Anzahl oder Position zu bestimmen oder zu zeigen. Dennoch finden sich in der traditionellen Literatur genaue Angaben zur Zahl dieser Kanäle und sogar Karten davon. Darauf werden sie als unglaublich dichtes Netz von Linien dargestellt, die den ganzen Körper durchziehen: Der Hatha Yoga Pradipika zufolge sind es 72.000, der Goraksha Paddhati zufolge 200.000, der Shiva Samhita zufolge 350.000. Die allgemein akzeptierte Zahl liegt bei 72.000, was auf den Einfluss von Arthur Avalons Buch *Die Schlangenkraft* (Avalon 1961, 73) zurückgehen dürfte. Alle haben ihren Ursprung im *kanda* (»Knolle«) am unteren Ende der Wirbelsäule. In der Shiva Samhita werden zehn davon besonders hervorgehoben. Laut Goraksha Sataka und Hatha Yoga Pradipika sind bis zu vierzehn von besonderer Bedeutung. Die Originalbeschreibungen sind meist nebulös und in einer Sprache gehalten, die Phänomene zu beschreiben sucht, die sich nicht in Worten ausdrücken lassen – es sei denn, man bedient sich einer sehr blumigen, symbolischen Ausdruckweise, wie sie in Teilen von Avalons Buch zu finden ist.

Drei dieser vielen Tausend Nadis sind besonders wichtig: Sushumna, *ida* und *pingala*. Im Sat-Chakra-Nirupana, einem der ältesten Texte über die feinstofflichen Energien, werden diese Nadis *sasi*, *mihira* und *susumna* genannt. Sushumna Nadi verläuft vom unteren Ende der Wirbelsäule nach oben »schön wie eine Blitzkette, zart wie eine (Lotos-)Faser, und strahlt im Geiste der Weisen. Er ist äußerst subtil; ist der Erwecker der Reinen Erkenntnis; ist die Verkörperung aller Wonnen, deren wahre Naturbeschaffenheit reine Bewusstheit ist« (Avalon 1961, 199). Prana-Vayu fließt durch Sushumna Nadi, versorgt Wirbelsäule, Nerven und Gehirn mit Energie und sammelt die Pranaenergie aller anderen Nadis im Dritten Auge. Ida und Pin-gala Nadi schlängeln sich vom Kanda »wie die Doppelhelix unserer DNA« (Bailey 2003) nach oben zum linken und rechten Nasenloch und laufen am Dritten Auge zusammen. Ida Nadi beginnt und endet in der linken Hälfte des physischen Körpers, hat eine kühlende und vibrierende Qualität und versorgt den Körper mit Pranaenergie. Wegen seiner sanften Art wird er allgemein als »Mondkanal« bezeichnet und soll den Sympathikus regulieren, den Geist beruhigen und unsere sanftere Seite unterstützen. Pingala Nadi beginnt und endet in der rechten Hälfte des Körpers und wird wegen der starken Energie, die durch ihn hindurchfließt, als »Sonnenkanal« bezeichnet. Er reguliert den Parasympathikus.

Tabelle 3.3: Die Hauptnadis

Linke Seite	Mitte	Rechte Seite
Ida	Alambisha	Pingala
Shankhini	Kuhu	Pusha
Gandhari	Vishvodhara	Payasvini
Hastijihva	Varuna	Yashasvati
	Sarasvati	
	Sushumma	

Quelle: Frawley 2010, 149–151

Sind die Nadis blockiert, kann Prana nicht frei durch den feinstofflichen Körper fließen. Dies verursacht Ungleichgewichte in den körperlichen und geistigen Prozessen. Oder um es in der Sprache des Yoga auszudrücken: Bei Störungen in Pranamaya Kosha werden Annamaya Kosha und Manomaya Kosha noch weiter beeinträchtigt und abgespalten. Wenn man alle Nadis öffnet, den Energiefluss in Ida und Pingala Nadi harmonisiert und sich des durch Sushumna Nadi aufsteigenden Pranas – in Form der *kundalini-shakti*-Energie – bewusst wird, führt dies zu seliger Verzückung (Vasu 2004). Durch die Asana-, Pranayama- und Meditationspraxis lassen sich die Nadis erfolgreich reinigen.

Die Bandhas

Die Bandhas (*bandha* bedeutet »binden«) wurden erstmals in der tantrischen Literatur beschrieben. Dabei handelt es sich um Muskelkontraktionen, die das zirkulierende Prana im feinstofflichen Körper halten sollen. Die drei wichtigsten Bandhas – Mula Bandha, *uddiyana bandha* und Jalandhara Bandha – werden in der Hatha Yoga Pradipika und der Gheranda Samhita beschrieben. Von allen heißt es, sie würden im Sitzen und in erster Linie in Verbindung mit Pranayama-Praktiken, niemals aber mit anderen Asanas ausgeführt. Die klassischen Anleitungen zu den drei wichtigsten Bandhas lauten wie folgt:

- Mula Bandha – in der Gheranda Samhita heißt es, »der weise Yogi drückt mit der linken Ferse auf den Damm und zieht das Sonnengeflecht vorsichtig zur Wirbelsäule« und »übt mit der rechten Ferse festen Druck auf den Penis aus. Dieses Mudra beseitigt Altersschwäche [!] und wird Mulabandha genannt« (Mallinson 2004, 66). In der Hatha Yoga Pradipika liest man ferner: »Den abwärtsgehenden Apana bringt man mit Gewalt zum Aufwärtsgehen durch Zusammendrücken« (Hatha Yoga Pradipika III, 62, zitiert nach Svatmarama 2009, 66).

- Uddiyana Bandha – bedeutet »nach oben ziehen«. Der Gheranda Samhita zufolge soll man »den Bauch oberhalb des Nabels nach hinten ziehen, damit der große Vogel [Shakti] unaufhörlich nach oben fliegt. Dies ist uddiyana-bandha, ein Löwe gegen den Elefanten des Todes« (Mallinson 2004, 62). In der Hatha Yoga Pradipika wird betont, »... man ziehe an diesen Stellen den Bauch ein« (Hatha Yoga Pradipika III, 57, zitiert nach Svatmarama 2009, 66).

- Jalandhara Bandha – wird in der Gheranda Samhita und der Hatha Yoga Pradipika folgendermaßen beschrieben: »Man ziehe die Kehle zusammen und lege das Kinn auf die Brust« (Mallinson 2004, 62; Muktibodhananda 1993, 352).

Übt man die drei wichtigsten Bandhas gleichzeitig, entsteht *maha bandha* (das »große Bandha«): »Das Mulasthana (Anus) zusammendrückend führe man das Uddiyana aus, hemme Ida und Pingala und lasse den Atem durch die Sushumna gehen. Durch diese Vorschrift wird der Atem zum Stillstand gebracht; daher entsteht weder Tod, noch Krankheit, noch Alter.« (Hatha Yoga Pradipika III, 74–75, zitiert nach Svatmarama 2009, 68). Dies soll die sicherste Möglichkeit sein, Körper und Geist ins Gleichgewicht zu bringen. Viele zeitgenössische Lehren betonen, man solle während der gesamten Asanapraxis mit den Bandhas arbeiten. Es gibt jedoch unterschiedliche (ja sogar widersprüchliche) Ansichten darüber, wie, wann und in welchem Maße dies zu geschehen habe. Auch die Meinungen zu den muskulären Vorgängen und anderen körperlichen Elementen der Bandhas sowie ihrer Wirkung gehen auseinander. Wir werden in späteren Kapiteln zeigen, wie man die Aktivierung und Anwendung der Bandhas in der Asana- und Pranayamapraxis im Unterricht vermitteln kann.

Die Chakras

Den Hatha Yogis zufolge befinden sich die Chakras dort, wo sich die Hauptnadis kreuzen, wenn sie sich spiralförmig an der Wirbelsäule entlang emporschlängeln. Sie sind die wichtigsten psycho-spirituellen Energiezentren des feinstofflichen Körpers. Wie bei allen anderen Dingen in der Welt des Yoga existieren viele verschiedene und sogar widersprüchliche Ansichten darüber, was Chakras sind, wie sie funktionieren, wie viele es davon gibt, wo sie sich befinden und sogar, ob ihre Position überhaupt relevant ist. Verschiedene Chakramodelle in historischen, philosophischen und literarischen Werken weisen eine unterschiedliche Zahl von Chakras im feinstofflichen Körper aus – von fünf bis unendlich. In der traditionellen Yogaliteratur reichen die Angaben von Chakras an den Kreuzungspunkten aller Nadis bis hin zur Identifikation einiger Hauptchakras. Für gewöhnlich wird ihre Zahl mit fünf bis acht angegeben. Das tantrische Chakramodell entstand etwa im 11. Jahrhundert und wird im Sat-Chakra-Nirupana beschrieben. Es genießt die größte Akzeptanz und nennt sieben Chakras, die als Emanationen göttlichen Bewusstseins (Avalon 1974, 318) bezeichnet werden.

Wir können den Fluss von Prana im physischen Körper und im geistigen Gewahrsein spüren, obwohl er unsichtbar ist. Bei den Chakras handelt es sich gleichermaßen um geistige Zentren energetischer und spiritueller Erfahrung, nicht um Körperstellen, die man ertasten, röntgen oder mit Magnetresonanztomografie aufspüren kann. »Die von vielen spirituellen Meistern geforderte Konzentration auf physische Organe oder Körperbereiche«, sagt Harish Johari (1987, 15), »ist irreführend, da die Chakras nicht materieller Natur sind.« Sie können sich jedoch mit wichtigen Nervengeflechten des physischen Körpers decken; in einigen Denkschulen werden ihnen auch bestimmte körperliche Empfindungen zugeordnet.[2] Noch häufiger aber werden sie mit psychischen, emotionalen und geistigen Befindlichkeiten in Verbindung gebracht. Im Jahr 1932 betonte Carl Gustav Jung in einem Vortrag: »So sind auch die Chakren Symbole für weitverzweigte und komplexe psychische Tatbestände, die wir anders als bildlich noch gar nicht ausdrücken können« (Shamdasani 1998, 128). Die Frage, ob die von diesen Symbolen dargestellten Zusammenhänge hilfreich sind, lässt sich am besten in der eigenen Praxis beantworten. Wir werden diese Elemente sogleich betrachten, da sie für die kreative Mischung der Unterrichtspalette nützlich sein können.

Die Chakras sind Teil eines viel höheren Energiesystems als es der physische Körper ist. Traditionell heißt es, damit die Chakras erwachen können, müsse man eine höhere Energiequelle erschließen, als der physische Körper zu bieten hat; dass dazu eine konzentrierte Qualität des Gewahrseins (Frawley 2010, 135) nötig sei. Damit Kundalini erwacht, muss Prana durch die Sushumna – den zentralen Kanal des Energiekörpers – fließen. Dies ist unmöglich, solange die Lebensenergie und das Bewusstsein eines Menschen mit dem physischen Körper identifiziert sind. Um Kundalini zu wecken, bedarf es Samadhi – jenes tranceartigen Zustands erwachten Bewusstseins, der das achte Glied im Ashtanga Yoga ist. Die Vorstellung von Kundalini Shakti, der im Energiekörper schlummernden Lebensenergie, bildet den Kern des Yoga. Sie schläft, solange wir uns im Zustand normalen Bewusstseins befinden. Wird Prana bewusst durch Ida und Pingala Nadi gelenkt, um männliche und weibliche Wesenszüge zu verbinden, steigt diese kosmische Energie in Sushumna Nadi empor und erzeugt ekstatische Glückseligkeit. Dazu müssen alle Chakras, in denen sich Ida und Pingala Nadi kreuzen, im Gleichgewicht sein.

- *Muladhara-Chakra* umgibt das untere Ende der Wirbelsäule zwischen Anus und Geschlechtsorganen und steht für unsere aktuelle psychische Verfassung, für die im Normalbewusstsein übliche Bindung an den physischen Körper und die Verflechtung im Netz der irdischen Kräfte. Es ist der Kraft, welche die Materie im Inneren zusammenhält, der Trägheit, dem Instinkt, der Sicherheit, dem Überleben und dem menschlichen Grundpotenzial zugeordnet.

- *Svadhisthana-Chakra* im Bereich der unteren Geschlechtsorgane steht für die Grundemotionen, Sexualität und Kreativität. Wenn sich Kundalini Shakti regt, werden unsere Emotionen auf eine Weise angefacht, die körperlich spürbar ist, und wir öffnen uns für Empfindungen der körperlichen Kontrolle, der Lust und des Ausdrucks. Hier können wir durch Sublimation des sexuellen Verlangens den einfachen Fluss und Charakter dieser Energie als Bewegung des Entzückens pflegen und genießen.

- *Manipura-Chakra* befindet sich im Bereich der Lendenwirbelsäule auf Höhe des Nabels (Sonnengeflecht). Es ist dem Übergang von einfachen, grundlegenden zu komplexeren Emotionen, Energie, Verdauung und Aufnahme zugeordnet. Seine Rolle soll der Aufgabe der Bauchspeicheldrüse und der äußeren Nebennieren – der Nebennierenrinde – entsprechen.

- *Anahata-Chakra* im Bereich des Herzens ist der Sitz von Prana. Es hat mit Emotionen, Mitgefühl, Gleichgewicht, Wohlbefinden und damit zu tun, dass man über die persönlichen Gefühle hinausgeht, um die Liebe in all ihren emotionalen Ausprägungen zu verstehen und Liebe selbst zu werden.

- *Vishuddha-Chakra* liegt im Hals und steht für Kommunikation und Wachstum, da Wachstum eine Form des Ausdrucks ist, sowie für das Schweigen, wenn sich die eigene Stimme im Wort Gottes verliert.

- *Ajna-Chakra* zwischen den Augenbrauen gilt als das Chakra der Zeit, des Lichts, des Gewahrseins und des Lernprozesses, wie man in völliger Einsicht lebt, ohne einen Körper zu benötigen.

- *Sahasrara-Chakra* befindet sich am Scheitelpunkt des Kopfes. Es gilt im Allgemeinen als Chakra des Bewusstseins. Sein Symbol ist der tausendblättrige Lotus, und es steht für das Einswerden mit dem Unendlichen.

Siehe Tabelle 3.4: Die Chakras

Die Gunas

Im Samkhya, einem der sechs orthodoxen Systeme der indischen Philosophie, gliedert sich das Universum in *purusha* oder Bewusstsein und *prakriti* oder Natur/Materie. Prakriti besteht aus drei Qualitäten oder *gunas*. Sie stehen für die natürlichen geistigen und emotionalen Neigungen, in denen Manomaya und Vijnanamaya Kosha zum Ausdruck kommen. Die einzigartige Mischung der Gunas verleiht jedem Menschen sein Selbstverständnis. Es ist auch eine Möglichkeit, die relative Zufriedenheit in unserer emotionalen Beziehung zum Verlangen zu beschreiben. Dieses Modell hilft uns, die Muster unserer Gedanken und Gefühle zu analysieren und zu verstehen, und findet unmittelbare Anwendung in unserer Art, Yoga zu praktizieren und zu lehren. Die drei Gunas sind *sattva*, *rajas* und *tamas*:

- Sattva beschreibt eine ruhige und klare Gemütsverfassung, ein Gefühl von Vollständigkeit und Erfüllung. Von dieser Leichtigkeit, Klarheit und Ruhe erfüllt, sind wir uns selbst und anderen gegenüber freundlicher und aufmerksamer. Der Yogaphilosophie zufolge ist dies unser natürlicher Geisteszustand. Wir handeln mühelos in der Welt, da unser geistiges Gleichgewicht nicht von Äußerlichkeiten abhängt. So können wir unser Leben in größerer Harmonie mit uns und anderen leben.

Tabelle 3.4: Die Chakras

Chakra	Farbe	Hauptfunktionen	Element	Lage
Sahasrara Scheitel	Violett	Einheit, Glückseligkeit, Einfühlungsvermögen	Raum/Denken	Oberseite des Kopfes
Ajna Drittes Auge	Indigo	Direkte Wahrnehmung, Intuition, Vorstellungskraft, Visualisierung, Konzentration, Selbstbeherrschung, außersinnliche Wahrnehmung	Zeit/Licht	Zwischen den Augenbrauen
Vishuddha Kehle	Blau	Kreativität, Kommunikation, Ausdruck, Sprachfertigkeit, Intuition, Synthese, Hören	Leben/Klang	Unteres Halsende
Anahata Herz/Lunge	Grün	Liebe, Weisheit, Stabilität, Beharrlichkeit, geistige Ausgeglichenheit und Geduld, Vergnügen, Mitgefühl, Tasten	Luft	Brustmitte
Manipura Solarplexus	Gelb	Wille, Entschlossenheit, Durchsetzung, persönliche Macht, Lachen, Freude, Wut, Sehen	Feuer	Mageneingang
Svadhisthana Kreuzbein	Orange	Kreativität, sexuelle Energie (bei Frauen), Verlangen, Lust, Stabilität, Selbstbewusstsein, Wohlbefinden, Schmecken	Wasser	Unterbauch
Muladhara Wurzel	Rot	Überleben, Erdung, Sexualität (bei Männern), Stabilität, Riechen	Erde	Unteres Ende der Wirbelsäule

- Von Verlangen getrieben, kreist Rajas so stark um das Gefühl, es würde etwas brauchen oder könnte etwas verlieren, dass es zur Besessenheit werden kann. Wir fürchten den Verlust dessen, was wir zu brauchen glauben, wenn wir nichts dagegen unternehmen. Wenn es uns gelingt zu bekommen, was wir begehren, kehren wieder Ruhe und Ausgeglichenheit in unserem Denken ein (die Stimmung kann aber auch in Verlustangst umschlagen). Rajas bringt eine starke Dynamik mit sich, die uns anspornt, voller Begeisterung und Leidenschaft in der Welt zu handeln – das Denken stets von Angst oder Erwartung erfüllt, wie sich die Dinge am Ende entwickeln werden.

- Tamas spiegelt einen verwirrten Geist wider, was zu Unentschlossenheit, Trägheit und Passivität führt. Es ist das Gefühl, nicht zu wissen, was man fühlt, will oder braucht. Sind wir in diesem Trend gefangen, können wir uns oder anderen mit unserem Verhalten schaden. Tamas ermöglicht es uns aber auch, zur Ruhe zu kommen, zu entspannen und unsere Energiereserven mit Ruhe und Schlaf aufzufüllen.

Im Leben eines jeden Menschen sind stets alle drei Gunas in einem gewissen Maß vorhanden. Sie prägen seine Einstellung, sein Wesen und sein Potenzial. Statt diese Neigungen als gut oder schlecht einzustufen, können wir durch sie zu der Einsicht gelangen, wie wir innerlich empfinden und wie wir mit den anderen Menschen in unserem Leben umgehen. Im normalen Leben fühlen wir uns meist zu Menschen und weltlichen Dingen hingezogen. Daran ist nichts auszusetzen. Viel wichtiger ist die *Qualität* dieser Anziehung. Was uns anzieht, beschäftigt meist auch unseren Geist. Wenn wir nach mehr Klarheit streben, vermittelt uns das Gewahrsein dessen, worauf wir unsere Aufmerksamkeit und unsere Energie richten – auch bei den einfachsten Alltagstätigkeiten –, Einsicht in das, was ihr im Wege steht. Wenn Sie merken, dass Sie ständig Grübeleien oder Hirngespinsten nachhängen, stellen Sie vielleicht auch fest, dass Sie diese Energie von anderen Werten entfernt, die Ihnen ebenfalls wichtig sind, zum Beispiel dem Wunsch, ein einfaches Leben zu führen oder im Einklang mit dem Göttlichen zu sein.

In der Samkhya-Karika wird die grundlegende Einheit der Gunas anhand der Analogie zu einer Öllampe beschrieben. Die schwere Schale mit dem Öl ruht fest auf ihrer Grundlage, scheinbar reglos in ihrer tamasischen Natur. Das Öl besitzt die Eigenschaften der Bewegung oder des Fließens und symbolisiert die rajasische Tendenz. Der Docht aus reiner weißer Baumwolle verkörpert Sattva. Das Wechselspiel dieser Elemente erzeugt die Flamme. Zu einem gesunden Gleichgewicht im Leben gehören alle drei Elemente, wobei zur rechten Zeit mal das eine, mal das andere dominiert. Ohne Tamas würden wir niemals schlafen. Ohne Rajas würden wir uns niemals bewegen. Ohne Sattva würden wir unser Licht niemals ruhig in die Welt hinausstrahlen lassen.

Wir können uns des Gleichgewichts unserer Gunas deutlicher bewusst werden, indem wir aufpassen, welche Neigungen sich in der Yogapraxis bemerkbar machen. Wenn wir auf die Empfindungen unseres Körpers (Annamaya Kosha) eingestellt sind, wenn wir Prana bewusst mit der Atmung lenken, können wir Körper, Atem und Geist so »anjochen«, dass dies die Manifestation der Gunas unmittelbar beeinflusst. In gleicher Weise können wir unsere Schülerinnen und Schüler zu einer stärker selbstreflexiven Praxis ermutigen, indem wir ihr Selbstgewahrsein mit Fragen verbessern: Worauf sind eure Sinne gerichtet? Wie atmet ihr? Wohin geht euer Blick? Was hört ihr? Folgen eure Gedanken und Gefühle einem Muster? Was ist mit diesen Mustern verbunden? Ist das Gefühl bei manchen Asanas stärker, bei manchen schwächer? Wirken sich der Abschnitt des Tages oder des Monats, die Anwesenheit bestimmter Menschen oder Menschentypen auf die Muster aus?

Die Doshas

Wenn sich Prana im physischen Körper manifestiert, bewegt er sich bei jedem Menschen anders. Dies hängt von den Gesamtlebensumständen ab. Im Ayurveda wird die körperliche Manifestation von Prana mit dem energetischen Wechselspiel der Grundelemente Luft, Feuer, Wasser, Erde und Äther beschrieben. Es verleiht unterschiedliche Eigenschaften von warm bis kalt, trocken bis nass, leicht bis schwer, hart bis weich sowie Funktionstendenzen wie geerdet oder schwebend, weit oder eng. Das Zusammenspiel dieser Elemente erzeugt drei Ausdrucksmuster von Prana im physischen Körper, die sogenannten *doshas* (wörtlich »Abweichungen«). Die drei Hauptdoshas sind *vata*, *pitta* und *kapha* und bilden zusammen die *tridoshas* (»drei Doshas«). Ihr Verhältnis steuert alle Vorgänge im physischen Körper. Meist ist ein Dosha in einem Menschen dominant, was ihm oder ihr einen speziellen Konstitutionstyp verleiht. Gelegentlich sind zwei Doshas gleich stark, und wenn alle drei im Gleichgewicht sind, wird ein Mensch als »Tridosha-Typ« bezeichnet. Ayurveda ist eine Wissenschaft des Körpers, die vor allem darauf gründet, dass man den Einzelnen durch die Brille seines ayurvedischen Konstitutionstyps betrachtet. Die Doshas ergeben sich aus der Kombination der Grundelemente:

- Vata, das Ähnlichkeit mit *vayu* hat, entsteht durch die Kombination von Luft und Äther und erzeugt die feinstoffliche Energie der Bewegung in Körper und Geist. Es steuert die Atmung, den Blutfluss, die Bewegung der Muskeln und Gewebe, ja sogar der Gedanken im Kopf. Ist es im Gleichgewicht, aktiviert es das Nervensystem und wird zur Quelle der Kreativität, der Begeisterung und der Flexibilität. Ist zu viel davon vorhanden, wird man ängstlich, unruhig und neigt zu Schlaflosigkeit.

- Pitta hat seinen Ursprung im Feuerelement (mit etwas Luft, da Feuer Luft benötigt) und erzeugt die Hitze, welche die Verdauung, die Resorption, den Stoffwechsel sowie körperliche und geistige Veränderungsprozesse steuert. Man könnte auch sagen, die Hitze im Körper ist das Ergebnis der Stoffwechselaktivität, weshalb dieser Prozess Pitta unterstellt ist. Ist es im Gleichgewicht, wird es zu einer Quelle der Intelligenz und des Verständnisses und hilft uns, richtig und falsch zu unterscheiden. Zu viel Pitta erzeugt Hass und Wut.

- Kapha setzt sich aus Erde und Wasser zusammen, erzeugt die physische Struktur des Körpers – Knochen, Muskeln, Sehnen – und hält den Körper zusammen. Es versorgt ihn mit Feuchtigkeit, schmiert die Gelenke, stärkt seine Abwehrsysteme, befeuchtet die Haut, unterstützt die Wundheilung und schenkt biologische Kraft. Kapha wird den Gefühlen zugeordnet und kommt als Liebe, Mitgefühl und Ruhe zum Ausdruck. Ist es aus dem Gleichgewicht, entstehen Trägheit, Anhaftung und Neid.

Ernährung und Lebensführung beeinflussen die relative Harmonie der Doshas. Ayurvedaärzte tragen mit ihrem Rat und ihren Behandlungen dazu bei, sie ins Gleichgewicht zu bringen. Auch Yoga ist ein wichtiger Bestandteil bei ihrem Ausgleich. Es gibt zunehmend mehr Literatur zu dem Thema, wie sich die Yogapraxis an die Doshas anpassen lässt, doch das ist angesichts der großen Vielfalt von Konstitutionstypen in den meisten Kursen eine kniffelige Angelegenheit.

Vata-Typen sind Lufttypen. Sie sind meist kühl und trocken. In ihrer Jugend sind sie beweglich, aber im Alter sind sie oft steif und neigen zu Arthritis. Es tut ihnen wohl, die Haltungen langsamer und stetiger zu erkunden, ihre Surya Namaskaras (Sonnengrüße) sehr bedächtig zu absolvieren, sich in Stand- und Gleichgewichtshaltungen stärker auf die Erdung zu konzentrieren und länger als die meisten anderen tief in den Asanas zu verharren. Nadi Shodhana Pranayama (Wechselatmung) mit Schwerpunkt auf dem rechten Nasenloch für Energie und Wärme am Morgen sowie auf dem linken Nasenloch für Ruhe und Schlaf am Abend sollte sanft und erdend sein.

Pitta-Typen strengen sich meist sehr an und haben eine Vorliebe für eine schweißtreibende, dynamische Praxis. Um ins Gleichgewicht zu kommen, hilft es ihnen, wenn sie ihren sportlichen Ehrgeiz zügeln und sich den kühlenden, nährenden und entspannenden Aspekt der Asanapraxis zunutze machen. Statt schnell in die nächste Haltung zu kommen, tut es Yogaschülern dieses Typs gut, gerade nach anstrengenden Übungsfolgen eine längere Pause einzulegen und darauf zu achten, dass sie sich entspannen und Spannungen abbauen. Sie sollten auf eine anstrengende, schweißtreibende Praxis verzichten und sind besser beraten, wenn sie es langsam angehen lassen und lernen, sich tief zu entspannen, indem sie sich bedächtiger und bewusster bewegen. Kühlende Atemübungen wie *sitali* können noch weiter ausgleichen und sorgen dafür, dass sie nach der Praxis geistig ruhiger, klarer und leichter sowie körperlich entspannter sind.

Da Kapha-Typen zu Trägheit und zu schwerfälligen Bewegungen neigen, profitieren sie am meisten von einer wärmenden und fließenden Praxis, die ihren Stoffwechsel und ihren Kreislauf ankurbelt. Wenn sie mit einer wärmenden Atemübung wie Kapalabhati Pranayama beginnen, trägt dies dazu bei, sie mit Energie für die Asanapraxis zu versorgen. Kapha-Typen tut es gut, wenn sie zunächst mit einfachen und fließenden Übungsfolgen beginnen, die den Körper weiter erwärmen und die Energie im Fluss halten, und dann zu längeren Asanafolgen übergehen, die Kraft und Ausdauer erfordern (und damit auch fördern). Standhaltungsfolgen mit herzöffnenden Varianten sind hilfreich, da sie den Kreislauf noch mehr anregen und Schleim lösen. Übungsfolgen aus Rückbeugen im Stehen stimulieren den Kreislauf und den Energiefluss in Brust und Kopf noch weiter und sorgen für eine ausgeglichenere Energie und einen klareren, aktiveren Geist.

Die feinstoffliche Energie im Unterricht

Der gesamte Prozess des Yoga weckt, steuert und integriert die feinstoffliche Energie und gleicht sie aus. Diese Integration entsteht aus einem Gefühl der scheinbaren Zersplitterung oder Trennung von Körper, Geist und Atem. Einige wenige Schülerinnen und Schüler haben die Gnade oder den Luxus, ihren Tag um die Yogapraxis herum – oder als Ausdruck des Yoga – gestalten zu können, aber sie sind eine seltene Ausnahme. Die meisten erscheinen zum Unterricht, nachdem sie die Kinder morgens zur Schule gebracht haben, während einer Pause im Laufe des Tages oder kommen von der Arbeit angehetzt, um es noch rechtzeitig zu schaffen. Sogar die Yogastunden am Wochenende werden meist zwischen Besorgungen, familiäre Unternehmungen und andere Verpflichtungen eingeschoben. Dies gibt Lehrern eine besondere Gelegenheit, ihre Schülerinnen und Schüler dazu anzuleiten, die feinstoffliche Energie elegant und mühelos zu lenken, um Ganzheit, inneren Frieden und Glückseligkeit zu erfahren.

Die wesentliche Quelle der Ganzheit ist Prana. Mithilfe des Atems können wir die Lebensenergie nutzen und lenken. Wenn wir den Atem zum Ausgangs- und Mittelpunkt unserer Yogapraxis machen, müssen wir unseren Schülerinnen und Schülern zu Beginn jeder Stunde die Gelegenheit geben, in sich hineinzuspüren und zu prüfen, wie sie atmen und wie sie sich fühlen – was miteinander verbunden ist. Wenn sie im Unterricht ankommen und sich auf ihre Matten setzen, sind sie meist »in ihren Köpfen«. Sie sind zerstreut, konzentriert, gedankenüberfrachtet, deprimiert, aufgewühlt oder befinden sich in einem anderen geistigen oder emotionalen Zustand. Indem wir sie auffordern, dem natürlichen Rhythmus des Atems zu lauschen, laden wir sie ein, sich des Zusammenhangs zwischen ihrer Atmung und ihrem allgemeinen energetischen Befinden deutlicher gewahr zu werden. Dies ist der Ausgangspunkt, um die feinstoffliche Energie in der Praxis bewusst zu wecken und auszugleichen, was wir in den Kapiteln 5 bis 8 untersuchen werden.

4 Körper und Bewegung

Wenn du das Fliegen einmal erlebt hast, wirst du für immer auf Erden wandeln, mit deinen Augen himmelwärts gerichtet. Denn dort bist du gewesen und dort zieht es dich immer wieder hin.

- Leonardo da Vinci (zugeschrieben)

Zu einem effektiven Hatha-Yoga-Unterricht gehört es auch, dass Sie die Schülerinnen und Schüler klar, ökonomisch und gefahrlos in die Asanas hinein-, durch sie hindurch- und wieder herausführen. Um Asanas beschreiben zu können, müssen wir die Anatomie einer festen und leichten Bewegung des menschlichen Körpers kennen. Wie bei speziellen Schilderungen aller Art haben wir es hier mit einer Fachsprache zu tun – der Sprache der Anatomie. In Kürze werden wir uns die wichtigsten Gelenke des Körpers, ihre Struktur und Bewegungsmöglichkeiten ansehen. In Kapitel 7 werden wir diese Kenntnisse erweitern und eine Beziehung zur Komplexität der einzelnen Asanas herstellen, wie sie sich in der tatsächlichen Praxis darstellt. Diese Einsichten prägen auch die Gestaltung der Übungsfolgen, die Teil des Vinyasa Krama einer ganzen Stunde oder eines ganzen Kurses sind, worauf wir in Kapitel 10 eingehen werden.

Die Füße

Die Füße bestehen aus sechsundzwanzig Knochen, fünfundzwanzig Gelenken, zwanzig Muskeln, diversen Sehnen und Bändern. Sie sind also in der Tat komplex (Netter 2003, Tafeln 488–499). Diese Komplexität ist ihrer Aufgabe geschuldet, die darin besteht, dem ganzen Körper als dynamisches Fundament zu dienen, damit wir stehen, gehen, laufen können, Standfestigkeit und Beweglichkeit im Leben haben. Im Yoga sind sie das Fundament aller Standhaltungen und bei allen Umkehr- und Stützhaltungen, den meisten Vor- und Rückbeugen, vielen Drehungen und Hüftöffnern aktiv. Daneben sind sie fast ständigen Belastungen ausgesetzt. Eine der größten ist heute ironischerweise ein einfaches Hilfsmittel, das ursprünglich zu ihrem Schutz entwickelt wurde: der Schuh. Indem wir den Füßen unsere volle Aufmerksamkeit schenken – sie stark, beweglich, ausgeglichen und widerstandsfähig machen, sie ausrichten und verwurzeln –, schaffen wir die Grundlage für den Aufbau oder die Unterweisung in praktisch jeder Yogapraxis, einschließlich der Sitzmeditation.

Damit Fußwurzelknochen und Mittelfußknochen das Körpergewicht tragen können, werden sie zu einer Reihe von Gewölben angeordnet. Das bekannte mediale Längsgewölbe ist eines von zwei Längsgewölben (das andere ist das laterale Längsgewölbe). Durch seine Höhe und die vielen kleinen Gelenke zwischen den einzelnen Elementen ist es vergleichsweise elastisch. Zusätzliche Unterstützung erhält es vom weiter oben befindlichen hinteren Schienbeinmuskel (*M. tibialis posterior*) und dem langen Wadenbein-

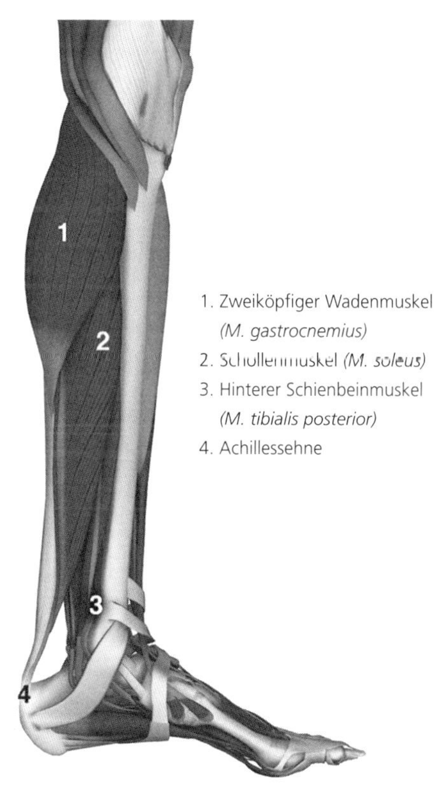

Unterschenkelmuskeln (von der Seite)

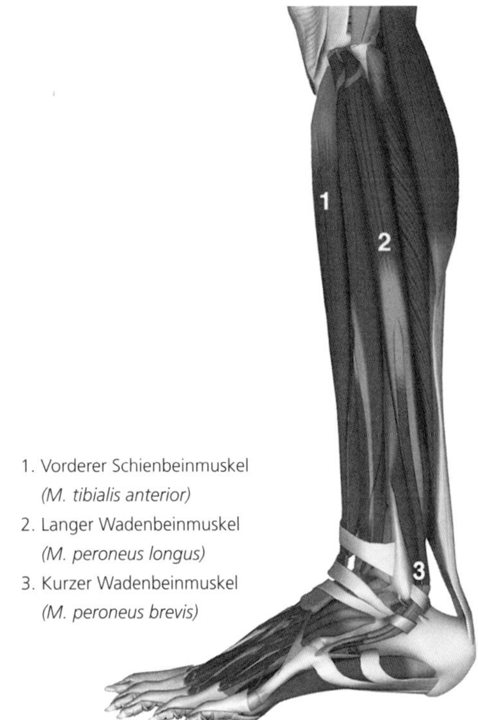

Unterschenkelmuskeln (von der Seite)

muskel (*M. peroneus longus*). Das laterale Fußgewölbe verfügt über einen speziellen Verriegelungsmechanismus, der die Beweglichkeit deutlich stärker einschränkt. Neben den Längsgewölben gibt es eine Reihe von Quergewölben. Im hinteren Bereich der Mittelfußknochen und im vorderen Bereich der Fußwurzel oder des Rückfußes sind sie vollständig ausgeprägt. Im mittleren Bereich der Fußwurzel haben sie jedoch eher den Charakter von zur Mitte und unten hin offenen Halbkuppeln. Wenn die Füße fest auf dem Boden stehen, Innenkanten zueinander, entsteht eine vollständige Kuppel. Werden nun auch noch die Längsgewölbe aufgerichtet, entsteht Pada Bandha – der Schlüssel zur Stabilität in allen Standhaltungen (und eine wichtige Grundlage für Mula Bandha).

Aber die Füße stehen nicht alleine – nicht einmal in Tadasana (Berg). Sie sind auch nicht allein dafür zuständig, die Bewegung zu unterstützen. Um die Füße zu aktivieren, müssen wir Energieströme vom Oberschenkelansatz nach unten durch die Füße schicken. Dadurch entsteht eine Art »Rückstoß«. Denken Sie an das Gefühl, schwerer zu werden, wenn Sie mit dem Aufzug nach oben fahren, und leichter, wenn Sie nach unten fahren. Der Druck des Aufzugbodens gegen die Füße sorgt nicht nur dafür, dass Sie sich schwerer fühlen. Er zwingt die Beinmuskulatur auch dazu, mehr zu tun. Wenn Sie die Beine vom Oberschenkelansatz bis zu den Füßen bewusst im Boden verwurzeln, spannen sich die Muskeln in Oberschenkeln und Waden ebenfalls an. Die Fußgewölbe werden aufgerichtet und es entsteht Pada Bandha (was in erster Linie auf die steigbügelartige Wirkung der Aktivierung der hinteren Schienbeinmuskeln und der langen Wadenmuskeln zurückzuführen ist). Gleichzeitig fühlen sich die Gelenke weit, die Füße geerdeter und zugleich belastbarer, der ganze Körper länger und leichter an.

So unterrichten Sie Pada Bandha

- Bitten Sie die Schüler, sich an den Anfang der Matte zu stellen, Füße zusammen.
- Verlangen Sie nun, dass sie zu den Füßen schauen, die Zehen anheben und spreizen.
- Bitten Sie sie, bei angehobenen Zehen die Innenkanten der Fußballen zu spüren (gut zwei Zentimeter von der Stelle zwischen dem großen und dem vierten Zeh entfernt) und diesen Punkt fest in die Matte zu drücken.
- Fordern Sie die Schüler auf, die Zehen mehrmals abzulegen und anzuheben. Die Innenkanten der Fußballen bleiben fest im Boden verwurzelt. Sie werden feststellen, dass sich bei angehobenen Zehen automatisch auch die inneren Fußgelenke heben.
- Ermuntern Sie die Gruppe, die Aufrichtung der inneren Längsgewölbe und Fußgelenke beizubehalten und zu spüren, wie dadurch ein Gefühl entsteht, als würde die Mitte beider Füße pyramidenförmig nach oben gezogen, wodurch Pada Bandha entsteht. Die Herausforderung liegt darin, dass die Schüler die Aktivierung der Füße auch dann beibehalten, wenn sie die Zehen vorsichtig sinken lassen und gespreizt auf dem Boden ablegen.
- Lenken Sie die Aufmerksamkeit der Schüler bei aktivem Pada Bandha auf den Rückstoß, indem sie die stärkere Anspannung der Beinmuskulatur, die Aktivierung der Innenoberschenkel und die Streckung des ganzen Körpers spüren.

Es ist hilfreich, den Fuß in »Fersenseite« und »Knöchelseite« aufzuteilen. Die Bezeichnung »Fersenseite« bezieht sich auf das laterale Längsgewölbe. Es ist mit dem Wadenbein (*Fibula*) im Unterschenkel verbunden, das weniger dazu dient, Gewicht zu tragen, als vielmehr dazu, Kraft zu verteilen. Seine Position im Verhältnis zu Fersenbein (*Calcaneus*) und Würfelbein (*Os cuboideum*) und über die vierten und fünften Mittelfußknochen zu den Zehengliedern sorgt für eine besonders unmittelbare und feste Erdung. Auf der »Knöchelseite« sind Schienbein (*Tibia*), Sprungbein (*Talus*), Kahnbein (*Os naviculare*) und die Keilbeine (*Ossa cuneiformia*) sowie die ersten drei Mittelfußknochen mit den Zehengliedern verbunden. Sie ist stabiler und ermöglicht die Verfeinerung der Bewegung. Das heißt, Sie können Ihre Schüler mit der Anweisung, sich bewusster über die Ferseninnenseite des Standbeins im Boden zu verankern, zu einem festeren Stand bei Gleichgewichtshaltungen im Stehen wie Vrksasana (Baum) oder Virabhadrasana III (Krieger III) hinführen. Wenn sie sich über alle vier Ecken des Fußes verwurzeln und sich um Pada Bandha bemühen, sorgt dies allgemein für ein besseres Gleichgewicht, mehr Stabilität sowie das Gefühl stärkerer Belastbarkeit.

Strecken oder beugen? In vielen Asanas »strecken« oder »beugen« wir den Fuß. Anatomisch werden diese Bewegungen »Plantarflexion« und »Dorsalflexion« genannt. Die Dorsalflexion stabilisiert das Sprunggelenk, da sich der breitere (anteriore oder vordere) Teil des keilförmigen Sprungbeins in den Raum zwischen Schienbein und Wadenbein schiebt. Bei der Plantarflexion füllt der schmalere Teil des Sprungbeins diesen Platz. Dies erzeugt zwar weniger Stabilität, macht es aber leichter, Energie über die Füße auszustrahlen.

Die Knie

Das Knie verbindet Oberschenkelknochen (*Femur*) und Schienbein und muss erheblichen Belastungen von oben und unten standhalten. Deshalb werden die stabilisierenden Muskeln und vor allem die Bänder beim körperlichen Yoga mit am häufigsten gezerrt. Sportler, Läufer, ja sogar Menschen, die fleißig im Sitzen meditieren, stellen fest, dass ihre sportliche oder spirituelle Betätigung die Knie belastet und zu einschränkenden Verletzungen führen kann. Dies gilt vor allem, wenn die wohltuende Wirkung einer angemessenen und ausgewogenen körperlichen Asanapraxis fehlt. Aber auch bei einer durchdachten Praxis muss das Knie großen Kräften standhalten, die in erster Linie durch das Körpergewicht, aber auch durch Torsionskräfte von oben und unten verursacht werden (Cole). Bei stärker kräftezehrenden Yogaübungen wirken enorme physikalische Kräfte auf das Knie. Es ist in erster Linie ein Scharniergelenk, das einfache Beuge- und Streckbewegungen sowie ab einem Winkel von neunzig Grad eine leichte Ein- oder Auswärtsdrehung ermöglicht. Bei allen diesen Bewegungen kann, wenn sie plötzlich oder übertrieben ausfallen, ein stützendes Band oder ein Knorpel reißen. Verständnis für und Rücksicht auf die Knie ist einer der Schlüsselfaktoren eines nachhaltigen Yogaunterrichts. Werfen wir einen genaueren Blick auf das Knie, das eigentlich aus zwei Gelenken besteht:

- dem Kniekehlgelenk (*Articulatio femorotibialis*) zwischen Oberschenkelknochen und Schienbein;
- dem Kniescheibengelenk (*Articulatio femoropatellaris*), bei dem die in die Quadrizepssehne eingebettete Kniescheibe in einer Vertiefung des vorderen Oberschenkelknochens auf- und abgleitet.

Am unteren Ende des Oberschenkelknochens und am oberen Ende des Schienbeins befinden sich Gelenkknorren (Kondylus). Sie erhöhen die Tragfähigkeit und vergrößern die Ansatzfläche der stützenden Bänder. Der leicht konvex (also nach außen) gewölbte Oberschenkelknorren trifft auf den leicht konkav (also nach innen) gewölbten Schienbeinknorren. Das Gelenk wird von Knorpeln gepuffert, welche die Enden von Schienbein und Oberschenkelknochen sowie die Unterseite der Kniescheibe überziehen. Innenmeniskus (*Meniscus medialis*) und Außenmeniskus (*Meniscus lateralis*) sind hufeisenförmige Faserknorpelkissen, die das Gelenk noch stärker schützen, als Stoßdämpfer zwischen den Knochen dienen und verhindern, dass sie aneinanderreiben. Innenmeniskusrisse sind im Yoga verhältnismäßig häufig. Die Verletzung kann während der Asanapraxis entstehen oder durch Padmasana (Lotussitz) oder andere Asanas verschärft werden, in denen durch eine erzwungene Drehung im Hüftgelenk Kraft aufs Knie übertragen werden kann, wenn der Fuß auf dem Boden oder am Körper fixiert ist. Da die Menisken nur schwach oder gar nicht durchblutet werden, heilen sie nur langsam – wenn überhaupt. Verschiedene Bänder, die bei gestrecktem Knie vollständig gedehnt sind, unterstützen die Stabilisierung des Gelenks. Bei gebeugtem Knie sind sie entspannt (verkürzt), was die Drehung in Haltungen wie Padmasana ermöglicht.

1. Äußerer breiter Muskel (*M. vastus lateralis*)
2. Mittlerer breiter Muskel (*M. vastus intermedius*)
3. Zur Mitte gelegener breiter Muskel (*M. vastus medialis*)
4. Patellasehne (*Ligamentum patellae*)
5. Wadenbein (*Fibula*)
6. Schienbeinknorren
7. Außenband (*Ligamentum collaterale laterale*)
8. Innenband (*Ligamentum collaterale mediale*)
9. Außenmeniskus (*Meniscus lateralis*)
10. Innenmeniskus (*Meniscus medialis*)

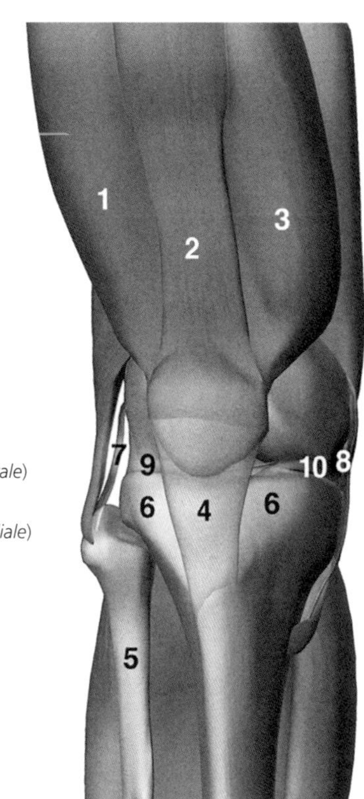

Das Kniegelenk (von vorne)

Innenband (*Ligamentum collaterale mediale*) und Außenband (*Ligamentum collaterale laterale*) befinden sich an den Seiten des Knies und schränken Seitbewegungen ein. Das Innenband verläuft vertikal vom Oberschenkelknochen zum Schienbein. Es verhindert, dass die Innenseite des Knies aufklappt, wenn eine Kraft auf die Außenseite des Gelenks einwirkt, weil ein Schüler zum Beispiel in Parsva Dhanurasana (seitlicher Bogen) Druck auf die Außenseite des oberen Knies ausübt. Das Außenband schützt die Knieaußenseite vor Kräften, die von innen auf das Knie wirken, weil ein Schüler zum Beispiel in Vrksasana die rechte Ferse fälschlicherweise an der Innenseite des linken Knies fixiert. Beide Bänder werden von darüberliegenden Muskeln gestützt.

Im Kniegelenk befinden sich zwei Kreuzbänder: Das vordere Kreuzband (*Ligamentum cruciatum anterius*) verbindet Schienbein und Oberschenkelknochen im Inneren des Knies. Es begrenzt Drehbewegungen und verhindert ein Weggleiten des Schienbeins vom Oberschenkelknochen nach vorne. Wir werden bei einigen Haltungen – vor allem Ausfallschritten wie Virabhadrasana I oder II (Krieger I oder II) – darauf zurückkommen, in denen das vordere Kreuzband sowohl ein entscheidender Stabilitätsfaktor als auch erheblichen Risiken ausgesetzt ist, wenn das Knie nicht korrekt ausgerichtet ist. Das hintere Kreuzband (*Ligamentum cruciatum posterius*) befindet sich unmittelbar hinter dem vorderen und verhindert ein Überstrecken (oder zu starkes Durchdrücken) des Kniegelenks. Hier kommt es nur selten zu Verletzungen. Dies gilt vor allem im Yoga, da es keine Asanas gibt, bei denen große Kräfte darauf wirken. Das Kniescheibenband (*Ligamentum patellae*) wird auch Patellasehne genannt, da keine klare Grenze zwischen der Quadrizepssehne, in welche die Kniescheibe eingebettet ist, und dem Bereich auszumachen ist, der Kniescheibe und Schienbein verbindet. Dieses kräftige Band verstärkt die Hebelwirkung der Kniescheibe und bedeckt die Gelenkknorren des Oberschenkels.

Es gibt mehrere Muskeln, die das Knie von oben bewegen: die Abduktoren, in erster Linie der große Gesäßmuskel (*M. gluteus maximus*) und der Schenkelbindenspanner (*M. tensor fasciae latae*), die über das Iliotibialband (*Tractus iliotibialis*) am Schienbein ansetzen; die Adduktoren, vor allem der schlanke Muskel (*M. gracilis*); der Quadrizeps (*M. quadriceps femoris*), der es streckt; die rückwärtigen Oberschenkelmuskeln, die es beugen; der Schneidermuskel (*M. sartorius*), der Beugung und Auswärtsdrehung unterstützt. Sie haben ihren Ursprung an Vorder-, Rück- und Unterseite des Beckens und wenn sie kontrahieren, stützen sie zusammen mit den Bändern das Knie. Der große Gesäßmuskel und der Schenkelbindenspanner strahlen ins Iliotibialband ein, das wiederum unterhalb des Knies am äußeren Schienbeinknorren (*Condylus lateralis tibiae*) ansetzt, und tragen so zur seitlichen Stabilisierung bei. Die innere Knieseite erhält durch die Bewegung von schlankem Muskel, Schneidermuskel und dem zur hinteren Oberschenkelmuskulatur gehörenden Halbsehnenmuskel (*M. semitendinosus*) Festigkeit. Bei Kontraktion entsteht ein Zug von ihren Ansätzen an der Schienbeininnenseite unterhalb des Knies nach innen und nach oben: Der schlanke Muskel entspringt vom unteren Ast des Schambeins, der Schneidermuskel – der längste Muskel des Körpers – vom vorderen oberen Darmbeinstachel, und der Halbsehnenmuskel verläuft über die Beinrückseite zu seinem Ursprung am *Tuber ischiadicum* nach oben, den man eher unter der Bezeichnung Sitzbeinhöcker kennt.

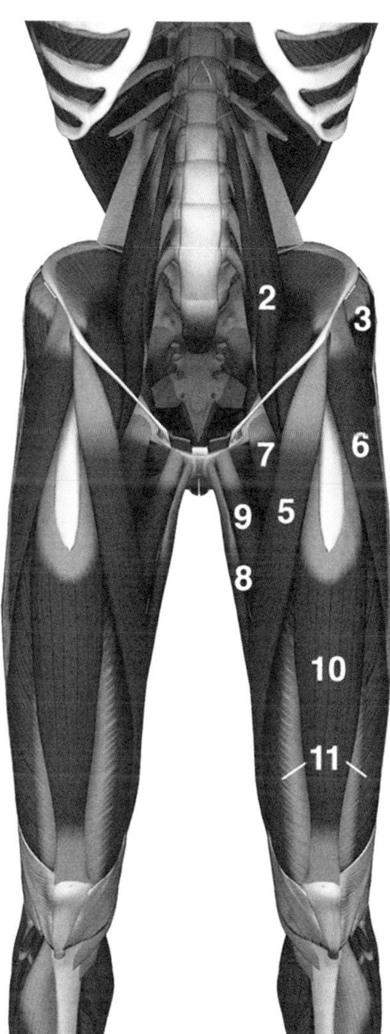

1. Großer Rückenmuskel (*M. latissimus dorsi*)
2. Lendendarmbeinmuskel (*M. psoas major & M. iliacus*)
3. Mittlerer Gesäßmuskel (*M. gluteus medius*)
4. Großer Gesäßmuskel (*M. gluteus maximus*)
5. Schneidermuskel (*M. sartorius*)
6. Schenkelbindenspanner (*M. tensor fasciae latae*)
7. Kammmuskel (*M. pectineus*)
8. Schlanker Muskel (*M. gracilis*)
9. Langer Schenkelanzieher (*M. adductor longus*)
10. Gerader Oberschenkelmuskel (*M. rectus femoris*)
11. Quadrizeps (*M. quadriceps femoris*)
12. Schenkelbeuger (*M. biceps femoris*)
13. Halbsehnenmuskel (*M. semitendinosus*)
14. Plattsehnenmuskel (*M. semimembranosus*)

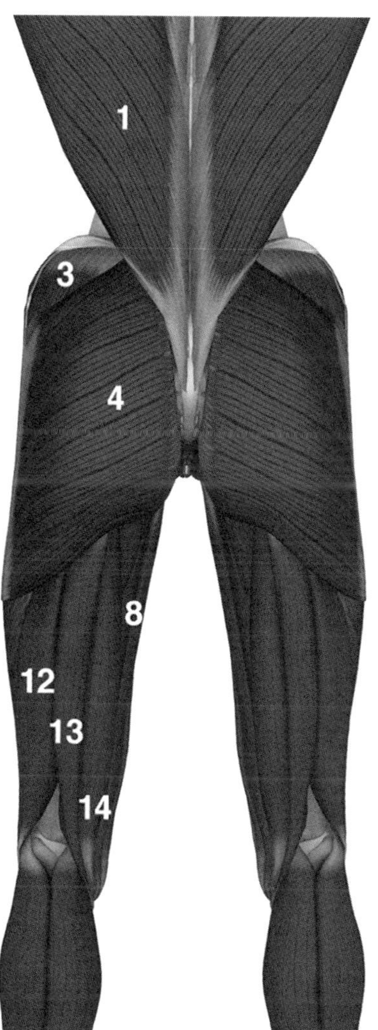

GROSSER SCHENKELANZIEHER
(*M. adductor magnus*)
Der größte Adduktor hilft, die Knie in Bakasana (Kranich) an Armen oder Schultern zu fixieren und die Hüfte bei Rückbeugen zu strecken. Er begrenzt die Öffnung in Hanumanasana (Haltung des Affengottes Hanuman) und unterstützt Mula Bandha.

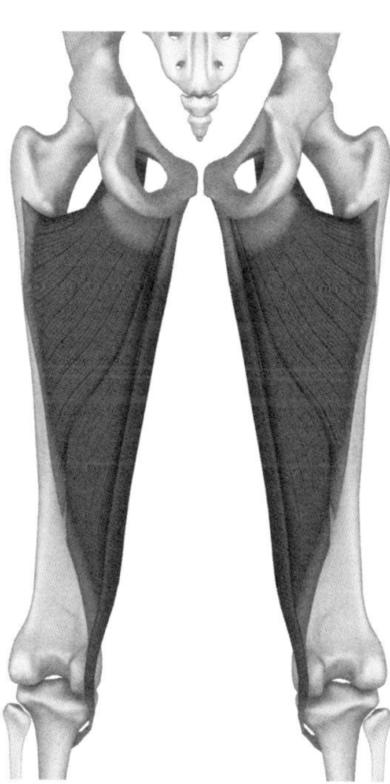

1. Kammmuskel (*M. pectineus*)
2. Langer Schenkelanzieher (*M. adductor longus*)
3. Schlanker Muskel (*M. gracilis*)
4. Großer Schenkelanzieher (*M. adductor magnus*)

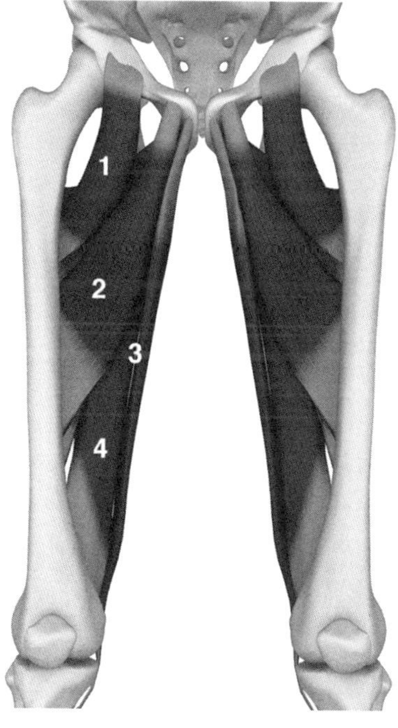

Die wichtigsten Hüftmuskeln, Kniestrecker- und beuger (von vorne und hinten)

Die Innen- und Außenstabilisatoren spielen auch bei der Drehung des Schienbeins gegen den Oberschenkelknochen eine Rolle, wenn das Knie in Haltungen wie Vrksasana und Padmasana gebeugt und der Fuß zur gegenüberliegenden Hüfte gezogen wird.

Der Quadrizeps und die hinteren Oberschenkelmuskeln stabilisieren das Knie nicht nur, sie sind auch die kräftigsten Streck- und Beugemuskeln des Knies. Der Quadrizeps ist nach den vier Muskelköpfen benannt, in denen er seinen Ursprung hat, und er ist der stärkste Muskel des Körpers. Er hat aber nur einen Ansatz, da sich seine vier Anteile in einer gemeinsamen Sehne vereinigen. Diese zieht zur Vorderseite des Knies und setzt am oberen Rand der Kniescheibe an, wo sie in die Patellasehne übergeht, welche die Bewegung aufs Schienbein überträgt. Drei der vier Köpfe – der zur Mitte gelegene breite Muskel, der äußere breite Muskel und der mittlere breite Muskel – entspringen vom Oberschenkelknochen. Der gerade Oberschenkelmuskel hat seinen Ursprung am vorderen oberen Beckenrand und spielt deshalb sowohl bei der Hüftbeugung als auch bei der Kniestreckung eine wichtige Rolle. Beide Bewegungen werden für Utthita Hasta Padangusthasana (gestreckte Hand-Großzehenhaltung) benötigt. Da die Kniescheibe als Angelpunkt wirkt, verstärkt sie die Streckkraft der vier Köpfe. Wenn sie konzentrisch oder isometrisch kontrahieren, wird das Knie gestreckt oder in der Streckung gehalten, um die rückwärtige Oberschenkelmuskulatur in verschiedenen Stand- und Sitzhaltungen zu dehnen. Wenn sie exzentrisch kontrahieren, unterstützen sie das Anheben des Körpers in Rückbeugen wie Setu Bandha Sarvangasana (Schulterbrücke) und Urdhva Dhanurasana (Rad).

Die wichtigsten Kniebeuger sind die »dreieinhalb« rückseitigen Oberschenkelmuskeln: Plattsehnenmuskel und Halbsehnenmuskel verlaufen vom Sitzbeinhöcker zur Innenseite des Knies, stützen es und unterstützen die Einwärtsdrehung. Die beiden Köpfe des Schenkelbeugers entspringen von der Rückseite des Sitzbeinhöckers und des Oberschenkelknochens und vereinigen sich, ehe sie zur Außenseite des Knies hinüberziehen – die sie stabilisieren – und mit einer gemeinsamen Sehne am Wadenbeinkopf ansetzen. Der Anteil, der an der Rückseite des Oberschenkelknochens entspringt (der »kurze Kopf«), verläuft über den Ansatz des großen Oberschenkelanziehers und verleiht ihm damit gewissermaßen eine ähnliche Funktion, wie sie die rückseitigen Oberschenkelmuskeln erfüllen. Ist er verspannt, kommt es bei Vorbeugen mit gespreizten Beinen wie Upavista Konasana (offene Winkelhaltung) zu noch stärkeren Einschränkungen.

Der Dehnungsreflex

Mitunter kontrahieren Skelettmuskeln automatisch, da sie reflexartig auf Bewegungsabsichten oder äußere Reize reagieren. Der Körper bewegt sich, ehe Sie darüber nachdenken können. Wenn sich ein gedehnter Muskel zusammenzieht, wird dies als Dehnungsreflex bezeichnet. Beugen Sie sich zum Beispiel nach vorne, um in Uttanasana (Vorbeuge aus dem Stand) zu kommen, werden die hinteren Oberschenkelmuskeln gedehnt. Gleichzeitig kontrahieren sie exzentrisch, um der Schwerkraft entgegenzuwirken und den Körper zu halten. Bei Vorbeugen sollten wir die hinteren Oberschenkelmuskeln im Idealfall entspannen, um sie leichter dehnen zu können. Aber ehe wir's uns versehen, kontrahieren sie aktiv, um das Gewicht beim Absenken des Oberkörpers zu kontrollieren. Es ist, als wollten sie den Körper wieder in seine natürliche anatomische Position bringen, aufrecht und stabil. Dehnungsreflexe schränken die Entwicklung der Beweglichkeit ein und müssen durch ausgleichende Bewegungen umgangen werden, wenn volle Flexibilität erreicht werden soll. Schüler, die sehr schnell in die Asanas kommen und sie ebenso schnell wieder verlassen, werden dabei vermutlich Dehnungsreflexe auslösen, die nicht nur ihre Beweglichkeit einschränken, sondern auch die Gefahr von Muskelzerrungen und Bänderrissen erhöhen. Wir werden uns später noch ausführlich damit beschäftigen, wie wir mit unseren Grenzen »spielen« können. Dabei werden wir sehen: Der Schlüssel zu festen und leichten Bewegungen liegt darin, dass wir auf die natürlichen Rückmeldungen des Körpers über den Atem, den Herzschlag und die Botschaften des Nervensystems achten.

Das Becken

Das Becken hat eine Mittlerposition zwischen Oberkörper und Beinen und ist das Drehkreuz des Körpers. Es schützt die tiefen Bauchorgane und den Ruheplatz der Kundalini-Shakti-Energie, welche die frühen Yogis vor langer Zeit verehrten. Es ist ein wichtiger Fokus für Festigkeit und Leichtigkeit, und wir lassen Schlüsselbewegungen zum einen im Becken beginnen und puffern ihre Wirkung zum anderen mit den Knochen, Muskeln, Bändern und energetischen Abläufen, die in und um diese entscheidende Struktur ihren Ursprung haben. Wegen seiner starken Stabilisierungsfunktion machen sich ein Schiefstand, Traumata und Verletzungen meist unterhalb des Beckens in den Knien oder oberhalb davon in der Wirbelsäule und im Oberkörper bemerkbar. Aber auch die Abnutzung der Hüfte selbst kann unerträgliche Schmerzen verursachen, die in manchen Fällen nur durch eine Hüftprothese beseitigt werden können. Ein starkes und bewegliches Becken, das im Gleichgewicht ist, verleiht diese Eigenschaften auch den oberhalb und unterhalb davon liegenden Körperteilen. Rund dreißig Muskeln machen die Hüfte beweglich und stabil. Es gibt also viele Möglichkeiten, in Haltungen fast aller Asanafamilien damit zu arbeiten.

Am vorderen unteren Ende des Beckens befindet sich das *Acetabulum* oder die Hüftpfanne. Sie bildet zusammen mit dem Kopf des Oberschenkelknochens das Hüftgelenk, das Oberschenkelknochen und Becken verbindet, das Körpergewicht trägt und als Kugelgelenk für Beweglichkeit sorgt. Sie entsteht durch das Zusammentreffen von drei Knochen, die bereits beim Säugling miteinander verschmelzen: Darmbein (*Os ilium*), Sitzbein (*Os ischii*) und Schambein (*Os pubis*). Die Gelenkflächen von Hüftpfanne und Hüftkopf sind von Knorpelschichten überzogen, was die reibungslose Bewegung des Oberschenkelkopfs ermöglicht. Am äußeren Rand der Hüftpfanne befindet sich eine kräftige Lippe aus Faserknorpel, das *Labrum acetabuli*, das die Gelenkpfanne vertieft und die Gelenkstabilität erhöht. Die Kapsel wird von vier Bändern verstärkt, die sich schraubenförmig um den Oberschenkelhals legen. Wenn wir den Oberschenkel bewegen, wird die sogenannte Bänderschraube auf- und zugedreht. Dies sorgt für Stabilität, schränkt aber auch den Bewegungsumfang ein. In Virabhadrasana I und Ashta Chandrasana (hoher Ausfallschritt oder Halbmond) begrenzt die von diesen Bändern – vor allem dem Darmbeinschenkelband (*Ligamentum iliofemorale*) – erzeugte Spannung die Tiefe des Ausfallschritts. Sie kann auch dafür sorgen, dass das Becken nach vorne kippt, ein Hohlkreuz entsteht und möglicherweise zu viel Druck auf die Bandscheiben der Lendenwirbelsäule kommt. Die Bänder verhindern auch, dass der Oberschenkelkopf in Asanas wie Virabhadrasana II aus der Hüftpfanne springt, wenn das hintere Bein vollständig gestreckt und auswärtsgedreht ist. Länge

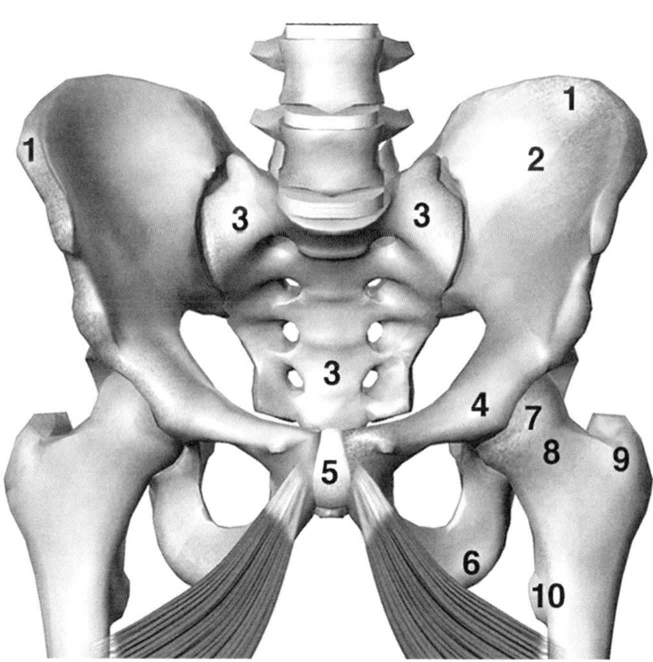

Die Knochen des Beckens und der Hüfte (von vorne)

BECKEN

1. Darmbeinkamm (*Crista iliaca*)
2. Darmbein (*Ilium*)
3. Kreuzbein (*Sacrum*)
4. *Eminentia iliopubica*
5. Schambeinfuge (*Symphysis pubica*)
6. Sitzbeinhöcker (*Tuber ischiadicum*)

OBERSCHENKELKNOCHEN

7. Oberschenkelkopf (*Caput femoris*)
8. Oberschenkelhals (*Collum femoris*)
9. Großer Rollhügel (*Trochanter major*)
10. Kleiner Rollhügel (*Trochanter minor*)

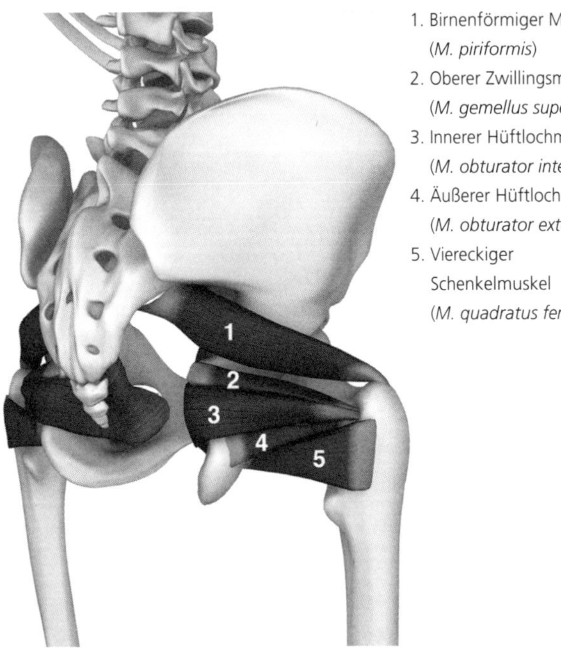

1. Birnenförmiger Muskel (*M. piriformis*)
2. Oberer Zwillingsmuskel (*M. gemellus superior*)
3. Innerer Hüftlochmuskel (*M. obturator internus*)
4. Äußerer Hüftlochmuskel (*M. obturator externus*)
5. Viereckiger Schenkelmuskel (*M. quadratus femoris*)

Die tiefen Außenrotatoren der Hüfte (von schräg hinten)

und Größe des Oberschenkelkopfs sind individuell verschieden. Dies schränkt die zulässige Bewegung des Oberschenkels in vielen Haltungen noch weiter ein, besonders wenn er wie in Upavista Konasana vollständig abgespreizt ist. Bei der Frau ist der Abstand zwischen den Hüftpfannen im Allgemeinen größer als beim Mann, was ebenfalls Auswirkungen auf Bewegungsumfang und Stabilität hat. Linke und rechte Beckenhälfte sind an der Schambeinfuge (*Symphysis pubica*) über eine Faserknorpelschicht miteinander und über das Iliosakralgelenk mit dem Kreuzbein verbunden.

Eine komplexe Gruppe von Muskeln, die in unterschiedliche Richtungen verlaufen, verleiht den Hüften zusätzliche Stabilität beim Tragen des Körpergewichts und ermöglicht die Präzision der Bewegung. Die sechs tiefen Außenrotatoren der Hüfte entspringen an verschiedenen Stellen im Beckenbereich, setzen an verschiedenen Stellen des großen Rollhügels am Oberschenkelhals an und ermöglichen verschiedene präzise Oberschenkelbewegungen: Der birnenförmige Muskel und der viereckige Schenkelmuskel wirken bei fixiertem Kreuzbein und gestreckter Hüfte als Außenrotatoren, bei gebeugter Hüfte (wie in Vrksasana) als Adduktoren. Der innere und äußere Hüftlochmuskel sowie der obere und untere Zwillingsmuskel ermöglichen – je nach Oberschenkelposition – noch genauere Auswärtsdrehungen. In Upavista Konasana und Baddha Konasana (geschlossene Winkelhaltung) ist in erster Linie die Dehnung der fünf Adduktoren spürbar. Dies sind der große Schenkelanzieher, der größte und stärkste Muskel der Adduktorengruppe; der lange und der kurze Schenkelanzieher (*M. adductor brevis*), die vom Schambein zur rauen Längslinie des Oberschenkelknochens (*Linea aspera*) verlaufen; der Kammmuskel, der sich vom Schambein zu einer Knochenleiste zieht, welche die raue Längslinie des Oberschenkelknochens mit dem kleinen Rollhügel verbindet; und der schlanke Muskel, der vom Schambein entspringt und unmittelbar unter dem inneren Schienbeinknorren (*Condylus medialis tibiae*) ansetzt. Die Kraft der Adduktoren ist in verschiedenen Haltungen – von Stützhaltungen wie Bakasana bis hin zu Salamba Sirsasana (gestützter Kopfstand) – wichtig, da sie in der Lage sind, Energie zur Mittellinie des Körpers zu ziehen.

Wie Mabel Elsworth Todd in ihrem Buch *Der Körper denkt mit: Anatomie als Ausdruck dynamischer Kräfte* (2009) schreibt, ist der große Lendenmuskel (*M. psoas major*) für die aufrechte Haltung entscheidend. Er entspringt von den Wirbelkörpern des 12. Brustwirbels bis 5. Lendenwirbels und verläuft an der Beckenvorderseite nach unten, wo er sich mit dem Darmbeinmuskel (*M. iliacus*) vereinigt, der seinen Ursprung an der Innenseite des Darmbeins hat. Umhüllt von einer Muskelbinde (*Fascia iliaca*) setzen sie als Lendendarmbeinmuskel (*M. iliopsoas*) am kleinen Rollhügel (*Trochanter minor*) am Oberschenkelhals an. Dies macht den Lendendarmbeinmuskel zum wichtigsten Hüftbeuger, den Sie in Navasana (Boot) spüren können. Er ist auch einer der Muskeln, welche die Hüftstreckung etwa bei Rückbeugen und Ausfallschritten wie Anjaneyasana (tiefer Ausfallschritt) am stärksten begrenzen. Bei fixiertem Oberschenkel, zum Beispiel in Dandasana (Stock), erzeugen der große Lendenmuskel und der Darmbeinmuskel unterschiedliche Bewegungen (sie beugen die Lendenwirbelsäule, führen die Oberschenkel heran und kippen das Becken nach vorne). Um den Rumpf zu beugen, wirkt der große Lendenmuskel relativ unabhängig von der Position der Hüften auf das Iliosakralgelenk (Myers 1998, 82). Ist er verkürzt und verspannt, kann er ein ausgeprägtes Hohlkreuz verursachen und die Bandscheiben im unteren Rücken stark zusammendrücken. Ist er schwach, kann er zu einem Flachrücken beitragen. Wie wir noch sehen werden, spielt der Lendendarmbeinmuskel auch für die Stabilität der tiefen Rumpfmuskulatur sowie die Integrität von Atmung und Bewegung im Oberkörper eine wichtige Rolle. Dies ist zum Teil auf die gemeinsame Anheftung mit den Schenkeln des Lendenteils des Zwerchfells und den unteren Fasern des Trapezmuskels (*M. trapezius*) am 1.–4. bzw. 1.–3. Lendenwirbel zurückzuführen.

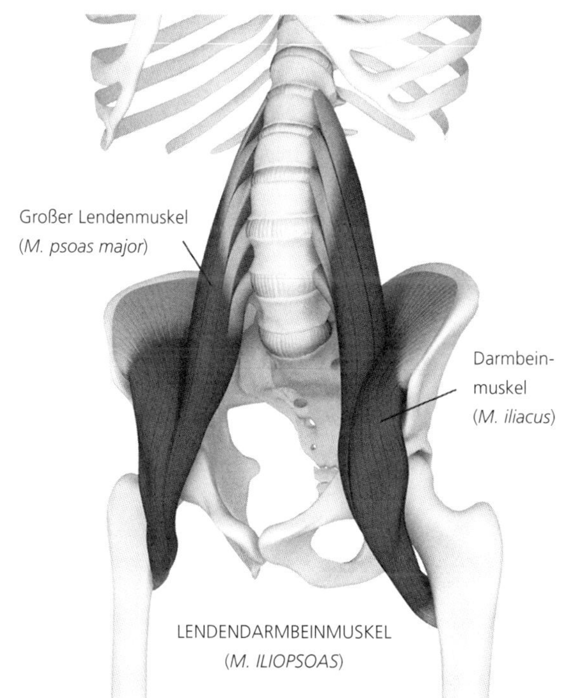

Die wichtigsten Hüftbeuger (von vorne)

Der birnenförmige Muskel (*M. piriformis*) hat die Form einer Pyramide, entspringt vom vorderen Kreuzbein, verläuft durch das große Sitzbeinloch (*Foramen ischiadicum majus*) – weshalb Entzündungen schmerzhaften Druck auf den Ischiasnerv verursachen können – und setzt an der Spitze des großen Rollhügels an. Bei fixiertem Kreuzbein und gestreckter Hüfte dreht er das Bein auswärts, bei gebeugter Hüfte spreizt er den Oberschenkel ab. Damit unterstützt er in Haltungen wie Padmasana die Hüftöffnung. Kontrahiert er bei fixiertem Oberschenkel, kippt das Becken nach hinten, wirkt damit als Gegenspieler des großen Lendenmuskels und sorgt für ausgewogenere Stabilität und Bewegung im Iliosakralgelenk.

Wir haben bereits gesehen, welche Bedeutung die hinteren Oberschenkelmuskeln und die Gesäßmuskeln für das Knie haben. Sie spielen auch eine wichtige Rolle für das Becken, auf das sie hauptsächlich als Strecker wirken. Bei fixierten Oberschenkeln kippt ihre Kontraktion das Becken nach hinten, bei fixiertem Becken streckt sie die Beine. Verspannungen der hinteren Oberschenkelmuskeln schränken Vorbeugen ein, da sich die Sitzbeinhöcker (ihr Ursprung) in Haltungen wie Uttanasana oder Paschimottanasana (Dehnung des Westens oder Vorbeuge im Sitzen) näher an den Kniekehlen befinden. Eine schwache hintere Oberschenkelmuskulatur verstärkt die Krümmung der Lendenwirbelsäule bei verspannten Hüftbeugern. Der große Gesäßmuskel (*M. gluteus maximus*) ist der größte Muskel des Körpers. Er streckt die Hüfte, dreht den Oberschenkel auswärts und erzeugt unterschiedliche Bewegungen – je nachdem welche Fasern aktiviert werden. Die oberen Fasern sind die Auswärtsdreher und unterstützen in Haltungen wie Virabhadrasana II die Hüftöffnung. Die unteren Fasern gehören mit den hinteren Oberschenkelmuskeln zu den wichtigsten Hüftstreckern. Sie helfen, in Rückbeugen wie Salabhasana (Heuschrecke) oder Urdhva Dhanurasana zu kommen, in denen die Oberschenkel einwärtsgedreht werden sollten, um den Druck auf das Iliosakralgelenk zu lindern. Bei Rückbeugen spannen die Schüler normalerweise die gesamten großen Gesäßmuskeln an, wenn sie die Hüften strecken. Damit verursachen sie ungewollt eine Auswärtsdrehung der Oberschenkel, was Sie als Lehrer sehr schön daran erkennen können, dass sie in Haltungen wie Setu Bandha Sarvangasana die Füße nach außen drehen. Der große Gesäßmuskel setzt am Iliotibialband an, was ihn in Standhaltungen zu einem wichtigen Hüftstabilisator macht. Der weniger bekannte mittlere Gesäßmuskel (*M. gluteus medius*) ist einer der wichtigsten Stabilisatoren in einbeinigen Standhaltungen wie Vrksasana und Ardha Chandrasana (Halbmond). Er sorgt als Abduktor auch dafür, dass wir durch Abspreizen des Oberschenkels in Ardha Chandrasana kommen. Noch unbekannter ist der kleine Gesäßmuskel (*M. gluteus minimus*), der unter dem mittleren Gesäßmuskel liegt. Er unterstützt ihn beim Abspreizen des Oberschenkels und ist an der Beugung und Einwärtsdrehung der Hüfte beteiligt.

Die Körpermitte

Die Erkundung der Körpermitte lässt sich sinnvollerweise mit dem Bauchnabel (*Umbilicus*) beginnen. Er dient zum Teil deshalb als wichtige Orientierungshilfe im Bauchbereich, weil er bei den meisten Menschen an der gleichen Stelle sitzt, als regloser Körperschwerpunkt, wie *Der vitruvianische Mensch* von Leonardo da Vinci zeigt. Vielleicht noch wichtiger ist die psychophysiologische Bedeutung der

Bauchmitte, die während der neun Monate im Mutterleib unser Zugang zu Nahrung und Entwicklung war. Sie bleibt ein Leben lang ein starker Quell der Emotionen und für viele das Zentrum ihrer zwanghaften Aufmerksamkeit und formenden Bemühungen, die mit Gefühlen oder Projektionen von Sexualität und Macht verbunden sind. Sie ist ferner der Sitz von Manipura-Chakra, der feinstofflichen Quelle des Willens in der Welt.

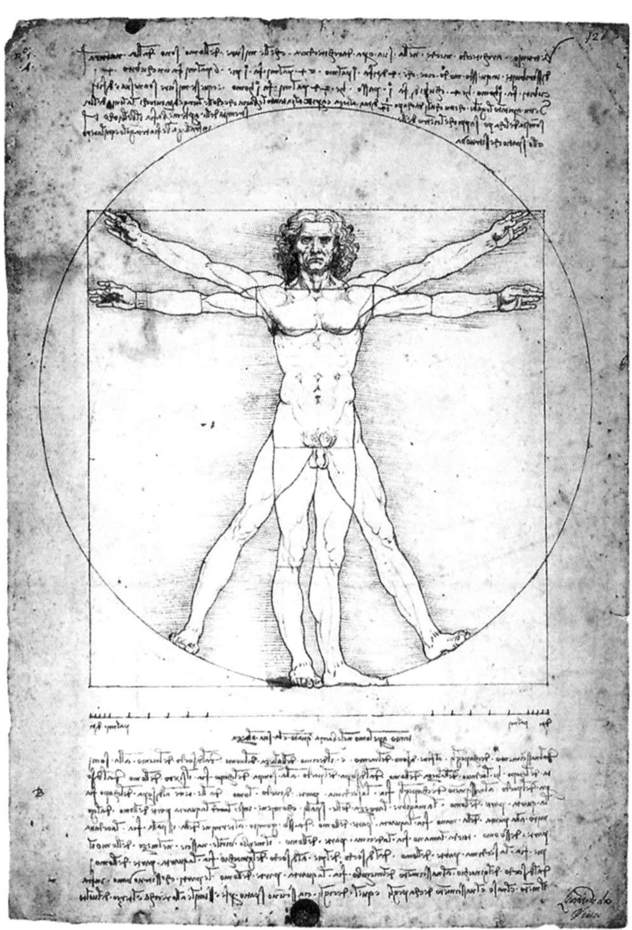

Der vitruvianische Mensch von Leonardo da Vinci

Wenn wir tiefer schauen, finden wir die wichtigen Bauchorgane: Leber, Milz, Bauchspeicheldrüse, Magen, Dickdarm, Dünndarm, Gallenblase und Blinddarm. Sie werden von vier Bauchmuskelgruppen vollständig abgedeckt: den geraden Bauchmuskeln (*M. rectus abdominis*), den querverlaufenden Bauchmuskeln (*M. transversus abdominis*), den inneren schrägen Bauchmuskeln (*M. obliquus internus*) und den äußeren schrägen Bauchmuskeln (*M. obliquus externus*). Unterhalb des Bauchnabels entdecken wir im Becken die Fortpflanzungsorgane und eine Stützstruktur aus Muskeln und Bändern. Sie ist der körperliche Ursprung von Mula Bandha und Uddiyana Bandha, zwei wichtigen Energieverschlüssen, die vor vielen Hundert Jahren in den frühen Schriften des Hatha Yoga erstmals beschrieben wurden. Oberhalb des Bauchnabels liegt das Zwerchfell (*Diaphragma*), der wichtigste Atemmuskel. An der Rückseite des Rumpfes verlaufen parallel zur Wirbelsäule die langen Rückenstrecker (*M. erector spinae*), darunter liegen in der Rinne neben den Dornfortsätzen die vielgefiederten Muskeln (*M. multifidi*). Auch der große Lendenmuskel (*M. psoas major*), der Darmbeinmuskel (*M. iliacus*), der birnenförmige Muskel (*M. piriformis*) und der quadratische Lendenmuskel (*M. quadratus lumborum*) spielen eine wichtige Rolle in der Körpermitte. Wenn sie im Gleichgewicht sind, können wir fest und leicht stehen, gefahrlos den vollständigen Bewegungsumfang der Lendenwirbelsäule nutzen, werden die inneren Organe gestützt, aber nicht zusammengedrückt, kann der Atem kräftig und frei fließen.

Die querverlaufenden Bauchmuskeln sind die tiefsten der vier wichtigsten Bauchmuskeln. Sie entspringen vom tiefen Blatt der mit den Querfortsätzen der Lendenwirbel verbundenen *Fascia thoracolumbalis*, umspannen die ganze Taille und setzen vorne über eine Sehnenplatte an der weißen Linie (*Linea alba*) an. Dies verleiht ihren horizontalen Fasern eine gürtende Wirkung, als handle es sich um

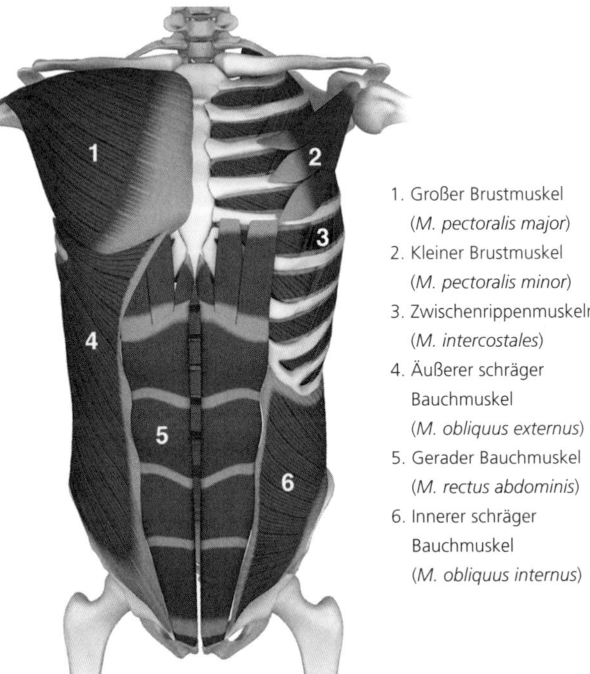

1. Großer Brustmuskel (*M. pectoralis major*)
2. Kleiner Brustmuskel (*M. pectoralis minor*)
3. Zwischenrippenmuskeln (*M. intercostales*)
4. Äußerer schräger Bauchmuskel (*M. obliquus externus*)
5. Gerader Bauchmuskel (*M. rectus abdominis*)
6. Innerer schräger Bauchmuskel (*M. obliquus internus*)

Die oberflächlichen Muskeln des Brustkorbs (von vorne)

einen einzigen Muskel. Sie entspringen ferner vom Leistenband (*Ligamentum inguinale*), das vom Darmbeinkamm (*Crista iliaca*) zum Schambeinhügel (*Tuberculum pubicum*) verläuft. Wenn Sie lachen, bis Ihnen der Bauch wehtut, spüren Sie die querverlaufenden Bauchmuskeln. Sie sind auch der muskuläre Schwerpunkt von Kapalabhati Pranayama, dem wir uns in Kapitel 8 widmen werden. Haben sie die richtige Spannung, halten sie die Organe an Ort und Stelle und stützen die Lendenwirbelsäule. Sind sie ständig angespannt, pressen sie die Organe zusammen und können Bauchwandbrüche, Harninkontinenz und Verdauungsprobleme verursachen.

Die inneren und äußeren schrägen Bauchmuskeln drehen den Brustkorb über dem Becken oder das Becken unter dem Brustkorb. Die inneren schrägen Bauchmuskeln liegen unmittelbar über den querverlaufenden Bauchmuskeln und die meisten ihrer Fasern verlaufen darüber zwischen Hüften und unteren Rippen. Bei beidseitiger Kontraktion der schrägen inneren Bauchmuskeln wird die Wirbelsäule gebeugt und der Bauch zusammengedrückt. Die einseitige Kontraktion ermöglicht eine Seitbeuge wie bei Parivrtta Janu Sirsasana (gedrehte Kopf-an-Knie-Haltung) und hilft den äußeren schrägen Bauchmuskeln der gegenüberliegenden Seite, den unteren Teil des Rumpfes zur Seite der kontrahierenden inneren schrägen Bauchmuskeln zu drehen. Die äußeren schrägen Bauchmuskeln verlaufen von den Außenflächen der 5. bis 12. Rippe über und ungefähr senkrecht zu den inneren schrägen Bauchmuskeln zur *Linea alba*, dem Leistenband oder dem Schambein. Die beidseitige Kontraktion beugt den Rumpf und drückt den Bauch zusammen, die einseitige Kontraktion bewirkt entweder eine Seitbeuge oder eine Drehung.

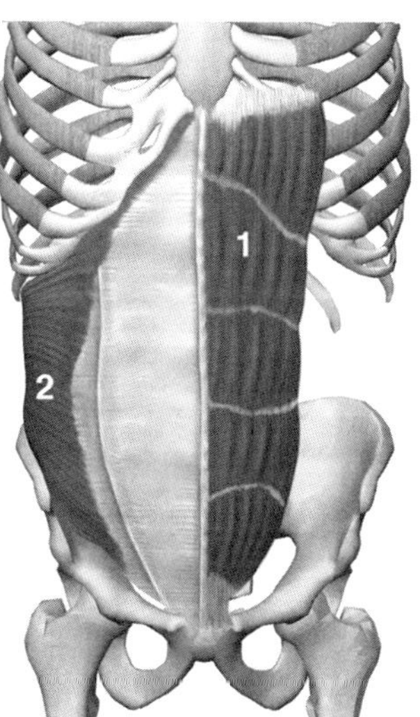

1. Gerader Bauchmuskel (*M. rectus abdominis*)
2. Querverlaufender Bauchmuskel (*M. transversus abdominis*)
3. Äußerer schräger Bauchmuskel (*M. obliquus externus*)
4. Weiße Linie (*Linea alba*)

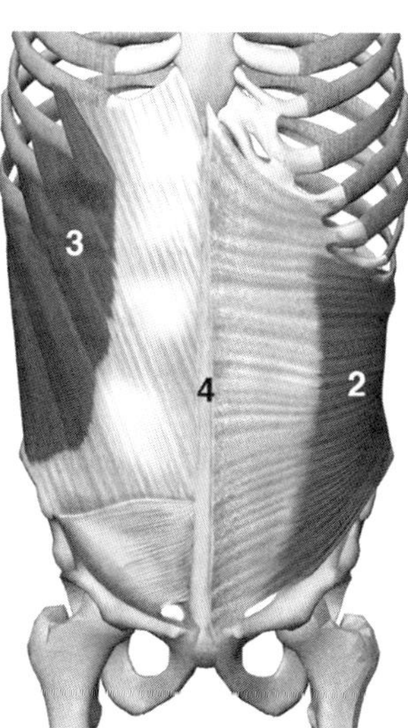

Die Bauchmuskeln (von vorne)

Der oberflächlichste Bauchmuskel ist der gerade Bauchmuskel (*M. rectus abdominis*). Er verläuft vom Schwertfortsatz des Brustbeins (*Processus xiphoideus*) zur Schambeinfuge (*Symphysis pubica*) und steckt in einer von den querverlaufenden, inneren schrägen und äußeren schrägen Bauchmuskeln gebildeten Hülle. Wenn er kontrahiert, verringert sich der Abstand zwischen Ursprung und Ansatz und der Muskel übt einen gleich starken Zug auf beide Anheftungspunkte aus, um die Wirbelsäule zu beugen. Ist er gut trainiert, erzeugen die Rillen der drei Zwischensehnen das, was umgangssprachlich als »Waschbrettbauch« bezeichnet wird. Übertreibt man es mit dem Training, erhöht sich sein Tonus zu stark, sodass er die anderen Muskeln übermannt, Rippen und Schambein zueinanderzieht, die Rippen verformt, die Atmung einschränkt sowie die Krümmung der Brustwirbelsäule verstärken und Nackenprobleme verursachen kann. Auf seinem Weg zum Schambein entfernt er sich – sowohl anatomisch als auch funktionell bei den Bandhas – immer weiter von der Oberfläche. Einige Zentimeter unterhalb des Nabels laufen die schrägen Bauchmuskeln und der querverlaufende Bauchmuskel über den geraden Bauchmuskel, sodass er mit einem Mal zum tiefsten Bauchmuskel wird und bei Uddiyana Bandha eine wichtige Rolle spielt. Wenn wir die anatomischen Aspekte und die energetischen Vorgänge von Uddiyana Bandha betrachten, müssen wir zunächst zu den Füßen und dem tiefen Becken zurückkehren, wenn wir die Beziehung zwischen diesen Körperbereichen und der Bauchmitte erkunden wollen.

Die Wirbelsäule

Die Wirbelsäule steht beim Yoga im Mittelpunkt. In der traditionellen Literatur finden wir sie als Sushumna Nadi – also den Energiekanal, durch den die Lebensenergie des Prana im Energiekörper nach oben fließt. Der Wunsch nach relativer Festigkeit, Beweglichkeit und allgemeiner Funktionsfähigkeit der Wirbelsäule ist einer der wichtigsten Gründe, welche die Menschen anfangs dazu motivieren, es einmal mit Yoga zu versuchen. Sie ist mehr als jeder andere Teil des Skeletts unmittelbar an allen Asanas beteiligt. Eine nicht ausreichend gestützte Wirbelsäule ist eine der Hauptursachen für Ablenkung bei der Sitzmeditation. Je größer und beständiger der Bewegungsumfang der Wirbelsäule, desto mehr Leichtigkeit entsteht und desto mehr erwachen die Sinne im ganzen Körper. »Im Grunde dient die Wirbelsäule als System zur Aufnahme von Informationen, die vom Skelett, den Nerven, elektrischen Impulsen, den Gefäßen und chemischen Substanzen kommen. Ist sie ausgeglichen und verbunden«, schwärmt Susi Hately Aldous (2004, 30), »entstehen märchenhaft fließende Bewegungen – ganz ähnlich wie ein harmonisch miteinander verbundenes Orchester ehrfurchtgebietende Musik hervorbringt.« Ist sie unausgeglichen, weil manche Muskeln zu stark oder zu schwach entwickelt sind, weil sie wiederholt Belastungen, organischer Spannung oder emotionaler Verkrampfung ausgesetzt ist, tauchen allmählich Probleme auf: Hohlkreuz, Rundrücken, Vorwölbung oder Vorfall der Bandscheibe sowie andere schmerzhafte Erkrankungen, die das empfindliche Gleichgewicht, die Stabilität und die Beweglichkeit der Wirbelsäule stören.

Mula Bandha und Uddiyana Bandha

Weiter oben haben wir uns bereits mit dem Aufbau von Pada Bandha beschäftigt. Die Füße lassen sich über eine Art Steigbügeleffekt energetisch aktivieren, der durch die Kontraktion der hinteren Schienbeinmuskeln (*M. tibialis posterior*) und der langen Wadenbeinmuskeln (*M. peroneus longus*) zustande kommt. Die Faszien dieser Muskeln sind mit den Faszien der Adduktoren verflochten, die an und um die Sitzbeinhöcker (*Tuber ischiadicum*) entspringen. Die Sitzbeinhöcker liegen rechts und links vom Damm (*Perineum*), die Schambeinfuge davor, das Steißbein dahinter. Den vorderen Teil dieser Raute bildet das *Diaphragma urogenitale*, eine hängemattenähnliche Schicht aus drei Muskelgruppen: Die queren Dammmuskeln (*M. transversi perinei*) verbinden die Sitzbeinhöcker, der Schwellkörpermuskel (*M. bulbospongiosus*) umschließt Vagina oder Peniswurzel und der Sitzhöcker-Schwellkörpermuskel (*M. ischiocavernosus*) verbindet Sitzbein und Klitoris oder zieht sich über den Penisschenkel (*Crus penis*) (Aldous 2004, 41). Die Anspannung dieser Muskeln aktiviert den Afterheber (*M. levator ani*), eine weitere hängemattenartige Schicht, die aus Steißbeinmuskel (*M. coccygeus*), Sitzbein-Steißbein-Muskel (*M. iliococcygeus*) und Schambein-Steißbein-Muskel (*M. pubococcygeus*) besteht. Wenn sie kontrahieren, wird der gesamte Beckenboden nach oben gezogen und die Bauchmuskeln mit Anheftungspunkten am Schambein (einschließlich der querverlaufenden und der geraden Bauchmuskeln) werden auf natürliche Weise aktiviert. Dies ist der muskuläre Aspekt von Mula Bandha. Er erzeugt ein Gefühl geerdeter Leichtigkeit in der Asanapraxis, stützt die Beckenorgane, lenkt die Energie nach oben und stimuliert Uddiyana Banda. Mit etwas Übung kann man lernen, Mula Bandha unmittelbar (also unabhängig von Pada Bandha) zu setzen und während der gesamten Asanapraxis zu halten.

Uddiyana Bandha gehört zu den am häufigsten missverstandenen Aspekten der Praxis. Dies ist zum Teil darauf zurückzuführen, dass die Definitionen und Anweisungen bei den verschiedenen Traditionen und Lehrern stark abweichen. In seiner Grundform besteht Uddiyana Bandha darin, dass man den atemleeren Bauch kräftig nach hinten zur Wirbelsäule und dann nach oben zum Brustbein zieht. Dieser Verschluss ist Bestandteil spezieller Pranayama- und Kriyatechniken, nicht der Asanapraxis. Viele Lehrer weisen ihre Schüler trotzdem an, in den Asanas Uddiyana Bandha zu setzen. Da der Atem in der Asanapraxis ruhig, gleichmäßig und vollständig fließen soll, wird dazu der volle Funktionsumfang des Zwerchfells benötigt. Uddiyana Bandha aber behindert seine natürliche Ausdehnung und schränkt die Einatmung stark ein.

Die Verwirrung um Uddiyana Bandha entsteht aufgrund einer ganz anderen Muskelbewegung im Unterbauch, die ebenfalls mit der Atmung verknüpft ist und um die wir uns in der Asanapraxis durchaus bemühen. Bei jeder vollständigen Ausatmung spannen sich die wichtigen Bauchmuskeln (in erster Linie die querverlaufenden, aber auch die schrägen und geraden Bauchmuskeln) automatisch an. Geschieht dies zusammen mit Mula Bandha, kann diese zarte Aktivierung der Bauchmuskeln die Festigkeit und Leichtigkeit vieler (aber nicht aller) Asanas und Übergänge betonen, vertiefen und verstärken. In der Tat sollte der Bauch in einigen Haltungen eher entspannt sein, damit sich Wirbelsäule, Becken und Atem angemessen bewegen können. Wir können diesen Vorgang als »Uddiyana Bandha light« bezeichnen, um ihn vom vollständigen Verschluss zu unterscheiden, der im Rahmen der Atemkontrolle praktiziert wird.

Mula Bandha und Uddiyana Bandha sind Werkzeuge und können unterschiedlich eingesetzt werden, um unterschiedliche energetische Vorgänge in der Praxis zu unterstützen. Wir sollten den Bauch niemals so stark einziehen wie beim vollständigen Uddiyana Bandha, da dies die Atmung während der Asanapraxis behindert. Wir sollten auch keine Verspannungen im Beckenboden verursachen. Mula Bandha und Uddiyana Bandha sind vielmehr als leichtes und stetes Anheben der Energie zu verstehen, die wir so nach oben in die Körpermitte ziehen und von dort ausströmen lassen, damit sie die Praxis unterstützt. Das Gleichgewicht dieser Eigenschaften entsteht durch Übung, und mit der Zeit wird die Wirkung immer feiner, aber tief greifender.

Die Wirbelsäule besteht aus dreiunddreißig Wirbeln und schlängelt sich vom Steißbein zur Schädelbasis nach oben. Von der Seite betrachtet, besteht sie aus vier Kurven, die den einzelnen Abschnitten entsprechen: Steißbein und Kreuzbein, Lendenwirbelsäule, Brustwirbelsäule und Halswirbelsäule. Die Kurve von Steißbein und Kreuzbein setzt sich aus vier bis fünf Steißwirbeln und fünf miteinander verschmolzenen Kreuzwirbeln zusammen, die das Kreuzbein bilden. Dreiundzwanzig gelenkige Verbindungen, die Bandscheiben, ermöglichen das Beugen und Drehen in verschiedene Richtungen. Die Wirbelsäule schützt das empfindliche Rückenmark, das sich zu Nerven verästelt, die Informationen an weite Teile des Körpers schicken und von dort empfangen können. In der Draufsicht von hinten ähnelt die Wirbelsäule zwei Pyramiden. Die eine ist flach und steht auf dem Kopf (Steißbein und Kreuzbein), die andere ist hoch und verjüngt sich mit jedem Wirbel der Lenden-, Brust- und Halswirbelsäule. Diese pyramidenartige Struktur verleiht der Wirbelsäule ihre natürliche strukturelle Stabilität.

Die Wirbel der einzelnen Abschnitte werden von oben nach unten durchnummeriert: C1–C7 (Halswirbelsäule), T1–T12 (Brustwirbelsäule), L1–L5 (Lendenwirbelsäule) und S1–S5 (Kreuzbein). Die Wirbel der einzelnen Abschnitte verfügen auch über besondere Unterscheidungsmerkmale, angefangen am unteren Ende mit Steißbein und Kreuzbein. Das *Os coccygis* am unteren Ende der Wirbelsäule besteht aus vier bis fünf rudimentären Wirbelknochen und wird umgangssprachlich Steißbein genannt. In den meisten Anatomiebüchern heißt es, die Knochensegmente seien miteinander verschmolzen (und sie sind in der Tat manchmal versteift). Einige Studien zeigen jedoch, dass ein normales Steißbein aus zwei oder drei beweglichen Teilen besteht, die sich sanft nach vorne krümmen und leicht beugen, falls wir den Rücken in Haltungen wie Dandasana oder Navasana einsinken lassen. Neun Muskeln, unter anderem der große Gesäßmuskel und der Afterheber, heften daran an. Das obere Ende des Steißbeins trifft mit dem *Os sacrum* zusammen (von dem lateinischen Wort *sacer*, »heilig«), einem umgekehrten Dreieck aus fünf meist miteinander verschmolzenen Wirbeln, das zwischen den Hüftknochen (also den Darmbeinen) sitzt und den Beckenring schließt. Es kann vorkommen, dass die Wirbelkörper des ersten und zweiten Kreuzwirbels nicht miteinander verbunden sind. Bei den meisten Menschen sind die Iliosakralgelenke straff verknüpft und unbeweglich. Der eine oder andere aber kann das Kreuzbein ein

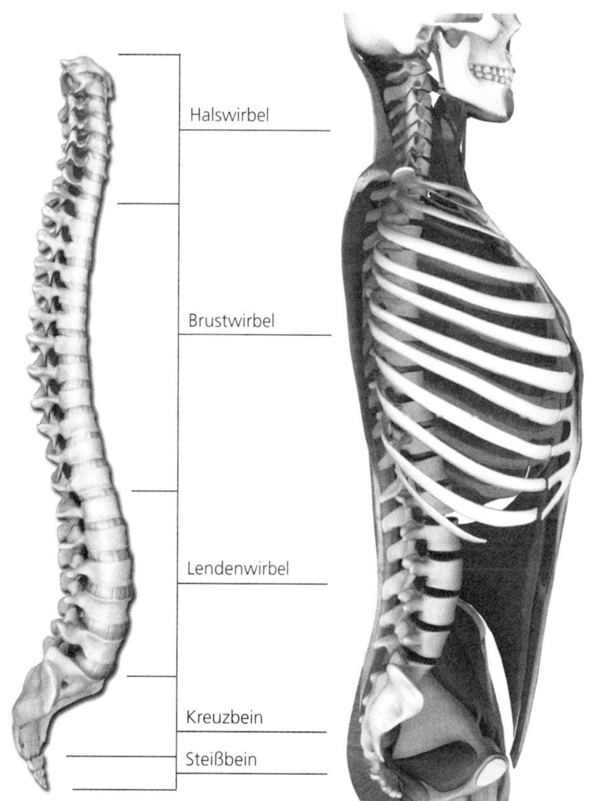

Die Abschnitte und die natürliche Krümmung der Wirbelsäule (von der Seite)

paar Grad nach vorne oder hinten kippen (Nutation und Gegennutation). Das Kreuzbein der Frau ist kürzer, breiter und etwas anders gekrümmt und gekippt als das des Mannes.

Der fünfte Lendenwirbel sitzt oben auf dem geneigten Kreuzbein, was Scherkräfte in der unteren Lendenwirbelsäule erzeugt. Sie werden im Idealfall von den Muskeln und Bändern im Bereich des unteren Rückens und des Bauchs ausgeglichen. Die Lendenwirbel sind die größten und kräftigsten beweglichen Wirbel. Sie tragen mehr Gewicht als ihre Kollegen weiter oben und sind gleichzeitig am beweglichsten. Diese Doppelaufgabe macht den Abschnitt besonders anfällig für Überlastung und Verletzungen. Zwischen dem ersten und zweiten Lendenwirbel endet das Rückenmark und verzweigt sich zu Nervenwurzeln, die zwischen den Lendenwirbeln austreten und sich weiter unten zum Ischiasnerv vereinigen. Bandscheibenquetschungen oder -vorfälle der Lendenwirbelsäule, die oft von einer zur starken Krümmung – einem Hohlkreuz – verursacht werden (man erinnere sich an den verspannten großen Lendenmuskel), können diese Nervenwurzeln beeinträchtigen und zu Ischialgien beitragen. Sie äußern sich in Form von Schmerzen, die von den Beinrückseiten bis in die Füße ausstrahlen.

Zwischen den zwölf Brustwirbeln und den zwölf Rippenpaaren bestehen einzigartige gelenkige Verbindungen. Die Brustwirbel verjüngen sich von unten nach oben und zeichnen sich zum einen durch Rippen-Wirbel-Gelenke aus, welche die Wirbelkörper mit den Rippenköpfchen verbinden, zum anderen durch gelenkige Verbindungen zwischen den Querfortsätzen aller Brustwirbel mit Ausnahme von T11 und T12 und den Rippenhöckerchen. Der erste Brustwirbel hat große Ähnlichkeit mit den darüberliegenden breiten Halswirbeln, die letzten beiden Brustwirbel ähneln in Größe und Form den Lendenwirbeln.

Die Halswirbel sind die kleinsten echten Wirbel. Sie lassen sich von Brust- und Lendenwirbeln am einfachsten durch die Öffnungen für die Wirbelarterie (*Arteria vertebralis*) in den Querfortsätzen unterscheiden. Der erste Halswirbel oder Atlas sitzt auf dem zweiten Halswirbel oder Axis, dreht nach rechts und links und ermöglicht größtenteils die Rotation der Halswirbelsäule. Die Halswirbel C3 bis C6 ähneln einander. Sie alle sind klein und breiter als tief. Der siebte Halswirbel (*Vertebra prominens*) zeichnet sich durch einen längeren und stärker hervorspringenden Dornfortsatz aus.

Bandscheiben puffern die Wirbel und bilden Gelenke, die eine gewisse Bewegung zulassen und gleichzeitig verhindern, dass die Wirbel aneinanderreiben. Die Bandscheibe ist ein Ring (*Annulus fibrosus*) aus mehreren Faserknorpelschichten mit unterschiedlichem Faserverlauf. Dieser umgibt einen Gallertkern (*Nucleus pulposus*) im Inneren, der Stöße in Längsrichtung der Wirbelsäule absorbiert. Die Bandscheiben machen die Wirbelsäule beweglich und dienen gleichzeitig als Stoßdämpfer beim Gehen, Laufen und anderen körperlichen Aktivitäten. Bei starker Vorwärtsneigung (Flexion) der Wirbelsäule wird der vordere Teil der Bandscheibe zusammengedrückt. Der Gallertkern schiebt sich nach hinten, und der hintere Teil der Bandscheibe dehnt sich aus. In der Streckung oder Extension (Rückwärtsbeuge) passiert das Gegenteil. In Haltungen mit Seitwärtsneigung wie Parighasana (Tor) dehnt sich der Gallertkern zur gegenüberliegenden Seite aus. Verletzungen und der Alterungsprozess können Vorwölbungen und möglicherweise sogar Vorfälle auf der sich ausdehnenden Seite verursachen. Meist ist der hintere Teil, also genau der Bereich der Bandscheibe betroffen, wo die wichtigen Spinalnerven zur Versorgung verschiedener Gewebe und Gliedmaßen austreten. Während Bandscheibenvorfälle häufiger bei Vorbeugen auftreten, macht sich der damit verbundene Schmerz eher beim Stehen oder bei Rückbeugen bemerkbar.

Neben den verformbaren Bandscheiben verleiht ein komplexes und fein abgestimmtes System aus Bändern und Muskeln der Wirbelsäule zusätzlich Stabilität und Beweglichkeit. Drei Bänder ziehen sich über die gesamte Länge der Wirbelsäule: das vordere Längsband (*Ligamentum longitudinale anterius*), das hintere Längsband (*Ligamentum longitudinale posterius*) und das Dornfortsatzband (*Ligamentum supraspinale*). Bei gebeugter Wirbelsäule (zum Beispiel in einer Vorbeuge) nimmt das hintere Längsband einen Teil des Drucks auf, der vom Gallertkern der Bandscheibe ausgeübt wird. Ist er jedoch zu groß, kommt es unmittelbar neben dem Band zu einer seitlichen Vorwölbung. Das vordere und hintere Längsband begrenzen Streck- und Beugebewegungen. Andere Bänder verbinden benachbarte Wirbel. Alle sorgen für Stabilität, schränken dabei aber auch das Ausmaß von Dreh-, Beuge-, Streckbewegungen und der Seitwärtsneigung ein.

Der große und der kleine Lendenmuskel (*M. psoas major & minor*) sowie die beiden posterioren Muskeln des transversospinalen Systems umgeben die

Lendenwirbelsäule mit vier Muskelbündeln. Durch ihre gemeinsame Kontraktion lässt sich eine ausgeglichene Dehnung im unteren Rücken erzeugen. Gelegentlich ist zu hören, dass die oberen und unteren Abschnitte der Lendenmuskeln für dieses Gleichgewicht verantwortlich seien, da die Lendenwirbelsäule durch den Zug der unteren Fasern auf den vierten und fünften Lendenwirbel überstreckt, durch den Zug der oberen Fasern auf den zwölften Brustwirbel und den ersten Lendenwirbel zur Leiste gebeugt wird.[1] Alles in allem aber ziehen die Lendenmuskeln die untere Lendenwirbelsäule nach vorne und nehmen dabei das Kreuzbein mit, sodass das Becken nach vorne kippt. Wenn wir uns erinnern, dass es sich dabei um kräftige Hüftbeuger handelt (sie heben die Knie zur Brust), können wir ermessen, dass ein zu hoher Muskeltonus nicht nur die Bandscheiben der Lendenwirbelsäule quetschen, sondern auch eine starke Einschränkung bei allen Rückbeugen verursachen kann. Zu beachten ist ferner, dass es bei einseitiger Kontraktion zu einer Seitneigung oder Drehung der Wirbelsäule kommt. Ist der Muskel auf einer Seite stärker verspannt, entstehen Asymmetrien, sodass es zu Ungleichgewichten oder Überlastungen des Iliosakralgelenks und der gesamten Wirbelsäule kommen kann. Dies ist oft sehr klar zu sehen, wenn ein Schüler in Tadasana steht oder Salamba Sirsasana I übt. Demnach sind starke, aber geschmeidige Lendenmuskeln eine der wichtigsten Grundlagen für die allgemeine Stabilität und Beweglichkeit der Wirbelsäule und des ganzen Körpers. Asanas wie Anjaneyasana, Virabhadrasana I und Supta Virasana (liegender Held) dehnen sie, Navasana und Utthita Hasta Padangusthasana kräftigen sie. In unmittelbarer Nähe befindet sich auch der quadratische Lendenmuskel (*M. quadratus lumborum*), der vom hinteren Darmbeinkamm entspringt und an den Querfortsätzen von L1–L5 sowie an der zwölften Rippe ansetzt. Bei einseitiger Kontraktion (oder zu hoher Muskelspannung auf einer Seite) nähern sich Becken und Rippen auf dieser Seite an. Bei beidseitiger Kontraktion bewirkt er eine Streckung der Wirbelsäule und wirkt so den Lendendarmbeinmuskeln und Bauchmuskeln entgegen.

Neben der Wirbelsäule laufen mehrere Schichten tiefer Muskeln nach oben. Die einen verbinden einen Querfortsatz mit dem nächsten (intertransversale Muskeln), die anderen verlaufen zwischen den Dornfortsätzen (interspinale Muskeln) und wieder andere zwischen den Quer- und Dornfortsätzen (spinotransversale Muskeln). Im Nacken befindet sich eine Gruppe von Muskeln, die Letzteren sehr ähnlich sind. Die geraden (*M. rectus capitis*) und die schrägen Kopfmuskeln (*M. obliquus capitis*) verbinden die Wirbelsäule mit dem Hinterhauptsbein am hinteren unteren Teil des Schädels. Sie können je nach Art der Kontraktion die Streckung, Seitwärtsneigung und Drehung der Wirbelsäule unterstützen. Über den tiefen Muskeln der Wirbelsäule verläuft die Gruppe der Rückenstrecker (*M. erector spinae*) mit den dazugehörigen Sehnen, die in den Vertiefungen neben der Wirbelsäule liegen. Sie gehen im Bereich der Lendenwirbelsäule aus der dicken, fleischigen, sehnigen Masse der *Aponeurosis lumbalis* hervor und teilen sich dann in drei parallele Muskelstränge, die an der Wirbelsäule entlang nach oben laufen. Ihre Hauptaufgabe ist es, die Wirbelsäule in Haltungen wie Salabhasana und Purvottanasana zu strecken. In der Beugung dienen sie eher dazu, die Bewegungen zu kontrollieren, als zu erzeugen. Bei vollständigen Vorwärtsbeugen wie Paschimottanasana oder Uttanasana sind sie gänzlich untätig. Bei Drehungen und Seitbeugen sind sie sowohl für die Bewegung als auch ihre Kontrolle zuständig. Da alle Muskeln mehrere Wirbelsäulenabschnitte überspannen, wirken sich An- oder Entspannung auf mehrere Wirbel aus. In Rückbeugen in Bauchlage wie Salabhasana werden sie am stärksten kontrahiert und am meisten gestärkt.

Im Nacken werden die Rückenstrecker von weiteren Muskeln ergänzt, die den Kopf wie Abspannseile auf der Wirbelsäule halten und bewegen. Es sind dies unter anderem die Riemenmuskeln des Kopfes, Schulterblattheber, langen Halsmuskeln (*M. longus colli*), geraden Kopfmuskeln, Treppenmuskeln (*M. scaleni*), großen Kopfwender (*M. sternocleidomastoideus*) und oberen Fasern der Trapezmuskeln. Wir finden hier eine faszinierende Welt aus Nerven, Muskeln und Bewegung, die bei vielen Yogaschülern ein Bereich ist, in dem sich Spannungen und Überlastung zeigen. Da diese Stelle meist aufgrund von Fehlhaltungen in anderen Abschnitten des Körpers überfordert ist (und oft zu sehr zur Atmungsunterstützung rekrutiert wird), können schon die einfachsten Asanas schnell Nackenschmerzen verursachen.

Drei weitere Rückenmuskeln – der große Rückenmuskel, die rautenförmigen Muskeln und der Trapezmuskel – werden weiter unten ausführlich besprochen. Fürs Erste werden wir lediglich einen Überblick darüber geben, wie sie auf den Rücken

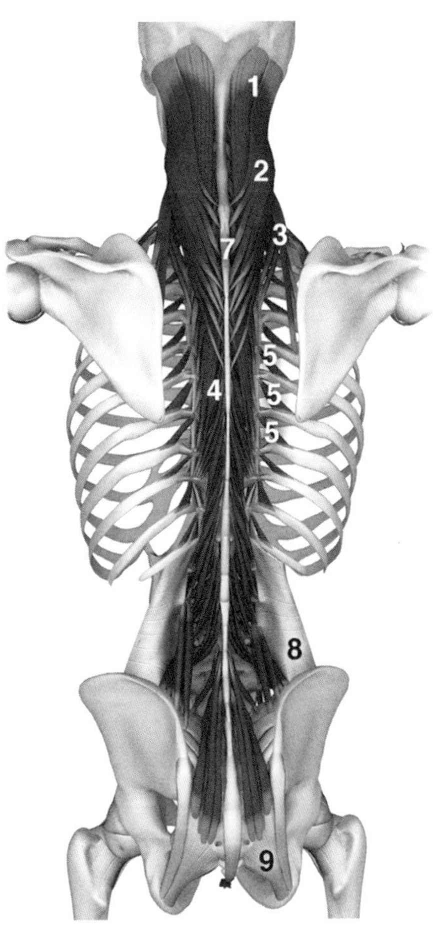

1. Riemenmuskel des Kopfes (*M. splenius capitis*)
2. Riemenmuskel des Halses (*M. splenius cervicis*)
3. Längster Muskel des Halses (*M. longissimus cervicis*)
4. Halbdornmuskel (*M. semispinalis*)
5. Vielgefiederte Muskeln (*M. multifidi*)
6. Darmbein-Rippen-Muskel (*M. iliocostalis*)
7. Zwischendornfortsatzband (*Ligamentum interspinale*)
8. *Fascia lumbosacralis*
9. *Ligamentum sacrotuberale*

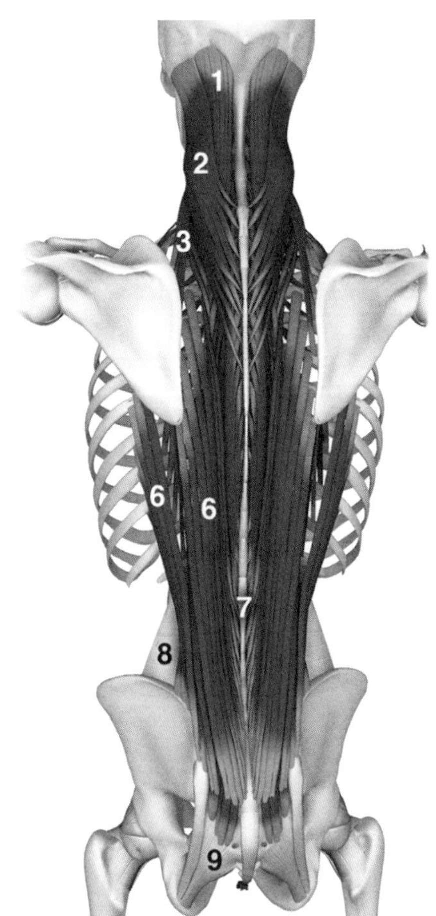

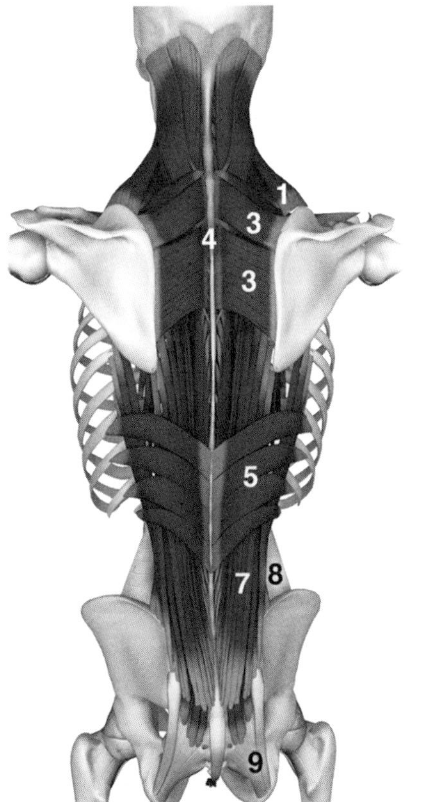

1. Schulterblattheber (*M. levator scapulae*)
2. Trapezmuskel (*M. trapezius*)
3. Rautenförmige Muskeln (*M. rhomboidei*)
4. Zwischendornfortsatzband (*Ligamentum interspinale*)
5. Hinterer Sägemuskel (*M. serratus posterior*)
6. Großer Rückenmuskel (*M. latissimus dorsi*)
7. Rückenstrecker (*M. erector spinae*)
8. *Fascia lumbosacralis*
9. *Ligamentum sacrotuberale*

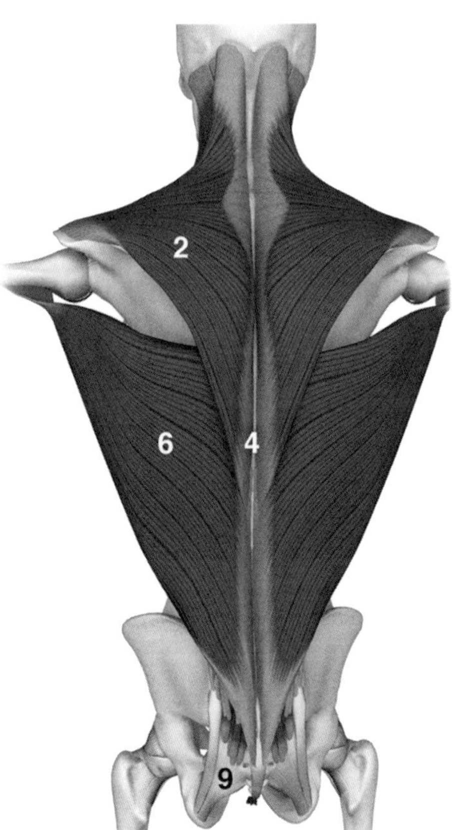

Die Stützmuskulatur des Rückens (von hinten)

wirken. Der große Rückenmuskel ist der flächigste Muskel des Körpers, bedeckt fast den gesamten Rücken und stärkt die strukturelle Integrität des ganzen Rumpfes. Die rautenförmigen Muskeln ziehen die Wirbel zu den Schulterblättern oder sie entspannen sich, damit Rückbeugen mit über den Kopf gehobenen Armen (Schulterflexion) wie Urdhva Dhanurasana leichter fallen. Der Trapezmuskel, dessen Fasern in drei Richtungen verlaufen, kann die Wirbelsäule strecken und zur Seite neigen.

Schultern, Arme und Hände

Leben und Bewusstsein des Menschen gehen zu einem großen Teil auf die Fähigkeit zurück, aufwendige Strukturen oder Prozesse nicht nur im komplexen Geist entstehen, sondern auch in der materiellen Welt Wirklichkeit werden zu lassen. Im kreativen Ausdruck sind wir stark auf die Geschicklichkeit von Armen und Händen angewiesen, deren verhältnismäßig freie Beweglichkeit von der Mobilität unserer Schultern abhängt. Die Schulter ist das beweglichste Gelenk des menschlichen Körpers. Gleichzeitig muss sie so stark sein, dass wir heben, schieben, ziehen, drehen, mit oder gegen Kräfte arbeiten können, die in verschiedene Richtungen wirken. In der Tat sind das menschliche Bewusstsein und der Stoff, aus dem unsere Gedanken sind, untrennbar mit einer Fähigkeit verbunden, die ausschließlich dem Menschen vorbehalten ist, nämlich auf oft sehr zarte und kunstvolle Weise kreativ mit der physischen Welt in Verbindung zu treten. Schultern, Arme und Hände machen es möglich. Unsere bescheidenen Schultern tragen einen großen Teil der Verantwortung und manchmal sogar eine große Last (der hinduistische Gott Shiva trägt eine ruhende Kobra auf den Schultern). Sie haben großen Einfluss auf unsere Haltung und die Art, wie wir uns in der Welt bewegen – auf der Matte und jenseits davon.

In anatomischer Hinsicht ist die Schulter kein Gelenk, sondern eine komplexe Struktur, die aus drei Knochen besteht – Oberarmknochen (*Humerus*), Schlüsselbein (*Clavicula*) und Schulterblatt (*Scapula*) – und von Muskeln, Sehnen und Bändern zusammengehalten wird. Durch die Verbindungen zwischen diesen Knochen entstehen drei Gelenke: Schultergelenk (*Articulatio humeri*), Schultereckgelenk (*Articulatio acromioclavicularis*) und Brustbein-Schlüsselbein-Gelenk (*Articulatio sternoclavicularis*). Sie verleihen den Armen einen großen Bewegungsradius und sehr viel Stabilität. Wenn dieser Balanceakt kippt, kommt es zu verschiedenen Problemen, die ausschließlich in diesem Bereich des Körpers auftreten.

Das Schultergelenk ist das Hauptgelenk. Hier ruht der Oberarmkopf in der Schulterblattgelenkpfanne (*Cavitas glenoidalis*) wie ein Golfball auf einem Tee. Dank dieses Kugelgelenks können wir den Arm kreisen lassen oder vom Körper abspreizen. Vier Muskeln umgeben den Oberarmkopf als sogenannte Rotatorenmanschette, um ihn sicher in der Schulterblattgelenkpfanne zu halten: Obergrätenmuskel (*M. supraspinatus*), Untergrätenmuskel (*M. infraspinatus*), Unterschulterblattmuskel (*M. subscapularis*) und kleiner runder Muskel (*M. teres minor*). Ihre Sehnen sind mit der Gelenkkapsel des Schultergelenks verbunden und verleihen zusätzliche Stabilität. Da die Schulterblattgelenkpfanne nicht sehr tief ist, gehört es zu den am häufigsten ausgerenkten Gelenken. Wie man weiß, kann dies auch durch unsachgemäße Korrekturen in Haltungen wie Urdhva Dhanurasana geschehen. Die reibungslose Bewe-

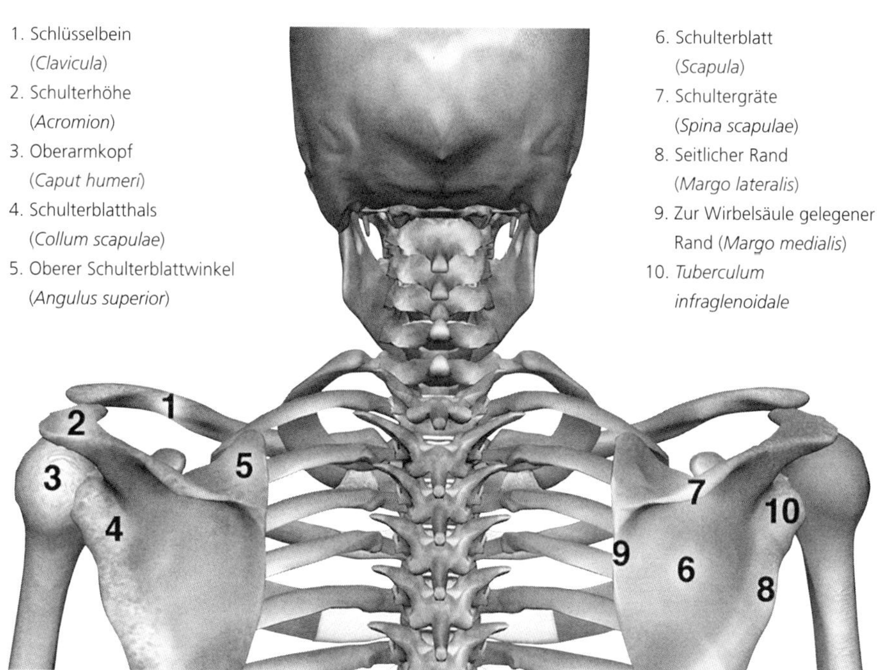

Die Knochen des Schultergürtels (von hinten)

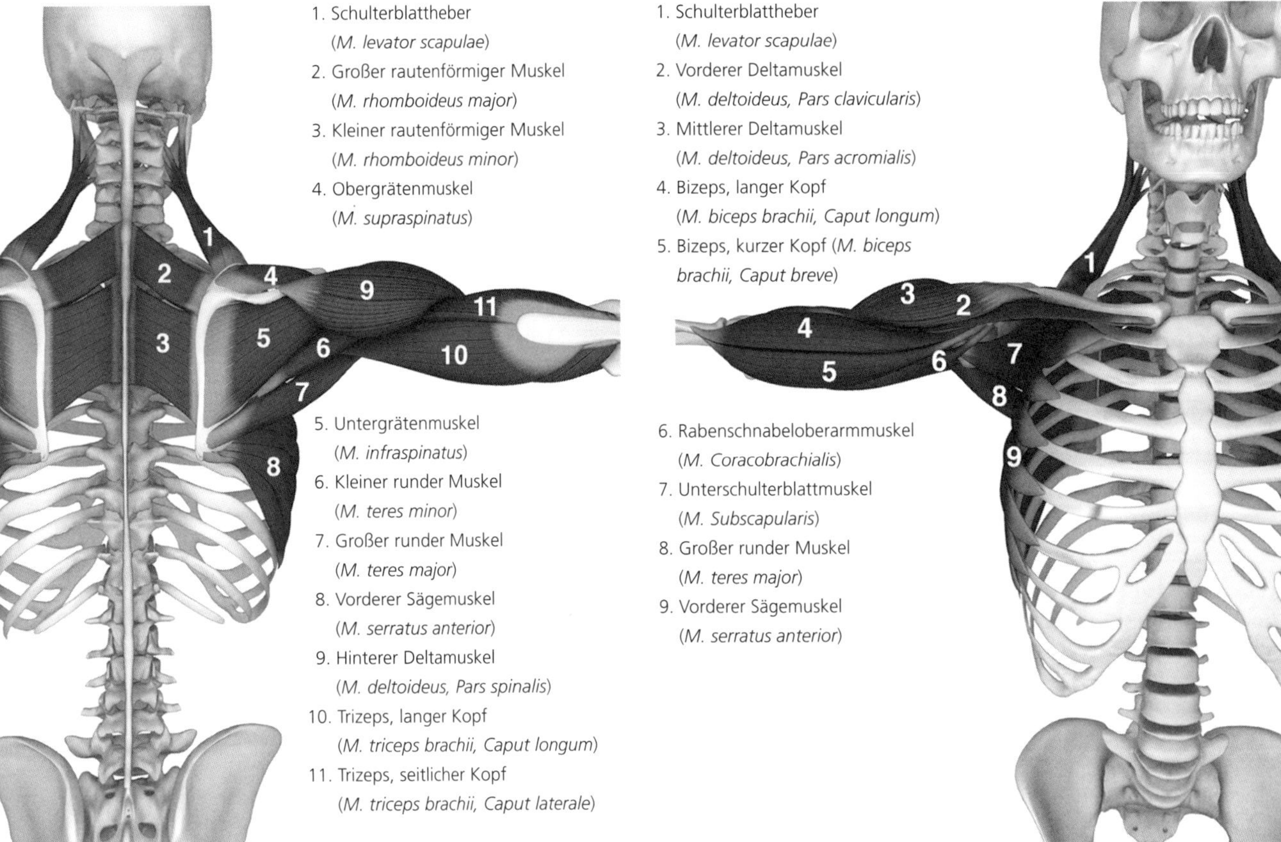

Schulter- und Oberarmmuskeln (von hinten)

Schulter- und Oberarmmuskeln (von vorne)

gung des Oberarmkopfs in der Schultergelenkpfanne hängt davon ab, dass die Muskeln der Rotatorenmanschette in ihrer Stärke, Beweglichkeit und neurologischen Funktion ausgeglichen sind, aber auch von der Gelenkkapsel, die das Gelenk umschließt und mit Schulterblatt, Oberarmknochen und Bizeps verbunden ist. Die Kapsel ist von einer dünnen Gelenkinnenhaut (*Membrana synovialis*) ausgekleidet und wird vom *Ligamentum coracoclaviculare* gestützt.

Das Schultereckgelenk befindet sich an der Schulteroberseite zwischen der Schulterhöhe am Schulterblatt und dem rumpffernen Ende des Schlüsselbeins. Es wird von drei Bändern gehalten: Das *Ligamentum acromioclaviculare* verbindet Schulterhöhe und Schlüsselbein; das *Ligamentum coracoacromiale* verläuft zwischen Rabenschnabelfortsatz (*Processus coracoideus*) und Schulterhöhe; das *Ligamentum coracoclaviculare* zieht sich vom Schulterblatt zum Schlüsselbein. Die Gleitbewegung dieses echten Gelenks erlaubt es uns, den Arm über den Kopf zu heben, indem es die Bewegung des Schulterblatts unterstützt und bei Asanas wie Urdhva Hastasana (gestreckte Berghaltung) und Adho Mukha Svanasana (nach unten schauender Hund) eine stärkere Armrotation zulässt. Am rumpfnahen Ende des Schlüsselbeins befindet sich das Brustbein-Schlüsselbein-Gelenk, wo die Vertiefung im Handgriff des Brustbeins (*Manubrium sterni*) auf das gerundete Ende des Schlüsselbeins trifft. Das Schulterblatt ist ein ungefähr dreieckiger Knochen an der Rückseite des Brustkorbs und bildet den rückwärtigen Teil des Schultergürtels. An seinem etwas dickeren seitlichen Rand befindet sich die Schulterblattgelenkpfanne, in der der Oberarmkopf zu Hause ist. Die verschiedenen Strukturen des Schulterblatts erlauben die Anheftung von siebzehn Muskeln, die ihm seine Stabilität verleihen und sechs Grundbewegungen ermöglichen, die den Bewegungsumfang des Arms vergrößern:

Tabelle 4.1: Bewegungen des Schulterblatts

Bewegungen	Muskeln	Beispielasanas
Heben	oberer Trapezmuskel	Adho Mukha Vrksasana
	rautenförmige Muskeln	Adho Mukha Svanasana
	Schulterblattheber	Adho Mukha Svanasana
Senken	unterer Trapezmuskel	Virabhadrasana II
	vorderer Sägemuskel	Anjali Mudra
Adduktion	rautenförmige Muskeln	Gomukhasana
	mittlerer Trapezius	Phalakasana
Abduktion	vorderer Sägemuskel	Adho Mukha Svanasana
		Chaturanga Dandasana
Rotation nach oben	oberer Trapezmuskel	Urdhva Hastasana
	vorderer Sägemuskel	Adho Mukha Svanasana
Rotation nach unten	rautenförmige Muskeln	Tolasana
	Schulterblattheber	Bakasana

Die Muskeln, die den *Humerus* mit anderen Teilen der Schulter verbinden, bewegen auch den Oberarm. Der Untergrätenmuskel rotiert den Arm mit Unterstützung des kleinen runden Muskels auswärts, zum Beispiel wenn wir in Tadasana stehen und die Handflächen nach vorne drehen oder in Utthita Parsvakonasana (gestreckte seitliche Winkelhaltung) die Trizepsseite des Arms zum Ohr drehen. Der Unterschulterblattmuskel zieht den Arm zum Körper und dreht ihn einwärts. Im Hatha Yoga ist diese Bewegung selten, aber in Parsvottanasana (intensive Flankendehnung) findet eine gewisse Einwärtsdrehung statt. Der Obergrätenmuskel spreizt den Arm ab, zum Beispiel wenn wir in Virabhadrasana II die Arme seitlich anheben und ausstrecken. Lassen Sie es mich noch einmal sagen: Die genannten vier Muskeln bilden die Rotatorenmanschette, stabilisieren das Schultergelenk und halten den Oberarmkopf in der Schulterblattgelenkpfanne.

Auswärts- und Einwärtsdrehung

Stellen Sie sich vor, Sie stünden in Tadasana und würden die Arme so drehen, dass die Daumen erst zum Körper und schließlich nach hinten zeigen. Dies ist die Einwärtsdrehung. Versuchen Sie nun bei starker Einwärtsdrehung und gesenkten Schulterblättern die Arme über die Seite nach oben zu heben (Abduktion), bis Sie in Urdhva Tadasana sind. Sofern keine extreme Überbeweglichkeit der Schultern vorliegt, werden Sie die Arme maximal auf Schulterhöhe heben können. Wiederholen Sie die Bewegung nun mit auswärtsgedrehten Armen. Sie werden merken, dass sie sich mühelos und praktisch ohne jede Einschränkung über den Kopf heben lassen, bis die Schultern vollständig gebeugt sind. Befinden sich die Arme dann über dem Kopf, scheint sich die Auswärtsdrehung allerdings ins Gegenteil verwandelt zu haben. Dies sorgt bei Asanas wie Utthita Parsvakonasana häufig für Verwirrung. In dieser Haltung führt die Anweisung, den Oberarm »auswärts« zu drehen, nämlich oft dazu, dass die Schüler genau das Gegenteil tun und infolgedessen den Oberarm mit der Schulterhöhe verkanten – und das ist kein Spaß! Aus diesem Grund ist es hilfreich, die Schüler zunächst anzuweisen, dass sie den Arm zur Hüfte strecken, ihn in dieser Stellung auswärtsdrehen und die Drehung beibehalten sollen, während sie den Arm über den Kopf heben. Dann ergibt Utthita Parsvakonasana mehr Sinn.

Das Ellenbogengelenk (*Articulatio cubiti*) wird von zwei Knochen gebildet: der rumpffernen Seite des Oberarmknochens und der rumpfnahen Seite der Elle (*Ulna*). Ein zweiter Unterarmknochen, die Speiche (*Radius*), bildet rumpfnah mit der *Incisura radialis* der Elle und rumpffern mit den Handwurzelknochen gelenkige Verbindungen. Der Unterarm kann im Ellenbogengelenk (1) dank des Scharniergelenks von Oberarmknochen und Elle gebeugt und gestreckt werden sowie (2) einwärtsgedreht (Pronation) und auswärtsgedreht (Supination) werden, zum Beispiel wenn wir bei fixiertem Oberarm die Handfläche nach oben oder unten drehen. Das einfache Scharniergelenk des Ellenbogens wird durch die gelenkige Verbindung von Elle und Speiche und die Art und Weise, wie sich alle beteiligten Knochen Gelenkspalten und Bänder teilen, komplexer. Der Ellenbogen ist wie das Knie – ebenfalls ein Scharniergelenk – sehr anfällig für Überstrecken. Dies verursacht vor allem in Stützhaltungen, in denen die Arme das Gewicht tragen, Fehlausrichtungen und Verletzungen.[2]

Das Beugen und Strecken des Ellenbogens geschieht durch die Kontraktion der Muskeln im Oberarm: Der Bizeps (*M. biceps brachii*), der Oberarmmuskel (*M. brachialis*) und der Oberarmspeichenmuskel (*M. brachioradialis*) beugen den Ellenbogen, der Trizeps (*M. triceps brachii*) ist der wichtigste Strecker. Bei der Ein- und Auswärtsdrehung überkreuzen sich Elle und Speiche, um die Handflächen nach oben und nach unten zu drehen. Der runde Einwärtsdreher (*M. pronator teres*) und der viereckige Einwärtsdreher (*M. pronator quadratus*) sind für die Pronation entscheidend (und werden vom Oberarmspeichenmuskel unterstützt, wenn die Bewegung aus der Auswärtsdrehung heraus erfolgt). Bizeps und Auswärtsdreher (*M. supinator*) drehen den Unterarm nach außen. Die Schwierigkeit der Einwärtsdrehung wird deutlich, wenn man versucht, die Handflächen in Pincha Mayurasana (Pfauenfeder) fest im Boden zu verwurzeln, was durch einen verspannten Bizeps noch schwieriger wird.

Wir Menschen haben unsere Entwicklung größtenteils unserer Fähigkeit zu verdanken, Gegenstände halten und handhaben zu können. Der opponierbare Daumen hat entscheidenden Anteil daran. Die Hand ist neben den spirituellen Elementen, den Übungsanweisungen und der Demonstration der Asanas unser vielleicht wichtigstes Unterrichtsmittel. Sie sorgt dafür, dass wir mithilfe von Berührungen klar, differenziert und einfühlsam kommunizieren können. In der Asanapraxis ist sie einer der wichtigsten Anker des Fundaments. Dies gilt unter anderem für alle armgestützten Haltungen, viele Rückbeugen, ja sogar Hüftöffner, Drehungen und Vorbeugen, bei denen wir mit einem Hebel arbeiten. Das Handgelenk verleiht diesem wertvollen Werkzeug, das auch einer der empfindlichsten Teile des menschlichen Körpers ist, eine beachtliche Beweglichkeit und wird in der Asanapraxis mit am häufigsten verletzt.

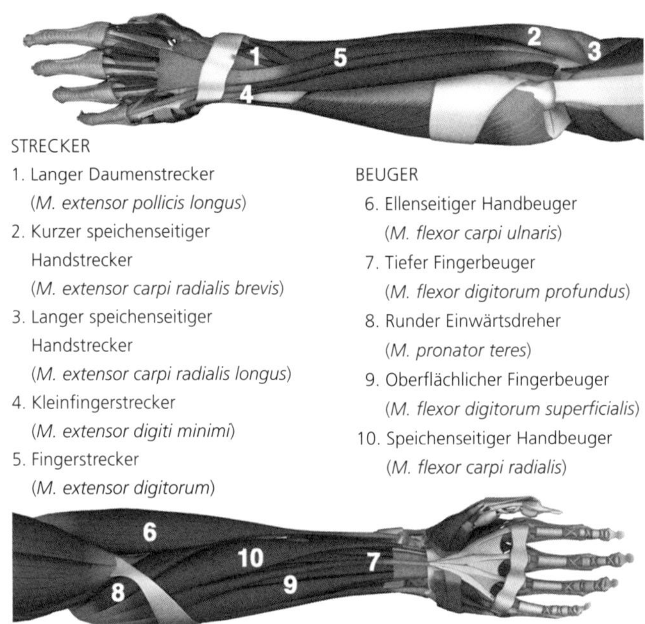

STRECKER

1. Langer Daumenstrecker (*M. extensor pollicis longus*)
2. Kurzer speichenseitiger Handstrecker (*M. extensor carpi radialis brevis*)
3. Langer speichenseitiger Handstrecker (*M. extensor carpi radialis longus*)
4. Kleinfingerstrecker (*M. extensor digiti minimi*)
5. Fingerstrecker (*M. extensor digitorum*)

BEUGER

6. Ellenseitiger Handbeuger (*M. flexor carpi ulnaris*)
7. Tiefer Fingerbeuger (*M. flexor digitorum profundus*)
8. Runder Einwärtsdreher (*M. pronator teres*)
9. Oberflächlicher Fingerbeuger (*M. flexor digitorum superficialis*)
10. Speichenseitiger Handbeuger (*M. flexor carpi radialis*)

Die Muskeln der Hand und des Unterarms

Die Hand besteht aus fünf Mittelhandknochen (*Ossa metacarpalia*) und vierzehn Fingerknochen (*Ossa digitorum manus*), die über Bänder verbunden und von Muskeln, Nerven, Blutgefäßen, Faszien und Haut umgeben sind. Das Handgelenk setzt sich aus acht kleinen Handwurzelknochen (*Ossa carpi*) zusammen. Zwei davon bilden mit der rumpffernen Seite der Speiche, vier mit den Mittelhandknochen gelenkige Verbindungen, und sind im Wesentlichen alle von querverlaufenden Bändern umhüllt. Der von den Handwurzelknochen gebildete Bogen bietet einer Struktur Platz, durch die sich die Beugesehnen, ihre Sehnenscheiden und Faszien ziehen – dem Karpalband (*Retinaculum flexorum*). Es ordnet den Verlauf der Sehnen. Bewegungen im Handgelenk machen sich in der Hand bemerkbar: In der Beugung wird die Hand zur Innenseite des Unterarms und die Finger dabei meist in die Länge gezogen. In der

Streckung wird die Hand zur Außenseite des Unterarms gezogen. Dabei entsteht meist Spannung in den Fingern, was sich zum Beispiel darin zeigt, dass sich Finger und Fingerknöchel in Adho Mukha Svanasana gern vom Boden heben. In der Abduktion bei nach oben geöffneter Handfläche wird der Daumen nach außen gezogen, in der Adduktion geschieht das Gegenteil. Der Daumen verfügt über bemerkenswerte Beuge-, Streck-, Abduktions- und Adduktionsmöglichkeiten.

Die wichtigsten Muskeln für die Bewegung von Handgelenk und Hand entspringen von den Unterarmknochen (Speiche und Elle) und setzen mit langen Sehnen an den rumpfferneren Handwurzel-, Mittelhand- und Fingerknochen an. Einige Binnenmuskeln der Hand (vier am Handrücken, drei in der Handfläche) haben ihren Ursprung an Mittelhandknochen oder Beugesehnen, ihren Ansatz an den Fingerknochen und ermöglichen so das Beugen und Strecken von Handfläche und Fingern. Andere kurze Muskeln verlaufen von der Basis des einen zum ersten Gelenk des benachbarten Fingers und dienen der Abduktion und Adduktion der Finger. Besonders wichtig sind für unsere Zwecke die Thenar- oder Daumenballenmuskeln, die den Daumen und seinen Mittelhandknochen bewegen. In Asanas wie Adho Mukha Svanasana und Adho Mukha Vrksasana sollten wir die Finger weit spreizen, um *hasta bandha* zu entwickeln. In dem Bemühen, den Daumen so weit wie möglich abzuspreizen, können jedoch die Muskeln des Daumenballens leicht gezerrt und möglicherweise auch der *Ramus palmaris* des Mittelarmnervs (*Nervus medianus*) in Mitleidenschaft gezogen werden.

Anatomie im Unterricht

Die meisten Anatomiebücher beschreiben die Körperstrukturen, wie sie bei einem Großteil der Menschen zu beobachten sind. Lehrer sind oft frustriert, weil die Schüler in ihren Stunden nicht exakt den studierten Abbildungen oder Beschreibungen entsprechen. Ihre Skelettstruktur weist aufgrund von Form, Länge und Dicke der Knochen Unterschiede auf. Größe, Form und Ansatz von Muskeln und Sehnen variieren. Es gibt Abweichungen zwischen Männern und Frauen, unterschiedlichen Altersgruppen sowie infolge angeborener Anomalien. Es ist wichtig, diese Variationen zu berücksichtigen und nicht zu versuchen, Übereinstimmung mit einem Standard herzustellen. Man sollte sich vielmehr ein Gefühl von Aufgeschlossenheit und Neugier sowie eine Einstellung der Entdeckungs- und Lernfreude bewahren, wenn man auf Schüler trifft, deren Körperbau sich von den Lehrbuchdarstellungen unterscheidet.

Darüber hinaus funktioniert der Körper niemals als Ansammlung von Einzelteilen, wie dies in den meisten Anatomietexten dargestellt wird. Er ist stets ein Ganzes, selbst wenn es sich nicht so anfühlt. Das, was in unseren Füßen passiert, beeinflusst das, was in unserer Wirbelsäule passiert – ebenso sehr wie sich das, was zwischen unseren Ohren passiert, auf unser körperliches Empfinden auswirkt. Während Sie das Bild vom physischen menschlichen Körper immer weiter vervollständigen und dabei mit technischen Konzepten und Fachbegriffen arbeiten, dürfen Sie eines nicht vergessen: Wenn Sie es als Lehrer ausschließlich dabei belassen, werden Ihre Schüler des Fachwissens überdrüssig, das den tieferen Geist der Praxis verfehlt. Trotzdem ist die gründliche technische Unterweisung wichtig. Damit Sie in der Lage sind, dies sanft und klar zu tun, müssen Sie lernen, wie der Körper funktioniert, und das schließt die funktionelle Anatomie, Biomechanik und Kinesiologie aller Asanas oder Asanafolgen ein. Indem Sie Ihre breiten Kenntnisse und Einsichten in den Yoga nutzen, können Sie Ihren Schülern diese Informationen im Rahmen begleitender Unterrichtserklärungen vermitteln, über die Sie auch andere Elemente in Ihren Unterricht einbringen.

5 Raum für Selbsttransformation

Was wäre, wenn wir einander Religion wären?
Wenn unser Leben unsere Praxis wäre?
Wenn unsere Worte Gebete wären?
Was wäre, wenn die Erde unser Tempel wäre?
Wenn die Wälder unsere Kirche wären?
Wenn Wasser heilig wäre – die Flüsse, Seen und Meere?
Was wäre, wenn unsere Beziehungen Meditation wären?
Wenn das Leben unser Lehrer wäre?
Wenn Selbsterkenntnis Weisheit wäre?
Wenn Liebe der Mittelpunkt unseres Seins wäre?
- Ganga White

Die frühen Hatha-Yogis fanden heraus, wenn sie Energie im Körper weckten und lenkten, erzeugte dies ein Gefühl strahlenden Wohlbefindens und der Ganzheit und stieß gleichzeitig die Pforten des bewussten Seins weit auf. Aber der Weg des Yoga – zu vereinen, ganz zu machen – offenbart sich nicht immer automatisch. In der Tat trennen wir Menschen Körper, Atem und Geist gerne voneinander, und diese Trennung verursacht Leiden, da sie uns von unserem wahren, ganzheitlichen Wesen entfremdet.[1] Diese Entfremdung findet ihren Ausdruck in den verschiedensten Symptomen von Stress und Verwirrung bis hin zu Krankheit und Verzweiflung. Hatha Yoga bietet eine Reihe von Möglichkeiten, die Knoten zu lösen, die uns an dieses begrenzte Selbstverständnis fesseln. »Durch die Transformation des Yoga werden Sie mehr Sie selbst«, schreibt Joel Kramer (1980). »Sie werden geöffnet, um tiefer lieben zu können. Sie durchlaufen einen Verfeinerungsprozess, der Ihren wahren Kern freilegt, so wie ein Bildhauer die im Stein verborgene Schönheit offenbart, indem er alles andere langsam und bedächtig mit dem Meißel entfernt.«

Die wichtigste Aufgabe eines Yogalehrers ist es, den Schülern einen Weg aufzuzeigen und sie auf diesem Weg zu führen. Es macht einen guten Lehrer aus, wenn dies mit Inspiration, Wissen, Geschick, Geduld, Mitgefühl und Kreativität geschieht. Die verschiedenen Aspekte der Lehrtätigkeit – dass man einen sicheren Raum für die Selbsterforschung schafft; dass man Yogastunden mit Asanas und Pranayamapraktiken gestaltet, welche die Schüler auf eine physische und energetische Reise mitnehmen; dass man Schülern Hinweise für ihren Vertiefungsprozess gibt; dass man praktische Hilfestellung bei der Meditation gibt; dass man aufzeigt, wie man die Praxis über die Matte hinaus ausdehnen kann – führen an ein gemeinsames Ziel: Sie machen Yoga zu einem Prozess des Erwachens, um die Wahrheit des eigenen Seins zu erkennen, zu einem steten Quell des Gleichmuts im Auf und Ab des Alltags und im Wandel der Jahreszeiten des Lebens. Wenn es im Yoga darum ginge, eine bestimmte Leistung zu er-

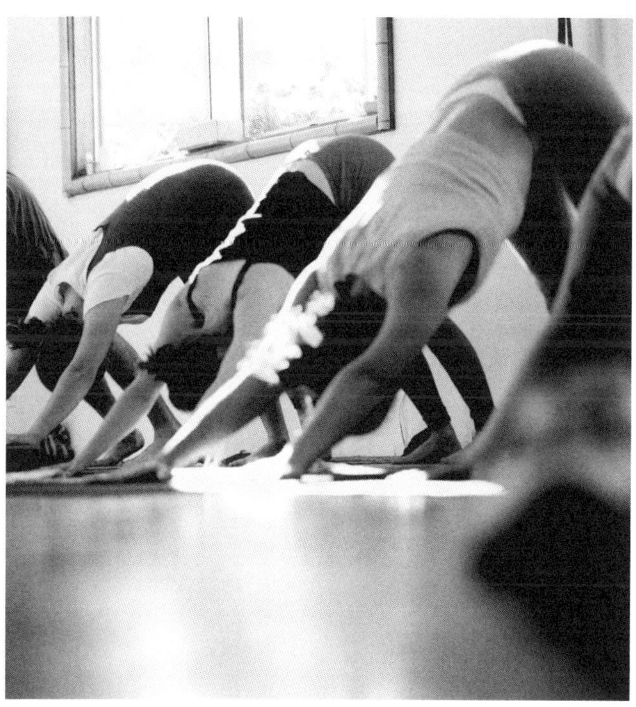

bringen, und alle ein bestimmtes Ziel anstreben würden, wäre die Rolle des Lehrers erheblich leichter. Wir würden den Schülern sagen, was sie zu tun hätten und wie sie es zu tun hätten. Wir würden aus unserem Wissen über Yogaphilosophie, Energetik, Anatomie und Psychologie schöpfen, um einen Unterricht und Anweisungen zusammenzustellen, welche die Schüler dahingehend anleiten, dass sie sich korrekt auf dieses Ziel zubewegen. In der körperlichen Praxis stünde die Vervollkommnung der Haltungen im Mittelpunkt der Unterweisung; im Pranayama würden wir die Perfektion der Atem- und Energiebalance lehren; in der Meditation brächten wir den Schülern bei, den Geist zur Ruhe zu bringen. Aber im Yoga geht es nicht um Leistung. Es ist ein unendlicher *Prozess der Selbsterkenntnis und Selbsttransformation*, in dem die Lehrer als Führer und Mittler dienen und allen Schülerinnen und Schülern hilfreichen Zuspruch auf ihrem individuellen Weg geben, während dieser sich Atemzug für Atemzug entfaltet.

Will man Yoga praktizieren, genügt im Grunde bereits die Absicht. Sie ist das Fundament der Praxis und der Ausgangspunkt beim Unterrichten. Ist sich ein Lehrer über seine Absicht im Klaren, werden auch alle anderen Aspekte des Unterrichts klarer und harmonischer. Deshalb müssen wir uns zuallererst die Frage stellen: Warum will ich unterrichten? Die Kernabsicht vieler Lehrer ist einfach. Sie wollen einen Raum schaffen, in dem sich die Schülerinnen und Schüler in ihrer Praxis sicher und unterstützt fühlen. Im Folgenden lesen Sie, was dazu nötig ist.

Die räumliche Umgebung

Man kann überall Yoga machen. Da ist zum einen die Vorstellung, dass man unaufhörlich Yoga praktiziert – indem man sich in nahtloser Folge des Atems, des Körpers und des Geistes bewusst ist, was ein anhaltendes Gefühl des inneren Friedens und der Freude schenkt. Man könnte Yoga praktizieren, während man auf dem Markt in der Schlange steht, Auto fährt, läuft oder sich unterhält. Ich unterrichte Yoga in Bundesgefängnissen unter lautem Getöse und chaotischem Geschrei, im Wüstensand unter glühender Sonne, in den Anden in großer Höhe und bei eisigem Wind, in städtischen Yogastudios, wo der ruhige Rhythmus des Atems immer wieder vom Dröhnen des Presslufthammers und dem Heulen der Sirenen unterbrochen wird, in tropischen Yoga *shalas*, umgeben von den Klängen des Dschungels. Jede dieser Situationen bot eine andere Gelegenheit, Pratyahara zu üben. Jede dieser Situationen bot eine andere Gelegenheit, den Reichtum des Lebens zu würdigen und nach Klarheit zu streben – ganz gleich, was um mich herum geschieht. Dessen ungeachtet lassen sich äußere Bedingungen ausmachen, die der Praxis zuträglich sind, zum Beispiel:

Ein spezieller Raum: Wenn man einen Ort ausschließlich dem Yoga widmet, unterstützt man damit die allgemeine Atmosphäre der Praxis und trägt dazu bei, dass die nachfolgend empfohlenen Elemente einer idealen Übungsumgebung vorhanden sind.

Boden: Der optimale Boden besteht aus glattem Holz, vorzugsweise Parkett oder Laminat. Im Idealfall handelt es sich um sogenanntes Schwingparkett, wie es in Tanzstudios zu finden ist, also um einen festen und doch leicht elastischen Untergrund. Ein weicher Teppichboden bietet kein festes Fundament für Stand- und Gleichgewichtshaltungen und kann bei Asanas, bei denen viel Gewicht auf den Händen ruht, zu Handgelenksverletzungen führen. Er eignet sich jedoch wunderbar für »entspannte« Kurse, in denen die Schülerinnen und Schüler nur selten stehen, balancieren oder mehr Gewicht auf die Hände bringen.

Wände: Viele Asanas lassen sich am besten an einer freien Wand (ohne Bilder, Lüftungsschlitze, Fenster, Lichtschalter und Lampen) erklären oder verfeinern. Man kann auch aufwendige Yogawände mit integrierten Gurten gestalten, die abnehmbar sein sollten, damit man den Platz auch anderweitig nutzen kann.

Luft: Manche Schülerinnen und Schüler wünschen eine stete Frischluftzufuhr. Andere glauben, schon der leiseste Hauch verursache muskuläre Verspannungen und verhindere ein sicheres Öffnen. Dies ist ein häufiger Grund für Unstimmigkeiten in den Kursen. Es gibt zwar Kurse, die eine extrem hohe Raumtemperatur verlangen, doch die meisten Stunden und Schüler profitieren von einem mäßig warmen Raum mit guter Frischluftversorgung.[2]

Licht: Lichtkuppeln und hoch oben verlaufende horizontale Lichtbänder erzeugen natürliche Helligkeit im Raum, ohne wertvolle Wandfläche zu kosten. Dimmerschalter und Kerzen sorgen für Wärme und Behaglichkeit.

Musik: Einige Stile und Traditionen raten dringend von der Verwendung von Musik im Unterricht ab, bei anderen ist sie wesentlicher Bestandteil der

Gesamterfahrung. Wenn Sie sich dafür entscheiden, sollten Sie Ihr Hauptaugenmerk darauf richten, dass Ihre Anweisungen trotzdem gut zu hören sind. Umgekehrt sollten auch Sie Ihre Schülerinnen und Schüler atmen und reden hören können. Stellen Sie verschiedene Musikfolgen zusammen, die zum Übungsbogen und zur Stimmung Ihrer Stunden passen, und machen Sie einen Probedurchlauf, bevor Sie sie im Unterricht verwenden.

Duft: In den 1960er Jahren waren Yoga und Weihrauch oft im gleichen Satz oder im gleichen Raum anzutreffen. In den 1980er Jahren und darüber hinaus wurden sie weitgehend von Yoga und Aromatherapie abgelöst. Viele Schülerinnen und Schüler genießen es, dass bestimmte Düfte das Gewahrsein verändern und Stimmungen oder Empfindungen wecken, die dem Yoga zuträglich sind. Andere empfinden sie als Ablenkung oder reagieren sogar mit Übelkeit. Wir raten Schülern, duftfreie Stunden zu besuchen, und halten es folglich für am besten, wenn der Unterricht in einem gut belüfteten Raum ohne künstliche Aromen stattfindet.

Hilfsmittel: Die Arbeit mit Hilfsmitteln ist Gegenstand von Kapitel 6. Hier die wichtigsten:

- *Matten* sind in einigen Yogastilen das einzig akzeptable Hilfsmittel; jeder Schüler sollte eine Yogamatte besitzen. Bei der Auswahl sind verschiedene Faktoren zu berücksichtigen: Ist die Matte aus ökologischem Material hergestellt? Ist sie recylingfähig? Wie fest, weich, stabil, schwer, haltbar und haftfähig ist sie? Bei einer schweißtreibenden Yogapraxis ist es hilfreich, ein saugfähiges Tuch auf die Matte zu legen, damit man einen festeren Stand bekommt und ausgeschiedene Giftstoffe leichter entfernen kann.

- *Decken* sind sehr vielseitig. Man kann sie zu Unterlagen in unterschiedlicher Höhe zusammenfalten; man kann sie zusammenrollen und an verschiedenen Stellen unterlegen; man kann sich damit zudecken; darüber hinaus gibt es noch viele weitere kreative Verwendungsmöglichkeiten. Feste Wolldecken lassen sich besonders gleichmäßig falten und rollen.

- *Kissen und Rollen* können bei verschiedenen Asanas als feste und einheitliche Unterlage dienen. In den meisten Fällen kann man mit abwechselnd aufeinandergestapelten Decken arbeiten.

- *Yogablöcke* erfüllen mehrere Funktionen: Bei Haltungen im Sitzen können sie als Unterlage dienen, bei einigen Standhaltungen die Erdung der Hände unterstützen und außerdem dazu beitragen, den Energiefluss anzustoßen und zu unterstützen. Holzblöcke sind stabil, aber schwer; Schaumstoffklötze sind leicht, aber nicht immer solide.

- *Gurte* sind vielseitig verwendbar. Sie erhöhen die Reichweite, ohne die Integrität der Haltung zu beeinträchtigen, und können bei verschiedenen Asanas dazu beitragen, eine Stellung zu stabilisieren oder zu halten. Modelle mit »Klickverschluss« sind besonders vielseitig, da sie leichter zu schließen oder zu öffnen sind.

- *Stühle* sind für manche Schüler unentbehrlich. Es ist durchaus möglich, ganze Stunden zu geben, in denen sich die Teilnehmer kein einziges Mal von ihren Stühlen erheben. Dies kann passieren, wenn Sie Schwangerschafts- oder Rückbildungsyoga unterichten, mit betagten Schülern oder Personen arbeiten, die anderweitig in ihrer Mobilität oder Standfestigkeit eingeschränkt sind. Bei einigen Asanas kann man auch mit verschiedenen Bänken oder Hockern arbeiten.[3]

- *Sandsäcke* können in Asanas wie Supta Baddha Konasana (geschlossene Winkelhaltung im Liegen) die Gliedmaßen beschweren. Sie dienen auch als vielseitige Unterlage, um in Asanas wie Virabhadrasana I (Krieger I) die Ferse zu erhöhen oder zu verankern. Dies hilft besonders Schülerinnen und Schülern, die sich vor Kurzem den Fuß verstaucht haben.

Anordnung und Ausrichtung des Unterrichtsraums

Form und Grundriss des Raums bestimmen, wo der beste Platz für Sie und Ihre Schüler ist. Abgesehen von Sicherheitsbedenken, auf die wir weiter unten eingehen werden, sollten Sie in erster Linie darauf achten, dass Sie alle Schülerinnen und Schüler sehen können – und umgekehrt. Wenn Sie sich in einem rechteckigen Raum in der Mitte einer der langen Wände positionieren, ist die Sicht am besten. Wenn Sie die kurze Wand wählen, entsteht eine zu starke Verteilung von vorne nach hinten. Neuere oder weniger sichere Schüler suchen sich meist einen Platz im hinteren Teil des Raums, wo die Sicht auf Ihre Demonstrationen am stärksten eingeschränkt ist. Manche Lehrer ziehen es vor, wenn fortgeschrittenere oder erfahrenere Schüler vorne als Vorbild dienen. Dies kann jedoch auch zum Problem werden, da sich so mancher Fortgeschrittene – oft auf wenig sachkundige und vielleicht sogar gefährliche Weise – ein wenig hervortut und sich viele Anfänger daran orientieren. Gleichzeitig wird es dadurch für die neueren oder weniger erfahrenen Teilnehmer schwieriger, Ihre Demonstrationen zu sehen. Dies ist auch der Grund, weshalb höher gewachsene Schülerinnen und Schüler die Matte eher am Rand oder weiter hinten ausrollen sollten. Für Schüler, die besondere Bedürfnisse haben, weil sie neu, verletzt, schwanger oder körperlich eingeschränkt sind oder Probleme mit dem Gleichgewicht haben, ist der beste Platz an einer Wand. So können sie die Wand leichter als Hilfsmittel nutzen, weshalb sie bei der Wahl dieser Plätze Vorrang haben sollten. In diesem Zusammenhang kann es vorkommen, dass Sie einen anderen Schüler, der regelmäßig oder auch nur sporadisch in Ihre Stunde kommt, bitten müssen, seinen Lieblingsplatz aufzugeben, um diesem Schüler entgegenzukommen. Ein paar erklärende Worte sorgen meist dafür, dass dies problemlos vonstatten geht.

Wenn Sie die eigene Matte in größerem Abstand zum Eingang platzieren, haben die eintretenden Schüler Sie besser im Blick. Umgekehrt können auch Sie die Eintreffenden leichter sehen und begrüßen. Diese Ausrichtung verringert meist auch die Ablenkung, wenn Schüler während der Stunde kommen oder gehen. Denken Sie daran: Sobald der Unterricht begonnen hat, werden Sie umherlaufen und die Schüler beobachten, Anweisungen geben und sich mit ihnen beschäftigen. Bedenken Sie auch, dass Sie die Anwesenden bei einigen Asanas oder Asanafolgen vielleicht bitten werden, sich quer zur Matte zu drehen, und sie dann in eine andere Richtung schauen. Wie wir im nächsten Kapitel sehen werden, verschiebt sich dadurch die Stirnseite des Raums entsprechend – die Stelle, an der Sie das erste Asana demonstrieren –, was wiederum in all diese Überlegungen hineinspielt.

In vollen Kursen ist es hilfreich, die Matten zu versetzen. Dies verschafft den Schülern mehr Platz, um die Arme seitlich auszustrecken, und verursacht weniger Verwicklungen mit den unmittelbaren Nachbarn, wenn sie sich quer zur Matte stehend mit über den Kopf gestreckten Armen nach vorne beugen. Das Versetzen der Matten funktioniert immer – ob alle Anwesenden zur Stirnseite des Raums blicken oder einander in zwei langen Reihen gegenüberstehen. Die letztgenannte Anordnung eignet sich am besten für Stunden mit einer festen Übungsfolge, die von den Schülern jedes Mal selbstständig wiederholt wird, da in diesem Fall die Notwendigkeit der Demonstration von Asanas vor allen Anwesenden minimiert ist. Manche Lehrer ziehen es vor, wenn die Matten mit militärischer Präzision in geraden Reihen angeordnet sind. Dies schafft Ordnung und eine klare, einheitliche Sicht, sodass sie die Ausrichtung der Schüler in den Asanas besser erkennen können. Andere ziehen eine eher gemeinchaftsorientierte Energie vor. Sie ordnen die Schüler im Kreis oder Halbkreis an, ohne dabei die Fähigkeit zu verlieren, ihre Ausrichtung zu kontrollieren.

Schwierigkeitsstufen und Voraussetzungen

Sollte jeder Schüler jeden Kurs besuchen dürfen? Was ist, wenn ein Anfänger einen Kurs für Fortgeschrittene besucht? Oder ein Schüler, der sich selbst als fortgeschritten einstuft, mit intaktem Ego und großer Begeisterung in einem Anfängerkurs auftaucht? Wie steht es mit Kursen »für Schüler aller Stufen«? Und wie sehr sollte Hatha Yoga im Rahmen eines schrittweisen Lehrplans vermittelt werden, bei dem ein gewisses Maß an erkennbarem oder nachgewiesenem Können die Voraussetzung für die nächste Stufe ist? Zu diesen Fragen gibt es klare und sehr unterschiedliche Auffassungen. Manche Lehrer schränken ihre Kurse unerbittlich auf einen bestimmten Personenkreis ein. Sie erreichen dies unter anderem dadurch, dass sich die Schüler vorab anmelden und ihre Zustimmung einholen müssen.[4] Sie bieten Kurse an, die sich – ähnlich wie bei Schulen, die das Unterrichtsjahr in Semester oder Trimester aufteilen – über einen festen Zeitraum erstrecken, und geben ihnen damit zusätzlich Struktur. Dies verlangt von den Schülern ein gewisses Maß an Verpflichtung, schafft einen zusammenhängenderen Kurs und erlaubt es den Lehrern, einen vorab geplanten Lehrplan durchzuarbeiten, der die Schüler von einem Punkt der Praxis zum nächsten führt und sie dabei in Selbstdisziplin schult.

Allerdings gibt es ebenso viele Gründe, die für offene Kurse sprechen. Da wäre zunächst zu sagen, dass Disziplin zwar sehr wertvoll ist. Doch bei einer eher offenen Kursstruktur – die es den Schülern erlaubt, jederzeit einzusteigen – ist es für die meisten leichter, Yogastunden zu besuchen. Viele Menschen wollen einen Fluss erkunden, indem sie an verschiedenen Stellen hineinwaten oder hineinspringen, statt an der Quelle zu beginnen, wo es flach ist und das Wasser langsam fließt, und nur so weit zu gehen, wie es ein fester zeitlicher oder struktureller Rahmen erlaubt. Die Schüler, die mit dem Yoga beginnen, haben meist einen sehr unterschiedlichen Hintergrund. Es kann durchaus vorkommen, dass jemand in einen Kurs für Geübte einsteigen kann, obwohl er noch nie Yoga gemacht hat. Oft verhindert die Lebenssituation, dass sich jemand über Wochen oder Monate an einen bestimmten Zeitplan halten kann. Viele erfahrene Schüler finden es hilfreich, mal diesen und mal jenen Kurs zu besuchen. Wenn ein Studio im Laufe der Woche unterschiedlich anspruchsvolle Stunden unterschiedlicher Stile bei unterschiedlichen Lehrern anbietet, können diese Schüler Yoga ungehinderter erforschen. Schüler, die in offenen Kursen vorbeischauen, brauchen mehr Betreuung – vor allem wenn es sich um vollkommene Neulinge handelt oder es besondere Herausforderungen gibt. Aber selbst in Kursen, die bis ins Letzte durchstrukturiert sind, tauchen Stammschüler plötzlich mit neuen Bedürfnissen auf, die ebenso viel Aufmerksamkeit verlangen. Wenn ein strenges Verbot verhindert, dass Schüler in Kurse einsteigen können, kann dies ebenso entmutigend sein wie die völlige Gleichgültigkeit, wer an den Stunden teilnimmt. Fragen Sie beim Kennenlerngespräch mit neuen Schülern auch nach Vorkenntnissen, Verletzungen und anderen körperlichen Beschwerden, die sie in ihrer Praxis einschränken könnten. Falls Sie der Ansicht sind, dass ein Kurs für einen Schüler ungeeignet ist, sollten Sie zunächst die Inhalte erklären und angemessenere Alternativen im Unterrichtsangebot oder bei anderen Anbietern vor Ort aufzeigen. Entscheidet er sich dennoch für die Teilnahme, demonstrieren Sie Balasana (Haltung des Kindes) und betonen Sie, wie wichtig es ist, die Sache ruhig angehen zu lassen. Ein offenes Unterrichtsangebot mit verschiedenen Schwierigkeitsstufen und Stilen kann durch »Intensivkurse« ergänzt werden, die einen stärker strukturierten Unterricht erlauben. Sie können als Einführungskurse, als Kurse für spezielle Schwierigkeitsstufen oder bestimmte Zielgruppen geplant werden. So können Lehrer den Interessenten bestimmte Intensivkurse empfehlen und ihnen sonst die Freiheit lassen, die Kurse zu besuchen, die sie besuchen möchten.

Unterrichtsetikette

Wie effektiv Sie unterrichten und wie sehr die Schüler ihre Praxis in Ihren Stunden verfeinern und vertiefen können, hängt auch vom Verhalten der Anwesenden ab. Die meisten Teilnehmer werden keine Probleme mit den allgemeinen Verhaltensregeln haben, die Ihnen das Unterrichten und Ihren Schülern das Üben ermöglichen. Schwierigkeiten entstehen im Allgemeinen dadurch, dass nicht bekannt ist, wie ablenkend oder störend gewisse Dinge im Unterricht sind. Deshalb müssen Sie dafür sorgen, dass die allgemeinen Verhaltensregeln zweifelsfrei bekannt sind. Dazu gehören unter anderem:

- *Körperpflege*: Die Schüler sollten ermutigt werden, gewaschen zum Unterricht zu erscheinen. Ist dies nicht möglich, sollte man ihnen nahelegen, sich vor der Stunde »frisch zu machen«, denn starker Körpergeruch kann Ihnen und den anderen Schülern das Atmen schwer machen. Sprechen Sie dieses Thema freundlich und unter vier Augen an.

- *Duft*: Ob Parfum, Rasierwasser, Deodorant oder ätherische Öle – was der eine als angenehm empfindet, kann beim anderen Übelkeit auslösen. Die einfachste Lösung ist, alle Schüler zu bitten, während des Unterrichts nur Pflegeprodukte zu verwenden oder Kleider zu tragen, die frei von Duftstoffen sind.

- *Kleidung*: Yoga übt sich am besten in bequemer Kleidung. Wird in der Gruppe geübt, sollte die Kleidung schlicht sein und nicht ablenken. Aus Sicht des Lehrers ist es hilfreich, wenn die Körperkonturen der Schüler zu sehen sind.

- *Barfuß*: Bitten Sie die Schüler, vor dem Betreten des Yogaraums die Schuhe auszuziehen, um auf Sauberkeit zu achten, aber auch die (für viele) heilige Atmosphäre der *shala* zu würdigen.

- *Unterhaltungen*: Fordern Sie die Schüler auf, sich beim Üben auf das Geräusch des Atems und auf Ihre Anweisungen zu konzentrieren. Wenn jemand häufig im Unterricht schwätzt, sprechen Sie nach der Stunde unter vier Augen mit ihm oder ihr darüber. Wenn sich zwei oder mehr Schüler im Unterricht unterhalten, lässt sich dies für gewöhnlich einfach dadurch die allgemeine Aufforderung unterbinden: »Versucht, bei eurer Praxis zu bleiben.« Aber vergessen Sie nicht, dass Sie die Schüler ermutigen sollten, jederzeit Fragen zu Ihrem Unterricht zu stellen. Manchmal ist es am besten, eine Frage im Augenblick lediglich zur Kenntnis zu nehmen und anzukündigen, wann Sie darauf eingehen werden. Es ist allerdings wichtig, dass Sie im Unterricht Offenheit demonstrieren, indem Sie Fragen beantworten und die Gelegenheit nutzen, ausführlichere Erklärungen und Anweisungen zu geben. Lehrer, die Fragen ignorieren, wirken nicht nur überheblich und autoritär. Ihre Weigerung, sich offen mit den Schülern auseinanderzusetzen, kann auch dazu führen, dass bei diesen das Vertrauen und das Gefühl von Sicherheit in der Beziehung schwinden.

- *Kommen/Gehen*: Es wird immer vorkommen, dass ein paar Schüler zu spät kommen oder früher gehen, die anderen damit möglicherweise ablenken und den Unterrichtsfluss stören. Einige Studios und Lehrer beharren auf einer strengen Regelung und schicken Schüler weg, die mehr als ein paar Minuten zu spät sind. Viele Lehrer beginnen die Stunde mit einer stillen oder geführten Meditation und bitten Nachzügler, den Raum erst danach zu betreten. Andere fordern die bereits Anwesenden auf, mögliche Ablenkungen wie diese zu nutzen, um präsent zu bleiben, was auch geschieht, und »Karma Yoga« zu praktizieren, indem sie so freundlich sind, in einem vollen Raum Platz für andere zu machen. Man sollte die Schüler zwar bitten, mindestens fünf Minuten vor Unterrichtsbeginn zu erscheinen und bis zum Ende zu bleiben, aber in unserer oft hektischen und unberechenbaren Welt werden selbst die Diszipliniertesten gelegentlich zu spät dran sein oder früher gehen müssen. Indem Sie ihnen Ihr Herz und Ihren Raum öffnen und Festigkeit und Leichtigkeit demonstrieren, tragen Sie viel dazu bei, alle Schüler Ihrer Unterstützung zu versichern. Wenn ein Stammschüler zu spät kommt, bitten Sie ihn zu tun, was nötig ist, um im Körper anzukommen. Bestehen Sie nicht darauf, dass er sich sofort der Gruppe anschließt. Wenn ein Neuling zu spät kommt, bitten Sie ihn, in Balasana zu verharren, bis Sie den Eindruck haben, dass er mitmachen kann.

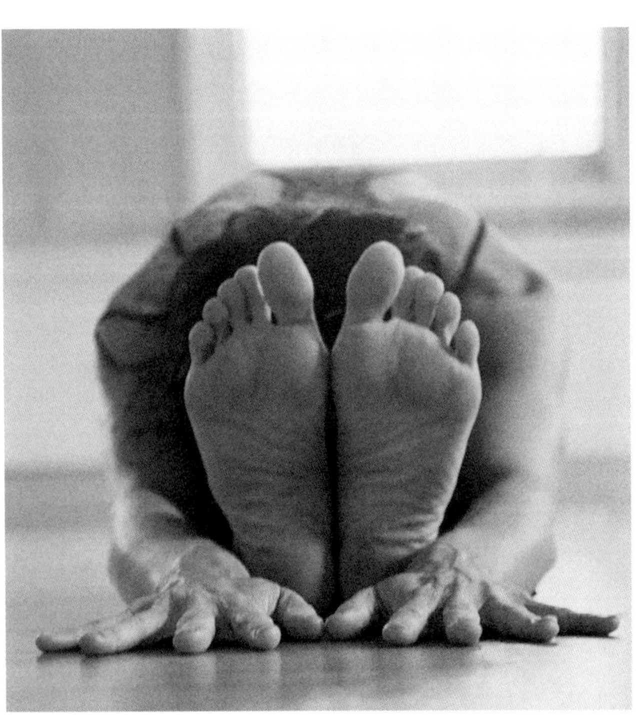

Eine spirituelle Umgebung schaffen

Eine der wichtigsten Aufgaben eines Yogalehrers ist es, den Schülern einen geschützten und nährenden Raum anzubieten. Unzählige Bücher aus den Bereichen Yoga und Spiritualität bieten Anleitungen zur Selbsterkenntnis. Da die traditionellen spirituellen Lehren des Yoga meist aus dem Hinduismus hervorgegangen sind, kommen darin üblicherweise hinduistische Ansichten über den spirituellen Weg zum Ausdruck, der meist als Einheit mit Brahman oder dem Göttlichen beschrieben wird. Viele zeitgenössische Yogatexte übernehmen diese traditionellen Lehren als heiligen Ausdruck des Göttlichen und bieten eine Art fundamentalistischen Yoga, der dadurch den Anstrich einer Religion erhält. Wenn wir beiläufig und ohne tieferes Verständnis für ihr religiöses Fundament aus diesen Quellen schöpfen, kann es leicht passieren, dass wir als Lehrer Überzeugungen zum Ausdruck bringen, deren genauere Prüfung ergeben würde, dass sie weit von dem entfernt sind, wie wir in Fragen des Lebens und der Spiritualität tatsächlich denken oder empfinden. Wir können diese und andere Texte aber auch als tiefe Quellen der Einsicht in das Leben und den Yoga betrachten, die reich an Bildern, Mythen und Archetypen sind und denen wir eine konkrete Relevanz für unsere Schüler verleihen können – auch ohne religiöse Note.

Viele Yogalehrer – sogar ein großer Teil der internationalen Yogagemeinschaft – verstehen Patanjalis Yogasutra als Artikel religiösen Glaubens und als

Grundlage ihrer Praxis, ihres Unterrichts und ihres Lebens. Wenn man Einwände gegen das Yogasutra oder andere traditionelle Schriften oder Vorstellungen erhebt, nur Teile davon verwendet oder es frei interpretiert, wird dies von einigen Puristen als Frevel empfunden. Aber »das Spirituelle ist keine Religion«, schreibt Rachel Naomi Remen (1993, 40):

> Eine Religion ist ein Dogma, eine Reihe von Ansichten über das Spirituelle und eine Reihe von Praktiken, die sich daraus ergeben. Es gibt viele Religionen, und meist schließen sie sich gegenseitig aus. Das heißt, sie glauben gerne, sie hätten das Spirituelle für sich gepachtet – seien »Der Weg«. Aber das Spirituelle schließt ein, nicht aus. Es ist das Gefühl tiefster Zugehörigkeit und Mitwirkung. Jeder von uns hat unaufhörlich daran teil, ob wir uns dessen bewusst sind oder nicht.[5]

In vielen traditionellen und zeitgenössischen Yogalehren gibt es einen religiösen Glauben an das »Einssein« und eine vorgeschriebene Praxis, wonach »der Weg« zum spirituellen Sein über die Entsagung des Verlangens, der Anhaftung und der Individualität führt. Ganga White (2007, 200) erinnert uns daran, »die Grundüberzeugung ist hier, dass das Eine die grundlegende Wahrheit und Wirklichkeit des Lebens ist und dass die vielfältige und individuelle Alltagswelt, in der wir leben, eine Illusion namens *maya* ist«. Aber trifft dies wirklich zu? White fährt mit den Worten fort: »Es kann klüger sein zu lernen, intelligent mit unseren inneren Dimensionen zu leben, als sie auslöschen zu wollen.« Wenn wir uns von einer fundamentalistischen Haltung im Yoga lösen, können wir Schätze wie das Yogasutra und die Bhagavad Gita kreativ nutzen, indem wir spirituelle Einsichten und einen spirituellen Raum anbieten, die der Realität des Lebens, wie wir sie hier und jetzt erfahren, die gleiche Gültigkeit einräumen. Im Yogaunterricht erweitert dieser Ansatz die spirituelle Dimension, sodass sie alle Kursteilnehmer unabhängig von ihren Überzeugungen, ihrem Glauben oder ihren spirituellen und religiösen Ansichten besser einschließt. »Für die Seele«, so Thomas Moore (2010, 245–246), »ist das Gewöhnliche besonders und das Alltägliche die Urquelle alles Religiösen.« Er schreibt weiter: »Der Verstand verarbeitet Ideen und gelangt zu Einsichten. Die Seele gewinnt ihre Nahrung aus dem Leben und lässt aus den Erfahrungen Weisheit und Charakter entstehen.«

Die meisten Menschen zieht es ursprünglich zum Yoga, weil sie Stress abbauen, beweglicher werden, eine körperliche oder emotionale Verletzung heilen, neue Sozialkontakte knüpfen möchten oder nach körperlicher Fitness streben. Haben sie erst einmal begonnen zu praktizieren und Körper, Geist und Atem miteinander zu verknüpfen, geschieht etwas: Allmählich werden sie sich ihrer selbst besser bewusst. Sie fühlen sich lebendiger. Sie fühlen sich wohler, ausgeglichener, bewusster, klarer. Die menschliche Sehnsucht nach einem glücklichen, wachen, sinnvollen Leben und dem Gefühl der Verbundenheit mit etwas, was größer ist als wir selbst, wird zu einer starken Motivation für eine lebenslange Yogapraxis.

Wenn Yoga das Werkzeug zur Selbsttransformation und ein spiritueller Weg ist, beginnt der Prozess genau in dem Augenblick, in dem ein Schüler oder eine Schülerin zum ersten Mal bewusst darauf achtet, was er oder sie beim Üben tut. Wer wackelt, umfällt, Schmerzen hat oder von Unannehmlichkeiten abgelenkt wird, wird lieber in seinen oder ihren analytischen oder aufgewühlten Geist zurückkehren. Sthira und Sukha – Festigkeit und Leichtigkeit – verleihen den Asanas ihr transformatives Potenzial. Fest zu sein bedeutet nicht, besonders lange vollkommen reglos in einer Pose zu verharren. Eine Pose ist statisch. Models werfen sich vor der Kamera in Pose. Asanas sind lebendig und in jedem Augenblick ein einzigartiger Ausdruck des Übenden selbst.[6] Wenn man sich inmitten der relativen Intensität der Asanas einem Gefühl des inneren Friedens öffnet – wenn man ruhig und weich, stark und fest zugleich ist –, erreicht man eine tiefere Stufe der Praxis.

Selbst wenn wir lange in einem Asana verharren und uns um Festigkeit und Leichtigkeit bemühen, bleiben wir immer in Bewegung, schlägt unser Herz, sind Atem und Prana im Fluss. Somit schließt ein weiter gefasster Begriff der Asanapraxis auch die Bewegungen in den Asanas und zwischen den Asanas ein, die oft als eigenständige Übungen dargestellt werden. Bewegungen, die wir mit der gleichen Präsenz, der gleichen Festigkeit von Körper, Atem und Geist, der gleichen Leichtigkeit ausführen. So wird der Atem zu einem Mantra in der Bewegungsmeditation der Asanas. Das macht sie zu einer Praxis der Achtsamkeitsmeditation, in der man voll und ganz im Augenblick gegenwärtig ist.[7] Dieser Erfahrungsprozess – nicht die religiöse Verehrung einer Gottheit oder das Beharren auf der korrekten Form der gehaltenen Stellungen – macht das Üben der Asanas zu einer transformativen oder spirituellen

Praxis. Und genau dann, wenn der Lehrer einen Raum schafft, der Achtsamkeit begünstigt, ermöglicht er Spiritualität. Wenn der Yogaunterricht Selbstreflexion und Gewahrsein fördert, geben jedes Asana, jeder Augenblick während und zwischen den Übungen, jeder Atemzug, jede Empfindung, jeder Gedanke und jedes Gefühl Einblick in das Wesen von Geist, Bewusstsein und Seele. Die Praxis wird zu einem Prozess, der Einsicht in die »Zähigkeit und Selbsttäuschung des Geistes« vermittelt, die »sich am klarsten erkennen [lassen], wenn man mit dem Herzen sieht«, wie Stephen Levine (1994, 86) schreibt. An diesem Punkt wird das Üben der Asanas zu einer Praxis der Selbsttransformation und der Heilung, und allmählich entsteht ein tiefes Gefühl des bewussten Erwachens und der Verbundenheit.

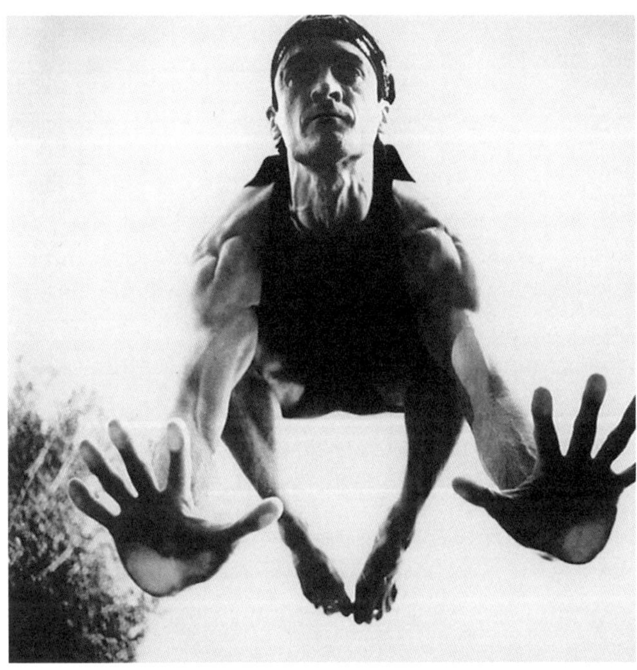

Es gibt viele Möglichkeiten, diesen bewussteren Ansatz zu fördern. Wenn Sie merken, dass es einigen Schülern unangenehm ist, *aum* zu singen, während andere sehr viel für Bhakti Yoga übrig haben, müssen Sie sich Ihres Urteilsvermögens bedienen, um zu entscheiden, wie Sie einen sicheren Raum für alle Anwesenden schaffen und dabei dem eigenen Verständnis treu bleiben können. Die Art und Weise, wie Sie an diese Frage herangehen, wird sich im Laufe Ihrer Entwicklung als Lehrer verändern. Versuchen Sie, offen für Experimente zu bleiben, wenn es darum geht, einen spirituellen Raum zu wahren. Sehen und hören Sie hin, wie Ihre Schüler auf die unterschiedlichen Ansätze reagieren. Es folgen einige Beispiele für einen Unterricht, der ein stärkeres spirituelles Erwachen ermöglicht:

Begrüßung: Versuchen Sie, jeden einzeln willkommen zu heißen, wenn er oder sie den Raum betritt. (In Kapitel 6 finden Sie ausführlichere Informationen darüber, welche Fragen Sie neuen Schülern stellen sollten.) Nehmen Sie Blickkontakt auf und seien Sie für ihn oder sie präsent – und sei es nur für einen kurzen Augenblick. Wenn Sie anfangen möchten, begrüßen Sie alle Anwesenden mit den Worten »Herzlich willkommen« oder »Namaste«.

Ankommen: Wenn Sie zu Beginn des Unterrichts nur ein paar Minuten ruhig sitzen bleiben, hilft dies den Schülern »anzukommen« und sich auf die Empfindungen von Körper, Atem, Geist und Seele einzustellen. Bitten Sie alle Anwesenden, einen bequemen Schneidersitz oder eine andere Sitzhaltung einzunehmen. Empfehlen und demonstrieren Sie die Verwendung einer Yogarolle, um die Sitzbeinhöcker so weit wie nötig anzuheben, damit das Becken in eine neutrale Position kommt. Bitten Sie Ihre Schüler nun, in sich zu gehen und den einfachen, natürlichen Fluss des Atems zu spüren. Bitten Sie sie, die Sitzbeinhöcker zu spüren und fester in die Matte zu schmiegen, als wollten sie sie in die Erde pressen. Dies erzeugt ein stärkeres Gefühl der Erdung. Bitten Sie sie nun, die Aufmerksamkeit wieder auf den Atem zu richten und seine natürliche Bewegung im Körper zu spüren. Fordern Sie sie auf, Gesicht, Augen und Stirn zu entspannen. Bitten Sie Ihre Schüler, die Atmung aus einem Zustand der Leichtigkeit und der Festigkeit allmählich immer mehr zu ver-tiefen, die natürliche Wirkung des Atems auf den Körper zu spüren, mit jeder Einatmung größer und weiter zu werden, mit jeder Ausatmung tiefer zu entspannen und innerlich ruhiger zu werden. Ermuntern Sie sie dazu, auf die Lücke zwischen den Atemzügen zu achten, ohne den Atem nach dem Ein- oder Ausatmen anzuhalten, und die Qualität der Empfindung dieser Pausen mitzunehmen, während der Atem weiterfließt. Bitten Sie Ihre Schüler während der ruhigen und steten Beschäftigung mit dem Atem dem Lufthauch zu lauschen, der durch ihre Kehle strömt und ein Geräusch erzeugt wie Wind, der durch die Bäume fährt, oder wie das Rauschen des Meeres am Strand. Bitten Sie sie, während der gesamten Praxis bei diesem Geräusch, diesem Gefühl, diesem gleichmäßigen Fließen des Atems zu bleiben.

Vorsatz fassen: Bitten Sie Ihre Schüler in diesem durch Sitzen, Atmen, Beobachten und Fühlen entstandenen sanften und empfänglichen inneren Zustand die Handflächen vor dem Herzen in *anjali mudra* (Gebetshaltung) zusammenzuführen. Bestärken Sie sie darin, in Verbindung mit dem Atem zu bleiben, und bitten Sie sie, mit den Fingerspitzen die Stirn zu berühren, um Kopf und Herz symbolisch zu verbinden. Bitten Sie sie, in dieser inneren Verbundenheit kurz in sich zu gehen, sich in Erinnerung zu rufen, warum sie hier sind, und sich ihre Absicht und das innere Ziel ihrer Praxis klarer vor Augen zu führen. In Anbetracht Ihres persönlichen Vorsatzes und des Unterrichtsrahmens möchten Sie vielleicht:

- eine kurze stille oder geführte Sitzmeditation anbieten;
- ein Gedicht oder einen anderen Text vorlesen, der die Stimmung oder das Thema vorgibt;
- einen Gesang anstimmen, der von Stunde zu Stunde oder von Jahreszeit zu Jahreszeit variieren kann;
- die Anwesenden mit Pranayama aktivieren – Ujjayi ist ein Muss; Nadi Shodhana und Kapalabhati sind gute Übungen, um Yogastunden für Geübte und Fortgeschrittene zu beginnen.

An dieser Stelle können Sie den Schülern (und sich selbst) Gelegenheit geben, ihre Praxis einer Person oder einer Sache zu widmen, die ihnen wichtig ist. Wenn Sie ihnen eine stille persönliche Widmung gestatten, statt ein spirituelles Konzept vorzugeben, werden sie diesen Teil der Praxis als freier und angenehmer empfinden. Bitten Sie sie während der natürlichen Zäsuren im Unterricht, zum Beispiel in der Pause nach einer intensiven Asanasequenz, erneut die Hände vor dem Herzen zusammenzuführen, die Stirn mit dem Fingerspitzen zu berühren und sich ihre Absicht noch einmal bewusst zu machen.

Aum singen: Die meisten Schüler, die ein Yogastudio besuchen, genießen das gemeinsame Singen von »aum«. *Aum* ist eine heilige oder mystische Silbe aus den Veden, den Upanishaden und der Bhagavad Gita. Mal wird sie als »Grundklang des Universums«, mal als »Stimme Gottes« und mal als »Urklang der Schöpfung« bezeichnet. In einigen hinduistischen Texten steht der Buchstabe A für die Schöpfung (er entspringt der Essenz Brahmas), der Buchstabe U für den Erhalt des Gleichgewichts in der Welt (so wie dem Nabel des Gottes Vishnu eine Lotusblüte entspringt, auf der er Brahma balanciert) und der Buchstabe M für die Vollendung des Kreislaufs der Existenz (wenn Vishnu einschlummert und sich alles, was ist, in seine Essenz auflöst).[8] Dies signalisiert den Beginn der Yogapraxis, gibt den Ton an und richtet das Gewahrsein stärker nach innen. Diese drei Klänge können auch als Sinnbild dafür dienen, dass man sich den kreativen Möglichkeiten der Praxis öffnet, einen Quell tieferen Gleichgewichts im eigenen Leben findet und die geistigen Beeinträchtigungen überwindet, die dieser Praxis im Wege stehen. Sie können den Klang auch zu *om* vereinfachen. Es kann vorkommen, dass einige Schüler ihren Widerstand in ihrer Körpersprache zum Ausdruck bringen. Lassen Sie's gut sein und fahren Sie mit dem Unterricht fort oder nehmen Sie sich die Zeit zu erklären, was *aum* bedeutet und warum man es singt.

Asanas als Bewegungsmeditation: Oft ist von Asana, Pranayama und Meditation die Rede, als handle es sich um getrennte Aspekte der Praxis. Pranayama (siehe Kapitel 8) wird im Sitzen geübt, genau wie einige besonders tiefe Formen der Meditation (siehe Kapitel 9). Doch wie bereits erwähnt, muss man auch in der richtigen Asanapraxis ganz gegenwärtig sein – dies ist das Herz der Meditation – und gleichzeitig bewusst in Ujjayi Pranayama atmen. Wenn Schüler das rhythmische Fließen des Atems mit dem rhythmischen Ausdehnen und Zusammenziehen des Körpers in und zwischen den Haltungen verbinden, wird die Asanapraxis zur Bewegungsmeditation. Wenn sie mit einfachen, langsamen und rhythmischen Bewegungen beginnen, können sie die Verbindung zwischen Körper, Atem und Geist spüren und sich ihrer bewusst bleiben. Ein fließender Einstieg in die Asanapraxis mit Übungsfolgen wie Surya Namaskara eignet sich hervorragend, um der ganzen Gruppe den synkopierten Fluss von Atem, Energie und Geist nahezubringen. Erinnern Sie die Schüler häufig daran, über den Atem den rhythmischen Fluss der Empfindungen im Körper zu spüren, ob in der relativen Stille gehaltener Asanas oder beim Übergang von einem Element zum nächsten.

Anleitung zu Dristana: Der Geist folgt dem Blick. Beim Dristana richten wir ihn sanft und ruhig auf einen festen Konzentrationspunkt. Dies hilft, die geistige Konzentration in der Asanapraxis zu halten. Es vertieft Pratyahara, die Befreiung der Sinne von äußerer Ablenkung, sowie das sechste Glied Dharana,

die vollständige Konzentration des Geistes. In einigen Schulen werden die Schüler angewiesen, den Blick während und zwischen den Asanas auf einen bestimmten Punkt zu richten. Der Vorteil dieses Ansatzes ist, dass dies schon bald als mühelos empfunden wird. Die Schüler wissen ganz genau, wohin sie schauen müssen und welches Asana im Anschluss folgt und können sich tiefer in die Praxis versenken. Eine weniger strenge, aber nicht weniger effektive Anweisung lautet, den Blick fest auf einen starren Punkt in der Nähe zu richten, statt einen festen Konzentrationspunkt vorzuschreiben.
Dies ist eine allgemeine Lenkung des Blicks, ohne dass ein bestimmter Punkt genannt wird.

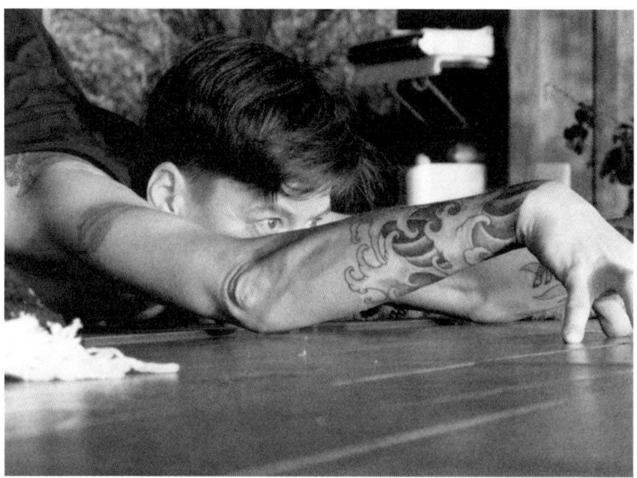

Die Rhythmen der Natur: Seit vielen Zehntausend Jahren besteht ein bewusster Zusammenhang zwischen dem Rhythmus des menschlichen Lebens und den Rhythmen des Kosmos, vor allem von Licht (Sonne und Mond) und Dunkelheit.[9] Spätestens seit frühgriechischer Zeit sind die Gelehrten vom Einfluss der Jahreszeiten auf die menschliche Erfahrung fasziniert. Aber seit Beginn der modernen Zivilisation entfremden wir uns immer mehr von den natürlichen Rhythmen des Universums. Wenn wir unser Leben wieder mit den Jahreszeiten und den starken energetischen Einflüssen von Sonne und Mond in Einklang bringen, können wir auch seine natürlichen Rhythmen wieder besser spüren und in dieser Verbundenheit ein tieferes und beständigeres geistiges Erwachen finden. Mit themenbezogenen Stunden, Übungsfolgen und Absichten, welche die Empfindungen in Relation zu bestimmten Tageszeiten, Jahreszeiten und kosmologischen Rhythmen verkörpern und würdigen, können wir die Praxis in einer natürlichen Spiritualität verankern, in der Körper, Atem und Geist im Wechselspiel mit dem Fluss des Universums sind. Wenn wir unsere Gefühle, unsere Empfindungen und unser Gewahrsein dieser mächtigen natürlichen Energien erforschen, können wir uns leichter auf die tieferen Rhythmen des Lebens einstimmen. Indem wir den Schülern Raum geben, die Pforten ihrer Wahrnehmung bewusster aufzustoßen und zu erkennen, dass das menschliche Leben und die menschliche Erfahrung ein natürlicher Ausdruck des Universums sind, können wir Licht und Klarheit in die eigene spirituelle Entwicklung bringen. Je bewusster wir praktizieren, desto stärker vermögen wir die Rhythmen und Muster des Alltags als Ausdruck des Spirituellen im energetischen Pulsieren des Lebens zu empfinden.

Atmosphäre: Viele Yogastudios scheuen weder Kosten noch Mühen, um eine spirituelle Atmosphäre zu schaffen. Wenn man sich in einem solchen Raum bewegt, kann sich sofort ein Gefühl von Offenheit einstellen, dass sich etwas in Herz oder Geist verändern könnte. Es kann aber auch viele Schüler abschrecken, für die diese Dinge im Widerspruch zu ihrem konventionellen westlichen Empfinden stehen. Wenn Sie ein Gespür für Ihre Kunden entwickeln und gleichzeitig das eigene Verständnis würdigen, werden Sie ein Gleichgewicht der gestalterischen Elemente finden, die in Ihrem Umfeld funktionieren. Schon eine einzige brennende Kerze kann dazu beitragen, aus einer kalten Gewerbefläche einen Tempel des Erwachens zu machen.

Archetypen und Mythologie

Die Wortwurzel *as* in *asana* beinhaltet auch die Vorstellung von einem Ritual, von einer Reihe von Handlungen mit symbolischer Bedeutung, mit deren Hilfe wir bestimmte Bereiche persönlicher, emotionaler oder spiritueller Erfahrung in den Mittelpunkt rücken können. Im Unterricht können Sie diese Zusammenhänge dadurch hervorheben, dass Sie auf die Symbolik aufmerksam machen, die in verschiedenen Praxisteilen zum Ausdruck kommt. Eine Möglichkeit bietet die große Zahl der mythologischen Gestalten in den verschiedenen Kulturkreisen der Erde. Wir können Mythen zum einen als Allegorien betrachten, als ein »Medium oder eine mit Mängeln behaftete Version einer unveränderlichen ewigen Wirklichkeit, die von oder für schlichte Gemüter geschaffen wurde«, oder aber im Gegensatz als »wesentliche Funktion des (bewussten oder unbewussten) Geistes, um unterdrückte Wünsche und Bedürfnisse zum Ausdruck zu bringen oder sich einen Reim auf das Leben zu machen und alle seine Konflikte zu lösen«, wie Devdutt Pattanaik (2003, 161–162) sagt. So oder so können wir darin tiefe Weisheiten über die Bedingungen und Umstände von Leben und Bewusstsein finden. (Wir werden uns in den folgenden Absätzen damit beschäftigen.) Die indische Mythologie ist besonders reich an Geschichten, Symbolen und Ritualen. Diese sind eine Reaktion auf das menschliche Verständnis von Natur und Sein und dienen gleichzeitig als Überlieferung. Die Schönheit der indischen Mythologie liegt zum Teil darin, dass sie lebt und sich mit jeder neuen Interpretation entwickelt, die einen Bezug zur Suche des Menschen herstellt, der in die schier unendliche Zahl der Geschichten eintaucht. Viele Asanas sind nach Charakteren dieser Erzählungen benannt und enthalten auf Yoga und Alltag bezogene Metaphern. Ziel der spirituellen Philosophie Indiens ist es, das Geheimnis der Verstrickung zu lüften und die geistigen und emotionalen Spinnweben fortzufegen, die unser bewusstes Sein umhüllen. Die indische Mythologie kennt eine Fülle von Natursymbolen für Aspekte des menschlichen Lebens und der menschlichen Erfahrung: Licht und Dunkelheit, Berge und Flüsse, Bäume und Tiere, Wind und Sterne. Es folgen einige Beispiele, wie Sie als Lehrer sich diese mythologische Tradition zunutze machen können, die zu einem großen Teil auf Ramayana und Mahabharata zurückgeht, um das bewusste Gewahrsein und die Selbsttransformation in der Praxis zu fördern (Menon 2003, Dharma 1999).

Hatha Yoga als ausgewogene Integration: Erinnern Sie die Schüler daran, dass Hatha Yoga eine Praxis der ausgewogenen Integration von Anstrengung und Leichtigkeit ist. Dies ist ein guter Ausgangspunkt, um seine transformative Kraft zu erhöhen – vor allem, da die Schüler erforschen und entdecken, wie die Praxis mit den scheinbaren Gegensätzen des Lebens spielen kann. Der Begriff *hatha* wird normalerweise auf den »körperlichen Yoga« reduziert, ist aber aus den Silben *ha* und *tha* zusammengesetzt. Sie bezeichnen die Energien der Sonne und des Mondes, die durch die Welt pulsieren.[10] Sonne und Mond haben eine große symbolische Bedeutung in der indischen Mythologie. Die Energien der Sonne machen weit und beleben, die Energien des Mondes verbinden und beruhigen.[11] Der Begriff des *hatha yoga* steht somit für die Verbindung von Gegensätzen, das Gleichgewicht von Anstrengung und Leichtigkeit, eine aktive und zugleich beruhigende Praxis. Wenn Sie im Asana- und Pranayamaunterricht auf diese Ausgewogenheit achten, verleiht sie dem Yoga mehr Nachhaltigkeit und Transformationskraft.

Surya Namaskara – Verbeugung vor der inneren Sonne: Die Sonnengrüße zu Beginn vieler Yogastunden sind sehr symbolreich. Surya ist der höchste Sonnengott. Tag für Tag fährt er in seinem Wagen über den Himmel – Gott in seiner sichtbarsten Gestalt. *Surya* ist Sanskrit für die »Sonne«, die in den meisten klassischen Mythologien »als physisches und spirituelles Zentrum der Welt« verehrt wird, wie Richard Rosen (2003) sagt. Die Wurzel des Wortes *namaskara* ist *namas*, »sich verbeugen« (wie auch in »Namaste«). In den vedischen Mythen nutzen die Götter die Wärme der Sonne für viele Zwecke, vor allem für die Schöpfung. Unsere »innere Sonne«, das spirituelle Herzzentrum, gilt als Quelle des Lichts und der Wahrheit auf unserem Lebensweg. In Surya Namaskara verbeugen wir uns vor der Wahrheit unseres inneren Wesens, lassen den Kopf sinken, bis er sich unterhalb des Herzens befindet, und verbinden uns mit unserer inneren Weisheit.

Nataraja – der tanzende Krieger: In der indischen Ikonografie wird Shiva meist in tiefer meditativer Versenkung oder in seiner Verkörperung als Nataraja dargestellt, als König des Tanzes (Zimmer 1981, 168–195), der den Tandava auf dem Dämon der Unwissenheit tanzt. Shiva manifestiert sich in dieser Gestalt, um seine endlosen wilden Drehungen zu bündeln und zu projizieren und damit schlummernde Energien zu wecken – die Schöpfungskräfte, die der Welt ihre Gestalt verleihen. Wenn Sie eine Grup-

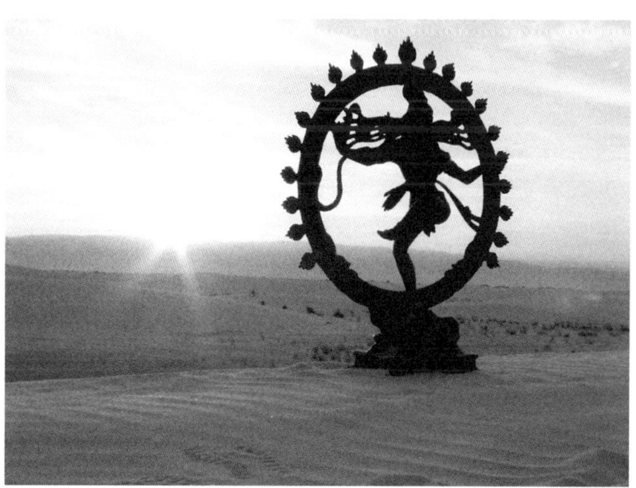

pe durch eine Reihe verbundener Krieger-Asanas und Vinyasas führen, weckt die Synchronisation von Atem und Bewegung in dieser fließenden Folge die kreative Energie der Schüler. Aber Nataraja ist auch der Gott der Zerstörung. Er manifestiert das Feuerelement, Sinnbild der Vernichtung unserer Illusionen über das Leben und die Welt. Somit finden wir im Gleichgewicht des tanzenden Shiva die Balance von Schöpfung und Zerstörung im Spiel des kosmischen Tanzes, einen Weg zu Erleuchtung und Gleichmut.

Virabhadra – der wilde spirituelle Krieger: Als Daksha, das Oberhaupt der Götter, den Tod von Shivas Gefährtin Shakti verschuldete, riss dieser sich vor Trauer und Wut die Haare vom Kopf und schuf daraus den wilden Krieger Virabhadra. Er hatte tausend Arme, drei brennende Augen, feuriges Haar, trug eine Kette aus Schädeln und furchterregende Waffen. Virabhadra verneigte sich vor Shiva und fragte, was er von ihm wünsche. Shiva befahl ihm, mit seiner Armee gegen Daksha in den Kampf zu ziehen, um Shaktis Tod zu rächen. Virabhadra leistete dem Befehl Folge und hatte umgehend Erfolg. Wie bei Shiva ist auch bei Virabhadra das Ziel der Zerstörung nicht Rache, sondern den wahren Feind auszuschalten: das Ego, das der Demut im Weg steht. Bei den nach Virabhadra benannten Asanas – Virabhadrasana I, II und III – können wir die Schüler bitten, sich um die geistige Haltung eines spirituellen Kriegers zu bemühen, der alle Seiten sieht, nichts erreichen will, in seiner Mitte ist. Der Geist von Virabhadra hilft ihnen, die Konzentration auf der Praxis zu halten, im Angesicht von Angst und Intensität auszuharren und so die Kraft und die Demut zu finden, um den Herausforderungen in der Praxis und im Leben mutiger und entschlossener zu begegnen.

Shakti – das göttlich Weibliche: Hier können wir unsere Stunden kreativ und spielerisch gestalten. Shakti ist die Schöpfungskraft, die kosmische Energie, die das Universum beseelt, die Energiequelle, die Muttergöttin. Sie steht für die aktiven, dynamischen Prinzipien weiblicher Macht. In einigen indischen Traditionen hat jeder Gott des Pantheons seine Shakti, also die göttlich weibliche Energie, ohne die er machtlos wäre. Shakti ist die weibliche, mütterliche Seite des Göttlichen, sie schützt die Welt und symbolisiert die spontane, liebevolle Akzeptanz der greifbaren Realität des Lebens. Sie ist die kreative Freude am Leben, die Schönheit, Verlockung und Verführung der lebendigen Welt und lehrt die Hingabe an den steten Wandel des Daseins. Sie ist das große Rätsel gegenüber dem männlichen Prinzip des Geistes und symbolisiert die Art und Weise, wie der Fluss der Erfahrung im Alltag die Klarheit des Seins in Nebel hüllt. Indem wir unsere Shakti-Energie unaufhörlich nach außen projizieren, erschaffen wir unser persönliches Universum, den kleinen Ausschnitt unserer unmittelbaren Belange. Wie ein Maler, der eine Leinwand füllt, kolorieren und bevölkern auch wir die Leinwand unseres Lebens, schaffen Dramen und Freuden – Illusionen, geboren aus unserer Shakti-Energie. Die vermeintlich wichtigen Themen unseres Lebens, in die wir verstrickt sind und die uns fesseln, sind die Projektion dessen, wer wir sind, die Faszination unseres kreativen Seins. Wenn wir uns dieser kreativen Projektionen bewusst werden und sie beobachten, während wir darin schwelgen, bekommt das Leben Dynamik, das andernfalls recht langweilig wäre. Statt die Schüler ausschließlich dazu anzuleiten, Asanas statisch zu halten, besteht Shakti darauf, die in den Haltungen steckende Dynamik freizusetzen, damit zu spielen, zu tanzen, sie als ganz und gar lebendig, dynamisch und sinnlich zu empfinden.

Astavakra – Überwinden von Missverständnissen: Kagola (auch: Kahoda) war ein armer Schüler der Veden. Abends rezitierte er laut die heiligen Verse, seine schwangere Frau im schwachen Schein des Kerzenlichts an seiner Seite. Eines Nachts vernahm er eine lachende Stimme, die seine Aussprache korrigierte. Dies erzürnte den müden und reizbaren Vater. Er verfluchte den ungeborenen Sohn, der daraufhin mit acht Verkrüppelungen geboren wurde, und nannte ihn Astavakra (*asta* bedeutet »acht«, *vakra* »verkrümmt«). Um die Vergebung des Vaters zu erlangen, vertiefte sich das verkrüppelte und demütige Kind in die heilige Philosophie Indiens und wurde im Laufe der Zeit ein großer vedischer Gelehrter. Seine Missbildungen aber sorgten dafür, dass die anderen ihn nach dem beurteilten, was sie sahen, und nicht nach seinem Wissen, seiner Weisheit und seiner verständlichen Darstellung des Kerns der mystischen Erfahrung. Er war noch ein Junge, als König Janaka von seiner Weisheit erfuhr und seine Dienste als Weiser und Lehrer in Anspruch nahm. Als Kagola hörte, dass Astavakra ein großer Gelehrter war und König Janaka ihm die Ehre erwiesen hatte, ihn zu seinem Lehrer zu machen, segnete er den Jungen. Astavakras Missbildungen verschwanden, und er konnte aufrecht stehen. Diese Geschichte handelt von der Neigung des Menschen, eher auf Äußerlichkeiten als auf die inneren Wahrheiten zu achten, die oft von dem verdeckt werden, was wir sehen. Wenn Schüler mit der nach Astavakra benannten Haltung beginnen, lassen sie sich oft von dem vermeintlich komplexen und schwierigen Asana einschüchtern. In Wirklichkeit handelt es sich um eine der einfachsten Stützhaltungen, für die man lediglich die Grundtechnik und das Grundwissen benötigt, was zu tun ist. Wenn wir die Schüler dazu anleiten, innezuhalten, zu atmen, zu beobachten, zu fühlen und die Haltung geduldig vor dem Hintergrund des von uns vermittelten Wissen zu erkunden, schenken ihnen Astavakrasana und andere vermeintlich schwierige Asanas ein Gefühl der Befreiung. Dies wirkt sich auch auf das Leben jenseits der Matte aus, wo wir möglicherweise vor bestimmten Schritten zurückschrecken, weil wir die wahre Natur dessen verkennen, was wir vor uns haben. Wenn wir geduldig lernen, können wir meist mit einem neuen, aus Wissen geborenen Gefühl von Freiheit weitermachen.

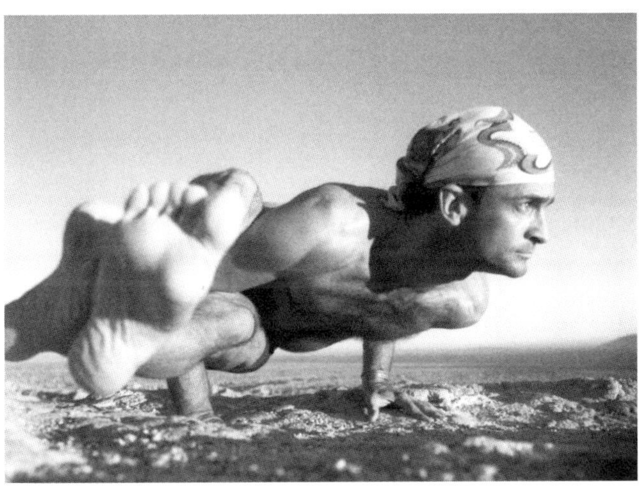

Ganesha – Ausräumen von Hindernissen: Ganesha ist das beliebteste Mitglied des Pantheons mythischer indischer Gottheiten. Er ist der zweite Sohn von Shiva und Parvati (einer Manifestation der Shakti) und wird als kleiner Mann mit dickem Bauch, gelber Haut, vier Armen und einem Elefantenkopf mit einem Stoßzahn dargestellt. Wie bei allen indischen Göttern ranken sich unzählige Mythen um seine Erschaffung und seine Rolle im Universum. Er ist der Herr der Hindernisse und wird allgemein als ihr Entferner verehrt. Es gibt aber auch viele Geschichten, in denen er Hindernisse nicht nur ausräumt, sondern auch auftürmt.[12] Der Elefantenkopf steht für seine unaufhaltsame und glückverheißende Macht, sein runder Körper und sein dicker Bauch stehen für Fülle, und die dienstbare Ratte, auf der er reitet, steht für Weisheit durch die Sublimierung egoistischer Wünsche. Es mag den Anschein haben, als stünden diese Eigenschaften im Widerspruch zueinander, aber Ganesha symbolisiert das Gleichgewicht von spirituellem und materiellem Leben. Er ist liebevoll, nachsichtig und lässt sich von Zuneigung rühren, aber im Kampf gegen das Böse kann er gnadenlos sein. Es heißt, wenn man Ganesha liebt und respektiert, erfüllt er alle Wünsche und weist den steten Weg zum Erfolg.

Vasistha und Vishvamitra – mühelose Anmut und entschlossene Praxis: Die Geschichte von Vasistha und Vishvamitra im Ramayana handelt von der dynamischen Spannung eines spirituellen Lebens zwischen der Leichtigkeit, die aus Zufriedenheit geboren ist, und der spirituellen Tiefe, die Anstrengung und Mühe hervorbringen können. Vasistha war ein spirituell erleuchteter Weiser. Er gründete eine friedliche, selbstverwaltete Gemeinschaft, in der alle Menschen glücklich waren. Er hatte eine Kuh namens Nandini, die ihm alle Wünsche erfüllen konnte. Vishvamitra war der mächtige Herrscher eines angrenzenden Königreichs. Er war neugierig auf Vasisthas Gemeinschaft und stattete ihm mit seiner Armee einen Besuch ab. Er war beeindruckt von Vasisthas Wunschkuh und wollte sie mit Gewalt entführen, aber die spirituelle Kraft des Weisen – seine Toleranz und Herrschaft über seine Gefühle – war größer als die der vielen Waffen, mit denen ihn Vishvamitra bekämpfte. In einer gewaltigen Schlacht verbrannte Vasistha hundert Söhne Vishvamitras mit seinem Atem zu Asche. Schließlich gab Vishvamitra auf und verpflichtete sich zu einem einfachen Leben in Askese und dem Streben nach spiritueller Kraft. Er hatte kaum Hoffnung auf Erfolg, doch gerade sein steiniger spiritueller Weg machte ihn zu einem großen Weisen. Sogar Vasistha kam, um ihm zu huldigen. Die nach diesen beiden Weisen benannten Asanas sind schwierig, aber Vishvamitrasana ist erheblich anspruchsvoller und verlangt mehr Einsatz, Kraft und Hingabe.

Hanuman – den Sprung in Ergebenheit wagen: Wie Ganesha genießt auch Hanuman den Respekt und die Verehrung der ganzen indischen Kultur, da er stark, demütig, selbstlos, ergeben, entschlossen, furchtlos und spirituell diszipliniert ist. Hanuman war der Sohn von Vayu, dem Gott des Windes, und Anjana, einem himmlischen Wesen mit Affenschwanz (einer *vanara*). (Hanuman wird auch Anjaneya genannt, »Sohn der Anjana«, und gibt dem tiefen Ausfallschritt Anjaneyasana seinen Namen.) Zudem war er der Freund, Vertraute und Diener von König Rama. In dem im Ramayana geschilderten Krieg vollbringt er viele Heldentaten. Als Ramas Gemahlin Sita entführt wird, sucht Hanuman die ganze Welt nach ihr ab, bis er schließlich das große Meer erreicht. Die Mitglieder des Suchkommandos beklagen, dass er das Wasser nicht mit einem Satz zu überqueren vermag, und auch er ist betrübt darüber, dass seine Mission wohl scheitern wird. Aber Hanuman ist seinem Herrn so treu ergeben, dass er seine Kräfte spürt, eine riesengroße Gestalt annimmt und mit einen Sprung über den Ozean setzt, um Sita zu finden. Diese Geschichte handelt von der Reinheit des Motivs, Getrenntes wieder zu vereinen, und der Verpflichtung, keine Mühen zu scheuen, um den Herausforderungen des Lebens zu begegnen. Hanuman erinnert uns daran, dass wir größere Schritte machen können, wenn wir das Bewusstsein über die Grenzen unserer unmittelbaren Situation hinaus ausdehnen. Diese Eigenschaften können wir in dem anspruchsvollen, nach Hanuman benannten Asana verkörpern, wenn wir uns den vermeintlichen Grenzen der Dehnbarkeit unserer hinteren Oberschenkelmuskeln, des Quadrizeps und der Hüftbeuger stellen. Mit geduldiger Hingabe und der Offenheit dafür, vermeintliche Grenzen zu überschreiten, können Schüler den Geist Hanumans beschwören, wenn sie sich mit diesem schwierigen Asana und anderen Herausforderungen des Lebens auseinandersetzen.

Ein glücklicher Raum

Gérard Blitz gründete die European Union of Yoga und war von 1974 bis 1990 ihr Präsident. Er nennt als wichtigste Eigenschaft der Yogapraxis, dass sie »fest in einem glücklichen Ort begründet sein«[13] müsse (Bouanchaud 1999, 131). Dies schreibt auch der in Los Angeles ansässige Yogalehrer Steven Ross (2003, 13), der sich in seinen beliebten und temperamentvollen Stunden seit fast drei Jahrzehnten die Vorstellung zu eigen macht: »Das Glück ist genau dort, wo Sie sind.« Die traditionellen Ansätze haben jedoch meist eine andere Glücksvorstellung und gehen davon aus, man müsse – abhängig von den Umständen des eigenen Lebens – einen ganz bestimmten Weg einhalten. T. K. V. Desikachar (2012, 238) schreibt: »Der Weg zum Glück wurde wenigen besonders inspirierten Suchern unter den Menschen von Gott offenbart.« Um ihn zu finden, müsse man eine Reihe fester Regeln befolgen, die in Texten wie Patanjalis Yogasutra in schriftlicher Form dargelegt würden, in denen sich »für diese Suche nach Glück eine äußerst schlüssige und effektive Herangehensweise« finde.[14] Wir werden es hier mit einem deutlich einfacheren Ansatz versuchen, der dennoch aus den überlieferten Weisheiten der frühen Yogis schöpft, und wir werden Möglichkeiten aufzeigen, wie Sie einen Raum schaffen können, in dem die Schüler hier und jetzt das Glück ihres Wesenskerns erfahren können.

Die frühen Yogis unterschieden sich in mancherlei Hinsicht nicht von den Bewohnern der modernen Welt. Sie führten ein ganz normales Leben mit Augenblicken von Klarheit und Verwirrung, Glück und Traurigkeit, Zufriedenheit und Stress. Als sie darüber nachdachten, wuchs das Gewahrsein ihrer Umstände und sie erkannten im unaufhörlichen inneren Geschwätz den Ursprung ihrer Verwirrung – was Patanjali Kleshas nennt – und somit auch der vielen persönlichen Probleme, die daraus erwachsen.[15] Anhand der Manifestation der Kleshas beobachteten die frühen Yogis die Neigung zu einem eher rajasischen oder eher tamasischen Leben: rajasisch, wenn wir berauscht von der Aufregung, Leidenschaft, Erregung und übertriebenen Intensität unseres Handelns sind; tamasisch, wenn wir niedergedrückt und schwer, stumpfsinnig, deprimiert und faul sind und unbedacht handeln. Sie waren fasziniert, dachten noch intensiver über das Wesen des Geistes nach und versuchten, die Rätsel des Lebens zu lösen. Sie strebten wie die meisten Menschen, die einen Yogakurs besuchen, nach mehr Klarheit, Glück und Zufriedenheit. Sie vertieften die Selbsterforschung und machten dabei einige einfache, aber tiefgründige Entdeckungen. Eine davon ist, dass aus größerer geistiger Ruhe – denken Sie an das erste Yogasutra *citta vrtti nirodhah* – Santosa oder Zufriedenheit entsteht. Sie erkannten einen Zusammenhang zwischen Santosa und dem dritten Guna – Sattva – oder einem stärker sattvischen Leben, das leichter, klarer, ruhiger ist; in dem man das Gefühl hat, innere Stille zu finden; das sich reiner und freundlicher anfühlt. In diesem Zustand hat man das Gefühl innerer Integration und Autorität, in Frieden mit dem Leben, im Einklang mit dem Göttlichen, eins mit dem Universum – kurzum: glücklich – zu sein.[16]

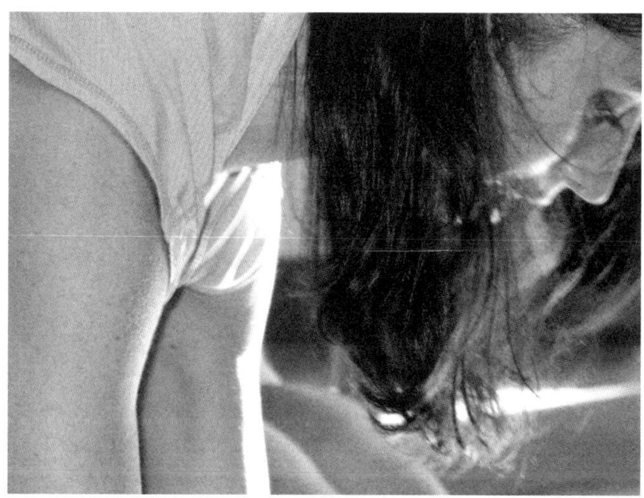

Obwohl sie vom Wunsch nach Santosa und Sattva motiviert sind, haben die meisten Schüler auch starke rajasische und tamasische Tendenzen. Als Lehrer können Sie ihnen einen *Prozess* der Verfeinerung anbieten, den die frühen Yogis Tapas nannten. Der Ursprung des Wortes ist *tap* in der Bedeutung »verbrennen« oder »kochen«. Und Sie können dies in einer Atmosphäre der liebenden Güte, der sachkundigen Anleitung und der Urteilsfreiheit tun. Tapas entsteht aus der festen Verpflichtung, ruhig und bedacht im Augenblick gegenwärtig zu bleiben, wenn natürliche Regungen wie Angst, Langeweile, Aufregung, Wut und Ablenkung aufkommen. Dieser Prozess hat wesentlichen Anteil am selbsttransformativen Potenzial einer bewussten Asana-, Pranayama- und Meditationspraxis und kann uns auf schier magische Weise glücklicher machen.

Raum für Heilung und Erwachen

Die starke Betonung des Glücks könnte als Oberflächlichkeit im Hinblick auf die Realität der menschlichen Erfahrung ausgelegt werden – vor allem da viele Schüler zum Yoga finden, wenn sie in einer Krise stecken, weil sie ein Trauma erlebt haben, unter Depressionen leiden oder sich mit anderen Problemen herumschlagen. Es ist wichtig, diese Realität zu achten, sanft auf die Umstände der Schüler einzugehen und gleichzeitig den Weg zu einem Yoga zu weisen, der ihm oder ihr vielleicht helfen kann, zu heilen und ein neues Gefühl von Santosa zu entwickeln. Als Lehrer sind Sie nicht in der Rolle des Psychotherapeuten oder Arztes. Trotzdem werden Sie die Schüler durch den Raum, den Sie schaffen, und durch das, was sie darin sagen und tun, beeinflussen. Carl Gustav Jung (1979, 574) schrieb, die Yogapraxis sei »eine Methode seelischer Hygiene«. Diese psychische Reinigung beseitigt das, was in der traditionellen Sicht der Yogis die *samskaras* sind. Im Grunde handelt es sich dabei um emotionale Knoten im feinstofflichen Energiekörper, die ihren Ursprung in der Vergangenheit haben und sich in Körper und Geist manifestieren. In dieses Knotengefüge eingeflochten sind auch die Kleshas, geistig-emotionale Fasern, die Schmerz und Leiden verursachen. Die gesamte Yogapraxis zielt auf die Samskaras und Kleshas ab. Wir können aber auch einige Techniken hervorheben, wie man ihnen zu Leibe rücken kann, während wir einen Raum aufrechterhalten, in dem man genesen und zu einer größeren Ganzheit und Integration von Körper, Atem, Geist, Selbstverständnis und Herz erwachen kann.

Die Praxis der Verkörperung: Die Asanapraxis ist Nahrung für die Seele. Um Asanas wahrlich zu üben, müssen wir stark, leicht und in der Verbindung von Körper, Atem und Geist im Augenblick präsent sein. Wenn wir Schüler bitten, in der Praxis gegenwärtig zu sein – auf die Empfindungen in ihrem Körper, die Bewegungen ihres Geistes, den Fluss ihres Atems zu achten und in die verspannten oder verkrampften Stellen »hineinzuatmen« –, ermutigen wir sie zu einer Praxis der Verkörperung (Bailey 2003). Indem wir den physischen Körper – Annamaya Kosha – mit dem *rasa* (Saft) der bewussten Asanapraxis nähren, können wir die körperlichen, geistigen und emotionalen Spannungen abbauen, die das ganz normale Leben mit sich bringt. Wie es in der mystischen Physiologie der traditionellen Yogawissenschaft heißt, öffnen die Asanas die Nadis. Prana kann ungehinderter und gleichmäßiger fließen. Dies beginnt mit einfachen Erfahrungen körperlichen Gewahrseins: Bitten Sie die Schüler, sich auf den Rücken zu legen und das Gewahrsein nach und nach auf Zehen, Füße, Fußgelenke, Unterschenkel, Knie, Oberschenkel, Becken, Wirbelsäule, Herz, Arme, Finger, Hals, Gesicht und Kopf zu richten. In allen Asanas besteht die Gelegenheit, dieses einfache Gewahrsein zu erweitern, indem man sich von den Empfindungen leiten lässt, die ganz natürlich entstehen. Je nach Hintergrund der Schüler können Sie die Praxis der Verkörperung durch das Üben von Asanas weiter verändern, indem Sie verschiedene Aspekte der körperlichen Praxis hervorheben. Die meisten öffentlichen Stunden sollten eine ausgewogene Asanapraxis bieten und die Schüler bei der Entwicklung eines allgemeinen Gleichgewichts und der Integration unterstützen. Trotzdem können Sie in einigen Stunden thematische Schwerpunkte setzen, die sich mit bestimmten Aspekten der Heilung oder Verkörperung beschäftigen, zum Beispiel Rückbeugen zur Herzöffnung. Sie können auch Stunden zur Energetik und Symbolik der Chakras zusammenstellen, mit eingestreuten Asanafolgen wie dem tanzenden Krieger die emotionale Loslösung und Öffnung unterstreichen oder mit Pranayamatechniken mehr Gewahrsein auf den Energiefluss im Körper richten. Wenn Sie einen sicheren Raum schaffen, in dem sich die Schüler mit dem Gewahrsein ihres Körpers auseinandersetzen können, und sie ermutigen, dies mit einer Disziplin und Gründlichkeit zu tun, die ihrer Erfahrung die besondere »Schärfe« eines gesteigerten körperlichen und emotionalen Empfindens verleiht, können sie ihre Selbsterkenntnis, ihren inneren Frieden und ihre Klarheit vertiefen.

Atemgewahrsein: Der Atem ist das entscheidende Bindeglied zwischen Körper und Geist, die wichtigste Quelle des Fühlens und Denkens. Wenn Schüler lernen, bewusst zu atmen, nutzen sie den Atem, um sich der körperlichen Empfindungen deutlicher gewahr zu werden. Wenn sie auf die Atmung im Körper achten, indem sie die geistige Aufmerksamkeit auf die Bewegungen des Atemkörpers richten, schließt sich der Kreis aus Körper, Atem und Geist. Sobald sich die Schüler der Atmung besser bewusst sind, können Sie ihnen zeigen, wie sie ihr Atemgewahrsein verfeinern können, während sie beginnen, sich in der Asanapraxis zu bewegen und Pranamaya und Annamaya Kosha zu verbinden. Wenn der Atem in den Asanas eine führende Funktion übernimmt, können Sie die Schüler bitten, ihn unaufhörlich zu beobachten und zu spüren und damit den Eindruck zu erzeugen, sie würden den Geist in den Atem hüllen, während sie den Körper bewegen.

Selbsterkenntnis: In Manomaya Kosha – oder der Mentalhülle – erzeugen wir Abgrenzung in der Welt, unterscheiden »ich« und »mein« und entwickeln ein Gefühl für »meinen Atem« und »meinen Körper«. Hier nehmen wir die Welt geistig wahr. Der Daseinskampf – *dukha* – lässt sich zu einem großen Teil auf eine unklare Wahrnehmung zurückführen, weil wir Angst, Wut, Selbstzweifel, Hass und Vorurteile empfinden und vergangene Ereignisse die unbewussten Reaktionen auf unsere Erfahrungen färben. Dies führt zu einem gestörten Selbstverständnis und damit zu einer noch stärkeren Manifestation von Dukha in Form von Beeinträchtigungen des Körpers, der Atmung und des Geistes. Die Yogapraxis eröffnet einen Weg heilender Integration, auf dem wir allmählich die natürliche Schönheit des Körpers, den lebenserhaltenden Fluss des Atems und klare geistige Prozesse wiederentdecken. Wenn Sie Schüler auf diesem Weg führen und dabei die geistige Klarheit in den Mittelpunkt rücken, können Sie ihren Prozess der Selbsterforschung unterstützen, damit sie ein Gefühl von Ganzheit und Gesundheit entwickeln können. Es folgen einige hilfreiche Anregungen, die Sie an Ihre Schüler weitergeben können:

- Sie können überlegen, wie Denken und Handeln im Alltag verbunden sind, und die tägliche Arbeit mit Affirmationen in den Mittelpunkt rücken, die ihnen helfen, aus einer größeren Klarheit heraus zu handeln.

- Sie können in die natürlichen geistigen Regungen bei der Asanapraxis hineinspüren und zur Kenntnis nehmen, dass unterschiedliche Asanas unterschiedliche emotionale und geistige Reaktionen auslösen.

- Sie können spirituelle oder philosophische Texte oder Selbsthilfebücher lesen und dann darüber nachdenken, um eine klarere Sicht auf das eigene Leben zu bekommen.

- Sie können lernen, besser zuzuhören und sich dem Gesagten zu öffnen, statt immer alles durch die Brille der eigenen Vorurteile zu betrachten.

Persönlichkeitsentwicklung: Vijnanamaya Kosha ist noch feiner als Manomaya Kosha. Hier finden wir das Unterscheidungs- und Urteilsvermögen, und wenn wir danach handeln, erwächst daraus ein Gefühl des Menschseins oder der Persönlichkeit. *Vijnana* bedeutet »Weisheit«. Diese Energiehülle steht für die Weisheit, die den analytischen, denkenden, verarbeitenden geistigen Fähigkeiten zugrunde liegt. Während wir auf dem Weg des Yoga voranschreiten – verkörpert, voller Energie, in geistiger Verbundenheit –, zeigt sich das volle Potenzial unseres menschlichen Charakters. Wir blicken nun durch die Brille eines gesünderen Körpers, einer bewussteren Atmung und eines klareren Geistes und entdecken eine tiefere Integrität unseres Selbstbilds, ob auf der Matte oder jenseits davon, ob wir alleine sind oder in einer Beziehung leben. Es fällt uns leicht, klare Einsichten in unser wahres Selbst zu gewinnen.[17] Da wir wissen, wer wir sind, gehen wir mit einem anhaltenden Gefühl von Freiheit durch die Welt. Die Meditation ist ein effektives Instrument, um dieses Gewahrsein zu entwickeln.

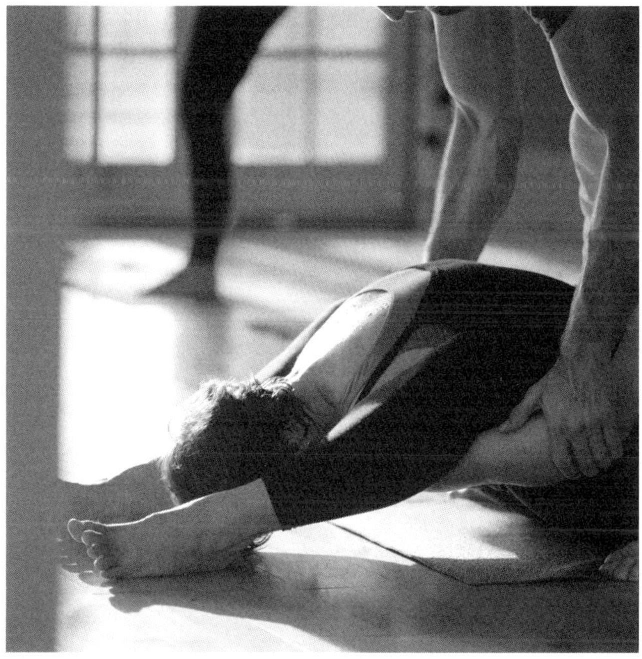

Öffnung für die Liebe: Die feinstofflichste der fünf Ebenen des verkörperten Selbst ist Anandamaya Kosha, die »Wonnehülle«. Es ist die Dimension des spirituellen Herzzentrums, und hier werden unsere Leidenschaften und unsere Fähigkeit zu grenzenloser Freude am lebendigsten. Hier erleben wir Glückseligkeit in der Erfahrung der Liebe. Und wie finden wir die Liebe? Es heißt, wir könnten sie gar nicht finden, vielmehr fände die Liebe uns im Mysterium des Lebens. »Weil Freude und Liebe zum Wesen des Selbst gehören«, schreibt Sally Kempton (2012, 66), »sagen uns die Weisen, dass wir den Zugang zum grenzenlosen Glück des Selbst über unsere gewöhnlichen Empfindungen von Glück und Zuneigung finden können.« In der Tat erblüht sie am häufigsten und vollständigsten in innigen und glücklichen Beziehungen, in denen wir den fruchtbaren Boden der Liebe auf vielfältige Weise bestellen können. Als Lehrer können Sie Ihre Schüler folgendermaßen anleiten, sich der Glückseligkeit zu öffnen:

- Nehmen Sie sich zu Beginn der Stunde Zeit, die Handflächen vor dem spirituellen Herzzentrum aneinanderzulegen, einen klaren und bewussten Vorsatz für die Praxis zu fassen und im Herzen einzuschließen.
- Erinnern Sie die Schüler häufig daran, »durch das Herz« zu atmen. Erklären Sie dies genauer, indem Sie das Gefühl beschreiben, dass der Atem durch das spirituelle Herzzentrum ein- und wieder ausströmt.
- Bitten Sie die Schüler, an die Menschen in ihrem Leben zu denken, die sie am meisten inspirieren.
- Bieten Sie geführte Meditationen an, bei denen es in erster Linie darum geht, dass man sich der unmittelbaren Erfahrung des Glücks, dem Gefühl der Liebe öffnet, damit es sich ausdehnen kann, während man den gedanklichen Auslöser loslässt, um im reinen Gefühl zu verweilen.
- Schaffen Sie in Ihren Stunden lebendige Rituale, die das Gefühl einer geteilten Erfahrung entstehen lassen, um über die gemeinsame Praxis von Asana, Pranayama, Meditation, Singen und andere Gruppenaktivitäten die Kapazitäten aller Anwesenden für Glückseligkeit zu erhöhen.
- Achten Sie auf eine herzliche menschliche Note, grüßen Sie alle Schüler, wenn sie zum Unterricht erscheinen, stellen Sie Blickkontakt her und sprechen sie mit leiser, aber klarer und beruhigender Stimme.

Den integrierten Raum wahren

Gute Yogalehrer sind geschickte Multitasker. Sie achten auf das räumliche Umfeld und die Energie im Raum, sie schaffen und wahren einen Raum, der dem Wohlbefinden, der Konzentration und der Leichtigkeit der Schüler zuträglich ist. Sie sind sich aller anwesenden Schüler bewusst und ändern bei Bedarf die Position, damit alle die Demonstrationen problemlos verfolgen können. Sie unterrichten nicht nach einem vorher festgelegten Konzept, ob es angesichts der Anwesenden einen Sinn ergibt oder nicht, sondern bemühen sich darum, die Menschen zu unterrichten, die sie tatsächlich vor sich haben. Sie schaffen einen geschützten und nährenden Raum für die Selbsterforschung, was damit beginnt, dass sie jeden Schüler einzeln begrüßen und alle ermuntern, mit einem bewussten Vorsatz zu üben. Sie erkennen und unterstützen Schüler, die in der Praxis ein breites Spektrum von Zielen verfolgen, und ermutigen sie zu eingehender Selbsterforschung und tieferem Gewahrsein der emotionalen, mentalen, körperlichen und spirituellen Strömungen der Yogaerfahrung. Sie helfen Schülern, ein feineres Gewahrsein für die Verbundenheit von Körper, Atem und Geist zu entwickeln, und bieten verschiedene Möglichkeiten, dieses Wechselspiel als Instrument eines tieferen spirituellen Erwachens, der Heilung und eines freudvollen Lebens zu erforschen. Alles in allem schaffen sie mit dieser Mischung aus Eigenschaften einen integrierten Raum, in dem sich die Schüler in ihrer persönlichen Praxis dorthin entwickeln können, wohin ihre Absicht und ihr diszipliniertes Handeln sie führen. Um Ihre Sache gut machen zu können, brauchen Sie Übung. Wenn es Ihnen gelingt, diesen integrierten Raum zu wahren, können Sie Ihr ganzes Wissen und Können dafür einsetzen, die Schüler in ihrer Praxis anzuleiten, und sich dabei der im folgenden Kapitel beschriebenen Hilfsmittel und Techniken bedienen.

6 Techniken und Hilfsmittel für den Unterricht

Ein guter Reisender hat keine festen Pläne
und ist nicht erpicht darauf anzukommen.
- Laotse

Wenn man Yoga unterrichtet, ist dies eine zutiefst individuelle Erfahrung, die gleichzeitig auf Austausch beruht und von den Umständen beeinflusst wird. Und es ist immer auch überraschend. Wir haben keine andere Wahl, als dort zu beginnen, wo wir sind, und damit, wer wir sind – mit dem Wissen, den Fähigkeiten und der Erfahrung, über die wir in diesem Augenblick verfügen. Es bleibt uns auch kaum etwas anderes übrig, als mit den Menschen zu arbeiten, die zum Unterricht erscheinen, und Schüler mit den unterschiedlichsten Voraussetzungen, Absichten, Lernstilen und Bedürfnissen zu unterrichten. An jedem beliebigen Tag können unvorhergesehene Ereignisse dafür sorgen, dass sich eine Stunde anders entwickelt als vorgesehen. Auch die Veränderungen von Stunde zu Stunde ergeben sich daraus, wer an ihr teilnimmt, wie spät es ist, in welcher Stimmung wir sind, und aus unzähligen anderen Faktoren, die zwangsläufig in den Unterricht hineinspielen. Wenn alle Ihre Stunden absolut vorhersehbar sind – wenn Sie sich immer gleich fühlen, die Schüler immer gleich wirken, sich die Umgebung immer gleich manifestiert –, könnte es hilfreich sein zu überlegen, ob Sie in einer Routine feststecken und inwiefern bestimmte Aspekte der Praxis darunter leiden. Denn genau diese Veränderlichkeit des Unterrichts und die einzigartige Erfahrung jedes neuen Atemzugs sorgen – auch in Stunden mit festen Übungsfolgen – für neue Anreize zur Selbsterforschung und Selbsttransformation, aber auch für die Herausforderungen, die das Unterrichten mit sich bringt. Wenn Sie mit dem Strom des Wandels schwimmen, können Sie die Vielfalt Ihrer Unterrichtspalette nutzen, um Ihre Schüler auf ihrem Weg zu inspirieren und zu leiten.

In diesem Kapitel finden Sie eine Reihe spezieller Techniken und Hilfsmittel für den Unterricht, die sich auf alle Hatha-Yoga-Stile übertragen lassen, wenngleich die unterschiedlichen Richtungen oft mehr oder weniger Wert auf bestimmte Prinzipien oder Techniken legen. Dies ist keine Unterrichtsvorlage; es ist eine flexible Ressource, auf die Sie im Laufe Ihrer Entwicklung zu einem hervorragenden Yogalehrer zurückgreifen können – und sie beginnt damit, dass Sie sich bewusst werden, wie Sie andere möglichst authentisch unterrichten können.

Die Menschen unterrichten, die wir vor uns haben

Unabhängig davon, wie gut Sie eine Stunde vorbereiten, müssen Sie auch jederzeit bereit sein zu improvisieren, damit der Unterricht den Anwesenden entspricht. Dazu müssen Sie die anwesenden Schüler so gut einschätzen, wie es Ihnen in der Zeit möglich ist, die Ihnen vor Unterrichtsbeginn zur Verfügung steht, und diese Einschätzung im Laufe der Stunde fortsetzen. Dazu haben Sie verschiedene Möglichkeiten:

Sprechen Sie mit neuen Schülern

Machen Sie sich mit jedem neuen Schüler bekannt und stellen Sie dabei die folgenden Fragen, um sie oder ihn einschätzen zu können und in Erfahrung zu bringen, wie Sie sie oder ihn am besten bei der Praxis unterstützen können:

1. *Haben Sie schon einmal Yoga gemacht? Wenn ja, was war das für ein Stil? Wie lange? Wie oft?* So verschaffen Sie sich einen ersten Eindruck von den Vorkenntnissen eines Schülers.

2. *Gibt es Verletzungen oder andere körperliche Probleme, über die ich Bescheid wissen sollte? Wie steht es um Fußgelenke, Knie, Hüften, Rücken, Schultern, Hals und Handgelenke?* Versuchen Sie stets, auch die folgende Frage zu stellen.

3. Wenn ein Schüler von einer Verletzung oder einem Problem berichtet, haken Sie nach: *Was fehlt*

Ihrem Knie? Wurden Sie operiert? Wann? Wie fühlt es sich jetzt an? Weisen Sie aufgrund der Antworten auf erste Modifikationsmöglichkeiten der Praxis hin. Greifen Sie auf Ihr Wissen zurück, aber seien Sie auch bereit einzuräumen, wenn Sie nichts über eine Verletzung oder ein Problem wissen, und ermutigen Sie den Schüler, selbst auf sich zu achten.

4. *Sind Sie schwanger oder haben Sie vor Kurzem entbunden?* Stellen Sie diese Frage jeder Frau, die schwanger sein oder kürzlich ein Kind bekommen haben könnte. Machen Sie sie mit den in Kapitel 11 beschriebenen allgemeinen Vorsichtsmaßnahmen für die einzelnen Trimester vertraut.

5. *Wie sieht Ihre Arbeit oder Ihr Alltag aus?* Diese Frage kann Informationen über chronische Belastungen, Schmerzen, Verspannungen und Schwächen sowie allgemeine Lebensgewohnheiten zutage fördern, die sich auf Körper, Atem und Geist auswirken.

6. *Treiben Sie Sport?* Wenn ein Schüler läuft, Rad fährt, surft, klettert oder einen anderen anstrengenden Sport betreibt, kann dies viel über chronische Verspannungen oder Schmerzen in Hüften, Beinen, Schultern, Rücken, Handgelenken und anderen Bereichen verraten. Auch die Antwort, dass er keinen Sport macht, ist für Sie eine wichtige Information.

Lernen Sie zu sehen und zu verstehen

Eine Selbstauskunft ist keine Garantie für korrekte oder vollständige Informationen über den Zustand eines Schülers. Viele Menschen erteilen Fremden nur ungern Auskunft über sich, sind sich einer Sache nicht bewusst oder verschließen die Augen vor ihrer Bedeutung. Um die Schüler in den Asanas richtig einschätzen zu können, müssen Sie zunächst lernen, Körper allgemeiner zu betrachten, und das Auge darin schulen, sie aus unterschiedlichen Perspektiven zu sehen. Diese wichtige Fähigkeit lässt sich am besten in Workshops zur Anatomie- und Asanaanalyse im Rahmen der Lehrerausbildung erwerben. Wir werden drei Möglichkeiten schildern, sie zu entwickeln: (1) Partneranalyse, (2) Asanaanalyse und (3) Unterrichtsanalyse.

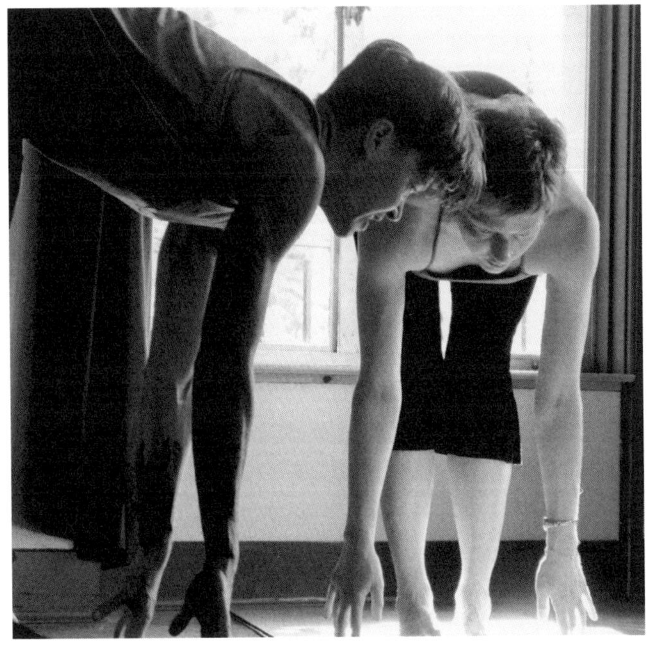

Partneranalyse

Bilden Sie mit einem anderen Lehrer oder Ausbildungsteilnehmer eine Zweiergruppe. Der eine spielt die Rolle des »Betrachters«, der andere die des »Betrachteten«. Der Betrachter notiert seine Beobachtungen auf einem Arbeitsblatt mit drei anatomischen Illustrationen des Körpers (von vorne, von hinten und von der Seite). Ihr Partner geht ein paar Schritte vorwärts und bleibt dann in einer normalen Haltung stehen, als würde er im Kino Schlange stehen. Er muss ein paar Minuten in dieser Stellung verharren. Bitten Sie ihn, die Haltung weder zu verändern noch zu korrigieren, während Sie analysieren und notieren. Der Betrachtete sollten so gekleidet sein, dass seine Haltung von Kopf bis Fuß gut zu sehen ist. Der Betrachter geht hinter ihm in die Hocke und beginnt bei den Füßen mit der Analyse:

- *Füße*: Sind die Füße gerade? Ist ein Fuß nach außen, ein Fuß nach innen gedreht? Stehen die Füße flach auf dem Boden oder sind sie stark nach oben gewölbt?

- *Achillessehnen*: Sind die Achillessehnen gerade, knicken sie nach innen oder außen?

- *Waden*: Betrachten und betasten Sie die Waden. Ist die Spannung in einem Bein größer? Ist die Spannung an der Innen- oder der Außenseite der Wade größer?

- *Knie*: Ist die Kniekehle hart oder weich, ist das Knie gebeugt, gestreckt oder überstreckt?

- *Hüften*: Legen Sie die Hände flach auf die Hüften, die Daumen zeigen quer über das Kreuzbein. Sind die Hüften gleich hoch?

- *Arme*: Hängen beide Arme gleichmäßig an den Seiten herab oder befindet sich eine Hand weiter vorne als die andere? Wohin zeigen die Handflächen? Wie groß ist der sogenannte Tragewinkel zwischen Ober- und Unterarm?

- *Schultern*: Sind beide Schultern gleich hoch? Ist eine Schulter höher als die andere?

- *Kopf*: Sitzt der Kopf genau zwischen den Schultern? Ist er zu einer Seite geneigt oder gedreht?

Danach stellt sich der Betrachter seitlich zu seinem Partner und prüft folgende Punkte:

- Befindet sich der äußere Gehörgang auf einer Linie mit der Schulter? Schiebt sich der Kopf vor oder hinter die Schulter? Sacken die Schultern nach vorne oder sind sie zurückgezogen?

- Befindet sich die Schulter auf einer Linie mit der Hüfte?

- Ist der obere Rücken gerundet (Kyphose)? Sinkt die Brust ein?

- Befindet sich die Hüfte auf einer Linie mit dem Knie? Kippt das Becken nach vorne oder hinten?

- Befindet sich das Knie auf einer Linie mit dem Fußgelenk? Ist es überstreckt?

- Befindet sich der äußere Gehörgang auf einer Linie mit dem Fußgelenk?

Nun stellt sich der Betrachter vor seinen Partner und beantwortet folgende Fragen:

- Was fällt Ihnen an den Füßen Ihres Gegenübers auf? Sind aus dieser Perspektive deutliche Unterschiede zu sehen?

- Zeigen die Kniescheiben nach vorne? Sind die Knie gerade, knicken sie nach innen oder außen?

- Sind irgendwelche Hüftrotationen sichtbar? Wie steht es um den Rumpf – sind hier Drehungen zu sehen?

- Ist ein Arm weiter vorne als der andere? Wo befinden sich die Hände?

- Sind die Schultern noch gleich?

- Was ist mit dem Kopf? Was fällt Ihnen aus dieser Perspektive auf?

Nehmen Sie sich nun fünf Minuten Zeit, um mit Ihrem Partner über Ihre Beobachtungen zu sprechen, ohne ein Urteil zu fällen, und tauschen Sie die Rollen. Wenn Sie die Übung in der Gruppe machen, versammeln Sie alle Anwesenden und fragen Sie: »Wer hat die perfekte Haltung?« Sie werden sehen, dass bei fast jedem Fehlstellungen vorliegen.

Asanaanalyse

In der Lehrerausbildung gehören Asana-Workshops zu den effektivsten Methoden, um zu lernen, wie man Schüler sehen, verstehen und mit ihnen arbeiten kann. Zur Vorbereitung auf diese Übung sollte man nachlesen, worauf der Fokus einer Haltung liegt, sich mit den Grundlagen der funktionellen Anatomie, den Ausrichtungsprinzipien und der feinstofflichen Energetik auseinandersetzen und das Asana mehrmals üben. Danach sieht man sich drei oder vier »Beispielschüler« an – meist andere Teilnehmer des Lehrerausbildungskurses –, deren Ausführungen der gewählten Haltung verschiedene Probleme widerspiegeln, wie man sie üblicherweise auch in einer Schülergruppe sieht: Verspannungen, Schwäche, übermäßige Beweglichkeit (Hypermobilität), Instabilität, Fehlausrichtungen usw. Gehen Sie dabei wie folgt vor (hier soll Utthita Trikonasana, das Dreieck, als Beispiel dienen):

- Würdigen Sie das eigene Bedürfnis nach Sicherheit, Wohlbefinden und Respekt. Würdigen Sie auch die Bedürfnisse aller Anwesenden und helfen Sie ihnen, sich bei dieser Übung wohlzufühlen, indem Sie einfühlsam, aber ehrlich sind.

- Bitten Sie die Beispielschülerin, in das Asana zu kommen, und erinnern Sie sie daran, dass sie die Haltung jederzeit verändern oder verlassen kann, wenn es nötig ist. Verzichten Sie anfangs auf Anweisungen und lassen Sie sie selbstständig in die

Haltung kommen. Erklären Sie, dass sie jederzeit die Seiten wechseln kann, wenn Sie das Bedürfnis danach verspürt, gleichzeitig aber auch versuchen sollte, die Haltung auf jeder Seite so lange zu halten, wie es ihr angenehm ist. Wenn sie die von Ihnen verlangte Haltung (zum Beispiel ein überstrecktes Knie) modifiziert, bitten Sie sie, dabei so weit zu gehen, wie es ihr angenehm ist.

- Nehmen Sie sich etwa eine Minute Zeit und gehen Sie einmal vollständig um sie herum. Denken Sie daran, dass Asanas ein Ausdruck individueller Menschen und keine idealen oder statischen Haltungen oder »Posen« sind.

- Richten Sie die Aufmerksamkeit zunächst auf den Körperteil, der in der Haltung am stärksten gefährdet ist. Überlegen Sie, was damit geschieht, und fragen Sie die Beispielschülerin, wie er sich anfühlt.

Werfen Sie nun einen umfassenderen Blick auf den Gesamtausdruck der Haltung:

- *Atmung und Gesamteindruck*: Wie atmet sie? Wirkt sie, als würde sie sich wohlfühlen? Wirkt sie angespannt? Ausgeglichen? Stabil? Entspannt?

- *Füße und Fußgelenke*: Wie ist die Ausrichtung? Ist der vordere Fuß neunzig Grad nach außen gedreht? Sieht es aus, als seien die Füße fest verwurzelt? Wo ist das Gewicht – ruht es auf der Fußinnenkante, auf der Fußaußenkante oder ist es gleichmäßig verteilt? Sind die Zehen sanft im Boden verankert oder in die Matte gekrallt? Wie steht es um die Fußgewölbe? Sieht es aus, als sei Pada Bandha aktiviert?

- *Knie*: Ist die Kniescheibe des vorderen Beins mittig zum vorderen Fuß hin ausgerichtet? Ist das vordere Knie gebeugt oder überstreckt? Zieht der Quadrizeps die Kniescheibe aktiv nach oben? Ist das hintere Knie gebeugt oder überstreckt?

- *Becken*: Kippt es nach vorne oder nach hinten oder befindet es sich in einer annähernd neutralen Stellung? Hat es den Anschein, als ziehe der Sitzbeinhöcker des vorderen Beins nach hinten unten zur Ferse des hinteren Beins?

- *Wirbelsäule*: In welcher Position befindet sich die aus dem Becken aufsteigende Lendenwirbelsäule? Ist sie extrem zur Seite geneigt? Hat es den Anschein, als sei die Wirbelsäule an irgendeiner Stelle zusammengedrückt? Wie sehen die natürlichen Krümmungen weiter oben im Bereich von Brustwirbelsäule und Halswirbelsäule aus?

- *Brustkorb*: Ragen die vorderen unteren Rippen hervor oder wirken sie eingefallen? Sind die hinteren Rippen gewölbt? Ragen die oberen Rippen hervor? Was verraten diese Beobachtungen über die Wirbelsäule?

- *Brust und Schlüsselbeine*: Befindet sich der Oberkörper auf einer Linie mit dem vorderen Bein oder hängt er nach vorne? Ist er zur Seite geöffnet oder zeigt er zum Boden hin? Ist die Brust weit? Sind die Schlüsselbeine aufgespannt?

- *Schultern, Arme, Hände und Finger*: Ziehen die Schulterblätter nach unten zu den hinteren Rippen oder rutschen sie nach oben zu den Ohren? Rollt die untere Schulter nach vorne oder zieht sie nach hinten unten? Sind die Arme auseinandergestreckt und senkrecht zum Boden? Sind sie vollkommen gestreckt? Sind die Ellenbogen gerade, gebeugt oder überstreckt? Sind die Handflächen offen und die Finger ganz gestreckt?

- *Wo ist die Energie?* Sieht es aus, als würde die Beispielschülerin an irgendeiner Stelle Kraft aufwenden? Ist sie vom Ansatz der Oberschenkel bis zu den Füßen fest im Boden verwurzelt? Ist die ganze Wirbelsäule bis zum Kopf gestreckt? Strahlt die Energie vom Herzzentrum bis in die Fingerspitzen und darüber hinaus?

Wenn Sie diese Übung mit angehenden Lehrern oder Lehrerkollegen machen, ist dies der richtige Zeitpunkt, um über spezielle Übungsanweisungen und Korrekturgriffe zu sprechen, in denen die gemachten Beobachtungen zum Ausdruck kommen. Dabei sollten Sie auch klären, in welcher Reihenfolge man diese Anweisungen geben sollte, wie man mündliche Anweisungen und körperliche Hilfestellungen verbinden kann, wo und wie man das Gesagte demonstriert. Im Rahmen der Lehrerausbildung können die Teilnehmer dabei reihum die Anweisungen geben, die ihnen am wichtigsten erscheinen, bis die Beispielschülerin von der Gruppe gemeinsam in die Haltung hinein und wieder heraus geführt wurde. Bei der Nachbesprechung sollte zunächst sie ihre Erfahrung schildern, ehe die Übung mit dem gleichen Asana und einem anderen Schüler wiederholt wird.

Unterrichtsanalyse

Unterrichtstraining unter Anleitung ist ein fester Bestandteil aller guten Lehrerausbildungsprogramme und ein wesentlicher Aspekt des Lernprozesses, wie man Schüler bei der Asanapraxis beobachten und anleiten kann. Im Laufe der Ausbildung werden Sie normalerweise zunächst eine immer größere Zahl ähnlicher Asanas, dann komplexere, aus mehreren Haltungen bestehende Übungsfolgen und schließlich zur Übung eine ganze Stunde unterrichten.

Beginnen Sie damit, dass Sie einem anderen Teilnehmer ein einzelnes Asana erklären. Um die Unterrichtssituation nachzustellen, übernimmt einer die Rolle des Lehrers, der andere die Rolle des Schülers. Helfen Sie Ihrem Schüler mit Ihrem Wissen, in das Asana zu kommen (und geben Sie niemals Anweisungen, die Sie selbst nicht verstehen). Durchlaufen Sie den gleichen Prozess wie bei der Asanaanalyse – mit dem Unterschied, dass Sie dieses Mal beobachten *und* ansagen. Beginnen Sie mit rein mündlichen Anweisungen. Wenn Sie sich daran gewöhnt haben, zu beobachten und zu sprechen, üben Sie, während der Unterweisung auch Dinge zu demonstrieren (wir werden uns weiter unten der Demonstration widmen). Lassen Sie sich Zeit (aber berücksichtigen Sie auch die Bedürfnisse des Schülers), beobachten Sie immer aufmerksam, was Ihr Schüler tut, und richten Sie sich bei Ihren Übungsanweisungen nach dem, was Sie sehen und was Ihrer Ansicht nach die Grundprinzipien der Haltung sind. Verknüpfen Sie nun die mündlichen Anweisungen mit praktischen Hilfestellungen, und erklären Sie stets, was Sie mit Ihren Berührungen bezwecken.

Wenn Sie Fortschritte machen und nicht mehr nur einen Schüler in einem Asana, sondern eine kleine Gruppe in einigen wenigen oder in mehreren Asanas unterweisen, sollten Sie beobachten, wie sich dies auf Ihre Beobachtungsfähigkeit, Anweisungen und Demonstrationen auswirkt. Sie werden merken, dass sich jeder Schüler mehr oder weniger stark vom Rest der Gruppe unterscheidet. Nutzen Sie diese Gelegenheit, um Ihre Beobachtungsgabe weiter zu schulen. Richten Sie die Aufmerksamkeit nach wie vor zunächst auf die Körperteile, die in der Haltung am stärksten gefährdet sind. Versuchen Sie, diese Risiken anzusprechen, während Sie weiterhin beobachten, was in der Gruppe vor sich geht. Werden Sie sich der Neigung bewusst, sich von einem Schüler völlig in Anspruch nehmen zu lassen, sodass vorübergehend alle anderen aus dem Blickfeld verschwinden und die Verbindung zu ihnen verloren geht. Dies ist ein Punkt, an dem das eigene Bemühen um Konzentration und Aufmerksamkeit in der persönlichen Praxis – um ein gebündeltes und zugleich weites Gewahrsein – konkreten Nutzen für den Unterricht hat.

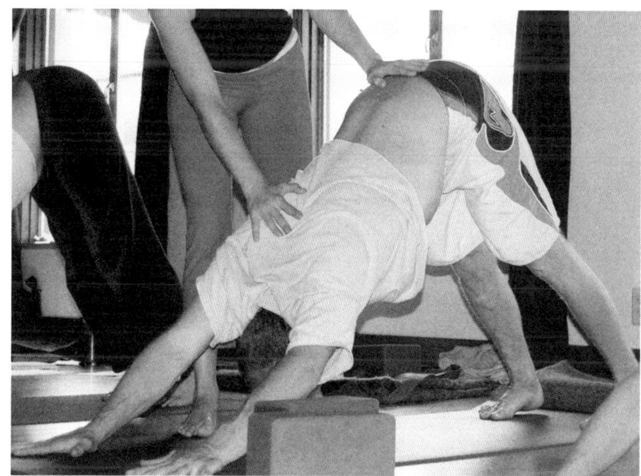

Schulen Sie Ihre Beobachtungsgabe, während Sie zunächst bei einem Ausbilder in die Lehre gehen und schließlich eigenständig unterrichten. Nutzen Sie sie von der ersten Sekunde an, in der Sie einem neuen Schüler begegnen und ihn begrüßen. Es handelt sich dabei zwar nicht um die oben beschriebene umfassende Analyse, aber Sie können seine normale Haltung betrachten, während sie sich nach seinem Hintergrund erkundigen. Wenn Sie die Schüler gleich zu Beginn oder im ersten Teil der Stunde bitten, in Tadasana (Berg) zu kommen, hat dies unter anderem den Vorteil, dass Sie ihre Grundhaltung sehr schön sehen können. Weiten Sie Ihre Beobachtungen mit jedem Asana aus. Registrieren Sie, dass sich die in Tadasana ersichtlichen Tendenzen in komplexeren Asanas meist verstärken. Nutzen Sie diese Erkenntnis, um zu verstehen, wie verschiedene Asanas die in den einfacheren Haltungen erkennbaren Probleme verschärfen. Während Sie lernen, Schüler wahrzunehmen und mit ihnen zu arbeiten, dürfen Sie nicht vergessen, dass Sie Yoga unterrichten und nicht versuchen, Menschen in bestimmte Haltungen zu bringen. Bemühen Sie sich, in jedem Schüler den einzigartigen und wunderschönen Menschen zu sehen, der er im Augenblick ist. Finden Sie heraus, wie Sie die Ergebnisse Ihrer Beobachtungen so vermitteln können, dass der Schüler selbst müheloser und klarer sieht und seinen Körper, seinen Atem und seine Praxis spürt. Denken Sie an das Prinzip von *sthira sukham asanam* und befolgen Sie es selbst, während Sie Ihre Schüler dazu ermutigen. Hören Sie nicht auf hinzusehen, zu atmen, Ihre Beobachtungsgabe zu schulen und Ihr Herz zu spüren.

Lernstil

Das oberste Ziel des Asanaunterrichts ist es, die Schüler in die Lage zu versetzen, dass sie deutlicher erkennen und verstehen, wie sie – im Rahmen eines Kurses oder unabhängig davon – eine nachhaltige persönliche Praxis entwickeln können. Da es viele Möglichkeiten gibt, wie Menschen lernen, ist auch ein breit gefächerter Unterrichtsansatz gefragt. Die Art, wie Menschen lernen, steht in engem Zusammenhang mit dem, was der Pädagoge Howard Gardner (1998) als »multiple Intelligenzen« bezeichnet, die in Schülergruppen erheblich variieren können. Im Yogaunterricht, der auch begriffliche, emotionale, physische und metaphysische Lernziele einschließt, ist das volle Spektrum multipler Intelligenzen im Spiel. Gleichzeitig besteht der Mensch aus mehr als seinen geistigen Fähigkeiten. Stärker als ein bestimmter Lernstil prägen Motivation, Persönlichkeit, Gefühle, körperliche Gesundheit und persönlicher Wille die Art und Weise, wie, wo und wann jemand lernt. Daraus folgt, dass ein effektiver Yogaunterricht diese Variablen im Umgang mit den Schülern berücksichtigen, dabei aber auch die folgenden Lernstile nicht außer Acht lassen sollte:

- *Bildlich-räumlich*: Diese Menschen denken meist bildlich und brauchen anschauliche geistige Bilder, um Informationen zu behalten. Dies unterstreicht, wie wichtig es ist, alle Asanas zu demonstrieren.

- *Sprachlich-linguistisch*: Diese Menschen denken eher in Worten als in Bildern, haben ein hervorragendes Gehör und brauchen deshalb klare wörtliche Beschreibungen der Asanas.

- *Körperlich-kinästhetisch*: Diese Menschen verarbeiten und speichern Informationen im Wechselspiel mit dem Raum, in dem sie sich befinden, und müssen Asanas selbst ausführen.

- *Musikalisch-rhythmisch*: Diese Menschen denken in Klängen, Rhythmen und Mustern und können sehr empfindlich auf Umgebungsgeräusche reagieren. Sie können großen Nutzen daraus ziehen, wenn man sie ermuntert, sich stärker auf das Geräusch und den Rhythmus ihres Atems einzustellen. Auch leise Musik, die den Rhythmus der Stunde unterstützt, kann hilfreich sein.

- *Interpersonal*: Diese Menschen versuchen, die Dinge aus der Perspektive anderer zu sehen. Sie nutzen sowohl verbale als auch nonverbale Möglichkeiten, um Kommunikationskanäle zu anderen Menschen zu öffnen und offen zu halten. Sie müssen die Präsenz des Lehrers im Lernprozess spüren können.

- *Intrapersonal*: Diese Menschen sind meist in Bemühungen vertieft, die eigenen Gefühle, Träume, Beziehungen, Stärken und Schwächen zu verstehen. Sie profitieren davon, wenn sie in der Praxis mehr Zeit und Raum haben, um zu erforschen, was ein Asana für sie bedeutet.

Stimme und Sprache

Stimme und sprachlicher Ausdruck sind Unterrichtswerkzeuge von unschätzbarem Wert. Betrachtet man die Stimme aus der Perspektive der Chakras, wird sie durch Vishuddha Chakra manifestiert. Das Energiezentrum öffnet sich mit Leichtigkeit und Klarheit, wenn der Körper geerdet ist, die kreativen Säfte fließen, das Zentrum des Willens stark und geschmeidig zugleich, das Herz offen, der Geist klar ist. Somit spiegelt sich in Ihrer Art, sich im Unterricht auszudrücken, wider, wo Sie sich im Leben, in Ihrem Können und Wissen befinden. Wenn Sie auf dieses natürliche Fundament bauen, müssen Sie verschiedene stimmliche Aspekte berücksichtigen.

Zuallererst sollte Ihre Stimme so laut sein, dass alle Anwesenden Sie hören können, aber nicht so laut, dass es das Atemgewahrsein und den Eindruck der Schüler schmälert, sich in einem friedlichen Raum zu befinden. Wenn Sie Musik im Unterricht verwenden, sollten Sie die Lautstärke so einstellen, dass Ihre Stimme dennoch mühelos den Raum füllt. Falls Sie sehr leise sprechen oder sehr große Gruppen unterrichten, sollten Sie in Betracht ziehen, mit einem Verstärker zu arbeiten.

Probieren Sie aus, wie Sie Ihre Stimme an die Stimmung oder die Intensität der Asanas anpassen können, ohne in einen eintönigen Singsang zu verfallen. Ihre Stimme sollte mit dem Übungsbogen der Stunde fließen: Beginnen Sie leise, während sich die Schüler aufwärmen, lassen Sie die Stimme zu maßvollen Crescendos mit kraftvollen und dynamischen Akzenten anschwellen, wenn die Praxis Wellen von unterschiedlicher Intensität durchläuft, und werden Sie im Ausklang zu Savasana wieder leiser und ruhiger. Bemühen Sie sich in regenerativen Stunden um einen gleichmäßig entspannten Tonfall, der zum Loslassen ermuntert. Lassen Sie die Pausen zwischen den Sätzen länger werden, damit die Schüler die Freiheit der Stille spüren können.

Werden Sie sich Ihrer Stimme bewusst. Nehmen Sie eine Ihrer Unterrichtsstunden auf und hören Sie sich die Aufnahme an, um sich mit Ihrem Ausdruck vertraut zu machen. Viele Lehrer wissen nicht, wie ihre Stimme klingt. Sprechen Sie von Herzen und verleihen Sie Ihren technischen Erklärungen dieselbe gleichmäßige Färbung wie einem ungezwungenen Gespräch mit einem Freund. Probieren Sie auch aus, wie Sie den Unterricht über den Fluss Ihrer Stimme mit Begeisterung und Inspiration erfüllen können, und gleichen Sie diese Eigenschaften mit einer Durchsetzungskraft aus, die eher zu liebender Güte als zu strenger Autorität tendiert.

Der sprachliche Ausdruck hat großen Anteil daran, wie das, was Sie sagen, bei Ihren Schülern ankommt. Beschreiben Sie nach Möglichkeit mit einfachen Worten, was sie tun sollen. Für gewöhnlich ist es erheblich effektiver, wenn Sie sich einer klaren und einfachen Sprache bedienen, statt die esoterischen Begriffe zu verwenden, die Sie beim Studium der Anatomie, Physiologie, Yogaphilosophie und Psychologie gelernt haben. Kurze und knappe Anweisungen tragen meist mehr zum Verständnis der Schüler bei als blumige Poesie oder wortreiche Erklärungen. Wenn Sie möchten, dass sie sich an den Anfang der Matte stellen, Füße zusammen, dann sagen Sie: »Bitte stellt euch an den Anfang der Matte, Füße zusammen.« Mehr ist nicht nötig. Konzentrieren Sie sich bei den anfänglichen Anweisungen auf die Grundelemente der Haltung und warten Sie mit ausführlicheren (aber immer noch kurzen, bündigen und präzisen) Ansagen, bis die Schüler in die Haltung kommen und sie verfeinern.

Unterschiedliche Formulierungen können mehr oder weniger Gewicht haben. Imperative wie »Drückt die Finger in den Boden« oder »Atmet tief« haben einen stärkeren Befehlscharakter als infinite Konstruktionen wie »Finger in den Boden drücken« oder »Tief atmen«. Begriffe wie *fühlen*, *zulassen*, *erforschen* sind noch sanfter im Ausdruck. Versuchen Sie grundsätzlich, die stärkeren Befehlsformen bei den nach Ihrem Dafürhalten fundamentalen Elementen einer Haltung zu verwenden, und bedienen Sie sich eines sanfteren Ausdrucks, wenn es um Verfeinerung und innere Erkundung geht.

Ob Sie die Sanskritbezeichnungen für Asanas und andere Aspekte der Praxis verwenden, ist eine persönliche Entscheidung. Vielleicht haben Sie den Eindruck, dass die Sanskritbegriffe nicht zu Ihren Schülern (oder Ihrem Arbeitgeber oder auch zu Ihnen selbst) passen. Vielleicht finden Sie aber auch, dass es Ihrem Unterricht mehr Authentizität verleiht, wenn Sie sich sprachlich in der traditionellen Sprache des Yoga verankern. Falls Sie sich für die Sanskritbezeichnungen entscheiden, sollten Sie immer auch die deutschen Begriffe erwähnen. Sagen Sie zum Beispiel: »Bitte versucht in der Vorbereitung auf Ardha Chandrasana, den Halbmond, …« Einige Sanskritbegriffe sind in Yogastunden inzwischen so allgegenwärtig, dass sie Eingang in den deutschen Wortschatz gefunden haben: *Chaturanga*, die Abkürzung von *Chaturanga Dandasana*, dürfte den meisten Schülern vertrauter sein als die Bezeichnung »Viergliedriger Stock«. Experimentieren Sie mit diesen und allen anderen Unterrichtselementen, um herauszufinden, was Ihnen und Ihren Schülern am angenehmsten ist.

Die Grundelemente der Asanapraxis

Die Asanapraxis ist ein Prozess, um in einem unvergänglichen Gefühl von Freiheit und Ganzheit im Hier und Jetzt gegenwärtig zu sein, sodass wir ganz und gar lebendig, voller Energie und Glückseligkeit sind. Die Asanas sind eine Praxis der Selbsttransformation und bieten eine Reihe von Werkzeugen, um die festen Knoten zu lösen, die tief in uns Muster des Anhaftens und der Stagnation erzeugen. Joel Kramer (1980, 13) sagt, diese kunstvolle Praxis »besteht darin zu lernen, Energie in verschiedenen Körperteilen zu bündeln und zu erzeugen, auf die Botschaften (Rückmeldungen) des Körper zu hören und ergeben zu folgen, wohin er uns führt«. Einerseits verlangt diese Praxis körperliche Präzision. Andererseits hat sie, wie Dona Holleman (1999, 22) erklärt, auch »eine poetische Seite, wenn die scharfe Grenze zwischen dem Körper und seiner Umgebung verschwimmt und das Asana Teil des einheitlichen Feldes, des Raum-Zeit-Kontinuums wird, in dem wir alle existieren«. Die Kunst des Asanaunterrichts besteht darin, Schüler zu einem immer größeren Gewahrsein für den Prozess der Yogapraxis zu führen.

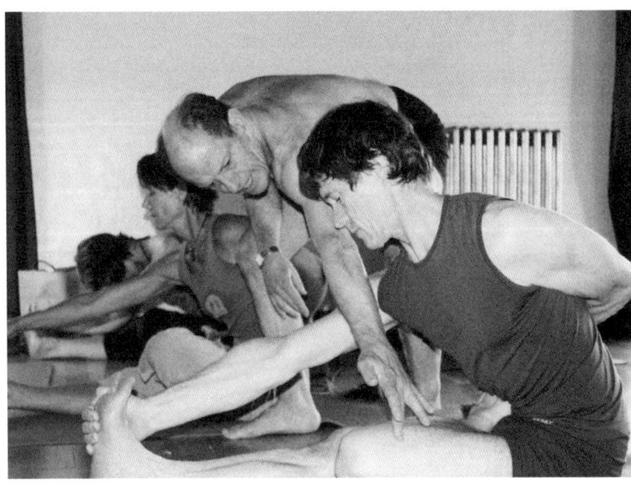

Wenn wir über die Asanapraxis nachdenken, können wir einige wichtige Grundelemente erkennen: Präsenz, Entspannung, Atmung, Erdung, Stabilität, Ausrichtung, Bewegung und Energiearbeit. Kommen sie jedoch in einer integrierten Praxis – also beim Üben – zum Ausdruck, lassen sie sich nicht voneinander trennen, sondern sind Teil des Gesamtprozesses. Während es in der Praxis einerseits darum geht, diese Eigenschaften zu entwickeln, bringen wir sie andererseits auch von Anfang an mit, um sie beim Üben nach und nach weiter zu verfeinern.

Präsenz

In Aldous Huxleys utopischem Roman *Eiland* (1962) wird der schiffbrüchige Journalist Will Farnaby an der Küste der fiktiven Insel Pala angespült – ein westlicher Mensch, dessen übervoller Geist keine Ahnung hat, wo er sich befindet, und erst recht nicht vom »Wie und dem Was«. Als er die von einem Dschungel bedeckten Klippen der abgeschiedenen Insel erklimmt, hallen die Worte »Gib acht, gib acht« und »Hier und jetzt, Jungs. Hier und jetzt, Jungs« aus allen Richtungen wider. Bei seinem Abenteuer wird er schließlich entdecken, dass es die Stimme eines besonders gelehrigen tropischen Vogels ist, der die Mantras wiederholt, die den Kern dieser tantrisch-taoistisch-buddhistisch-ökologischen Kultur ausmachen. Ram Dass sollte später in den 1960er Jahren einem bekannten Buch den Titel *Sei jetzt hier* geben. Dieser Gedanke ist auch der Ausgangspunkt der Asanapraxis. Man richtet die gesamte Aufmerksamkeit auf das, was unmittelbar in diesem Augenblick geschieht – an diesem Ort, in diesem Körper, mit diesem Atem, mit diesen Empfindungen.

Entspannung

Die Intensität vieler Praxisstile mag alles andere als entspannend wirken, da bestimmte Asanas und Asanafolgen sehr anstrengend sind. Die verbreitete geistige Trennung anstelle der Integration von Anstrengung und Leichtigkeit ergibt sich in erster Linie daraus, dass Entspannung mit dem völligen Erschlaffen des Körpers gleichgesetzt wird. In der Asanapraxis bedeutet Entspannung, nervöse Spannungen abzubauen und gleichzeitig die nötigen muskulären und energetischen Abläufe zu erhalten, die für die korrekte Ausrichtung sorgen. Indem Schüler nervöse Spannungen abbauen, können sie sehr gut mit ihrem Willen arbeiten und gleichzeitig Anstrengung und Leichtigkeit integrieren, sodass sich der Körper auf stabile Weise in den Asanas öffnen kann.

Die Verbindung von Anstrengung und Leichtigkeit im Prozess eines immer weiteren und tieferen körperlichen Gewahrseins bedarf der Übung. Der Schlüssel liegt darin, dass wir uns des ganzen Körpers bewusst sein und herausfinden müssen, wie wir das Skelett stützen können, ohne uns zu überlasten. Indem Sie Ihren Schülern empfehlen, den gleichmäßigen Fluss von Ujjayi Pranayama sowie körperliche Reaktionen wie Schmerzen und Zittern als Gradmesser der Belastung zu nutzen, können Sie ihnen zeigen, wie sie »mit ihren Grenzen spielen« können, was wir etwas weiter unten genauer erklären werden. Da wir dazu neigen, die eher oberflächlichen Muskeln besonders stark zu beanspruchen, werden die tiefen Muskeln, die den Gelenken am nächsten sind und sie am besten stützen könnten, nicht angemessen aktiviert. Indem die Schüler das Gewahrsein mit dem Atem tiefer in den Körper ziehen, erkennen sie allmählich, wie sie die tiefe Muskulatur aktivieren und unnötige Spannungen in der eher oberflächlichen Muskulatur abbauen können. Während sie das Gewahrsein von der aktiven Tiefenmuskulatur bis zur Oberfläche der Haut ausdehnen, lernen sie auch, wie sie die Muskelaktivität im Körper variieren können, um so intensiv wie möglich zu arbeiten und dabei gleichzeitig so entspannt wie möglich zu sein. Machen Sie Ihre Schüler mit dem Gefühl bekannt, den Körper von innen heraus auszudehnen und Weite, Leichtigkeit und ein Gefühl von Transparenz zu erzeugen, damit die Energie frei fließen kann.

Atmung

Die bewusste Atmung ist das wichtigste Element der Asanapraxis, aber oft am schwersten zu fassen. Der Atem ist Antrieb und Führung der Asanapraxis, entschwindet aber bei allem, was sonst noch vor sich geht, gern aus unserem Bewusstsein. Hinzu kommt die normale Tendenz, die Konzentration zu verlieren und zuzulassen, dass sich die Aufmerksamkeit vom Hier und Jetzt abwendet.

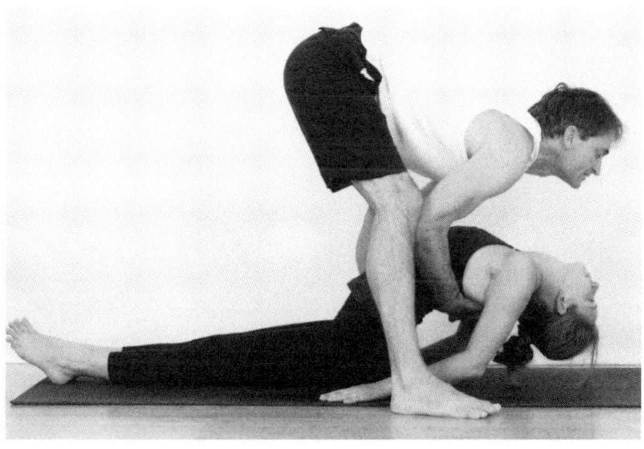

Wir können die Bedeutung der Atmung für die Asanapraxis in Patanjalis Yogasutra unmittelbar nach der Definition *sthira sukham asanam* finden und an der Verwendung des Wortes *prayatna* ablesen, das meist mit »Anstrengung« übersetzt wird. Wie Srivatsa Ramaswami (2000, 95–96) jedoch erklärt, gibt es drei Arten von Prayatna. Eine davon ist *jivana prayatna* und bezieht sich auf »die vom Einzelnen unternommenen Anstrengungen, das Leben beziehungsweise die Atmung zu erhalten«. Es kommt also darauf an, dass wir die Asanapraxis über die Festigkeit und Leichtigkeit der Atmung erkunden, indem wir Atem, Körper und Geist ständig miteinander verbinden.

Das Fundament: Erdung und Aktivierung von Energieströmen

Wenn wir entspannt stehen oder sitzen, sind wir meist in passivem Kontakt mit der Erde. Der Körper sackt zusammen, die Gelenke werden zusammengepresst. Aber sobald wir das Fundament des Körpers bewusst im Boden verwurzeln, entsteht Raum im Körper. Dona Holleman (1999, 26) bezeichnet dies als »Rückstoß«, und diese Beziehung zwischen Wurzeln und Dehnung ist ein Ausdruck der »Normalkraft«,[1] wie das dritte Newtonsche Gesetz erklärt: Auf jede Aktion folgt eine gleich starke Gegenreaktion. In dem Maße, in dem Sie durch bewusste Aktivierung der Muskulatur Kraft aufwenden – zum Beispiel, indem Sie die Füße im Stehen fester in den Boden drücken –, richtet die Energie der »gleich starken Gegenreaktion« den Körper auf. Der Yogalehrer Chuck Miller betont, wie wichtig es ist, die fundamentalen Elemente aller Asanas bewusst zu ermitteln. Für ihn kommt darin die Absicht zum Ausdruck, den Ursprung aller Bewegungen zu finden. Indem wir uns im Boden verwurzeln, aktivieren wir automatisch die Muskulatur und erzeugen Weite in den Gelenken, vor allem in der Wirbelsäule. So schaffen wir ein Fundament struktureller Festigkeit und Leichtigkeit, das zunehmend wichtiger wird, je mehr die Schüler zu fortgeschrittenen Asanas übergehen.[2] Der Punkt oder die Punkte, die das konkrete Fundament bilden, variieren mit den Asanas. Aber der Umstand, dass wir ein solches Fundament schaffen und die Haltung von dort aus erkunden, bleibt immer gleich.

Während die Schüler dieses ursprüngliche Fundament wahren, können sie noch mehr Festigkeit und Leichtigkeit entwickeln, indem sie bewusst mit dem arbeiten, was Joel Kramer (1980, 19) als »Energieströme« bezeichnet.[3] Durch den Versuch, die neuromuskuläre Anstrengung (oder den »Strom«, wie Kramer sagt) bewusst im Körper zu lenken, erzeugt man Energielinien. Diese Energieströme strahlen vom Kern zum Rand aus und dehnen so den Körper von innen in alle Richtungen aus. Dadurch entsteht einerseits Weite, andererseits bleibt die durch die muskuläre Unterstützung des Skeletts erzeugte Stabilität gewahrt.[4] Eine der Möglichkeiten, das Prinzip von Wurzeln und Dehnung hervorzuheben, bietet das bewusste Lenken von Energieströmen im Körper. Über den differenzierten Einsatz dieser Technik können Schüler die angemessene Intensitätsstufe für ihre persönliche Praxis finden, indem sie auf die Rückmeldungen von Körper, Atem und Geist achten. Das Feedback sagt ihnen, wann, wo und wie intensiv sie die Energie durch den Körper lenken müssen. Erinnern sie sie daran, dass es nicht wichtig ist, wie weit Sie in einer Haltung kommen; sorgen Sie vielmehr dafür, dass sie sich darauf konzentrieren, *wie* sie in die Haltung kommen, dass sie Festigkeit und Leichtigkeit entwickeln, während sie die relative Intensität von Asanas erforschen, die sowohl Erdung als auch Weite besitzen.

Tabelle 6.1: Wurzeln und Dehnung

Fundament	Prinzipien und Übungsanweisungen	Beispielasanas
Hände	Die Finger der auf dem Boden aufliegenden Hände spreizen, soweit dies problemlos möglich ist. Daumen nicht zu weit abspreizen und etwa ein Drittel unter der Maximaldehnung bleiben, um Verletzungen im Thenarraum zwischen Daumen und Zeigefinger zu verhindern.[5] Die Hände von den Handflächen über die Knöchel bis in die Spitzen aller Finger strecken. Alle Knöchel, die gesamten Handflächen, alle Finger und Daumen auf voller Länge im Boden verwurzeln. Aus dieser Verwurzelung heraus das Gefühl erzeugen, sich energetisch von der Mitte der Handflächen über die Handgelenke und Arme bis hin zu den Schultern zu dehnen.[6] Die Knöchel der Zeigefinger und Daumen fest verwurzeln, um den Druck auf die gesamte Handfläche zu verteilen und ein ausgeglichenes Fundament mit Stabilität und Weite in den Handgelenken aufzubauen.	Adho Mukha Svanasana (nach unten schauender Hund) Adho Mukha Vrksasana (Handstand) Chaturanga Dandasana (viergliedriger Stock)
Beine	Das Gewicht gleichmäßig auf die »vier Ecken« beider Füße verteilen. Die Innenkanten der Fußballen fest im Boden verwurzeln, um die inneren Fußgewölbe und -knöchel vollständiger zu aktivieren und anzuheben. Die Zehen spreizen und ablegen, ohne sich festzukrallen.	Alle Standhaltungen
Sitzbeinhöcker	Der erste und wichtigste Schritt bei allen Sitzhaltungen besteht darin, die Sitzbeinhöcker fest in den Boden zu drücken. Den vorderen Teil stärker verwurzeln, um eine neutrale Stellung des Beckens zu unterstützen. Sitzfleisch *nicht* von den Sitzbeinhöckern wegziehen.[7] Das Gefühl erzeugen, die Sitzbeinhöcker ganz leicht zueinanderzuziehen, um die Kontraktion der querverlaufenden Dammmuskeln zu unterstützen und Mula Bandha zu aktivieren. Versuchen, den Kontakt zwischen Sitzbeinhöckern und Boden auch in der Vorbeuge und/oder Drehung zu halten.	Tadasana (Berg) Paschimottanasana (Vorbeuge im Sitzen)
Arme	Die Schulterblätter zu den hinteren Rippen ziehen, öffnen und die Arme in den Rumpf integrieren. Die Arme kräftig vom Ansatz der Oberarmknochen über die Ellenbogen und Handgelenke bis in die Hände und Fingerspitzen strecken. Die Muskeln der Arme gleichmäßig zu den Knochen ziehen und Energie durch die Arme nach oben lenken.	Adho Mukha Svanasana (nach unten schauender Hund) Adho Mukha Vrksasana (Handstand)

Kopf	Auf die natürliche Krümmung der Halswirbelsäule achten und den Scheitel fest in den Boden drücken, ohne den Kopf zu stauchen.	Sirsasana I (Kopfstand)
Beine	Bei gestreckten Beinen einen kräftigen Energiefluss von den Oberschenkelknochen über die Beine und Fußgelenke zur Fersenmitte herstellen. Dies sollte sowohl im Sitzen als auch im Stehen, bei geschlossenen (Tadasana) und gespreizten Beinen (Prasarita Padottanasana) geschehen. Das Gefühl erzeugen, als wollten die Knochen die Muskulatur der Beine einsaugen. Dabei die Innenoberschenkel (im Sitzen) nach unten oder (in Standhaltungen mit Innenrotation) nach hinten schrauben.	Dandasana (Stock) Upavista Konasana (offene Winkelhaltung)

Über die korrekte Ausrichtung zur ausgewogenen Integration

In Kapitel 7 werden wir einen genauen Blick auf die Ausrichtungsprinzipien der einzelnen Asanas werfen. Hier werden wir die allgemeinen Richtlinien darlegen, die für die Vermittlung der korrekten Ausrichtung in allen Asanas gelten und die – wie wir im ganzen Buch immer wieder betonen – von den Schülern nicht rein mechanisch angewandt werden, sondern vielmehr eines achtsamen Prozesses der ausgewogenen Integration bedürfen. Sie können Ihren Schülern zwar durchaus die Technik vermitteln und ihnen solide biomechanische Ausrichtungsprinzipien für die einzelnen Asanas sowie kinesiologische Bewegungsprinzipien an die Hand geben. Die Qualität einer ausgewogenen Integration aber müssen sie in ihrer Praxis selbst erspüren und entwickeln. Wenn Sie diesen Prozess vermitteln, sollten Sie sich darüber im Klaren sein, dass die körperliche Komplexität und Vielfalt Ihrer Schüler Verfeinerungsprozesse erforderlich macht, bei denen eine individuelle Anpassung oft wichtiger ist als die Umsetzung universeller Ausrichtungsprinzipien. Ermutigen Sie Ihre Schüler, dies nicht als eine Praxis von immer größerer Komplexität, sondern von immer präziserer Einfachheit zu betrachten, in der sie ein zunehmend feineres Gewahrsein für die Festigkeit und Leichtigkeit entwickeln, die aus der Integrität der Absicht ihres Herzens und ihrer Atmung entstehen.

Wenn wir die genannten Konzepte von Erdung nach unten und Ausstrahlung nach oben, von Wurzeln und Dehnung sowie der Energieströme umsetzen, können wir mehrere Bereiche ausmachen, in denen sich der Körper in mehrere Richtungen gleichzeitig bewegt. Dieser wesentliche Aspekt des Fundaments und der Verfeinerung der Asanas schafft Raum, lindert den Druck auf die Gelenke und ermöglicht einen freieren und bewussteren Fluss feinstofflicher Energie. Gegenläufige Bewegungen oder Bewegungen in zwei verschiedene Richtungen lassen sich mit kombinierten Anweisungen vermitteln. Sie ermöglichen den Schülern eine Ausrichtung, die den Körper harmonisiert, stabilisiert und eint. Diese Gegensätze wie vorne und hinten, oben und unten, innen und außen, Kern- und Randbereich[8] sind wesentlicher Bestandteil aller Asanas und Bewegungen und sorgen über diese natürlichen Verbindungen dafür, dass wir in den Haltungen den ganzen Körper integrieren, statt ihn als Ansammlung von Einzelteilen zu empfinden (siehe Tabelle 6.2).

Um die körperliche Einheit zu fördern, sollten Sie bei den Anweisungen zur Ausrichtung mit der äußeren Form der Asanas beginnen. Dabei kommen die von Ihrem Verständnis der funktionellen Anatomie geprägten biomechanischen Aspekte der Haltungen zum Tragen. Diese ersten Anweisungen ermöglichen es den Schülern, die körperliche Grundhaltung einzunehmen. Damit schaffen Sie die Voraussetzung dafür, dass Sie ihnen im Anschluss erklären können, wie sie die Eigenschaften der inneren Ausrichtung erforschen können, um die Harmonie ihrer Erfahrung von Körper, Atem und Geist zu vertiefen.

Energiegewahrsein

Wenn Schüler die dynamische Symmetrie von Körper und Geist erforschen und entdecken, entsteht durch die Entwicklung körperlicher Stabilität und Balance automatisch mehr Leichtigkeit. An dieser Stelle sollten wir sie ermutigen zu spüren, wie sie vollen energetischen Einsatz bringen und gleichzeitig so entspannt wie möglich bleiben können. Wenn sie kraftvoll, schlicht und sanft zugleich üben, um dem Körper Festigkeit zu verleihen, werden sie trotz der Einzigartigkeit, mit der sich die einzelnen Asanas präsentieren, eine immer größere Mühelosigkeit empfinden. Ermuntern Sie Ihre Schüler, während sie eine zunehmend mühelose Leichtigkeit entwickeln, den feinstofflicheren Energiefluss im Körper zu erspüren. Je nach Asana können Sie sie bitten, das Gewahrsein auf verschiedene Körperbereiche, in denen Anspannungen und Verspannungen zum Ausdruck kommen können, auf verschiedene Chakras oder gar auf die Gesamterfahrung des Seins als Ausdruck feinstofflicher Energie zu richten.

Vinyasa: Atem, Körper und Geist im Gleichklang

Die Asanapraxis wird zur Bewegungsmeditation, wenn wir den steten Fluss von Körper, Atmung und Geist bewusst aufeinander abstimmen, verfeinern und einen. Dies ist die Kunst des Vinyasa, die wir im Rahmen unserer Zusammenfassung des Hatha-Yoga-Stils Vinyasa Flow in Kapitel 2 erstmals erwähnt haben. Wir haben festgestellt, dass *vinyasa* »auf eine bestimmte Art und Weise anordnen« bedeutet (was sich aus *nyasa*, »anordnen, platzieren«, und *vi*, »auf eine bestimmte Weise« zusammensetzt). Dieser Aspekt der Asanapraxis gilt für alle Stile und Formen im gesamten Spektrum des Hatha Yoga, von eher »bewegungslosen« Richtungen wie dem Iyengar und Yin Yoga bis hin zu »fließenden« Formen wie dem Ashtanga Vinyasa und Vinyasa Flow Yoga. Er kommt in der relativen Reglosigkeit lange gehaltener Asanas ebenso stark zum Ausdruck wie im fließenden Übergang von einem Asana zum nächsten.

Dies kann für Yogaschüler etwas verwirrend sein – und sei es nur deshalb, weil es im Yoga auch darum geht, in die Stille zu kommen. Aber in der Asanapraxis sind wir ständig in Bewegung, auch wenn wir in einer Stellung verharren: Der Atem fließt, das Herz schlägt, es laufen alle natürlichen physiologischen Vorgänge im Körper ab, wenn auch langsamer. Wenn sich Schüler dem Gewahrsein dieser natürlichen und bewussten Bewegung in der Asanapraxis öffnen, können sie den – geistigen, körperlichen, emotionalen und spirituellen – Raum schaffen, körperlich und geistig leichter in die Stille kommen und damit die Erfahrung von Yoga als Praxis des spirituellen Erwachens, der Einigung und Glückseligkeit vertiefen.

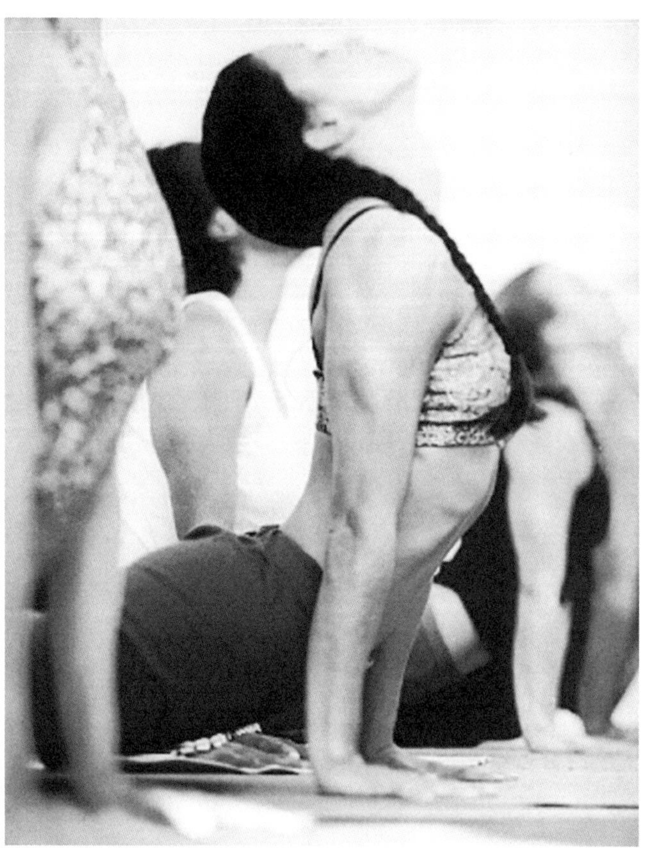

Das wesentliche Element von Vinyasa in der Asanapraxis ist die Synchronisierung von Atem, Körper und Geist in und zwischen den Asanas. Wir erhalten den Atemfluss und kommen mit der Ein- oder Ausatmung bewusst in die und aus den Asanas, finden mit Vollendung jedes Atemzyklus auch zur Vollendung der Asanas und erschaffen so im steten rhythmischen Fluss des Atems ein ununterbrochenes »Mandala« von Asanas. Wie wir in diesem Kapitel noch sehen werden, entsteht so ein klares Muster mündlicher Übungsanweisungen, da jede Ansage einer Phase im Atemzyklus entspricht. Wir werden weiter unten im Abschnitt über den Asanaunterricht noch einmal auf die Anweisungen zu Atem und Bewegung zurückkommen.

Tabelle 6.2: Übungsanweisungen für eine ausgewogene Ausrichtung

Auszugleichende Gegensätze	Verbindende Übungshinweise	Beispielasanas[9]
Vorne – hinten		
Füße	»Fersen und Fußballen gleichmäßig im Boden verwurzeln.«	Alle Standhaltungen
Unterschenkel	»Die Schienbeine zurückziehen und die Waden zu den Fersen hin entspannen.«	Alle Standhaltungen
Knie	»Den Quadrizeps anspannen, die Kniescheiben hochziehen und die Kniekehlen aufdehnen.«	Tadasana
Oberschenkel	»Die Oberseiten der Oberschenkel nach hinten drücken und die gesamte hintere Oberschenkelmuskulatur gleichmäßig aufdehnen.«	Utthita Trikonasana
Becken	»Das Schambein nach oben und nach hinten, das Steißbein nach hinten und nach unten ziehen.« »Die Vorderseite der Hüften vom vorderen Bein wegziehen, Unterbauch und Kreuzbein vorsichtig zueinanderziehen.«	Adho Mukha Svanasana Virabhadrasana I
Wirbelsäule	»Die unteren Rippen hinten aufdehnen und vorne entspannen.«	Virabhadrasana II
Schultern	»Die Schulterblätter entspannt sinken lassen und die Schlüsselbeine aufdehnen.«	Tadasana
Hals/Kopf	»Das Kinn leicht nach vorne und nach unten ziehen, den Nacken dehnen.«	Adho Mukha Svanasana
Oben – unten		
Pada Bandha/ Mula Bandha	»Beide Füße gleichmäßig verwurzeln, die inneren Fußgewölbe anheben, die Innenoberschenkel nach hinten schrauben, die Sitzbeinhöcker zueinanderziehen und sich mit Mula Bandha gleichmäßig aus dem vorderen Beckenboden aufrichten.«	Alle Stand- und Umkehrhaltungen sowie Rückbeugen
Füße/Hüften	»Die Beine vom Oberschenkelansatz bis zu den Füßen im Boden verwurzeln, Pada Bandha aktivieren und die Muskelenergie in den Beinen nach innen und nach oben ziehen.«	Parsvottanasana
Becken/Wirbelsäule	»Auf eine neutrale Stellung des Beckens achten, Mula Bandha beibehalten und die Wirbelsäule kraftvoll energetisch aufrichten.«	Utkatasana
Schultern/Finger	»Die Schulterblätter leicht zu den hinteren Rippen ziehen, Arme und Fingerspitzen nach oben strecken.«	Urdhva Hastasana
Mula Bandha/ Gaumen	»Mula Bandha bewusst wahrnehmen und spüren, wie die Energie durch die Wirbelsäule nach oben fließt, wie sich der Gaumen etwas hebt und weitet.«	Padmasana
Mula Bandha/ Corona capitis	»Mula Bandha halten und die Wirbelsäule vom Steißbein bis zum Scheitel strecken.«	Dandasana
Pada Bandha/ Corona capitis	»Mit der Erde verbinden und spüren, wie Füße und Fußgewölbe erwachen und die Energie über die Mittelachse des Körpers nach oben und über den Scheitel hinausfließt.«	Tadasana
Innen – außen		
Füße	»Mit der Außenkante des hinteren Fußes im Boden verwurzeln und über den Fußballen erden.«	Utthita Trikonasana
Fußgelenke	»Darauf achten, dass sich die inneren und äußeren Fußgelenke auf gleicher Höhe und mittig zwischen Fuß und Bein befinden.«	Alle Standhaltungen
Knie	»Hüften und Innenoberschenkel entspannen, Knie beugen und Fußsohlen aneinanderlegen. Der Druck sollte gleichmäßig auf die Innen- und Außenseiten der Knie verteilt sein.«	Baddha Konasana

Auszugleichende Gegensätze	Verbindende Übungshinweise	Beispielasanas[9]
Beine	»Pada Bandha aktiveren, die Innenoberschenkel nach hinten schrauben und die Schienbeine kraftvoll energetisch zueinanderziehen.«	Tadasana
Becken	»Die Innenoberschenkel nach hinten schrauben, um Weite im Kreuzbein zu erzeugen. Die Außenseiten der Hüften zur Körpermitte ziehen. Dabei kann man deutlich spüren, wie der Damm sich hebt.«	Tadasana Dandasana Urdhva Dhanurasana
Wirbelsäule	»Mula Bandha aktivieren. Bewusst visualisieren und spüren, wie Energie zum Kern der Wirbelsäule gezogen und von dort über die Seiten des Rumpfes wieder ausstrahlt wird.«	Alle Asanas
Schultern	»Die Schulterblätter zu den hinteren Rippen ziehen und öffnen.«	Adho Mukha Svanasana
Arme	»Die Innenseiten der Unterarme zum Boden schrauben, die ganze Handfläche und alle Finger fest im Boden verwurzeln und die Schulterblätter öffnen, als wolltet ihr die Armrückseiten nach außen und zum Boden drehen.«	Adho Mukha Svanasana

Beim Vinyasa steht der stete Fluss von Ujjayi Pranayama im Mittelpunkt. Bitten Sie Ihre Schüler, die körperliche Bewegung an den Rhythmus und die Integrität des Atems anzupassen – ob im Übergang von einem Asana zum nächsten oder im Erforschen der relativen Stille einer länger gehaltenen Stellung. Jeder Atemzug ist ein Vinyasa. Die bewusste Atmung in der Praxis erzeugt bei jeder Ein- und Ausatmung einen neuen Raum, um die Beziehungen zwischen Atem und Körper, Atem und Geist, Körper und Geist zu erforschen. Räumen Sie dem Atem Priorität ein und ermuntern Sie Ihre Schüler, sich so zu bewegen, dass der Atem ruhig und gleichmäßig fließen kann, was ihn mit Körper und Geist verbindet, während die Asanas aus der Integrität des Atems heraus entstehen.

Beim Vinyasa bleibt man während der gesamten Asanapraxis im gegenwärtigen Augenblick präsent, bezieht aber immer auch das mit ein, was vorangegangen ist und was als Nächstes kommt. Vinyasa ist somit ein Beziehungsaspekt, da die Asanas nahtlos zu einer Reihe vollständiger und schlüssiger Übungsfolgen verbunden werden, die wiederum aus zusammenhängenden Haltungen bestehen. Ein Vinyasa führt zum nächsten und wieder nächsten, sodass eine ganze Praxis entsteht. Die Gestaltung der Übungsfolgen nach den Grundprinzipien des Vinyasa Krama (siehe Kapitel 10) variiert je nach Stunde, und Asanafolgen werden zu einer ganzen Stunde verbunden.

Das Unterrichten der Asanas

Wenn man Yoga unterrichtet, bestehen die zentrale Ironie und Herausforderung darin, dass das Wesen und die Mechanismen der Asanapraxis in erster Linie eine innere Angelegenheit und für Sie als Lehrer weitgehend unsichtbar sind. Schülern dient vor allem das, was sie in einer Haltung empfinden, zur Unterweisung und Vertiefung. Wie sie zu dieser Vertiefung eines Asanas gelangen, hängt letztlich von inneren Mechanismen des Fühlens, Denkens und Handelns, von Absicht, Aufmerksamkeit und Atem sowie dem Körper und den zahlreichen Variablen der Bewegung ab. Dies schränkt unsere Rolle als Lehrer etwas ein, die sich auf unsere Fähigkeit stützt, klare Anweisungen zu Atem, Ausrichtung, energetischen Abläufen, Variationen, Abwandlungen, Hilfsmitteln, Risiken und Techniken zu geben, wie unsere Schüler mehr Festigkeit und Leichtigkeit in allen Asanas und Übergängen finden können. Da jeder von ihnen anders ist, hängt unsere Effektivität davon ab, dass wir sowohl allgemeine Unterweisungen für einen ganzen Kurs geben als auch individuelle Vorschläge zu den einzigartigen Erfahrungen verschiedener Schüler machen können. Sie müssen Ihre Schüler bei ihrer Praxis sehen und hören können – ihre Ausrichtungsprobleme, ihre Festigkeit, ihre Leichtigkeit und ihre Aufmerksamkeit – und dann aufgrund Ihrer Wahrnehmung und Ihres Verständnisses sinnvoll und angemessen auf sie eingehen. Dies ist der Schlüssel zu einer effektiven Gestaltung der Unterweisungen in der Asanapraxis.

Angesichts dieser Umstände müssen Sie Asanas systematisch und einfühlsam unterrichten. Dazu müssen Sie zunächst Ihre persönlichen Fähigkeiten und Grenzen kennen und sich dann verpflichten, das zu vermitteln, womit Sie Erfahrung haben. Bevor Sie eine Haltung unterrichten, sollten Sie wissen, was Sie unterrichten und wie Sie es unterrichten werden. Sie sollten zumindest die grundlegenden Ausrichtungsprinzipien, energetischen Abläufe und schrittweisen Anweisungen kennen, um Schüler verständlich in eine Haltung hinein- und wieder herausführen sowie Demonstrationsmöglichkeiten nutzen, Asanavarianten anbieten, Körperkorrekturen vornehmen und Hilfsmittel verwenden zu können, um ihnen dabei zu helfen, eine Haltung so sicher und so intensiv wie möglich zu erkunden. Nun verbinden sich all die Jahre Ihrer Praxis, das intensive Studium, die Lehrerausbildung, die Lehrzeit und die Übungslehrstunden, die Sie ganz und gar in die persönliche Praxis integriert haben und von dort aus auf Ihre Unterrichtspalette übertragen.

Bevor Sie ein Asana unterrichten, sollten Sie es zunächst sich selbst beibringen. Wiederholen Sie es immer wieder. Prüfen Sie, was Sie zu wissen glauben, und spielen Sie mit dem, was Sie für die Grundprinzipien halten. Wiederholen Sie diesen Vorgang mit einer ganzen Asanasequenz und experimentieren Sie mit der Wirkung verschiedener Abfolgen und Übergänge. Stellen Sie diese Abschnitte zu einer Stunde zusammen. Halten Sie diese Stunde nur für sich und geben Sie sich dabei stumme Anweisungen, um die Ansagen an Ihre Schüler auszuarbeiten und ihnen den letzten Schliff zu verleihen. Durchlaufen Sie alle diese Schritte noch einmal, wenn Sie Freunde oder Angehörige unterrichten, und üben Sie immer wieder, um Ihr Wissen und Ihr Können zu verfeinern. Überlegen Sie, was Ihnen mehr oder weniger leichtzufallen scheint, und bauen Sie allmählich immer mehr Wissen in Ihren Probeunterricht ein. Konzentrieren Sie sich besonders auf die Asanas, die Sie in der eigenen Praxis am stärksten fordern und die Ihnen in Ihrer Karriere als Lehrer die meisten Erklärungsschwierigkeiten zu bereiten scheinen, und bauen Sie Ihr Wissen und Ihr Können immer weiter aus.

Positionierung und Demonstration

Wir haben uns weiter oben bereits mit dem Einstieg in die Stunde beschäftigt. Dabei sind wir auch darauf eingegangen, wie man sich bei der Demonstration von Asanas im Raum positionieren sollte. Die Demonstration ist vor allem für stärker visuell ausgerichtete Schüler ein wichtiger Teil des Lehr- und Lernprozesses. Es gibt zwei Grundtypen:

- *Demonstration im Unterrichtsfluss*: Sie oder ein Assistent machen das, was Sie erklären, gleichzeitig vor. Damit geben Sie den Schülern ein lebendiges Beispiel dessen, was von ihnen verlangt wird, während sie es nachzumachen versuchen. Im Idealfall sollten Sie Ihre Schüler spiegeln. Sie sollten ihnen gegenüberstehen, sodass Sie für alle gut sichtbar sind und umgekehrt, und ihnen die Bewegungen demonstrieren, als würden sie in den Spiegel schauen. (Das heißt, bei der Anweisung »Rechten Fuß nach außen drehen« drehen Sie den linken Fuß nach außen.) Dies ist in allen Flow-Yoga-Stunden unerlässlich und für alle Hatha-Yoga-Stile hilfreich, da die Schüler genau sehen können, was von ihnen verlangt wird, ohne beim Üben unterbrochen zu werden.

- *Demonstration vor versammelter Gruppe*: Sie unterbrechen den Unterrichtsfluss und bitten die Schüler, sich um Sie oder einen Assistenten zu versammeln, um sich ein Asana anzusehen. Auf diese Weise können Sie eine Haltung detaillierter ausführen und demonstrieren, und Ihre Schüler können die verschiedenen Bestandteile eingehender betrachten, während Sie sie vorführen und erklären.

Bauen Sie Demonstrationen in den Unterrichtsfluss ein, um Ihren Schülern den Einstieg in die Asanas visuell zu verdeutlichen. Je nach Charakter der Stunde – hier kommt es vor allem darauf an, wie stetig der Fluss ist und wie gut Ihre Schüler die Asanas beherrschen – können Sie auf diese optische Einführung mehr oder weniger Zeit verwenden. Nehmen Sie sich in Kursen für Anfänger, in denen es etwas geruhsamer zugeht, mehr Zeit für die Demonstration, um die Prinzipien der Ausrichtung und alles, was das Üben gefahrloser macht, auch im Übungsfluss besser hervorheben zu können. In Stunden für Fortgeschrittene können Sie das Asana einen Atemzug lang demonstrieren und die Schüler dann anweisen, in der Haltung zu bleiben, während Sie herumgehen und sie beim Üben kontrollieren.

Positionieren Sie sich so, dass alle Anwesenden Sie gut sehen können, anfangs auf Ihrer Matte, im Laufe der Stunde aber immer dort, wo die Sicht auf die meisten Schüler am besten ist (nähere Erläuterungen zum Raum und der Positionierung finden Sie in Kapitel 5). Demonstrieren Sie vom ersten Asana an ganz genau, was Sie von Ihrer Gruppe verlangen. Sagen Sie zum Beispiel: »Stellt euch an den Anfang der Matte, Füße zusammen. Legt die Hände vor der Brust zusammen.« Machen Sie die entsprechenden Bewegungen und übertreiben sie dabei ruhig ein wenig, um die Aufmerksamkeit der Schüler zu fesseln und effektiv zu vermitteln, was sie tun sollen. Stimmen Sie Übungsanweisungen und Körperbewegungen aufeinander ab. Fahren Sie auch später damit fort zu zeigen, wie man in die einzelnen Haltungen kommt, wenn die Asanas in der Stunde allmählich komplexer werden. Betonen Sie stets, wie der Atem die Bewegung des Körpers einleitet und lenkt.

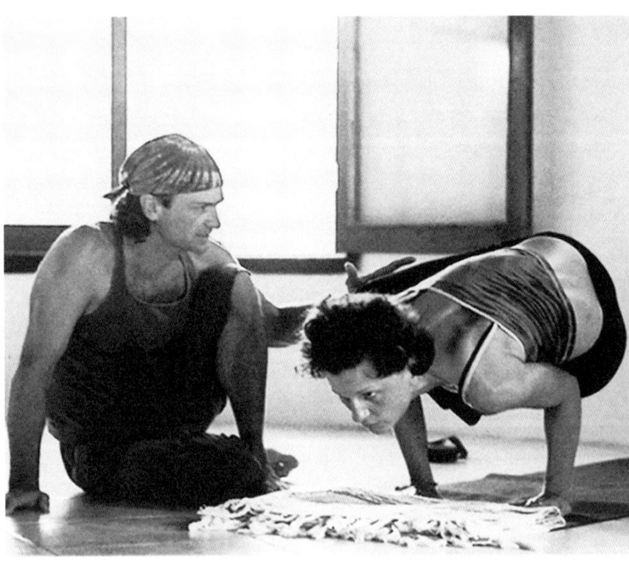

In Seminaren ist die Wahrscheinlichkeit am größten, dass Sie ausführliche Demonstrationen vor versammelter Gruppe geben werden. Es hilft den Schülern aber auch, wenn Sie von Zeit zu Zeit den Unterrichtsfluss unterbrechen, um sich auf ein Asana oder eine kurze Asanafolge zu konzentrieren.[10] Gehen Sie dabei wie folgt vor:

- Treten Sie in die Mitte des Raums und bitten Sie alle, sich nahe um Sie zu versammeln.
- Fordern Sie die Gruppe auf, während der Demonstration gelegentlich die Position zu wechseln und Sie aus verschiedenen Blickwinkeln zu betrachten.
- Erklären Sie, was Sie vorhaben. Zeigen Sie kurz die Endposition oder die knappe Übungsfolge, erklären Sie dabei, was Sie tun, und machen Sie auf wichtige Risiken aufmerksam. Kommen Sie zum Beispiel zur Demonstration des Übergangs von Salamba Sirsasana II (Dreifuß) zu Bakasana (Kranich) in den Vierfüßlerstand (sprechen Sie dabei über die Handgelenke). Stellen Sie den Kopf auf den Boden (sprechen Sie über Positionierung und Ausrichtung von Kopf, Hals und Schultern). Wandern Sie mit den Füßen zum Körper (erläutern Sie Veränderungen des Fundaments und der Wirbelsäule). Strecken Sie die Beine nach oben aus und kommen Sie in Salamba Sirsasana II (zeigen Sie Alternativen auf, dass man zum Beispiel ein Bein nach dem anderen heben, beide Knie zur Brust ziehen und die geschlossenen Beine gestreckt nach oben heben kann). Ziehen Sie die Knie zu den Schultern (sprechen Sie dabei über die Bauchmuskulatur und den unteren Rücken). Kommen Sie in Bakasana (erklären Sie die Gewichtsverlagerung, Pada Bandha und Mula Bandha). Stellen Sie den Kopf erneut auf den Boden (wiederholen Sie die Hinweise zur Ausrichtung des Halses), kommen Sie noch einmal in Salamba Sirsasana II (sprechen Sie über Lendenwirbelsäule und Hals), dann wieder in den Vierfüßlerstand und in Balasana (Kind).
- Wiederholen Sie die Demonstration. Machen Sie dieses Mal nach jedem Abschnitt eine Pause, um Ausrichtung, energetische Abläufe, Variationsmöglichkeiten und Varianten sowie die Verwendung von Hilfsmitteln zu erläutern. Sprechen Sie so deutlich wie möglich, bleiben Sie bei den wesentlichen Elementen der Asanas und erwähnen Sie nie mehr als drei oder vier wichtige Punkte.
- Falls Hilfsmittel verwendet werden, bitten Sie die Schüler, sie bereitzuhalten.
- Machen Sie vor allem die schrittweise Abfolge der Bewegungen deutlich, mit denen man in das Asana kommt, es verfeinert und die Haltung wieder löst. (Sie alle werden im Anschluss erklärt.)
- Erkundigen Sie sich anschließend, ob jemand Fragen hat oder ob etwas unklar ist. Regen Sie die Diskussion an, indem Sie nach speziellen Aspekten des Asanas fragen, unter anderem wie man in die Haltung kommt und sie wieder verlässt.

- Bitten Sie Ihre Schüler, zu ihren Matten zurückzukehren, und führen Sie sie durch die soeben demonstrierten Schritte. Gehen Sie herum, um individuelle Anweisungen und Hilfestellung zu geben.

In die Asanas kommen

Erinnern Sie Ihre Schüler oft daran, gegenwärtig zu bleiben, auf den Atem zu achten und sich zu entspannen, und beginnen Sie die Erklärung aller Asanas mit einer knappen Ausführung zum Fundament und den wesentlichen Elementen. Dies schließt die ursprüngliche Ausrichtung des Körpers ein, ehe man zu in die Haltung kommt. Konzentrieren Sie sich dabei auf die Körperteile, die (a) den meisten Bodenkontakt haben, (b) für die Wirbelsäule und alle damit verbundenen Risiken besonders wichtig sind. Beginnen Sie mit dem Fundament und erklären Sie danach die weiteren Elemente der Haltung, während Sie die Schüler Schritt für Schritt in das Asana hineinführen. Die Methode und die Details der Übergangsbewegungen weichen je nach Hatha-Yoga-Stil, Schwierigkeitsstufe und Absicht der Stunde etwas ab. In einigen Schulen, wie etwa im Iyengar Yoga, kommt man grundsätzlich aus Tadasana oder der Grätsche in die Standhaltungen, während man in Flow-Yoga-Stunden wie dem Vinyasa Flow entweder aus Adho Mukha Svanasana oder direkt aus einer Standhaltung in die nächste kommt.

Wenn Sie sich Zeit lassen und Ihre Schüler verständlich in die Asanas hineinführen, wird dies unter anderem dazu beitragen, dass sie Ihre Anweisungen sowohl mit dem Körper als auch mit dem Kopf verstehen. Wenn Sie Geduld haben und sich klar ausdrücken, werden sie leichter die verschiedenen Elemente der Haltung umsetzen. Wenn Sie Ihre Schüler ermutigen, bewusster in die Asanas hineinzugehen, werden sie ein tieferes Verständnis dafür entwickeln, wie wichtig es ist, auf das zu achten, was sie tun, und sie werden sich bewusster bewegen. Dieser bewusstere Übergang wird ihnen eine gefahrlosere Beschäftigung mit der Asanapraxis und deren Verfeinerung ermöglichen.

Die Ausführung der Asanas mit individuellen Anweisungen verfeinern

Asanas sind lebendig und entwickeln sich mit jedem Atemzug weiter. Während die Schüler in ihre Empfindungen in einer Haltung hineinspüren, haben sie die Gelegenheit, ihre Erfahrung zu vertiefen – sich mehr oder weniger zu dehnen, sich mehr oder weniger anzustrengen, ein müheloseres Gleichgewicht zu finden, verschiedene Körperteile auf verschiedene Weise einzubinden, die Atmung zu verfeinern, Energie bewusst zu wecken und zu lenken sowie ihr spirituelles Herz dem feinstofflichen Gewahrsein zu öffnen. Sie können sich diese Elemente in ihrer persönlichen Praxis fortwährend bewusst machen, Pratyahara und Dharana praktizieren.

Als Lehrer können Sie diesen Prozess der Selbstreflexion und Verfeinerung steuern und unterstützen, indem Sie den Schülern nahelegen, auf diese Elemente zu achten, und aufgrund Ihrer Beobachtungen spezielle Variationsmöglichkeiten vorschlagen. Die Anleitung zur Verfeinerung einschließlich der Hinweise auf mögliche Modifikationen beginnt bereits in dem Moment, in dem Sie die Schüler in ein Asana hineinführen und bei den Übungsanweisungen möglichst immer auf das eingehen, was Ihnen gerade auffällt. Sobald die Schüler eine Haltung eingenommen haben, werden Sie über viele neue Einsichten verfügen, die Ihre weiteren Anweisungen prägen. Dies beginnt mit der eingehenden, wohlwollenden, systematischen Beobachtung. Von dem Augenblick an, in dem Sie das Fundament einer Haltung legen, sollten Ihre Anweisungen zunehmend Ihre Beobachtungen der ganzen Gruppe sowie einzelner Schüler widerspiegeln, während Sie auf die beobachteten Tendenzen eingehen.

Jetzt können Sie die oben erwähnte Beobachtungsgabe in einer echten Stunde nutzen. Nachdem Sie die Schüler in ein Asana geführt haben, sollten Sie innehalten und sich ansehen, was sie gerade tun. Ihre relative Aufmerksamkeit, ihr Verständnis, ihre Bewegungsintelligenz, ihre Muskelkraft und Beweglichkeit, ihre Knochenstruktur und andere Faktoren sorgen oft für erhebliche Unterschiede, wie die einzelnen Schüler in einer Haltung wirken. Schauen Sie genau hin. Was sehen Sie? Betrachten Sie Fundament, Wirbelsäule, Atem, Gesicht und Gliedmaßen einer Schülerin aus verschiedenen Perspektiven, um zu erkennen, was von vorne, hinten und verschiedenen Seiten mehr oder weniger offensichtlich ist. Wirkt sie stabil? Entspannt? Wie fließt ihr Atem? Wirkt ihr Gesicht gelöst oder angespannt? Ist ihr Blick weich und fokussiert oder hart und unruhig? Macht sie einen ausgeglichenen Eindruck? Nimmt sie gelegentlich größere Haltungsänderungen vor oder korrigiert sie nur kleine Dinge im Einklang mit dem Atem? Wie ist Ihr Gesamteindruck? Was springt Ihnen sofort ins Auge – vor allem was die Körperbereiche betrifft, die bei diesem Asana am stärksten gefährdet sind? Gibt es eine oder zwei einfache Veränderungen, die der Schülerin Ihrer Meinung nach in dieser Haltung zu mehr Festigkeit, Leichtigkeit, Gleichgewicht und Glück verhelfen können? Hat sie die anfänglichen Anweisungen zur Ausrichtung befolgt? Hat es den Anschein, als würde sie sich bewusst erden und verwurzeln? Welche Körperteile sind aktiv an dem Asana beteiligt? Können Sie erkennen, wo es von Vorteil für sie wäre, mehr oder weniger Kraft aufzuwenden, um mehr Festigkeit, Leichtigkeit und Weite zu erzeugen?

Konkretisieren Sie Ihre Anweisungen aufgrund Ihrer Beobachtungen. Machen Sie deutlich, ob Sie sich an die ganze Gruppe, einen Teil der Schüler oder einen Einzelnen wenden. In Utthita Trikonasana (Dreieck) werden vermutlich einige Schüler das Knie des vorderen Beins überstrecken. An die ganze Gruppe gerichtet können Sie sagen: »Verwurzelt euch fest vom Beinansatz bis zu den Füßen. Aktiviert die Beinmuskulatur immer mehr. Spannt den Quadrizeps an und spürt, wie die Kniescheiben nach oben gezogen werden.« Wenden Sie sich danach an die Schüler mit den durchgedrückten Knien und fahren Sie fort: »Falls ihr dazu neigt, das vordere Knie zu überstrecken, solltet ihr versuchen, es ganz leicht zu beugen und diese Position beizubehalten, während ihr den Quadrizeps weiter anspannt.« Haben Sie spezielle Anweisungen für einzelne Schüler, können Sie entweder zu ihnen hingehen und direkt mit ihnen arbeiten (beobachten, Anweisungen oder Hilfestellungen geben, Hilfsmittel anbieten) oder ihren Namen nennen, um deutlich zu machen, für wen eine Anweisung bestimmt ist. Im Idealfall sollten Sie individuelle Übungsanweisungen mit leiser Stimme und ausschließlich dem betreffenden Schüler geben.

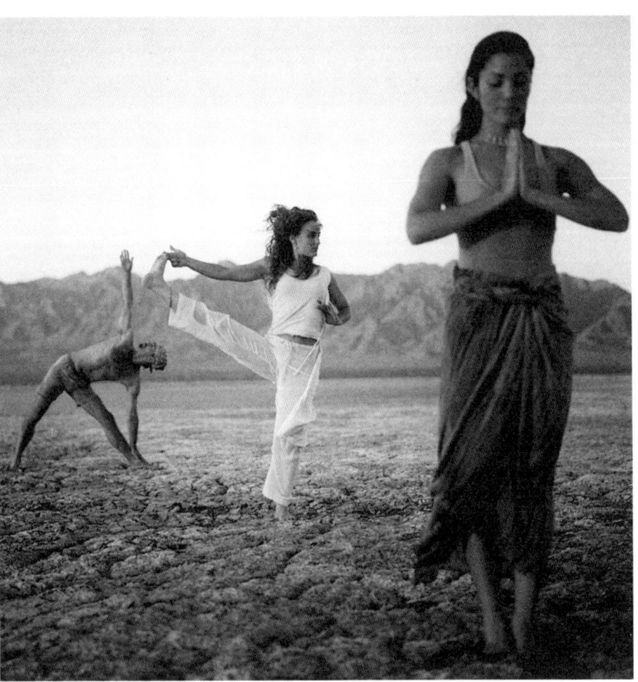

Wenn Sie ein Asana verhältnismäßig lange halten, können Sie viele Hinweise zur Verfeinerung geben. In Kapitel 7 werden wir spezielle Möglichkeiten der Asanamodifikation wie Anpassungen und die Verwendung von Hilfsmitteln vorstellen, um körperliche Einschränkungen und Verletzungen auszugleichen, aber auch anspruchsvollere Varianten erkunden. Es folgen einige Beispiele, die von der Voraussetzung ausgehen, dass die Gruppe zu einer intensiveren Auseinandersetzung bereit ist und individuelle Modifikationsmöglichkeiten angesprochen wurden.

Tabelle 6.3: Vertiefende Übungsanweisungen

Tadasana (Berg)	»Haltet Pada Bandha und spürt, wie eure Oberschenkelinnenseiten erwachen, schraubt sie ein wenig nach hinten und spürt, wie die Sitzbeinhöcker leicht zueinanderziehen. Aktiviert Mula Bandha und hebt euch locker und stetig aus dem Damm. Dehnt euch kraftvoll energetisch aus dem Beckenboden und streckt die Wirbelsäule. Dehnt das Herzzentrum und streckt euch über den Scheitel nach oben.«
Uttanasana (Vorbeuge aus dem Stand)	»Verwurzelt die Füße und spürt, wie dadurch die Beine aktiviert werden. Spürt, wie sich die Sitzbeinhöcker zur Decke strecken. Versucht nun, das Gefühl zu erzeugen, das Schambein noch weiter nach hinten und nach oben zu kippen, während ihr den Bauchnabel zum Herzen und das Herz zur Erde zieht.«
Urdhva Mukha Svanasana (nach oben schauender Hund)	»Kommt mit der Einatmung in den nach oben schauenden Hund. Es sollte sich anfühlen, als wolltet ihr die Wirbelsäule durch die Brust nach vorne drücken und die Schlüsselbeine anheben und aufdehnen, während ihr die Schulterblätter nach unten zu den hinteren Rippen zieht. Spannt mit der Ausatmung den Bauch an, um die Hüften zu heben und – mit dem Steißbein voran – wieder in den nach unten schauenden Hund zu kommen.«

Adho Mukha Svanasana (nach unten schauender Hund)	»Drückt Handflächen und Finger fest und gleichmäßig in den Boden. Versucht, die Beine noch mehr anzuspannen und drückt die Oberschenkelansätze kräftig nach hinten, damit die Wirbelsäule noch länger wird.«
Virabhadrasana I (Krieger I)	»Verwurzelt die Außenkante des hinteren Fußes fest im Boden und versucht, das Becken in einer neutralen Position zu halten, während ihr die Oberschenkelinnenseiten kräftig nach hinten schraubt. Spürt, dass dieses starke Fundament für mehr Offenheit in der Lendenwirbelsäule sorgt, und zieht die Wirbelsäule bewusst in die Länge – Atemzug für Atemzug. Versucht, die vorderen Rippen zu entspannen. Dies trägt dazu bei, die natürliche Krümmung der Wirbelsäule zu bewahren. Streckt die Arme kraftvoll bis in die Fingerspitzen nach oben und nach hinten.«
Virabhadrasana II (Krieger II)	»Stellt euch vor, eure Matte wäre mit warmem Honig und Ghee bedeckt – ohne die Füße zu bewegen. Was würdet ihr tun, um weiterhin sicher zu stehen? Macht euch die Füße bewusst. Zieht sie energetisch zueinander, ohne sie tatsächlich zu bewegen. Spürt, wie die Muskeln der Beininnenseiten stärker aktiviert werden. Spürt, wie sich auch Mula Bandha leichter und vollständiger aktivieren lässt. Atmet die ganze Zeit über gleichmäßig weiter und schafft immer mehr Weite entlang der Wirbelsäule und im Herzzentrum, während Energieströme durch die Fingerspitzen und den Scheitel hinausfließen.«
Ardha Chandrasana (Halbmond)	»Wenn ihr die gebundene Version versucht, solltet ihr entweder bleiben, wie ihr seid, oder darauf achten, dass die linke Hüfte über der rechten bleibt und so wenig wie möglich verändern, während ihr mit der linken Hand zurückgreift, um den linken Fuß zu fassen. Versucht mit Rücksicht auf eure Absicht und eure Lendenwirbelsäule, das Bein aus der Hüfte nach hinten zu ziehen oder bei ausreichender Beweglichkeit der Hüften und Schultern die Hand wie in Bhekasana (Frosch) auf den linken Fuß zu legen und ihn zur linken Hüfte zu drücken. Versucht, mit der Hand auch noch die linke Hüfte zu fassen. Wenn euch dies leicht fällt und ihr euch stabil fühlt, könnt ihr versuchen, den Fuß mit beiden Händen zu fassen und ausschließlich auf dem Standbein zu balancieren.«
Sirsasana I (Kopfstand I)	»Spürt, wie euer Bauch sich bei jeder Ausatmung leicht anspannt, ohne ihn krampfhaft einzuziehen. Dies erzeugt ein Gefühl größerer Stabilität und Weite in Becken und Wirbelsäule. Haltet dieses Gewahrsein, diese Stabilität und diese Weite und versucht, die Beine langsam halb abzusenken, während ihr Energieströme durch Beine und Fußballen schickt. Senkt die Beine nur so weit, dass ihr euch stabil und nicht überfordert fühlt. Versucht, diese Haltung bis zu fünf Atemzüge lang zu halten, und hebt die Beine dann wieder nach oben. Streckt euch dabei die ganze Zeit vom höchsten Punkt des im Boden verwurzelten Kopfes über die Wirbelsäule bis in die Füße.«

Übungstempo und Übungsdauer

Das korrekte Übungstempo für Hatha-Yoga-Stunden gibt es nicht, ebenso wenig wie die korrekte Übungsdauer beim Halten einzelner Asanas oder bei deren Übergang. Dennoch sind beide Faktoren sehr wichtig für die Gestaltung und die Vermittlung von Yogastunden. Sie verleihen ihnen ihren Charakter, machen sie mehr oder weniger zugänglich oder anspruchsvoll. Während wir letztlich eine persönliche Praxis entwickeln möchten, in der wir unserem inneren Lehrer folgen, sind Tempo und Dauer zentrale Elemente jeder Stunde.

Vor vielen Jahren hetzte ich einmal, weil ich unter Zeitdruck stand, in etwas mehr als einer Stunde durch die zweite Serie aus dem Ashtanga Vinyasa Yoga. Ich atmete schnell und hielt einige Asanas nicht einmal die üblichen fünf Atemzüge lang. Unter normalen Umständen brauchte ich etwa zwei Stunden für diese Asanafolge. Am nächsten Tag sprach mich mein Lehrer auf das Tempo an und schlug vor, mit dem anderen Ende des Geschwindigkeitsspektrums zu experimentieren. Ich ließ mir über drei Stunden für die gleiche Asanafolge Zeit, dehnte meine Atemzüge aus und hielt die Asanas gelegentlich länger als üblich. Der Unterschied war so enorm, dass erneut ein Same einer spielerischen Praxis gesät wurde, der zu der tieferen Verpflichtung erblühte, Yoga mit geistiger Unvoreingenommenheit und körperlicher Intuition zu erforschen, statt ausschließlich bestehende Vorschriften zu befolgen.

Der Begriff »Übungstempo« bezeichnet den zeitlichen Fluss und die Intensität einer Stunde, einschließlich der Zeit und der Übergänge zwischen den Asanas. Bei einigen Hatha-Yoga-Stilen wie dem Ashtanga Vinyasa Yoga gibt die besondere Struktur der Praxis zum Teil das Tempo vor: Jeder Atemzug ist mit einer Bewegung verbunden, die in ein Asana hinein- oder herausführt. Die meisten Stellungen werden genau fünf Atemzüge gehalten. Viele Asanas werden über ein Vinyasa verbunden: Man drückt sich aus dem Sitzen hoch, kommt dann im Grunde über Tolasana (Waage), Lolasana (Schaukel), Chaturanga Dandasana, Urdhva Mukha Svanasana in Adho Mukha Svanasana, ehe man sich erneut zum Sitzen durchschwingt und das nächste Asana anschließt oder direkt aus Adho Mukha Svanasana in die nächste Haltung kommt. Dies ist eine sehr anstrengende Form der Praxis, in der es praktisch keine Pausen gibt und in der die Bewegungen in den Asanas und dazwischen mit Ujjayi Pranayama verbunden werden, bis man in Savasana entspannt. In regenerativen Yogastunden kann es vorkommen, dass Sie in neunzig Minuten nur fünf oder sechs verschiedene Asanas anbieten und den Schwerpunkt auf tiefe Entspannung und Integration legen. Bei der Bestimmung des Tempos einer Stunde sind mehrere Faktoren zu beachten:

- *Grundüberlegungen*: Beginnen Sie mit den Grundelementen – gegenwärtig sein, beim Atem bleiben, entspannen. Wählen Sie das Tempo nur so schnell, dass die Integrität dieser Elemente gewahrt bleibt. Drosseln Sie es bei neueren Schülern und in Grundkursen, um mehr Zeit für die Erkundung und für Fragen zu haben und es den Schülern zu erlauben, die Wirkung aller Asanas zu spüren. Es ist in Ordnung, wenn die Teilnehmer von Anfängerkursen zwei oder mehr Atemzüge brauchen, um eine Bewegung abzuschließen, die man normalerweise in einem Atemzug macht. Drosseln Sie in Einführungskursen das Tempo noch mehr, legen Sie häufig Pausen ein, um das Verständnis der Schüler zu prüfen und sie zu Fragen zu ermutigen. Geben Sie bei erfahrenen Schülern und in Kursen mit fließenden Übungsfolgen ein etwas schnelleres Tempo vor. Es sollte aber immer noch langsam genug sein, um sie trotz der größeren körperlichen Anstrengung zu Aufmerksamkeit, tiefer Atmung, Festigkeit und Leichtigkeit zu ermuntern.

- *Kursbeschreibung*: Wird ein Kurs als »Sanfter Flow, Stufe 1« beschrieben, lässt dies auf ein langsameres Tempo schließen als die Angabe »Power Yoga, Stufe 3«. Der weniger fortgeschrittene Kurs dürfte insgesamt kürzer sein und möglicherweise eher eine Stunde als neunzig Minuten oder zwei Stunden dauern.

- *Können der Schüler*: Halten Sie bei fortgeschritteneren Schülern allmählich ein stetes Tempo ohne Pausen zwischen den Asanafolgen aufrecht. Allerdings können Sie sogar sehr erfahrenen Schülern den Spielraum geben, ihre Praxis auf unschätzbare Weise zu vertiefen, indem Sie ihnen die Möglichkeit bieten innezuhalten, sich auszuruhen, nachzuspüren, nachzudenken, die Absicht zu erneuern und die volle Integration der Erfahrung zu spüren. Bitte beachten Sie: Ein häufiges Missverständnis unter Lehrern und Schülern ist der Glaube, ein schnelles Tempo sei irgendwie auch anspruchsvoller und »fortgeschrittener«. Wenn man sich langsam und bewusst mit weitem und fließendem Ujjayi Pranayama bewegt, ist das körperlich, geistig und emotional anspruchsvoller als temporeiche Kurse vom Typ »Yoga-robic«. Es sorgt auch dafür, dass die Praxis sowohl physisch als auch energetisch erheblich tiefer geht. Ermutigen Sie alle Schüler, mehr auf einen gleichmäßigen Fluss des Atems zu achten, als schnell in ein Asana kommen; ermuntern Sie sie, sich im Rhythmus des eigenen Atems, nicht dem Ihrer Anweisungen zu bewegen – und so oft zu atmen, wie es für einen sicheren und angenehmen Übergang nötig ist.

- *Thema der Stunde*: Wenn Sie zur Sommersonnenwende eine intensive Stunde mit herzöffnenden Übungen unterrichten, werden Sie vermutlich dafür sorgen, dass Ihre Schüler in Bewegung und damit warm bleiben, während Sie Übungsfolgen zum Öffnen der Quadrizepsmuskeln, Hüftbeuger, Rückenstrecker und des Schultergürtels anbieten. Liegt zur Wintersonnenwende der Schwerpunkt einer Stunde auf herzöffnenden Übungen, könnte sie ein sehr viel langsameres Tempo haben und eher auf tiefe Entspannung als auf innere Wärme setzen, um den Körper auf ausgedehnte Rückbeugen vorzubereiten.

- *Zeitliche Beschränkungen*: In Fitnessstudios werden oft Stunden angeboten, die nicht einmal sechzig Minuten dauern. In einer solchen Situation können Sie entweder weniger Asanas unterrichten oder das Tempo erhöhen. Diese Stunden eignen sich gut, um »Hausaufgaben« zu geben und die Schüler aufzufordern, gewisse Asanafolgen außerhalb des Unterrichts selbstständig zu üben. Stellen Sie unabhängig von der zur Verfügung stehenden Zeit sicher, dass das Tempo für

Sie und Ihre Schüler angenehm ist. Halten Sie grundsätzlich mindestens fünf Minuten für Savasana frei.

Der Faktor »Übungsdauer« bezieht sich auf die Länge und die energetische Intensität, mit der Asanas gehalten werden. Einige Hatha-Yoga-Stile schreiben die zeitliche Dauer ebenso vor wie das Tempo. So wird zum Beispiel im Iyengar Yoga meist ganz genau angegeben, wie viele Sekunden oder Minuten ein Asana zu halten ist. Die Wirkung der Übungsdauer ist untrennbar mit den bewussten Vorgängen in dem gehaltenen Asana verbunden, darunter dem relativen Grad des aktiven oder passiven Energieeinsatzes und wohin diese Energie in der Stellung bewusst gelenkt wird.[11] Die Dauer selbst ist zwar von Bedeutung, noch wichtiger aber ist, was ein Schüler beim Halten eines Asanas tatsächlich tut – wie er mit seinen Grenzen spielt. Eine weitere wichtige Variable ist, wie viel Kraft zum Halten eines Asanas benötigt wird und wie viel Kraft demnach aufgebaut wird, wenn man es länger hält.

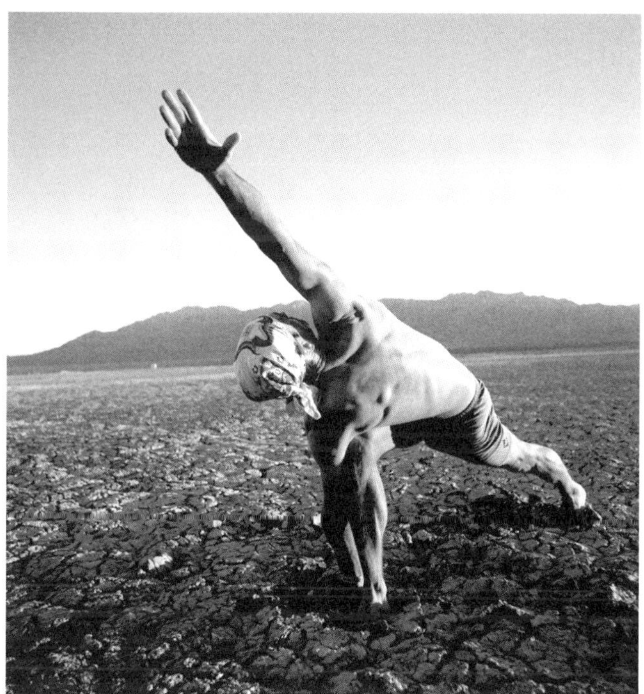

Passives Dehnen ist genau das, wonach es sich anhört: Der Körper ruht, und es wirkt in erster Linie die Schwerkraft auf ihn ein. Die Dehnungsrezeptoren der Muskeln können sich »beruhigen«, die Muskeln können sich in die Dehnung hinein entspannen. Diese Methode macht zwar beweglicher, erzeugt aber langfristig keine Veränderungen der viskoelastischen Eigenschaften der Muskeln, wie dies beim aktiven oder dynamischen Dehnen der Fall ist. In wissenschaftlichen Studien zum statischen Dehnen finden wir auch zahlreiche Belege dafür, dass der maximale Nutzen für die Beweglichkeit bei einer Dehnung von dreißig Sekunden erreicht ist und keine weiteren Verbesserungen erzielt werden können, wenn man die Dehnung sechzig Sekunden hält.[12] Es gibt jedoch auch keine – zumindest keine wissenschaftlichen – Beweise dafür, dass statische Dehnungen von über einer Minute nicht andere wichtige Wirkungen hätten, wie das Nervensystem zu beruhigen und dafür zu sorgen, dass sich die Dehnungsrezeptoren noch besser an den Zustand der Dehnung gewöhnen können. Meine eigene Asanapraxis und meine Beobachtungen mit zahllosen Schülerinnen und Schülern im Laufe der Jahre geben Anhaltspunkte dafür, dass es beim langen Halten zu einer tieferen Entspannung der Muskeln und nichtkontraktilen Elemente wie des Bindegewebes und der Faszien kommt. Dies gilt vor allem, wenn man mit Atem und Bewusstsein arbeitet, um diese Entspannung zu spüren, zu visualisieren und zuzulassen.

Beim aktiven Dehnen wird eine Muskelgruppe (die Agonisten) ununterbrochen und möglicherweise auch auf verschiedene Weise kontrahiert, damit eine andere Muskelgruppe (die Antagonisten) entspannt und gedehnt werden kann. Dieser Vorgang beruht auf dem Prinzip der reziproken Innervation, das heißt, während der Kontraktion des Agonisten wird gleichzeitig auf neurologischem Wege die Kontraktion des Antagonisten gehemmt. Spannen wir zum Beispiel in Paschimottanasana (Vorbeuge im Sitzen) bewusst die Quadrizepse an, werden die hinteren Oberschenkelmuskeln entspannt und lassen sich leichter dehnen. Dies ist nicht mit dem ballistischen oder dynamischen Dehnen zu verwechseln, bei dem man üblicherweise mit ausholenden oder federnden Bewegungen eine Dehnung erzwingt. Man findet es häufig im Sport und beim Turnen, aber auch in den anmutigen, fließenden und wellenartigen Abläufen der Übergänge zwischen den Asanas, vor allem in der Praxis der Flow-Yoga-Stile. Hier wird durch die Bewegung der Bewegungsumfang eines Körperteils erweitert, wenn der Muskel noch nicht entspannt genug ist, um dies auf passivem Wege zu erreichen. Wird damit übertrieben, führt dies häufig zu Muskelzerrungen und anderen Verletzungen im Yoga.

Beim Halten von Asanas, die ein hohes Maß an körperlicher Kraft erfordern, wird eine längere Übungsdauer diese Kraft aufbauen und gleichzeitig die körperliche Anstrengung erhöhen. Indem Sie die Schüler anleiten, am übergreifenden Prinzip *sthira sukham asanam* festzuhalten, können Sie Übungsfolgen oder Kurse zum Kraftaufbau anbieten, indem Sie bestimmte Asanas länger halten – vor allem Stand- und Stützhaltungen sowie andere Übungen wie Navasana (Boot) mit Beteiligung der Bauchmuskulatur. Indem Sie Ihre Schüler ermutigen, Ihrer Absicht treu zu bleiben (und einen Rahmen bieten, in dem sie das Gefühl haben, wirklich jederzeit aus einem Asana kommen zu können), können Sie mit verschiedenen Übungslängen spielen und Ihre Schüler beobachten, um festzustellen, wann es Zeit für den Übergang zum nächsten Asana ist. Allgemein gilt: Wenn Sie sehen, dass einige von ihnen instabil werden oder ein länger gehaltenes Asana verlassen, sollten Sie bekräftigen, wie wichtig es ist, die eigene Absicht in der Praxis zu würdigen. Sie sollten sie auffordern, es von ihrem Gefühl abhängig zu machen, wie lange sie in einem Asana verharren oder wann sie es verlassen möchten, und nicht davon, wie sie im Vergleich abschneiden. Dies ist ein guter Zeitpunkt, um zu betonen, dass die »Ohne-Fleiß-kein-Preis«-Mentalität der westlichen Fitnesskultur gefährlich ist und meist eher Verletzungen als Gesundheit, Wohlbefinden oder Selbsttransformation zur Folge hat. Eine ähnlich fragwürdige Vorstellung findet man in weiten Teilen der Yogaszene, wonach der »wahre Yoga« dann beginne, wenn man glaube, ein Asana nicht mehr halten zu können. Wir müssen zwar einschätzen können, ob uns geistige oder emotionale Faktoren dazu veranlassen könnten, uns vor einer Herausforderung zu drücken. Dennoch ist es von großem Wert, auf die Rückmeldungen von Körper, Herz und Geist zu hören, und es kann den entscheidenden Unterschied bei der Entwicklung einer lebenslangen nachhaltigen Praxis machen.

Wenn man Asanas länger als üblich hält, kann dies die tiefere Erkundung der Praxis unterstützen. Je nachdem um welches Asana es sich handelt und was im eigenen Körper und Leben gerade vor sich geht, kann das lange Halten einer Stellung mit bewusster Atmung und Gewahrsein für den feinstofflichen Energiefluss tiefe Spannungen lösen, schlummernde Körperteile mit Bewusstsein erfüllen und Einsicht in die inneren Dynamiken der eigenen Praxis und des eigenen Lebens fördern. Die Beschäftigung mit Gefühlen des Unbehagens in einem gehaltenen Asana gibt Schülern Gelegenheit, aufs Neue die Muster und Neigungen zu entdecken, die sich in ihrem Leben als die Hindernisse manifestieren, die sie davon abhalten, mit bewusster Offenheit und entschlossenem Willen zu leben. Wenn man erkennt, wovon man in den Asanas angezogen wird, wogegen man sich sträubt oder was man angenehm, frustrierend oder beunruhigend findet, kann dies eine Möglichkeit sein, zu erwachen und ein klareres Verständnis seines tieferen Selbst zu erlangen. Das *tha*-Element des Hatha Yoga – der beruhigendere und integrativere Teil der Stunde – eignet sich wunderbar, um sich vor allem im Rahmen von Vorbeugen, Hüftöffnern, Drehungen und gestützten Umkehrhaltungen wie Salamba Sirsasana I (Kopfstand I), Salamba Sarvangasana (gestützter Schulterstand) und Viparita Karani (umgekehrte Haltung) mit diesem Aspekt der Praxis zu beschäftigen.

Bieten Sie vor allem Anfängern an, mehrmals dynamisch im Rhythmus des Atems in ein Asana zu kommen.[13] Auf diese Weise können sie nach und nach ein Gefühl für die Anforderungen und Wirkungen einer Haltung entwickeln, was ihr Bewusstsein dafür stärkt, wie man sich im Einklang mit dem Atem bewegen und ihn nutzen kann, um Körper und Geist zu verbinden. »Das dynamische Praktizieren …«, so Desikachar (2009, 38), »gibt uns vielmehr die Möglichkeit, bestimmte Bereiche des Körpers und des Atems, die von einem *asana* angesprochen werden können, verschieden zu betonen und die Intensität der Wirkung zu steigern.« Wie er schreibt, führe »das statische Praktizieren von *asana* nicht nur bei wenig Erfahrenen sehr leicht dazu, dass ihre Aufmerksamkeit vor allem darauf gerichtet ist, irgendwie die Position zu halten, anstatt wirklich so in ihr zu arbeiten, wie es möglich und sinnvoll wäre«.

In kreativen Flow-Yoga-Stunden wie im Vinyasa Flow und seinen vielen markengeschützten Varianten können Sie die unendlichen Möglichkeiten dynamischer Tempovariationen und unterschiedlicher Asanadauer spielerischer mit Ihren Schülern erkunden. In Verbindung mit der Erde und im Fluss des Atems drückt sich der Körper in fließenden Asanas aus, die Ausdruck des Geistes sind. Hier können Sie den Schülern »die drei Freunde: Schwerkraft, Atmung und Welle« vorstellen, wie Vanda Scaravelli (1991, 24, 28) schreibt, »die stets an unserer Seite sein sollten«.

Aus den Asanas kommen

Bereits ihre Vorstellungen von der Asanapraxis können eine starke Wirkung auf das Gewahrsein von Lehrern und Schülern haben – vor allem wenn sie die Haltungen als etwas betrachten, was es zu erreichen oder zu meistern gilt, statt sie als Teil eines Prozesses der Selbstfindung und Selbsttransformation zu begreifen. Dies führt unter anderem dazu, dass man sich so eifrig darauf konzentriert, den tiefstmöglichen Ausdruck einer Haltung zu erreichen, dass man dem Verlassen der Stellung kaum Aufmerksamkeit schenkt. Eine beträchtliche Zahl von Einzelfällen, zusammengetragen in jahrelanger Beobachtung, lässt darauf schließen, dass sich mehr Schüler beim Verlassen als beim Hineinkommen, Halten oder bei der Erkundung einer Haltung verletzen. Wie Desikachar (2009, 53) sagt: »Es reicht nicht, den Baum hinaufzusteigen, wir müssen auch wissen, wie wir wieder herunterkommen.«

Um Schüler aus Asanas herauszuführen, benötigen Sie das Wissen, welche Körperteile dabei am stärksten gefährdet sind, und müssen konkrete Bewegungen vorschlagen, die sie auf die eigene Praxis übertragen können. Da das Risiko je nach Asana und Schüler variiert, sollten Sie mit maßgeschneiderten Anweisungen auf diese Vielfalt reagieren. In den Übergängen beginnt dies meist damit, dass Sie das Gewahrsein noch einmal auf das Fundament der Haltung lenken und erneut ein Gefühl stabiler Erdung herstellen. Ihre Übungsanweisungen sollten die Schüler ermutigen, auf ihre Wirbelsäule und andere eventuell gefährdete Gelenke zu achten, und sie durch eine Reihe von Entspannungsbewegungen führen, während das stabile Fundament der Haltung gewahrt bleibt. Bei den meisten Asanas muss dazu ein spezieller Energiefluss verstärkt werden, dessen Aktivierung den möglichen Druck auf verletzliche Gelenke lindert. Wenn Sie mit einer Gruppe zum Beispiel aus Utthita Trikonasana in den aufrechten Stand zurückkehren, werden einige Schüler den unteren Rücken oder den Nacken überlasten. Um sie zu Bewegungen anzuleiten, die diese Risiken minimieren, können Sie sagen: »Atmet vollständig aus und verwurzelt das hintere Bein von der Oberseite der hinteren Hüfte bis zum hinteren Fuß noch fester im Boden. Bleibt bei diesem energetischen Vorgang, atmet ein, richtet den Oberkörper wieder auf und lasst euch dafür den ganzen Atemzug lang Zeit.« In vielen anderen Standhaltungen mit zur Seite oder nach vorne geneigtem Rumpf können Sie ähnliche Anweisungen geben, die natürliche Anspannung der Bauchmuskulatur bei der Ausatmung hervorheben und die Schüler bitten, diese leichte Aktivierung beizubehalten, während sie sich mit der Einatmung wieder aufrichten.

Beim Verlassen vieler Asanas wird ein Teil des Körpers auf den Boden zu und nicht vom Boden weg bewegt. Dabei besteht die Gefahr, dass man die Kontrolle verliert und aufgrund des Dehnreflexes entweder einen stabilisierenden Muskel zerrt oder hinfällt. Dies betrifft viele Gleichgewichtshaltungen im Stehen, Stütz- und Umkehrhaltungen. Demonstrieren Sie Ihren Schülern eine Methode, die ihrem Erfahrungsstand entspricht, um gefahrlos aus diesen Asanas zu kommen, bevor Sie sie hineinführen. Wenn sich die Gruppe in einer Haltung befindet, geben Sie einige Atemzüge vor Beenden der Stellung klare Anweisungen, wie sie sie wieder verlassen können. Empfehlen Sie den Schülern, beim Verlassen von Umkehrhaltungen nicht sofort auf die Füße zu springen und sich vollständig aufzurichten, da dies zu Benommenheit und Ohnmacht führen kann.

Bei allen Übergängen kommt es darauf an, das allmähliche Lösen der Haltung in Verbindung mit dem Atem zu betonen. So können die Schüler spüren, was geschieht, wenn sie den Übergang einleiten. Die Muskeln, die eine Haltung aktiv stützen, können allmählich entspannen, und es entsteht ein größeres Bewusstsein dafür, welche Muskeln beim Verlassen der Haltung aktiviert werden. Je reibungsloser und anmutiger die Schüler ein Asana beenden, desto stärker bleiben sie im Einklang mit seinen feinstofflichen Wirkungen, die dann vollständiger auf die nächste Haltung übertragen werden.

Die Integration der Asanas

Bei jedem Mal Üben haben Sie die Gelegenheit, die Selbsttransformation noch weiter zu vertiefen. Dies geschieht mit jedem Atemzug, jedem Asana, jeder Übungsfolge und erstreckt sich auf die Gesamtpraxis eines Menschen im Laufe seines Lebens. In diesem Prozess der Selbsttransformation kreist das Bemühen um ein einfaches, stabiles sowie zunehmend stärkeres Erwachen darum, dass man immer wieder zu einem Gefühl von *samasthiti* – Gleichmut in Körper, Atem, Geist und Seele – zurückkehrt. Dies verleiht der Asanapraxis die Eigenschaft von *yoga chikitsa* – wörtlich »Yogatherapie« –, die den Körper neu strukturiert und das gesamte energetische Wesen eines Menschen verfeinert.[14] Dies ist ein wesentliches Element jedes Unterrichts und setzt voraus, dass Sie als Lehrer den Raum schaffen, die

Asanas so zusammenstellen und die Kursteilnehmer so anleiten, dass es dazu beiträgt, ihnen ein praktisches Gewahrsein dieser Veränderung und Integration in ihren Körper zu geben. Es folgen einige Möglichkeiten, diese Integration der Asanapraxis im Unterricht zu fördern und damit den Nutzen jeder Praxis zu maximieren, indem wir auf den Dingen aufbauen, die in diesem Abschnitt bereits behandelt wurden:

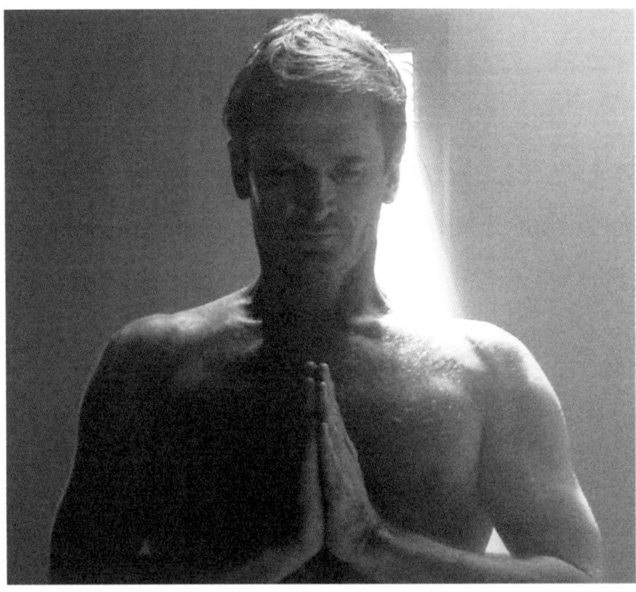

- *Schaffen Sie Raum für Ruhe.* Erinnern Sie Ihre Schüler zu Beginn jeder Stunde daran, wie wichtig es ist, beim Üben ein Gefühl von Festigkeit und Leichtigkeit zu empfinden und gleichzeitig an die eigenen Grenzen zu gehen. Geben Sie ihnen ausdrücklich die Erlaubnis – oder ermutigen Sie sie sogar – sich auszuruhen, wenn sie das Bedürfnis danach verspüren, und den Raum zu schaffen, Atmung und Energie wieder zur Ruhe kommen zu lassen, ehe sie mit der Praxis fortfahren. Geben Sie nach besonders intensiven Asanafolgen grundsätzlich Gelegenheit zum Ausruhen.

- *Geben Sie immer wieder Gelegenheit zur Selbsteinschätzung.* Planen Sie kurze oder längere Pausen in den Unterrichtsfluss ein. Fordern Sie die Schüler auf, auf die ursprüngliche Übungsabsicht zurückzukommen, nachzuspüren, wie sie sich gerade fühlen, und bei ihrer Absicht und dem Gefühl von Samasthiti zu bleiben, während sie mit den Asanas fortfahren.

- *Nutzen Sie Pratikriyasana* (*prati* bedeutet »gegen«, *kr* bedeutet »Handlung«), um die von den Asanas erzeugten Spannungen zu neutralisieren und den Körper ins Gleichgewicht zu bringen (siehe Kapitel 10).

- *Bieten Sie energetisch ausgewogene Übungsfolgen an.* Achten Sie bei der Unterrichtsplanung genauestens auf den Energiebogen und die Energiewellen der Asanafolgen, um das gewünschte energetische Gleichgewicht für diese Stunde herzustellen.

- *Savasana.* Einige Minuten – mindestens fünf – in Savasana sind für die vollständige Integration und den Abschluss der Praxis unerlässlich. Am besten ist es, sich hinzulegen, ohne Anstrengung zu atmen, sich der Schwerkraft hinzugeben und Körper, Geist und Atem ganz zur Ruhe kommen zu lassen.

- *Schaffen Sie Raum für Meditation.* Im Idealfall sollte die ganze Praxis eine meditative Erfahrung sein. Schüler können diesen Aspekt allerdings auch vertiefen, wenn Sie im Unterricht die Möglichkeit schaffen, zu einem Gefühl tieferer Stille zu gelangen. Dies kann zu Beginn der Stunde, im Asanafluss oder am Ende der Asanapraxis (vor oder nach Savasana) geschehen.

- *Wenn man die Matte verlässt.* Sobald man sich von der Matte erhebt, beginnt das nächste Vinyasa damit, dass man den Schritt zurück in die Welt bewusst und gegenwärtig erlebt. Bitten Sie Ihre Schüler, darauf zu achten, wie sie sich bewegen, atmen, denken und fühlen. Ziehen Sie in Erwägung, die Stunde mit einem Moment der Besinnung zu beschließen, die Handflächen und Fingerspitzen vor dem Herzen aneinanderzulegen und zur Stirn zu führen. Damit können Sie ein Gefühl der Verbundenheit von Kopf und Herz symbolisieren und empfinden, während Sie einen Vorsatz für den Rest des Tages fassen.

Die Grundprinzipien praktischer Hilfestellungen und Korrekturen

Berührungen spielen bei den verschiedenen Hatha-Yoga-Stilen und -Traditionen eine sehr unterschiedliche Rolle. Praktische Hilfestellungen haben etliche Vorteile und sind ein wesentlicher Aspekt der meisten therapeutischen Ansätze. Sie werden im Ashtanga Vinyasa Yoga nach Krishnamacharya, im Iyengar Yoga und im Vinyasa Flow Yoga sehr häufig, im Bikram Yoga und im Power Yoga dagegen so gut wie gar nicht verwendet. Eine präzise Berührung kann einen energetischen Vorgang verdeutlichen, eine mündliche Ausrichtungsanweisung veranschaulichen, ein Gefühl von Unterstützung vermitteln, das Gewahrsein auf einen unbewussten Teil des Körpers lenken, die Entwicklung innerer Weite und Entspannung fördern, die Stabilisierung oder Vertiefung einer Haltung unterstützen, den Bewegungsumfang erweitern, Ihnen als Lehrer ein besseres Bewusstsein für den Gesamtzustand eines Schülers vermitteln und ein vertrauensvolleres und offeneres Gefühl der Verbundenheit zwischen Lehrer und Schüler schaffen.

Praktische Hilfestellungen sollen den Schülern helfen, die Praxis zu vertiefen, indem sie das Fundament festigen, den Körper problem- und gefahrlos ausrichten und die tiefere Entspannung ermöglichen, während die Übenden mit dem Atem verbunden bleiben, der die wichtigste Quelle der Führung für sie ist. Wenn Sie darauf achten, die Schüler zu einer tieferen Praxis hinzuführen, werden Ihre Hilfestellungen eine klare Absicht und große Genauigkeit zum Ausdruck bringen. Wie gut dies gelingt, hängt davon ab, wie gut Sie die Schüler in den Asanas auf bedeutsame, einfühlsame, ethische und individuelle Weise wahrnehmen, verstehen und sich in sie einfühlen können.

Die körperliche Nähe menschlicher Berührung rückt ethische und persönliche Überlegungen bei den Hilfestellungen und Korrekturen in den Vordergrund.[15] Jeder Mensch erlebt körperliche Nähe anders. Eine Korrektur, die für den einen in Ordnung ist, kann ein anderer als übergriffig empfinden. Was einem Schüler an dem einen Tag angenehm ist, kann ihm am nächsten unangenehm sein. Gehen Sie nicht davon aus, dass körperliche Berührungen grundsätzlich willkommen sind, sondern bitten Sie immer um Erlaubnis, bevor Sie jemanden anfassen. Dies gilt auch für langjährige Schüler, die Sie schon unzählige Male korrigiert haben. Denken Sie daran, dass eine Ihrer wichtigsten Aufgaben als Yogalehrer darin besteht, einen körperlich und emotional sicheren Raum für Ihre Schüler zu schaffen und zu wahren. Fragen Sie deshalb unbedingt: »Darf ich?«, bevor oder wenn Sie jemanden berühren.

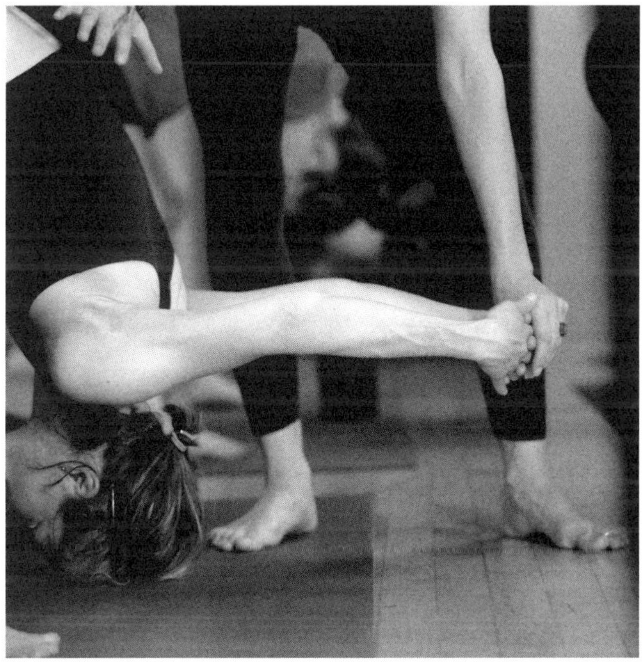

Je körpernäher die Korrektur (siehe rechts) desto geringer die mögliche Belastung der Gelenke.

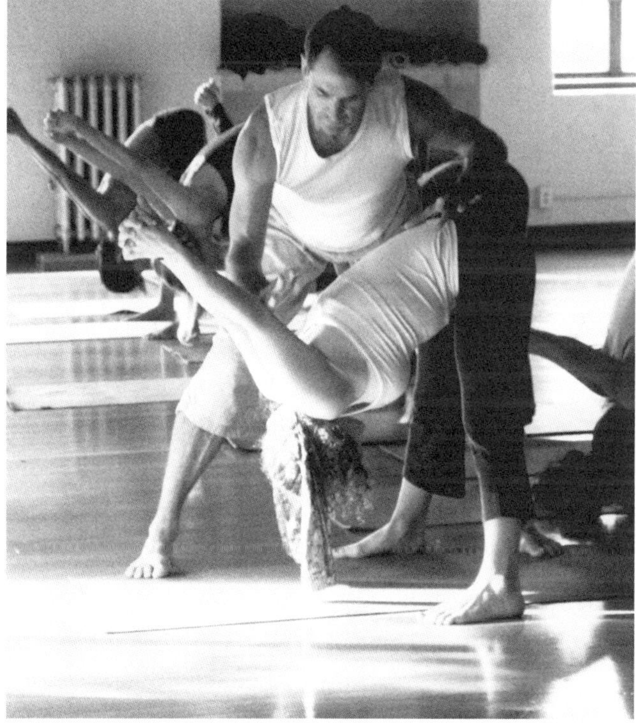

Die Yamas sind ein sinnvoller Ausgangspunkt im Umgang mit praktischen Hilfestellungen, angefangen bei den ineinandergreifenden Werten von Ahimsa, dem Nichtverletzen, und Satya, der Wahrhaftigkeit. Um Ahimsa bei Korrekturen zu respektieren, müssen Sie sich zunächst ehrlich vor Augen führen, was Sie wissen, was Sie nicht wissen und welche Absicht Sie mit der Berührung verfolgen. Wie beim Unterrichten im Allgemeinen ist es wichtig, dass Sie aus einer Haltung echten Verständnisses heraus geben. Wenn Sie nicht wissen, was bei einem Schüler in einem Asana vor sich geht, können Sie auch keine praktische Hilfestellung geben. Erwächst die Klarheit Ihrer Absicht bei der praktischen Hilfestellung aus dem Wissen und Können, mit dem Sie Schüler in den Asanas wahrnehmen und verstehen, werden Sie angemessenere Unterstützungen geben, die Ihren Schülern helfen, ihre Praxis zu vertiefen.

Ebenso wichtig ist, dass Sie bei Korrekturen Rücksicht auf das eigene Empfinden von Sicherheit und Annehmlichkeit nehmen. Kommen Sie in eine stabile und angenehme Position und nehmen Sie aus diesem Gefühl von Festigkeit und Leichtigkeit heraus Ihre Korrekturen vor. So verhindern Sie, dass Sie sich verletzen, während Sie Ihren Schülern helfen. Spüren Sie dabei besonders in den unteren Rücken, die Handgelenke und die Teile des Körpers hinein, die besonders belastet oder verletzungsanfällig sind. Statt bei Korrekturen grundsätzlich eine bestimmte Haltung einzunehmen, sollten Sie experimentierfreudig sein, um Positionen zu finden, die gut für Sie sind und in denen Sie die Schüler aktiv unterstützen können. Dabei spielen die Größenverhältnisse zwischen Ihnen und Ihren Schülern eine wichtige Rolle. Sie werden sich unter Umständen hinstellen, hinknien, hinsetzen oder andere Haltungen einnehmen müssen, in denen Sie besonders fest und leicht arbeiten und sich gleichzeitig auf Ihre Schüler einstellen können.

Aparigraha ist der Yama des »Nicht-Besitzen-Wollens« und gilt sowohl für Ihre Absicht bei einer Hilfestellung als auch dafür, dass Sie den Schülern beibringen, zuzulassen, dass sich das Asana ganz natürlich und ohne Zwang erschließt. Manchmal haben Lehrer eine vorgefasste Meinung, wie weit ein Schüler bei der Vertiefung einer Haltung gehen kann oder gehen sollte, statt fortwährend aufmerksam zu beobachten, wie sich das Asana dem Schüler zu präsentieren scheint. Dies kann dazu führen, dass sie ihm mit ihren mündlichen Anweisungen und/oder praktischen Hilfestellungen zu viel abverlangen. Auch Schüler hängen oft an ihren Vorstellungen davon, wie weit sie gehen können, und verlangen vielleicht intensivere Korrekturen, als ihr Körper im Augenblick verkraften kann. Der geschickte Umgang mit diesen Tendenzen hängt davon ab, dass Sie Ihrer allgemeineren Absicht und Aufgabe als Lehrer treu bleiben und Ihre Schüler ermuntern, die Asanapraxis als einen Prozess immer größerer Selbsterkenntnis und Selbsttransformation zu betrachten, in dem der Spruch: »Weniger ist mehr«, große Gültigkeit hat.

Die Intimität der Berührung kann auch Reaktionen auslösen, die in den Bereich von Brahmacharya fallen. Dieser Yama wird frei als »rechter Energiegebrauch« und wörtlich als »sexuelle Zurückhaltung« übersetzt. Wie Esther Myers betont, kann es bei Schülern, Lehrern oder beiden ganz natürlich zu sexuellen Empfindungen kommen. Dies kann Gefühle der Anziehung, Übertragung und Projektion auslösen oder bestehende Emotionen verstärken. Myers (2002, 3) schreibt: »Während sich die meisten modernen Yogalehrer gegen die sexuelle Enthaltsamkeit entscheiden, verlangt unsere ethische Praxis *als Lehrer* Brahmacharya im Umgang mit unseren Schülern.«[16] Wenn Sie diese Haltung in Ihre Absicht einbetten, können Sie allen Schülern mit einer Klarheit begegnen, die in Ihrer körperlichen Energie unmissverständlich als Fürsorge und Mitgefühl zum Ausdruck kommt, frei von verwirrenden Gedanken oder Gefühlen. Wenn sich dennoch derartige Gedanken oder Gefühle in Ihnen regen, sollten Sie sie als Hinweis darauf verstehen, dass Sie auf Abstand gehen und prüfen müssen, welche Ziele und Absichten Sie in der engen Zusammenarbeit mit Ihren Schülern verfolgen. Vielleicht spüren Sie auch, dass in einer Schülerin oder einem Schüler derartige Gefühle aufkommen. Dies ist keineswegs selten, da schlummernde sexuelle Energien geweckt oder andere, durch die Praxis ausgelöste Gefühle des emotionalen oder körperlichen Erwachens auf Sie projiziert werden. Ziehen Sie in Betracht, mehr Abstand zu dieser Person zu halten und nur Korrekturen vorzunehmen, von denen Sie sicher sind, dass sie eindeutig als professionelle Unterstützung, nicht als Ausdruck persönlichen Interesses oder Verlangens verstanden werden.

In einer Welt, in der sich viele Menschen beurteilt fühlen, bieten Yogastunden ein Umfeld, in dem Schüler vollkommene Akzeptanz erfahren können – so wie sie sind. Als Lehrer sind wir allerdings auch dafür verantwortlich, ihnen unsere volle und aufrichtige Einsicht in ihre Praxis zu vermitteln. Dies hat zwangsläufig zur Folge, dass wir gelegentlich der Ansicht sind, dass sie etwas anders machen sollten, als sie es im Augenblick tun. Nehmen wir an, in Utthita Parsvakonasana (gestreckte seitliche Winkelhaltung) wäre das Knie einer Schülerin nach innen geknickt und über die Ferse nach vorne geschoben. In diesem Fall dürften Sie es sinnvoll finden, wenn sie das Knie mittig über der Ferse ausrichtet. Statt dies in Form einer »Korrektur« zu vermitteln, sollten Sie versuchen, ein Vokabular und einen Ton zu finden, die sowohl die Schönheit dessen würdigen, was sie gerade tut, als auch die Unterstützung zum Ausdruck bringen, die Sie anbieten, indem Sie Vorschläge und sogar praktische Hilfestellungen für die Neuausrichtung geben. Sagen Sie zum Beispiel: »Sehr gut, drück den Fuß weiter fest in die Matte und versuche, ihn noch etwas weiter nach vorne zu schieben, bis das Knie unmittelbar über der Ferse ist. Wie fühlt sich das an? Diese Position ist stabiler und schont das Knie.« Sie können die Schülerin auch mit einer leichten Berührung ermutigen, das Knie ein wenig nach außen zu drücken, um es mittig über dem Fuß auszurichten, und einfach sagen: »Sehr gut, und beim Atem bleiben.«

Während Sie lernen, die Schüler im Unterricht zu beobachten und zu sehen, werden Sie feststellen, dass es Ihnen mit zunehmender Erfahrung leichter fällt, den Blick über die Anwesenden schweifen zu lassen, wenn sie in ein Asana kommen, und zu sehen, wer am meisten von Ihrem baldigen Eingreifen profitieren würde. Möglicherweise genügt es schon, wenn Sie im Rahmen der Übungsanweisungen auf das eingehen, was Sie sehen, um weit verbreitete oder sichtbare Ausrichtungsprobleme zu thematisieren. Sie werden immer Möglichkeiten finden, einem Schüler bei der Verfeinerung eines Asanas zu helfen. Setzen Sie bei den Korrekturen Prioritäten, beginnen Sie bei den Schülern, bei denen die Gefahr von Zerrungen oder Verletzungen am größten ist, und nehmen Sie diese Risiken zuerst in Angriff. Konzentrieren Sie sich vor allem auf die wichtigsten Ausrichtungsprinzipien und Modifikationen, die unmittelbar mit der erkennbaren Gefährdung zusammenhängen. Sprechen Sie leise, wenn Sie die Erlaubnis der Schüler einholen, sie anfassen zu dürfen, und wenn sie praktische Hilfestellungen erläutern. Versuchen Sie, je nach Asanadauer (die Sie verändern können) so lange bei den Schülern zu bleiben, bis sie die Neuerung vollständig in die korrekte Haltung integriert haben.

Nachdem Sie die wichtigsten Ausrichtungsprinzipien hinsichtlich der am stärksten gefährdeten Körperteile erläutert haben, beginnen Sie allmählich mit der Verfeinerung der Haltung. Legen Sie das Hauptaugenmerk auf Atmung und Wirbelsäule. Viele Schüler machen bei der Atmung und bei der Ausrichtung der Wirbelsäule Kompromisse, um in eine – wie sie meinen – vollständige oder fortgeschrittenere Form der Haltung zu kommen. Seien sie klar, mitfühlend und direkt in Ihrem Zuspruch und bringen Sie den betreffenden Schüler mit mündlichen Übungsanweisungen und praktischen Hilfestellungen (und in vielen Fällen auch Demonstrationen) so weit, dass er sowohl zur Fülle des Atems als auch zu einer besseren Ausrichtung und Dehnung der Wirbelsäule findet. Wenn Sie mit einem Schüler an der Verfeinerung dieser Aspekte arbeiten, sollten Ihre Anweisungen ihm helfen, das feste Fundament der Haltung zu bewahren, statt eine Abkürzung zu nehmen, bei der die Verfeinerung auf Kosten der Basis geht. Abkürzungen, die das Fundament »unterhöhlen«, werden schnell zur Gewohnheit und können längerfristig zu Überlastungen und Verletzungen führen.

Bitte beachten Sie die folgenden Grundprinzipien, wenn Sie praktische Hilfestellung geben oder Korrekturen vornehmen:

- Üben Sie die Korrekturgriffe im Rahmen der Yogalehrerausbildung unter der Aufsicht eines erfahrenen Mentors, bevor Sie Schüler im Unterricht korrigieren.
- Lernen Sie, wie unterschiedliche Körper unter verschiedenen Umständen reagieren, was die Schwerkraft, den Widerstand und die Positionierung Ihrer Hände betrifft.
- Bleiben Sie geerdet und achten Sie stets auf die eigene Festigkeit und Leichtigkeit.
- Bitten Sie immer um Erlaubnis, einen Schüler anfassen zu dürfen.
- Überlegen Sie, was Sie mit individuellen Übungsanweisungen und/oder einer weiteren Demonstration erreichen können, ehe Sie korrigierend eingreifen. Geben Sie Schülern Gelegenheit, auf Ihre Anweisungen zu reagieren, ehe Sie Hand anlegen.
- Erklären Sie, worauf Sie hinauswollen und was Sie tun, wenn Sie mit der Korrektur beginnen.
- Achten Sie auf die Atmung, die Festigkeit und die Leichtigkeit des Schülers. Berücksichtigen Sie im Besonderen, wie sich der körperliche Kontakt auf das Fundament der Haltung auswirkt, vor allem bei Asanas mit Gleichgewichtsaspekt.

- Seien Sie klar und konkret in Ihrer Anweisung oder Korrektur, ohne ein bestimmtes Ergebnis zu erwarten. Jeder Körper reagiert anders. Orientieren Sie sich an der Reaktion der Schüler, während Sie den Kontakt zu ihnen weiter verfeinern. Fühlen Sie und reagieren Sie entsprechend.

- Fragen Sie während der Korrektur noch einmal: »Ist das in Ordnung?«

- Spüren Sie, wie der Körper des Schülers reagiert. Achten Sie dabei auch auf Veränderungen in anderen Körperteilen und auf Anzeichen zunehmender Spannung.

- Nehmen Sie Asanakorrekturen so körpernah wie möglich vor und korrigieren nur sehr leicht, wenn Sie am äußersten Ende der Gliedmaßen ansetzen. Man könnte auch sagen, dass Sie körperfern keine großen Korrekturen vornehmen, also zum Beispiel niemals die Hand nehmen sollten, um den Arm auswärtszudrehen.

- Üben Sie niemals Druck auf empfindliche Gelenke, Organe oder verletzte Körperteile aus.

- Finden Sie für jede Haltung die natürlichen Ansatzpunkte am Körper.

- Ziehen Sie in Betracht, den Schüler zu bitten, vollständig oder teilweise aus der Haltung zu kommen, wenn grundlegende Fehlausrichtungen oder andere Instabilitäts- oder Verletzungsquellen bestehen.

- Atmen Sie im Einklang mit dem Schüler und stimmen Sie die praktischen Hilfestellungen auf seine Atmung ab.

- Achten Sie auf das Fundament der Haltung und stärken Sie es.

- Fördern Sie mit praktischen Hilfestellungen das Gespür des Schülers für den Verlauf der Energieströme.

- Wenn Sie an einem Körperteil schieben oder ziehen, ihn dehnen oder drehen, sollten diese Bewegungen in die gleiche Richtung gehen, in die auch die grundlegenden oder verfeinerten Energieströme verlaufen.

- Konzentrieren Sie sich auf das, was Sie tun, aber verlieren Sie darüber nicht die Gruppe aus dem Blick.

- Machen Sie sich zunächst mit Korrekturgriffen vertraut, sammeln Sie ausreichend Erfahrung und entwickeln Sie Selbstvertrauen, ehe Sie andere Körperteile zur Korrektur einsetzen. Versuchen Sie, mit zunehmender Erfahrung und Expertise mit verschiedenen Möglichkeiten zu arbeiten und verschiedene Arten der Korrektur zu nutzen.

- Lassen Sie den Schüler ganz vorsichtig los, um sichergehen zu können, dass er stabil ist. Dies gilt besonders bei Stand- und Gleichgewichtshaltungen.

Ziehen Sie in Erwägung, Schülern auch die Möglichkeit zu geben, sich selbstständig mit den Asanas zu beschäftigen – ganz gleich, ob es sich um Neulinge oder Fortgeschrittene handelt. Anfänger können von den unbekannten Grundhaltungen, von Ujjayi Pranayama und den vielen kleinen Feinheiten einer Stunde überfordert sein. Da ist es oft am besten, wenn man sie weitgehend selbstständig üben lässt und nur eingreift, wenn die Gefahr einer Verletzung besteht. Dies bietet ihnen die Gelegenheit herauszufinden, wie es ist, den Unterricht und ihren Körper auf eine neue Art und Weise zu erleben. Wenn die Schüler über mehr Erfahrung verfügen und Sie ihnen individuellere Anleitung geben, können Sie gelegentlich ein paar Stunden oder gar Wochen einschieben, in denen Sie lediglich aufmerksam aus der Ferne zusehen, während Sie ihnen erlauben, eigene Erkundungen anzustellen. Achten Sie auch bei der Arbeit mit Fortgeschrittenen aufmerksam darauf, wie ihr Körper reagiert, und nehmen Sie keine harten, aggressiven Korrekturen vor – auch dann nicht, wenn Sie darum gebeten werden.[17] Mit etwas Übung werden Sie hilfreichere Berührungen entwickeln, um verschiedene Informationen zu übermitteln, unter anderem die in Tabelle 6.4 dargestellten Eigenschaften der Berührung. In Kapitel 7 werden wir im Einzelnen auf die praktischen Hilfestellungen und Korrekturen zu den Asanas eingehen und an Beispielen zeigen, wie Sie mit Händen, Armen, Füßen, Knien, Hüften und Brust arbeiten können.

Tabelle 6.4: Eigenschaften der Berührung

Eigenschaft	Beispiel
Verdeutlichend	Berühren Sie in Adho Mukha Svanasana die Quadrizepse, um zu spüren, ob sie kontrahiert sind, oder in Urdhva Dhanurasana die oberen Fasern der großen Gesäßmuskeln, um zu spüren, ob sie entspannt sind.
Aktivierend	Berühren Sie in Tadasana leicht die Oberseite des Kopfes, um den Energiestrom anzuregen, der durch den Scheitelpunkt herausfließt. Drücken Sie in Supta Padangusthasana gegen die Ferse des verankerten Beins, um die Streckung und die energetische Aktivierung des Beins bis in die Ferse zu unterstützen.
Stabilisierend	Stützen Sie in Ardha Chandrasana oder Vrksasana mit Ihrer Hüfte leicht die Hüfte des Schülers, damit er nicht aus dem Gleichgewicht kommt, wenn Sie mit den Händen weitere Hilfestellungen geben.
Betonend	Heben Sie mit leichten oberflächlichen Berührungen bestimmte Bewegungen hervor. Betonen Sie zum Beispiel in Utthita Parsvakonasana die Drehung und Dehnung des äußeren Brustkorbs.
Bewegend	Nehmen Sie größere Korrekturen eines Körperteils vor, um die Grundausrichtung zu verändern. Heben Sie zum Beispiel bei einer Drehung im Liegen die untere Hüfte des Schülers an und schieben Sie sie Richtung Mattenmitte.
Erdend	Drücken Sie einen Körperteil in die Matte, um das Fundament einer Haltung zu stärken. Pressen Sie zum Beispiel in Paschimottanasana die Hüftknochen des Schülers gleichmäßig nach unten.
Tröstlich	Bieten Sie Unterstützung und menschlichen Kontakt, indem Sie zum Beispiel eine Hand auf die Schulter eines Schülers legen, um Mitgefühl auszudrücken.

Modifikationen, Variationen und Hilfsmittel

Jeder Mensch kommt aus anderen Gründen zum Yoga, besitzt andere Gene, einen anderen Körper, eine andere Kraft, Beweglichkeit, Absicht sowie weitere Eigenschaften, die sich auf die Asanapraxis auswirken. Einer der vielen unschätzbar wertvollen Beiträge von B. K. S. Iyengar zum Hatha Yoga ist seine Erkenntnis, dass diese wunderbare menschliche Vielfalt nach Alternativen in der Asanapraxis verlangt, um sie für alle Schüler gleichermaßen zugänglich und erfreulich zu machen.[18] Dies beginnt damit, dass man die Modifikation von Asanas anbietet, deren vollständiger Ausdruck für sie unerreichbar wäre. Indem sie modifizierte Asanas üben, können Schüler in den Genuss vieler, wenn nicht sogar der meisten Vorteile der vollständigen Haltung kommen und gleichzeitig erforschen, wie sie nach und nach zu einem tieferen und vollständigeren Ausdruck finden. Auch hier erweist sich wieder der Grundsatz des Yoga, dass die Frage nicht ist, wie weit man in die Haltungen kommt, sondern wie man dabei vorgeht. Wenn wir auf unser Mantra *sthira sukham asanam* – Festigkeit, Leichtigkeit und geistige Präsenz – zurückkommen, können wir erkennen, wie klug und hilfreich es ist, Asanas zu modifizieren, um Schülern bei der Erkundung, Verfeinerung und Vertiefung der Praxis zu helfen.

Modifikationen passen die Haltung in einem Asana an, um es Schülern zugänglicher zu machen, die andernfalls auf seine positive Wirkung verzichten müssten. Variationen gehen über die Grundform eines Asanas hinaus, um Schülern neue und andere Möglichkeiten anzubieten, die Verbundenheit von Körper, Atem und Geist zu erfahren. Sobald ein Schüler eine Grundhaltung fest und leicht beherrscht und mit anspruchsvolleren Erweiterungen beginnen kann, ohne diese Festigkeit und Leichtigkeit aufs Spiel zu setzen, können sie mit Variationen beginnen. Neugier, Abenteuerlust, ein vom Ego geschürtes Konkurrenzdenken und andere Beweggründe verleiten Schüler oft dazu, Variationen auszuprobieren, bevor sie bereit dafür sind. Als Lehrer haben Sie unter anderem die Aufgabe, Schüler zu beraten und ihnen zu sagen, welche Variationen in welchem Stadium ihrer Praxis sinnvoll sind.

B. K. S. Iyengar (2012, 182) definiert Hilfsmittel so: »Ein Yoga-Hilfsmittel soll Ihnen helfen, sich zu strecken, zu stärken, zu entspannen oder die Ausrichtung Ihres Körpers zu verbessern.« Dies schließt sowohl die Yogamatte als auch den Körper des Lehrers ein, wenn er den Schüler stützt. Die Matte hat vor allem die Aufgabe (1) zu verhindern, dass die Kno-

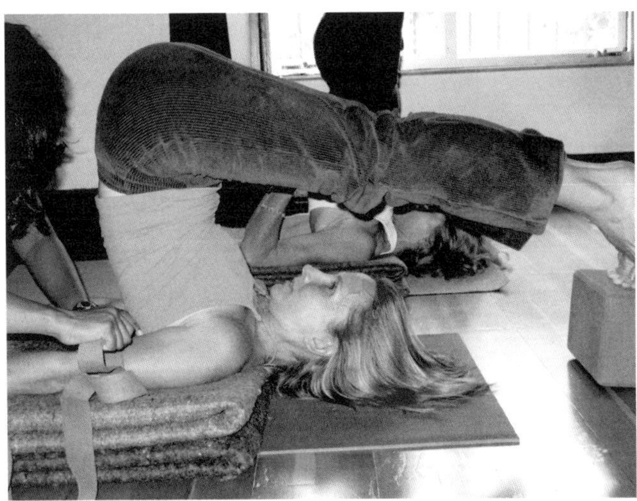

Stützen erleichtern den Schülern die Übung und stabilisieren

chen schmerzhaft in den Boden gedrückt werden, und soll (2) den als Fundament dienenden Körperteilen einen festen Halt geben. Normalerweise gelten Yogablöcke, Yogamatten, Decken, Gurte, Wände, Stühle, Sandsäcke und Augenkissen als Hilfsmittel. Nur die Fantasie des Lehrers setzt dem, was als Hilfsmittel dienen kann, Grenzen. In Kapitel 5 haben wir die Hilfsmittel vorgestellt und grundsätzlich beschrieben. In Kapitel 7 werden wir ausführlicher untersuchen, wie wir sie in den einzelnen Asanas nutzen können. Genau wie bei den Modifikationen, die Asanas zugänglicher machen, müssen Schüler mit zunehmender Übung möglicherweise immer weniger auf das Hilfsmittel vertrauen und können allmählich eine Festigkeit und Leichtigkeit entwickeln, in der sie fast oder gar keine Unterstützung mehr benötigen.

Die Verbindung aller Elemente

Die Kunst und die Wissenschaft des Yogaunterrichts nutzt viele Quellen wie die Philosophie und Geschichte des Yoga, die Theorien und Modelle der feinstofflichen Energie und der menschlichen Anatomie, die praktischen Gegebenheiten des äußeren Umfelds und Zusammenhangs, die Bedürfnisse und Absichten der Schüler, Ihre Werte und Absichten als Lehrer, pädagogische Prinzipien und praktische Methoden für die klare und effektive Unterweisung. Eine der schönsten Seiten des Yogaunterrichts ist, dass wir diese Elemente kreativ mischen können, um den Schülern zu helfen, ihren inneren Lehrer zu finden und auf ihn zu hören. Wir werden uns nun detailliert dem Asana-, Pranayama- und Meditationsunterricht zuwenden und uns dabei immer wieder auf dieses breite Spektrum von der uralten Weisheit bis hin zur zeitgenössischen Erkenntnis beziehen, während Sie Ihr Wissen und Ihr Können als Yogalehrer erweitern und vertiefen.

7 Die Vermittlung der Asanas

Die meisten Schüler interessieren sich in erster Linie deshalb für die Asanas, weil sie körperliche oder emotionale Schmerzen heilen, Stress abbauen oder Kraft und Beweglichkeit entwickeln möchten. Da ist es das Mindeste, dass die Praxis sie bei diesen Vorhaben unterstützt. Aus Kapitel 6 wissen wir, dass zur korrekten Asanapraxis die Entwicklung von Festigkeit, Leichtigkeit und Aufmerksamkeit gehört, sodass die Asanas verschiedenste Einblicke in das Wesen unseres Geistes und den Zustand unseres Herzens gewähren können. Indem wir lernen, stets vollkommen achtsam zu bleiben, wird das, was als rein körperliche Praxis begann, zu einem Werkzeug, um den Geist zur Ruhe zu bringen, die Emotionen auszugleichen und ein dauerhaftes Gefühl von Spiritualität zu wecken. Als Lehrer können wir unsere Schüler am besten auf dem Weg der Asanapraxis führen, wenn wir diese Elemente in jeder Stunde fördern und erkennen, dass jeder Mensch einzigartig ist und sich auch die Asanas ständig weiterentwickeln und immer schneller neue Formen und Variationen entstehen, je mehr die Yogabewegung wächst. Wir werden den Schwerpunkt hier auf die Grundasanas legen, wie sie in den Hauptströmungen der Krishnamacharya-Linie beschrieben und unterrichtet werden, die heute ungefähr neunzig Prozent der Asanapraktiken im Westen ausmachen.[1] Viele Bücher bieten hervorragende Beschreibungen der Asanas, erklären ausführlich und oft gebetsmühlenartig Nutzen, Risiken, Gegenanzeigen, anatomische Ausrichtungsprinzipien, energetische Abläufe, Energieströme, Modifikationen, Variationen, feinstoffliche Aspekte und andere Eigenschaften.[2] Wir werden diese Werke nicht kopieren, sondern auf die wichtigsten Fragen der Lehrer eingehen, indem wir das Augenmerk speziell darauf richten, wie man Schüler bei einzelnen Asanas und dynamischen Abläufen unterstützen kann. Wir werden auf das Grundwissen der letzten Kapitel zurückgreifen und zeigen, wohin Sie den Blick und die Aufmerksamkeit richten, welche Anweisungen Sie geben, wie Sie Korrekturen vornehmen und wie Sie für einzelne Schüler geeignete Modifikationen und Variationen anbieten können.

Jedes Asana wird einer Familie zugeordnet: Es gibt Standhaltungen, Asanas für die Körpermitte, Stützhaltungen, Rückbeugen, Drehungen, Vorbeugen, Hüftöffner und Umkehrhaltungen. Bitte beachten Sie, dass sich viele Haltungen in mehrere Kategorien einordnen lassen. In diesen Fällen geben die Hauptwirkungen oder -bewegungen den Ausschlag. Surya Namaskara (Sonnengruß) enthält Asanas aus mehreren Familien, und wir werden uns ausführlich mit dieser einzigartigen Kombination dynamischer Bewegungen beschäftigen. Wir werden zunächst die gemeinsamen Aspekte der einzelnen Asanafamilien erläutern und dann die einzelnen Asanas betrachten. Als detaillierte, anschauliche Einleitung, wie Sie die Asanas unterschiedlichen Schülern vermitteln können, dienen 108 Videos, die Ihnen auf der Internetseite www.markstephensyoga.com/resources/video zur Verfügung stehen.

Surya Namaskara: Der Sonnengruß und seine Varianten

Der Sonnengruß eignet sich hervorragend als Einstieg in die Praxis. Mit ein paar Modifikationen und Variationen können die meisten Schüler den Sonnengruß bewältigen. Im Unterricht trägt er dazu bei, die Gruppe zu einen, da die Teilnehmer synchron atmen und sich bewegen. Er wärmt und aktiviert den ganzen Körper, macht die Muskeln geschmeidig, öffnet die Gelenke, stimuliert die Nervenbahnen, den Kreislauf und die feinstofflichen Energiebahnen, weckt das bewusste Gewahrsein und setzt die Synchronisation von Atem, Körper, Geist und Seele in Gang. Es gibt zahlreiche Variationen und Abwandlungen von Surya Namaskara. Janita Stenhouse beschreibt in ihrem Buch *Sun Yoga* (2001) fünfundzwanzig verschiedene Versionen. Wir werden uns auf drei davon konzentrieren: den klassischen Surya Namaskara nach der Beschreibung von Erich Schiffmann sowie Surya Namaskara A und B, wie sie in der Tradition Krishnamacharyas unterrichtet werden. Innerhalb dieser Varianten gibt es zahlreiche Variationsmöglichkeiten, die Lehrern helfen, sich auf die unterschiedlichen Fähigkeiten, besonderen Bedürfnisse und Umstände verschiedener Schüler einzustellen.

Tabelle 7.1: Die zwölf Asanas der Surya-Namaskara-Familie

Asana	Sonnengruß
1. Tadasana (Berg)	Klassisch, A, B
2. Urdhva Hastasana (gestreckte Berghaltung)	Klassisch, A
3. Uttanasana (Vorbeuge aus dem Stand)	Klassisch, A, B
4. Ardha Uttanasana (halbe Vorbeuge aus dem Stand)	Klassisch, A, B
5. Anjaneyasana (tiefer Ausfallschritt)	Klassisch
6. Phalakasana (Liegestütz)	Klassisch (A/B optional)
7. Chaturanga Dandasana (viergliedriger Stock)	A, B
8. Salabhasana B (Heuschrecke oder »leichte Kobra«)	Klassisch (A/B optional)
9. Utkatasana (die Mächtige)	B
10. Urdhva Mukha Svanasana (nach oben schauender Hund)	A, B
11. Adho Mukha Svanasana (nach unten schauender Hund)	Klassisch, A, B
12. Virabhadrasana	B

Der klassische Surya Namaskara

Der klassische Surya Namaskara ist ein wunderbarer Einstieg in jede Yogapraxis. Diese integrative Asanafolge rückt nacheinander mehrere wesentliche körperliche Elemente der Asanapraxis in den Vordergrund:

- Wurzeln, Dehnung und Gleichmut in Tadasana/Samasthiti (aufrechter Stand),
- die korrekte Ausrichtung und Dehnung der Wirbelsäule in Urdhva Hastasana,
- die beruhigende Dehnung der Körperrückseite in Uttanasana,
- die geerdete Dehnung der Wirbelsäule und die Öffnung des Herzens in Ardha Uttanasana,
- die aktive Dehnung der Hüftbeuger, des Quadrizeps und des Schultergürtels in Anjaneyasana,
- die Kräftigung der Arme, Schultern, des Bauchs und der Beine in Phalakasana,
- die Kräftigung der Rücken- und Hüftstrecker in einer Abwandlung von Salabhasana B,
- die Kräftigung und Dehnung des ganzen Körpers in Adho Mukha Svanasana.

Im klassischen Surya Namaskara bewegt man sich fließend durch die folgenden Haltungen. Sie werden nur für die Dauer der natürlichen Pause zwischen den Atemzügen gehalten.

Tabelle 7.2: Atem und Bewegung im klassischen Surya Namaskara

Einatmen	Ausatmen
1. In Samasthiti die Arme über die Seiten zu Urdhva Hastasana heben.	2. Oberkörper beugen und in Uttanasana kommen.
3. Die Wirbelsäule strecken und das Herzzentrum in Ardha Uttanasana nach vorne schieben.	4. Rechtes Bein nach hinten, Knie zum Boden senken, Fuß ablegen.
5. Den Oberkörper aufrichten, die Arme nach oben strecken und in Anjaneyasana kommen.	6. Das Brustbein heben, den Oberkörper nach vorne beugen und die Handflächen über die Seiten zum Boden senken.
7. Mit einem Schritt in Phalakasana kommen.	8. Knie, Brust und Kinn langsam zum Boden senken.

Einatmen	Ausatmen
9. Die Handflächen im Boden verwurzeln und die Brust zu Salabhasana B anheben (Füße in den Boden drücken).	10. In den Vierfüßlerstand hochdrücken oder direkt in Adho Mukha Svanasana kommen.
11. Rechtes Bein nach vorne und in Anjaneyasana kommen.	12. Das Brustbein heben, den Oberkörper nach vorne beugen und Handflächen über die Seiten zum Boden senken.
13. Die Wirbelsäule strecken und das Herzzentrum in Ardha Uttanasana nach vorne schieben.	14. Oberkörper beugen und in Uttanasana kommen.
15. Die Arme über die Seiten zu Urdhva Hastasana heben.	16. Körper strecken, die Handflächen vor der Brust zusammenführen, Samasthiti.

Von Tadasana zu Urdhva Hastasana

- Kommen Sie in Tadasana/Samasthiti und legen Sie die Hände in Anjali Mudra (Gebetshaltung) zusammen.
- Ausführliche Informationen, wie man Tadasana unterrichten kann, finden Sie unter der Rubrik »Standhaltungen«.
- Erklären Sie Pada Bandha und fordern Sie die Schüler auf, es immer dann zu aktivieren, wenn sie in einer Standhaltung mit den Füßen auf dem Boden stehen.
- Weisen Sie darauf hin, dass sich das Becken im Übergang von Tadasana zu Urdhva Hastasana in einer neutralen Position befinden sollte (es kippt gerne nach vorne) und die vorderen unteren Rippen entspannt nach innen sinken sollten, damit die natürliche Krümmung der Wirbelsäule erhalten bleibt. So helfen Sie den Schülern, die korrekte Ausrichtung des Beckens im Verhältnis zur Lendenwirbelsäule sowie der gebeugten Schultern zu erspüren und zu entwickeln und gleichzeitig Festigkeit und Leichtigkeit in der Wirbelsäule zu erzeugen.
- Bieten Sie in Urdhva Hastasana grundsätzlich an, den Blick nach vorne statt nach oben zu richten, um den Nacken zu schützen.

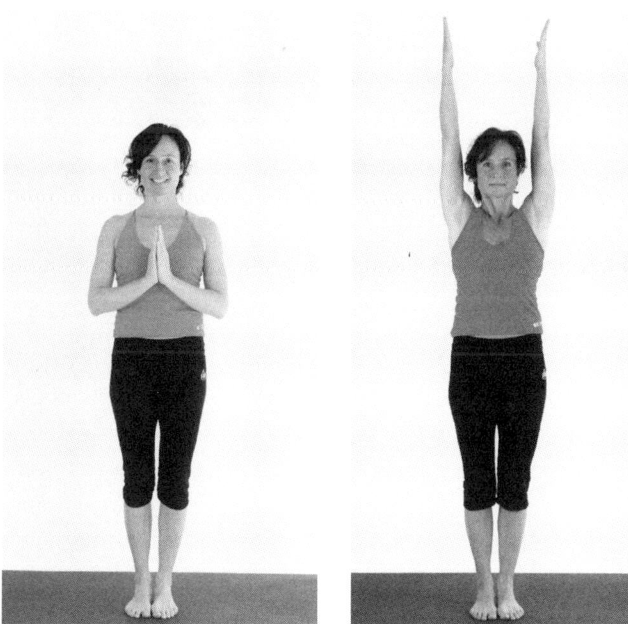

Samasthiti (links); Urdhva Hastasana (rechts)

Von Urdhva Hastasana zu Uttanasana

- Bieten Sie den Schülern an, die Knie zu beugen, um den unteren Rücken und die hinteren Oberschenkelmuskeln zu entlasten.
- Bitten Sie die Schüler, sich in der Vorbeuge bei entspanntem unteren Rücken und entspannten hinteren Oberschenkelmuskeln darauf zu konzentrieren, die Füße zu aktivieren und dafür zu sorgen, dass die Beine fest, die Kniescheiben nach oben gezogen, die Wirbelsäule lang, die Schulterblätter nach unten gezogen und das Herzzentrum offen bleiben.
- Die meisten Schüler schieben in der Vorbeuge das Becken nach hinten, um nicht aus dem Gleichgewicht zu kommen und vornüber zu

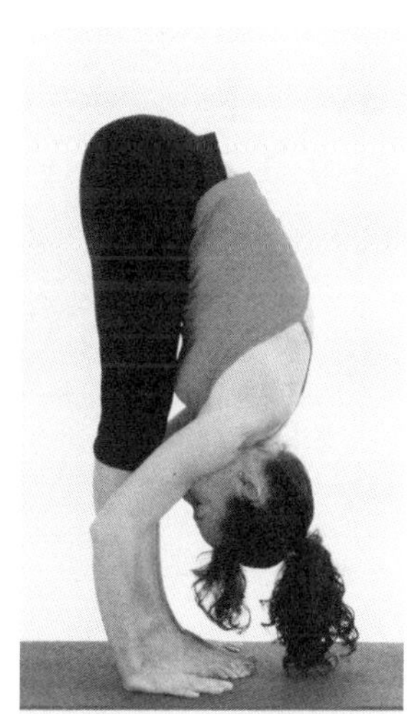

Uttanasana

fallen. Bitten Sie sie, nach und nach daran zu arbeiten, dass die Beine senkrecht bleiben, indem sie das Gewicht auf die Fußballen verlagern und gleichzeitig die Fersen fest in den Boden drücken.

- *Arme/Schultern – Möglichkeit 1*: Wenn man mit den Armen über die Seite nach unten kommt, schont dies den unteren Rücken und die hinteren Oberschenkelmuskeln. Es hilft, die Weite im Herzzentrum zu wahren und den Schultergürtel zu öffnen. Bei Schülern mit Schulterinstabilität kann diese Methode nicht angezeigt sein.

- *Arme/Schultern – Möglichkeit 2*: Wenn man beim Vorbeugen die Hände aus der Gebetshaltung durch die Mitte nach unten zieht, kann dies das Gewahrsein des Herzens stärken. Es ist relativ schonend für den unteren Rücken und die hinteren Oberschenkelmuskeln, allerdings sinkt die Brust dabei oft ein.

- *Arme/Schultern – Möglichkeit 3*: Um sich mit vollständig über den Kopf gestreckten Armen nach vorne beugen zu können, braucht man viel Kraft im unteren Rücken, in den Beinen und im Bauch. Fehlt sie in diesen Bereichen, kann diese Methode den unteren Rücken und die hinteren Oberschenkelmuskeln strapazieren.

Von Uttanasana zu Ardha Uttanasana

- Legen Sie das Hauptaugenmerk auf die Länge in der Wirbelsäule, die nach unten gezogenen Schulterblätter und die weitere Öffnung des Herzzentrums.

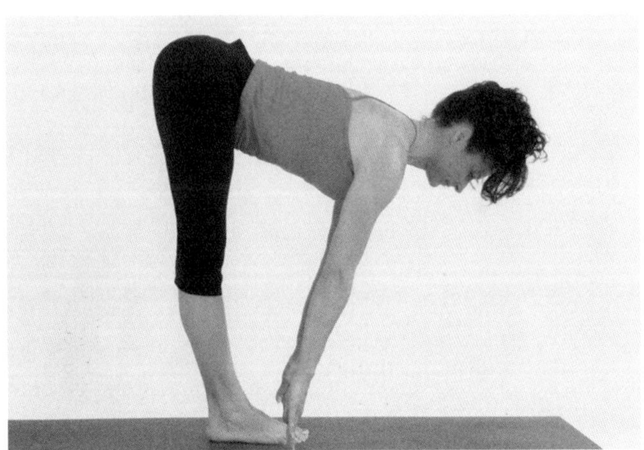

Ardha Uttanasana

- Bieten Sie den Schülern an, die Knie zu beugen, wenn sie auf die Fingerspitzen kommen, und/oder die Hände oben auf die Schienbeine zu legen, und demonstrieren Sie diese Alternativen.

- Diese Möglichkeiten unterstützen die volle Streckung der Wirbelsäule. Weisen Sie die Schüler bei zunehmender Dehnbarkeit der hinteren Oberschenkelmuskeln und Hüften darauf hin, dass die Füße im Boden verankert und die Beine fest bleiben müssen. So stärken sie das Fundament, um die Wirbelsäule besser strecken zu können.

Von Ardha Uttanasana zu Anjaneyasana

- Bitten Sie die Schüler, die Länge in der Wirbelsäule und die Weite im Herzzentrum zu bewahren, wenn sie mit dem rechten Bein einen Schritt zurück machen und das Knie zum Boden sinken lassen, um in Anjaneyasana zu kommen.

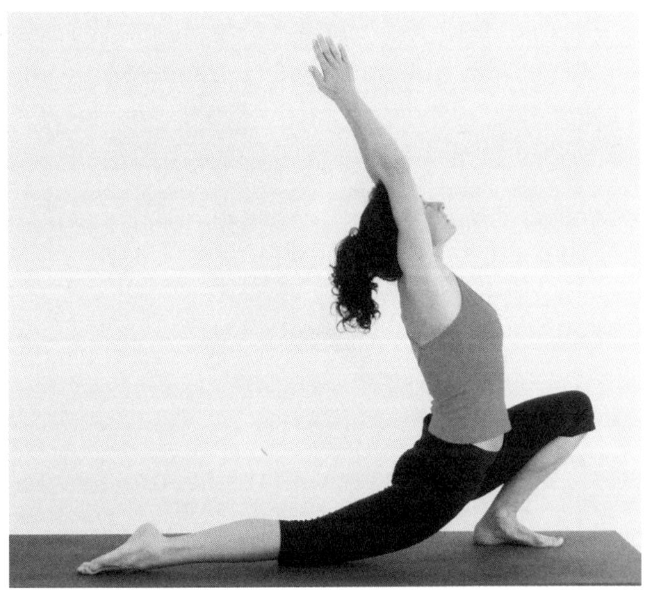

Anjaneyasana

- Schüler, die den Druck auf das abgesenkte Knie als unangenehm empfinden, können etwas unterlegen.

- Wenn die Schüler zum ersten Mal in Anjaneyasana kommen, können Sie die folgenden Anweisungen geben. Sie helfen, die einzelnen Schritte aufzugliedern und zu integrieren.

- Bitten Sie die Schüler, wenn sie sich im vollen Ausfallschritt befinden, die Arme hängen zu lassen, Handflächen und Arme auswärtszudrehen und die Arme über den Kopf zu heben.

- Haben sie die Arme nach oben gestreckt, bitten Sie die Schüler, kurz nach unten zu sehen und die vorderen unteren Rippen etwas zu entspannen, ohne die neutrale Beckenstellung aufzugeben, und die Arme anschließend noch etwas weiter nach hinten zu strecken, ohne die vorderen unteren Rippen hervorstehen zu lassen.

- Die Arme sollten schulterbreit geöffnet, der Kopf gerade sein. Bitten Sie die Schüler, welche die Ellenbogen strecken können, die Handflächen über dem Kopf aneinanderzulegen und sich über Seiten, Brust, Rücken, Arme bis in die Fingerspitzen zu strecken. Wenn es keine Nackenprobleme verursacht, sollten sie zu den Daumen schauen.

- Bitten Sie die Schüler im Fluss von Surya Namaskara in Anjaneyasana einzuatmen und die Handflächen mit der Ausatmung über die Seiten zum Boden zu senken.

Von Anjaneyasana zu Phalakasana

- Kommen Sie aus Anjaneyasana in Phalakasana.

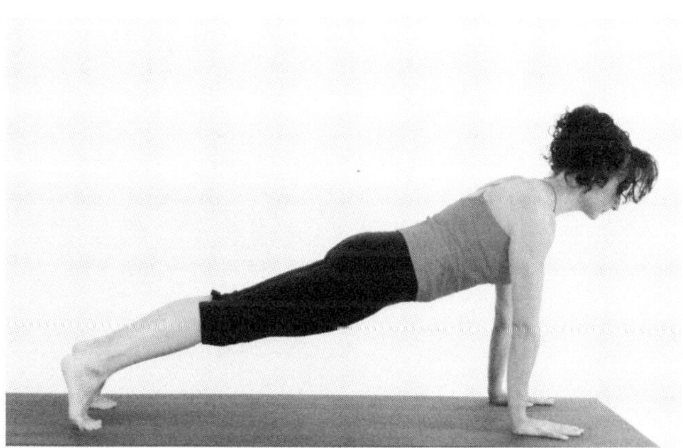

Phalakasana

- Lassen Sie die Schüler beim ersten Durchlauf ein paar Atemzüge in Phalakasana verharren. Gehen Sie währenddessen die grundlegenden Ausrichtungsprinzipien und energetischen Abläufe durch. Vielen Schülern ist es eine Hilfe, wenn sie in Phalakasana die Knie zum Boden senken dürfen, während sie nach und nach die nötige Kraft in Armen, Schultern, Bauch und unterem Rücken aufbauen, um die vollständige Stellung bequem halten zu können.

- Vermitteln Sie anhand von Phalakasana die Eigenschaften, die später auch in Chaturanga Dandasana benötigt werden: Die Beine sind fest. Die Fersen schieben nach hinten. Das Gesäß ist entspannt. Die Innenoberschenkel rotieren leicht nach oben. Der Bauch ist etwas angespannt, damit die Körpermitte nicht durchhängt. Die Schulterblätter ziehen nach unten, die unteren Spitzen ziehen leicht zu den hinteren Rippen. Das Brustbein dehnt sich nach vorne. Der Nacken ist lang (oder der Blick geht leicht nach vorne, wenn dies im Nacken angenehm ist).

Von Phalakasana zu Salabhasana B

- Senken Sie beim Ausatmen nacheinander Knie, Brust und Kinn zum Boden (Ashtanga Pranam oder Acht-Punkte-Stellung). Kommen Sie beim Einatmen in eine modifizierte Form von Salabhasana B (Heuschrecke B): Drücken Sie Hüften und Füße fest in den Boden, strecken Sie Beine und Füße energetisch nach hinten aus, drehen Sie die Oberschenkel einwärts und schieben Sie das Steißbein zu den Fersen.

- Bitten Sie die Schüler, die Beine aktiv zu halten, die Hände unter den Schultern in den Boden zu

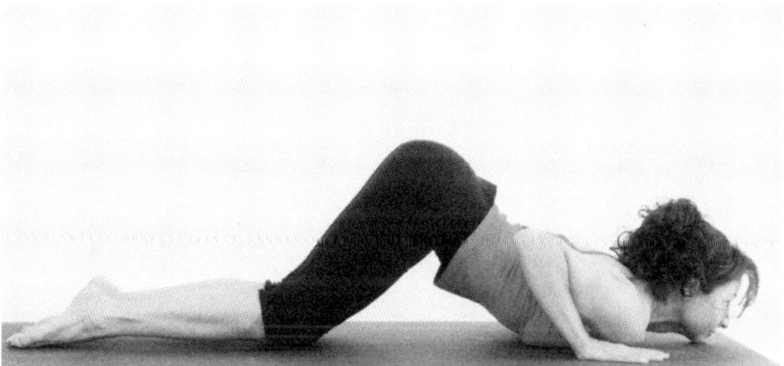

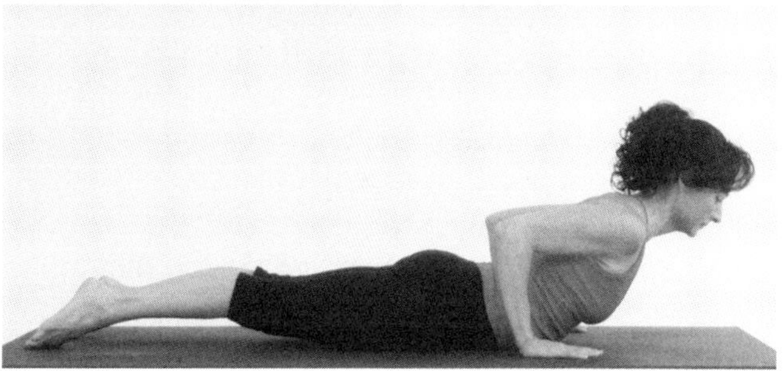

Ashtanga Pranam (oben); Salabhasana B (unten)

drücken, die Brust zu heben, die Schulterblätter nach unten zu ziehen und den Blick leicht nach unten zu richten, damit es im Nacken angenehm bleibt.

- Die relative Intensität von Salabhasana B lässt sich verstärken, indem man die Hände noch fester in den Boden drückt und dabei versucht, die fixierten Handflächen energetisch auswärtszudrehen. So werden die Schulterblätter noch weiter nach unten gezogen und die Brust geöffnet.

- Bitten Sie die Schüler zu versuchen, die auf der Matte fixierten Handflächen energetisch nach hinten zu ziehen, um die Rückbeuge sanft zu vertiefen. Die Hüften bleiben fest verankert, die Beine angespannt, das Steißbein zieht zu den Fersen, die Atmung ist aktiv.

- Es ist sehr wichtig, diese modifizierte Version von Salabhasana B nicht mit Bhujangasana (Kobra) zu verwechseln. Bhujangasana ist eine tiefe Rückbeuge und sollte im Rahmen einer Rückbeugesequenz, nicht im steten Fluss von Surya Namaskara erkundet werden. Wenn Schüler beim Einatmen vollständig in Bhujangasana kommen und die Haltung beim Ausatmen wieder verlassen, können sie dem Asana und den energetischen Abläufen nicht die Aufmerksamkeit schenken, die für die gefahrlose Praxis nötig ist. Wenn der Bauch in Salabhasana B auf dem Boden bleibt, haben wir es mit einer sanften und sicheren Rückbeuge zu tun, die im Bewegungsfluss die Rückenmuskulatur stärkt.

Von Salabhasana B zu Adho Mukha Svanasana

- Erklären und demonstrieren Sie, dass man sich im Übergang von Salabhasana B zu Adho Mukha Svanasana zunächst in den Vierfüßlerstand hochdrücken kann. Ziehen Sie in Betracht, die ganze Gruppe in den Vierfüßlerstand zu bitten, um die grundlegenden Informationen über Hände, Arme und Becken in Adho Mukha Svanasana zu vermitteln. So kommen Sie am einfachsten von Salabhasana B in Adho Mukha Svanasana: Drücken Sie sich in den Vierfüßlerstand, stellen Sie die Zehen auf, schieben Sie die Hüften nach oben und nach hinten und strecken Sie die Beine.

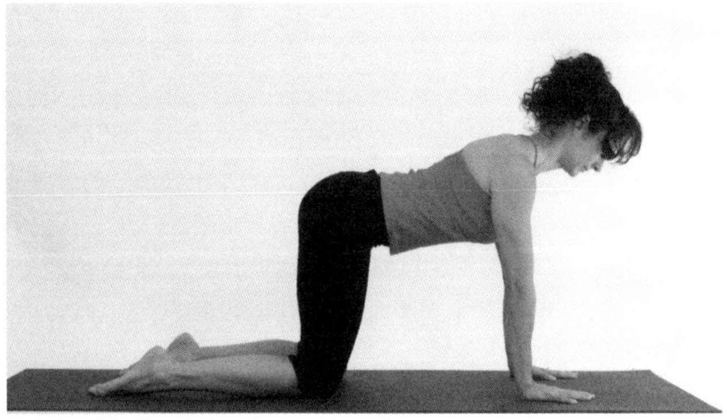

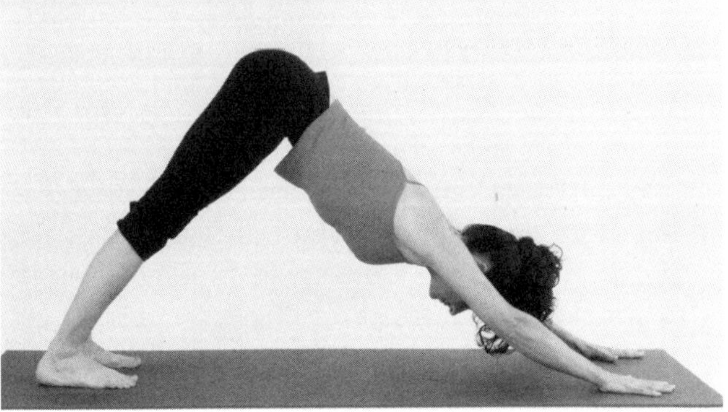

Vierfüßlerstand (oben); Adho Mukha Svanasana (unten)

- Diese Methode sollte Schülern mit Problemen im unteren Rücken empfohlen werden.

- Gesunde Schüler mit ausreichend Kraft und Stabilität in Armen, Schultern und Bauch können versuchen, die Hüften ohne Zwischenstopp nach oben zu schieben, um in Adho Mukha Svanasana zu kommen. Sie können die Füße nacheinander aufstellen (einfacher) oder gleichzeitig über die Zehen beider Füße rollen (anspruchsvoller).

- Yoganeulingen, stark verspannten oder schwachen Schülern fehlen die Voraussetzungen, Adho Mukha Svanasana in seiner vollständigen Form gefahrlos zu üben. Sie können im Vierfüßlerstand bleiben und weitere Vorübungen machen oder die Haltung mit den Händen an der Wand erkunden.

Im Fokus: Adho Mukha Svanasana

Beachten Sie die Grundprinzipien der Asanapraxis und bauen Sie Adho Mukha Svanasana (nach unten schauender Hund) vom Boden und von den Körperteilen her auf, bei denen das Risiko einer Überlastung oder Verletzung am größten ist: den Handgelenken, den Schultern und der hinteren Oberschenkelmuskulatur. Wir werden uns sowohl dem Oberkörper (von den Händen her) als auch dem Unterkörper (von den Füßen her) widmen. Am Beispiel von Adho Mukha Svanasana können Schüler wunderbar das Prinzip von Wurzeln und Dehnung erlernen und verinnerlichen. Empfehlen Sie, die Handflächen und Finger vollflächig in den Boden zu drücken und besonders darauf zu achten, die Knöchel der Zeigefinger zu verwurzeln, um den Druck auf die Handgelenke besser zu verteilen. Die Verwurzelung sollte ihren Ursprung am Ansatz der Arme haben. Bitten Sie Ihre Schüler, den »Rückstoß« in der natürlichen Dehnung von Hand-, Ellenbogen- und Schultergelenken zu erspüren. Die Finger sollten weit gespreizt sein, die Daumen aber nur etwa zu zwei Dritteln abstehen, um die Bänder im Thenarraum zwischen Daumen und Zeigefinger zu schonen. Die Mittelfinger sollten sich parallel zueinander und auf einer Linie mit den Schultern befinden. Sehen Sie sich die Arme der Schüler an. Wenn sie parallel sind, befinden sich auch Hände und Schultern auf einer Linie. Die Ausrichtung von Handgelenken und Schultern ermöglicht die korrekte Außenrotation der Schultern. Dies aktiviert und stärkt den kleinen runden Muskel (*M. teres minor*) und den Untergrätenmuskel (*M. infraspinatus*) – zwei der vier Muskeln der Rotatorenmanschette. Es stabilisiert das Schultergelenk, da das Schulterblatt fest zu den hinteren Rippen gezogen wird, und erzeugt Weite im oberen Rücken, sodass der Hals besser entspannen kann. Falls ein Schüler Schwierigkeiten hat, die Arme zu strecken, können Sie ihn bitten, die Hände leicht nach außen zu drehen; neigt ein Schüler dazu, die Ellenbogen zu überstrecken, können Sie ihn bitten, die Handflächen ein wenig nach innen zu drehen.

In Adho Mukha Svanasana bergen verspannte oder schwache Schultern besondere Risiken für Hals, Rücken, Ellenbogen, Handgelenke und die Schultern selbst. Wenn man sich etwas anstrengt, kann man mit diesem Asana sowohl Kraft als auch Beweglichkeit entwickeln, die Schultern für die volle Beugung öffnen und zugleich eine tiefere und ausgewogenere Stärke entwickeln. Die Schulterblätter sollten zu den hinteren Rippen gezogen und geöffnet sein. Bitte beachten Sie: Die Außenrotation der Schultern führt häufig dazu, dass sich die Innenkanten der Handflächen heben. Dem kann man mit einer Innenrotation der Unterarme entgegenwirken.

Das Prinzip von Wurzeln und Dehnung gilt auch für den Unterkörper. Die Verwurzelung der Fußballen trägt dazu bei, die inneren Längsgewölbe anzuheben – eine der Wirkungen von Pada Bandha. Dies wiederum hilft, Mula Bandha zu aktivieren (siehe Kapitel 4). Die Füße sollten hüftbreit oder weiter voneinander entfernt sein, die Außenkanten parallel. Einer der entscheidenden Faktoren (neben den im Boden verwurzelten Händen) für die Dehnung der Wirbelsäule in diesem Asana ist es, die Oberschenkel anzuspannen und den Ansatz der Oberschenkelknochen fest nach hinten zu drücken. Raten Sie Ihren Schülern, die Innenoberschenkel leicht einwärtszudrehen, um den Druck auf das Kreuzbein zu verringern. Währenddessen sollten sie das Schambein nach hinten und nach oben, das Steißbein nach hinten und ein wenig nach unten ziehen. Wenn man beim Üben die ersten Male in dieses Asana kommt, kann es angenehm sein und den Körper sanft öffnen, wenn man ein wenig auf der Stelle läuft, die Hüften dabei wie Marilyn Monroe mal zur einen, mal zur anderen Seite schwingt und die Seiten des Körpers kräftig dehnt, während man in die hintere Oberschenkelmuskulatur, den unteren Rücken, die Schultern, Fußgelenke und Füße hineinspürt.

Sehr bewegliche Schüler neigen dazu, in Adho Mukha Svanasana die Knie zu überstrecken. Bitten Sie sie, die Knie leicht zu beugen. Für Schüler mit steifen Hüften und einer verspannten hinteren Oberschenkelmuskulatur kann es schwierig, schmerzhaft oder unmöglich sein, die Beine zu strecken. Ermutigen Sie sie, die Beine weiter (gern auch mattenbreit) zu öffnen, da dies die Beckenkippung nach vorne und die natürliche Krümmung der Lendenwirbelsäule unterstützt. Lassen Sie Ihre Schüler wissen, dass es in Ordnung ist, dieses Asana mit gebeugten Knien zu halten und die Elastizität der hinteren Oberschenkelmuskulatur und der Hüftstrecker ganz allmählich zu verbessern.

Regelmäßiges Üben kräftigt den Hals und macht ihn geschmeidig, bis die Schüler den Kopf zwischen den Oberarmen halten können (die Ohren auf einer Linie mit den Armen). Solange sie diese Kraft noch nicht aufgebaut haben, sollten Sie ihnen raten, den Hals zu entspannen und den Kopf hängen zu lassen. Außerdem werden sie bei jeder Ausatmung spüren, wie sich ihre Bauchmuskeln ganz automatisch ein wenig anspannen. Bitten Sie sie, diese leichte Anspannung zu halten, ohne den Bauch krampfhaft einzuziehen. Bringen Sie das Gewahrsein Ihrer Schüler immer wieder zu gleichmäßigem Ujjayi Pranayama, zu Wurzeln und Dehnung, zu einem festen Blick und zum Bemühen um Festigkeit und Leichtigkeit zurück.

Von Adho Mukha Svanasana zu Anjaneyasana

- Bitten Sie die Schüler, vollständig auszuatmen, den rechten Fuß einen Schritt nach vorne zu setzen, den linken Unterschenkel abzulegen, die linken Zehen nach hinten zu strecken und mit der Einatmung in Anjaneyasana zu kommen.

- Mit der nächsten Ausatmung die Hände über die Seiten zum Boden senken, Handflächen schulterbreit nebeneinander. Mit der nächsten Einatmung den linken Fuß neben den rechten setzen, die Wirbelsäule strecken, das Herzzentrum nach vorne schieben und in Ardha Uttanasana kommen. Bei der nächsten Ausatmung Uttanasana anschließen.

- Mit der nächsten Einatmung aufrichten, die Hände über die Seiten zu Urdhva Hastasana nach oben strecken. Mit der Ausatmung abschließend die Hände in Samasthiti vor der Brust zusammenführen. Bieten Sie an, die Knie im Übergang gebeugt zu lassen, um die Gefahr einer möglichen Überlastung der hinteren Oberschenkelmuskeln und des unteren Rückens zu verringern.

Surya Namaskara A

Surya Namaskara A beginnt und endet wie der klassische Sonnengruß mit Samasthiti, Urdhva Hastasana, Uttanasana und Ardha Uttanasana. Darüber hinaus werden vier neue Elemente eingeführt: Chaturanga Dandasana (viergliedriger Stock), Urdhva Mukha Svanasana (nach oben schauender Hund), das »Zurückgleiten« und das Halten von Adho Mukha Svanasana über fünf Atemzüge oder länger. Zusammen sorgen diese Neuerungen dafür, dass diese Übungsfolge stärker *tapas*-orientiert ist als die klassische Form.

Folgen Sie dem klassischen Sonnengruß bis Ardha Uttanasana. Bitten Sie die ganze Gruppe beim ersten Surya Namaskara A, von Ardha Uttanasana mit zwei Schritten in Phalakasana zu kommen. Erklären Sie die verschiedenen Aspekte dieser Haltung wie beim klassischen Surya Namaskara. Heben Sie die grundlegende Bedeutung der Körperspannung im Übergang zu Chaturanga Dandasana hervor. Weisen Sie auf die folgenden fünf energetischen Abläufe hin, wenn Sie Ihre Schüler von Phalakasana zu Chaturanga Dandasana führen: (1) Die Beine sind aktiv (die Oberschenkel sind fest und drehen einwärts), (2) die Fersen drücken nach hinten, (3) die Körpermitte ist aktiv (der Bauch zieht beim Ausatmen leicht zur Wirbelsäule), (4) die Schulterblätter ziehen nach unten, (5) das Brustbein schiebt zum Horizont. Bieten (und demonstrieren) Sie die Möglichkeit, alternativ zu Chaturanga Dandasana wie im klassischen Surya Namaskara »Knie, Brust und Kinn« zum Boden zu senken. Schülern, die sich für diese Variante entscheiden, sollten Sie raten, bei Salabhasana B zu bleiben, statt in Urdhva Mukha Svanasana zu kommen. Die gebeugten Ellenbogen bilden eine Linie mit den Schultern und drücken weder gegen die Seiten noch schieben sie sich nach außen. Empfehlen Sie Ihren Schülern, beim Absenken des Körpers die Handflächen und die Knöchel der Zeige-

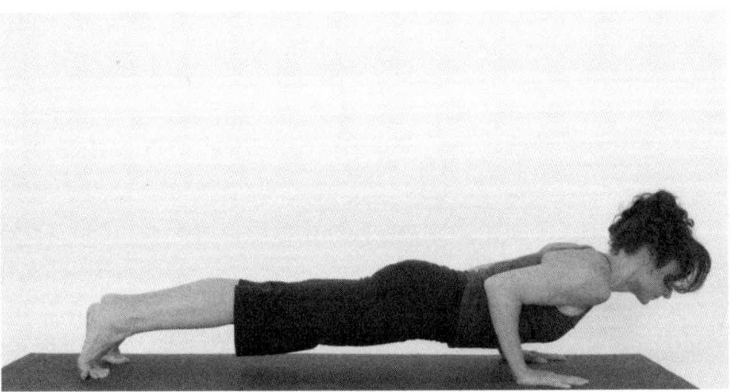

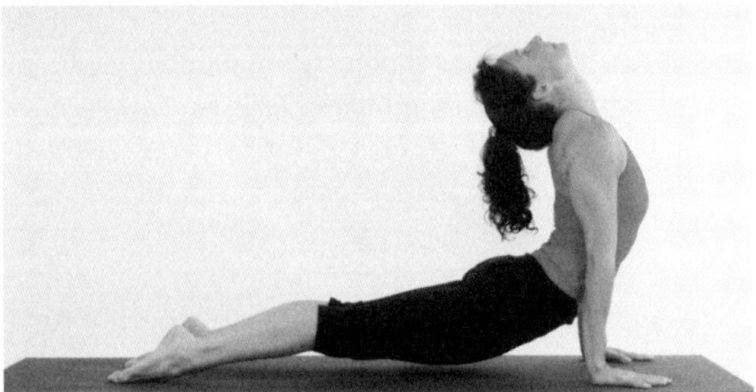

Chaturanga Dandasana (oben); Urdhva Mukha Svanasana (unten)

finger vollflächig im Boden zu verwurzeln. Dies trägt dazu bei, den Druck auf die Handgelenke auszugleichen und die Beanspruchung dieser verletzlichen Gelenke zu verringern. Der Blick geht zum Boden, damit die natürliche Krümmung des Halses erhalten bleibt, oder im Laufe der Zeit und mit zunehmender Übung, Festigkeit und Leichtigkeit zum Horizont.

Der fließende Ablauf von Surya Namaskara führt häufig dazu, dass Chaturanga Dandasana sehr schlampig ausgeführt wird (und Verletzungsgefahr besteht) oder praktisch ganz ausfällt. Erinnern Sie Ihre Schüler daran, dass dieses Asana für die Dauer der kurzen natürlichen Atempause zwischen der Ausatmung und der Einatmung gehalten werden sollte, die den Übergang zu Urdhva Mukha Svanasana einleitet. Weisen Sie bei der Hinführung zu Chaturanga Dandasana darauf hin, dass die Schulterkuppen lediglich auf Ellenbogenhöhe sinken sollten, während die Schulterblätter weiterhin zum Rücken und den hinteren Rippen ziehen, um die Stabilität zu erhöhen. Dies dient der Vorbereitung auf den unten beschriebenen Übergang zu Urdhva Mukha Svanasana. Sind die Schultern in Chaturanga Dandasana tiefer als die Ellenbogen, kommt zu viel Druck auf die Knorpellippe des Schultergelenks. Die Brust sinkt ein, was häufig dazu führt, dass die Schultern in Urdhva Mukha Svanasana zu den Ohren wandern, wodurch zu viel Druck auf den Hals kommt und die Weite im Herzzentrum eingeschränkt wird. Raten Sie Schülern, die nicht stark genug sind, um zu verhindern, dass ihre Schultern in Chaturanga Dandasana tiefer sinken als die Ellenbogen, bei diesem Übergang die Knie zum Boden zu senken.

Wenn Schüler die Kraft haben, um fest und angenehm von Phalakasana zu Chaturanga Dandasana zu kommen, machen Sie sie mit der Möglichkeit bekannt, mit einer fließenden Bewegung direkt von Ardha Uttanasana zu Chaturanga Dandasana (oder zum Boden) nach hinten zu gleiten. Viele Schüler lernen, in Phalakasana zu springen. Das ist aus zwei Gründen problematisch: (1) Die Lendenwirbelsäule wird gestaucht, (2) die Harmonie von Atem und Bewegung wird gestört (da man bei diesem Sprung vollständig ausatmet). Geben Sie Ihren Schülern während des Zurückgleitens aus Ardha Uttanasana die Anweisung, die Knie so weit zu beugen, dass sie die Handflächen fest im Boden verwurzeln und die Brust beim Einatmen durch das Fenster ihrer Arme nach vorne ziehen können. Bitten Sie sie nun, die Ellenbogen zu beugen, mit beiden Füßen gleichzeitig nach hinten zu springen und die Brust nach vorne und in Chaturanga Dandasana (oder zum Boden) abzusenken. Empfehlen Sie, den Ablauf einfach zu halten. Mit etwas Übung werden sie mit der Zeit vielleicht sogar in der Lage sein, sich im Übergang zu Chaturanga Dandasana auch zu Adho Mukha Vrksasana (Handstand) emporzuschwingen. Wenn Sie diese Technik unterrichten, halten Sie Ardha Uttanasana ein paar Atemzüge und machen Sie darauf aufmerksam, dass sich der Bauch beim Ausatmen automatisch anspannt, wodurch ein leichtes Uddiyana Bandha entsteht, das mehr Leichtigkeit verleiht. Urdhva Mukha Svanasana ist eine intensive und stark aktivierende Rückbeuge. Sie wird über die oben beschriebenen Ausrichtungselemente von Chaturanga Dandasana aufgebaut. Bieten Sie unter folgenden Umständen Salabhasana B als Alternative an: bei Schmerzen im unteren Rücken und wenn die Kraft in Armen, Schultern oder Beinen nicht ausreicht, um den Körper auf Händen und Füßen zu halten. Beim Erlernen von Urdhva Mukha Svanasana ist es hilfreich, zunächst Salabhasana B zu üben, um den unteren Rücken zu kräftigen und die für diese Haltung wichtige Aktivierung der Beine zu vermitteln. Legen Sie Wert auf aktive und korrekt ausgerichtete Beine: Die Zehen sind nach hinten gestreckt, die Fußrücken fest in den Boden gedrückt, die Beine angespannt, die Oberschenkel einwärtsgedreht. Weisen Sie Ihre Schüler an, das Becken vom Fundament der Füße und von den Fußgelenken weg nach vorne zu ziehen, das Steißbein zu den Fersen zu drücken und darauf zu achten, dass das Gesäß entspannt bleibt, während durch das Gewicht des Beckens Zug auf den unteren Rücken kommt. Bitten Sie sie niemals, die großen Gesäßmuskeln anzuspannen, denn dann rotieren die Oberschenkelknochen nach außen und das Iliosakralgelenk wird zusammengedrückt.

Führen Sie Ihre Schüler in die volle Haltung, indem Sie sie bitten, die Hände fest in den Boden zu drücken, die Brust zu heben und den Schwerpunkt der Rückbeuge im Herzzentrum zu spüren. Die feste Verwurzelung der Zeigefingerknöchel trägt dazu bei, den Druck gleichmäßig auf Hände und Handgelenke zu verteilen und die Wahrscheinlichkeit einer Überbeanspruchung zu verringern. Eine starke und gleichmäßige Verwurzelung der Hände im Boden erzeugt auch mehr Länge in den Armen und mehr Höhe und Weite in der Brust – eine Grundvoraussetzung, um die für eine Vertiefung der Rückbeuge nötige Länge in der Wirbelsäule zu erzeugen. In Urdhva Mukha Svanasana sollten die Handgelenke unmittelbar unter den Schultern sein. Befinden sie sich vor den Schultern, werden die Schüler zu großen Druck in der Lendenwirbelsäule spüren; befinden sie sich hinter den Schultern, werden sie die Handgelenke überstrecken. Während man aus Chaturanga Dandasana in die Haltung kommt, steuert die Bewegung der Füße die Position der Schultern im Verhältnis zu den Handgelenken. Fixiert und rollt man über die Zehenspitzen, kommen Hüften und Schultern weiter nach vorn. Streckt man die Zehenspitzen nach hinten, während man gleichzeitig die Arme streckt, kommen auch die Schultern weiter nach hinten. Die korrekte Methode gibt es nicht, vielmehr entscheiden die individuelle (und sich verändernde) Geometrie des Körpers eines jeden Schülers – Länge der Arme, Beine, Füße und des Rumpfes – sowie die Stärke ihrer Rückbeuge, wie stark sie über die Zehen rollen oder die Zehen nach hinten ausstrecken sollten. Demonstrieren Sie diese Alternativen und heben Sie ihre Wirkung auf den unteren Rücken, die Handgelenke sowie die allgemeine Integrität von Urdhva Mukha Svanasana hervor.

Bitten Sie Ihre Schüler, bewusst auch den oberen Teil der Wirbelsäule in die Rückbeuge einzubeziehen und die unteren Spitzen der Schulterblätter nach oben und nach innen zum Herzzentrum zu ziehen. Schüler mit schwachen Schultern neigen dazu, sich einfach durchhängen zu lassen. Oft zerrt dies den Hals, verschließt das Herzzentrum, beeinträchtigt die Atmung und verstärkt die Neigung, sich in die Lendenwirbelsäule sacken zu lassen. Ermuntern Sie die Betreffenden, die Hände fester in den Boden zu pressen (sofern die Handgelenke es zulassen), damit sie die Schultern stärker von den Ohren weg nach unten ziehen können. Der Kopf darf gerade bleiben. Mit zunehmender Übung, Festigkeit und Leichtigkeit kann das letzte Element dieser Haltung darin bestehen, dass man den Kopf nach hinten sinken lässt. Bitten Sie Ihre Schüler, die fest in den Boden gepressten Handflächen energetisch nach außen zu drehen, um mehr Weite im Herzzentrum zu erzeugen und die Wirbelsäule nach vorne zum Herzen zu ziehen, was die Rückbeuge verstärkt.

Der Übergang von Urdhva Mukha Svanasana zu Adho Mukha Svanasana beginnt mit der Ausatmung. Nachdem Ihre Schüler Urdhva Mukha Svanasana auf dem Höhepunkt der Einatmung in seiner ganzen Fülle empfunden haben, bitten Sie sie, die automatische Anspannung ihres Bauchs bei der Ausatmung zu spüren und die allmähliche Aktivierung ihrer Bauchmuskulatur zu nutzen, um die Hüften nach oben und nach hinten zu drücken. In dem Bemühen, in Adho Mukha Svanasana zu einer neutralen Beckenstellung zu finden, sollten Ihre Schüler mit dem Gefühl üben, dass ihnen das Schambein den Weg weist, wenn sie die Hüften nach oben und nach hinten ziehen. Mit der Zeit wird es ihnen gelingen, im Übergang über die Zehen beider Füße zu rollen. Neulinge oder Schüler mit empfindlichen Zehen können die Füße zunächst nacheinander aufstellen. Die Arme sollten gerade (aber nicht überstreckt), die Schulterblätter weit geöffnet sein. Yoganeulinge und Schüler, deren Kraft von diesem Übergang stark gefordert wird, können die Knie zum Boden sinken lassen, die Zehen aufstellen und sich dann in Adho Mukha Svanasana hochdrücken. Erfahrene Schüler mit starken und stabilen Schultern können ihre Kraft noch weiter trainieren, indem sie noch einmal in Chaturanga Dandasana kommen, bevor sie sich in Adho Mukha Svanasana hochdrücken.

Kommen Sie aus Adho Mukha Svanasana in Ardha Uttanasana, indem Sie zwei Schritte nach vorne machen oder zu den Händen nach vorne gleiten. Empfehlen Sie Neulingen und Schülern mit Lendenwirbelsäulen- oder Handgelenksproblemen die erste Variante. Mit der Technik des Gleitens machen Sie Ihre Schüler am besten vertraut, indem Sie sie bitten, die Beine in einem kontrollierten Sprung so weit wie möglich nach oben zu heben, die Arme und Schultern stark und stabil zu halten und wieder am Absprungpunkt zu landen. Wiederholen Sie diese Übung mehrere Male und ermutigen Sie Ihre Schüler, die Beine vollständig zu strecken, sobald sie sich vom Boden lösen. Ziel ist es, die Schultern über die Handgelenke und die Hüften über die Schultern zu bringen, die geschlossenen und gestreckten Beine parallel zum Boden. Die Schüler werden ein größeres Gefühl von Leichtigkeit empfinden, wenn sie die Handflächen weiter fest im Boden verwurzeln und die Arme anspannen. Diese Leichtigkeit wird noch größer, wenn sie unmittelbar bevor sie sich mit den Füßen vom Boden abdrücken vollständig ausatmen und ein leichtes Uddiyana Bandha setzen. Bitten Sie Ihre Schüler nach mehrmaligem Üben, beim Einatmen noch einmal so hoch wie möglich zu springen, die Füße nun aber möglichst nah bei den Händen aufzusetzen. Dabei wird der Rumpf bereits auf dem Höhepunkt der Einatmung wie in Ardha Uttanasana nach vorne gezogen, die Wirbelsäule lang.

Ermuntern Sie Ihre Schüler, wenn sie in Surya Namaskara A oder B ausatmend in Uttanasana kommen, die Handrücken kurz auf den Boden zu legen, um die Spannung aus den Handgelenken zu nehmen, die durch die zahlreichen gleitenden Übergänge mit Chaturanga Dandasana, nach oben schauendem Hund, nach unten schauendem Hund entstanden sein könnte. Sie können die Hände auch locker zur Faust ballen, um die Rückseiten der Handgelenke noch weiter zu dehnen. Danach geht es wie im klassischen Surya Namaskara zu Samasthiti weiter. Ermutigen Sie Ihre Schüler, sich im Laufe der Zeit auf fünf fortlaufende Runden Surya Namaskara A zu steigern.

Surya Namaskara B

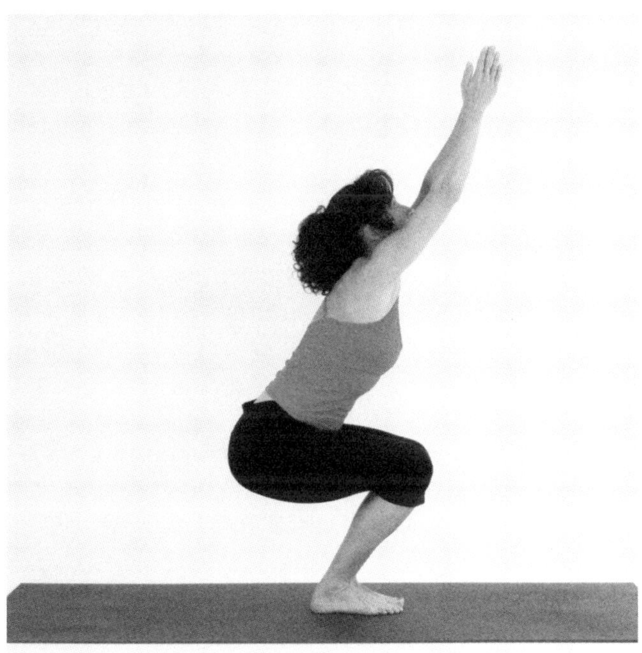

Utkatasana

In Surya Namaskara B wird die Sonnengruß-Familie um zwei weitere Asanas erweitert: Utkatasana und Virabhadrasana I. Die Übungsfolge beginnt mit einem fließenden Übergang von Samasthiti zu Utkatasana. Wenn Sie Utkatasana zum ersten Mal erklären, bitten Sie die Schüler, die Hände in die Leistenbeuge zu legen, die Knie tief zu beugen, die Oberschenkelköpfe zu den Fersen zu drücken und das Becken ein paarmal nach vorne und nach hinten zu kippen, um die Position zu finden, in der sich die Wirbelsäule natürlich aus dem Becken streckt. Weisen Sie sie an, unter Beibehaltung dieser neutralen Beckenstellung die Arme zu lösen und hängen zu lassen, die Handflächen kräftig nach außen zu drehen und zu spüren, wie ihre Brust sich dehnt und ihre Schulterblätter nach unten, zu den hinteren Rippen und zueinanderziehen. Bitten Sie die Gruppe, die Arme einatmend über die Seiten nach oben zu heben und die Schulterblätter weiter nach unten drücken, während sie Brust und Arme dehnen. Die Arme können schulterbreit geöffnet, der Blick kann leicht nach unten gerichtet sein oder, falls dies im Hals angenehm ist, zum Horizont gehen. Wenn die Arme gestreckt bleiben, können Sie die Schüler auffordern, die Handflächen zueinanderzuziehen und zu den Daumen zu schauen. Wechseln Sie ein paarmal von Samasthiti zu Utkatasana und heben Sie dabei die Verbindung zwischen Atem und Bewegung, Pada Bandha und Mula Bandha, den Wurzeln und der Dehnung der Wirbelsäule und Arme hervor. Kommen Sie im normalen Fluss von Surya Namaskara B von Utkatasana zu Uttanasana, indem Sie ausatmend die Beine strecken, das Brustbein heben, den Oberkörper beugen und die Arme über die Seiten zum Boden senken. Von Uttanasana bis Adho Mukha Svanasana deckt sich die Übungsfolge mit Surya Namaskara A.

Es gibt zwei grundlegende Techniken, um von Adho Mukha Svanasana in Virabhadrasana I zu kommen. Im traditionellen Ashtanga Vinyasa Yoga dreht man den linken Fuß etwa zur Hälfte ein und verwurzelt die Ferse fest im Boden, bevor man mit dem rechten Fuß einen Schritt nach vorne macht. Im Vinyasa Flow wird das rechte Bein häufig beim Einatmen nach oben und nach hinten gestreckt, beim Ausatmen nach vorne durchgeschwungen und der Fuß neben der rechten Hand abgesetzt. Ziehen Sie unabhängig von der von Ihnen verwendeten Methode in Betracht, die hohen Ausfallschritte zunächst am Beispiel von Ashta Chandrasana (hoher Ausfallschritt oder Halbmond) anstelle von Virabhadrasana I einzuführen. So geben Sie den Schülern die Gelegenheit, Hüftbeuger und Leisten sanft zu aktivieren, und stellen sicher, dass sie das wichtige Ausrichtungsprinzip verstehen: Das Knie muss über der Ferse sein. Bitten Sie sie in der weiteren Vorbereitung auf das erste Ashta Chandrasana oder Virabhadrasana I, auf die Fingerspitzen zu kommen, die Schulterblätter nach unten zu ziehen und das Brustbein zu heben, um die Wirbelsäule etwas stärker in die Länge zu ziehen und mehr Raum im Bereich des Halses zu schaffen.

Bitten Sie Ihre Schüler sowohl in Ashta Chandrasana als auch in Virabhadrasana I, das vordere Bein vollständig zu strecken und den Oberkörper aufzu-

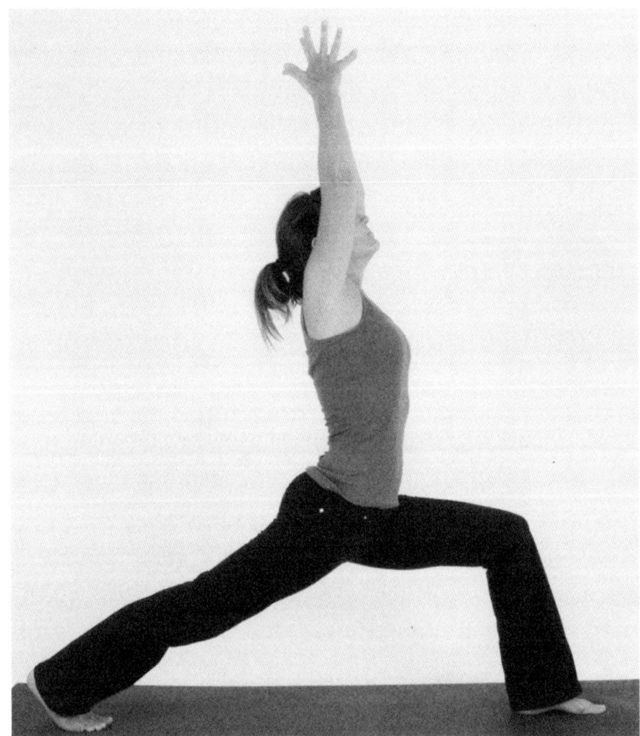

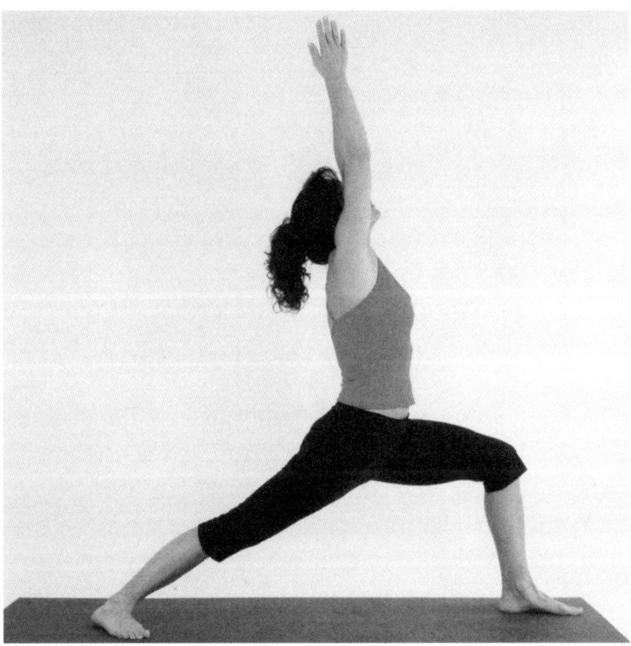

Ashta Chandrasana (oben); Virabhadrasana I (unten)

richten, die Hände an die Hüften zu legen, das Becken neutral auszurichten und das hintere Bein gerade und fest in den Boden zu drücken. Wenn Sie mit Ashta Chandrasana beginnen, bitten Sie die Schüler anschließend, die hintere Ferse nach innen und zum Boden zu ziehen, um das Fundament für Virabhadrasana I aufzubauen: Pada Bandha zu aktivieren, die hintere Hüfte nach vorn, den Oberschenkel des hinteren Beins einwärtszudrehen und das Becken in der Waage zu halten. Bitten Sie sie, noch immer mit den Händen an den Hüften, das Becken weiter so neutral wie möglich zu halten – mit viel Spielraum zwischen der Hüfte und dem vorderen Oberschenkel –, das vordere Bein langsam zu beugen und das Knie bewusst zur Außenkante des Fußes zu schieben. Das vordere Knie sollte nie über die Ferse hinaus nach vorne ragen, da dann zu viel Druck auf das vordere Kreuzband kommt. Empfindet ein Schüler beim Beugen des vorderen Knies zu Virabhadrasana I zu viel Druck im hinteren Knie oder der Lendenwirbelsäule, sollten Sie ihn aus dem Ausfallschritt herausführen oder es mit einer weniger starken Beugung des Knies versuchen. Der Druck auf das hintere Knie und den unteren Rücken lässt sich auch dadurch verringern oder aufheben, dass die hintere Ferse in Ashta Chandrasana angehoben bleibt. Für beide Asanas gilt: Bitten Sie die Schüler, im Ausfallschritt die Arme entspannt neben dem Körper hängen zu lassen, die Handflächen nach außen zu drehen, um die Außenrotation im Schultergelenk zu spüren, und die Arme über die Seiten nach oben zu strecken, während sie darauf achten, dass die Schulterblätter weiterhin nach unten zu den hinteren Rippen gezogen bleiben. Weisen Sie die Schüler an, kurz nach unten zu schauen, die unteren vorderen Rippen leicht zurückzuziehen und diese Position zu halten, während sie den Blick nach vorne richten und die Arme nach hinten ziehen. Dies wird ihnen helfen, eine neutralere Stellung der Wirbelsäule bei stärkerer Beugung der Schulter zu entwickeln. Das ist sehr nützlich, um die für Asanas wie Adho Mukha Vrksasana nötige Bewegungsintelligenz zu entwickeln. Ermuntern Sie Schüler, die in der Lage sind, die Arme zu strecken, die Handflächen zueinanderzuziehen und – sofern es der Hals zulässt – zu den Daumenspitzen zu schauen.

Vertiefen Sie die Erfahrung von Virabhadrasana I, indem Sie darauf achten, dass beide Füße fest geerdet sind und das hintere Bein einwärtsgedreht ist, während das Schienbein kräftig nach hinten drückt, um die hintere Ferse noch stärker zu erden. Achten Sie auf Pada Bandha in beiden Füßen, Mula Bandha sowie eine stete und kraftvolle Dehnung der Wirbelsäule und des Herzzentrums bis in die Fingerspitzen. Empfehlen Sie, die Unterkante der Rippen von der Oberkante der Hüften wegzuziehen, um mehr Weite und Leichtigkeit in der Lendenwirbelsäule zu erzeugen. Der Atem sollte gleichmäßig fließen, der Blick sanft, das Herz offen sein. Virabhadrasana I eignet sich hervorragend, um die vielfältigen Energieströme, den Zusammenhang zwischen Wurzeln und Dehnung sowie das Gleichgewicht von Sthira und Sukha zu vermitteln. Empfehlen Sie Ihren Schülern, beim Übergang von Virabhadrasana I zu Chaturanga Dandasana auf einfache und fließende Bewegungen zu achten und die Verbindung zum Atem zu wahren. Bei vielen Schülern, vor allem bei fortgeschritteneren Anfängern, werden Sie sehen können, dass sie während des gesamten Übergangs und sogar in Chaturanga Dandasana nur einen Fuß am Boden haben. Damit schwächen sie das Fundament der Haltung. Bei dieser asymmetrischen Abweichung geht die Integrität des viergliedrigen Stocks verloren, da sie nur drei Glieder berücksichtigt und den harmonischen Übergang zu Urdhva Mukha Svanasana stört. Wenn es wiederholt vorkommt, kann es das Iliosakralgelenk destabilisieren und Lendenwirbelsäulenprobleme verursachen, die unter Umständen sogar chronisch werden können. Nachdem Sie Virabhadrasana I zur anderen Seite wiederholt haben, kommen Sie über Adho Mukha Svanasana in Ardha Uttanasana, Uttanasana, Utkatasana und wieder in Samasthiti, um die Übungsfolge abzuschließen. Leiten Sie Ihre Schüler während der weiteren Wiederholungen dazu an, mit dem Atem stetig durch die Asanas zu fließen. Ermuntern Sie sie, sich im Laufe der Zeit auf fünf fortlaufende Runden Surya Namaskara B zu steigern.

Standhaltungen

Die Standhaltungen sind das erdende physische Fundament aller Asanas. Auf den Füßen stehend, spüren die Schüler allmählich, dass eine stabile Basis sie bis in die Beine, das Becken, die Wirbelsäule, die Arme und den Kopf hinauf stützt. Sie entdecken die Widerstandskraft eines stabilen Fundaments – angefangen bei der Aktivierung von Pada Bandha in den Füßen.[3] Indem sie Sthira und Sukha in den Standhaltungen verbinden, gelangen sie allmählich zu Samasthiti (dem aufrechten Stand). So entstehen eine innere Einstellung und ein Bewusstsein von Gleichmut, während sie die Verbundenheit von Körper, Atem, Geist und Seele spüren. Indem sie diesen Gleichmut vertiefen, wächst das verinnerlichte Gewahrsein in ihnen, dass nur ein geerdeter Mensch die Leichtigkeit des Seins empfinden kann, und sie können sich sowohl in der Yogapraxis als auch im Alltag leichter und freudiger bewegen.

Die Standhaltungen werden in zwei Kategorien unterteilt: Standhaltungen mit Außenrotation und Standhaltungen mit Neutral- oder Innenrotation der Oberschenkel. Standhaltungen mit Außenrotation dehnen die innere Leiste und die Innenseiten der Oberschenkel, kräftigen Außenrotatoren und Abduktoren. Standhaltungen mit Innenrotation dehnen Außenrotatoren und Abduktoren, kräftigen Adduktoren und Innenrotatoren. Gleichgewichtshaltungen im Stehen kräftigen das gesamte Standbein und den Beckengürtel und ermöglichen darüber hinaus die Auseinandersetzung mit der instinktiven Angst vor dem Fallen. Diese Asanas lehren uns etwas über die Integration der Praxis, während wir erkennen, auf welche Weise die Füße mit Beinen, Becken, Wirbelsäule, Herzzentrum, Kopf und Armen – und letztlich auch mit Atem und Geist – verbunden sind. Beginnen Sie beim Unterrichten der Standhaltungen mit Samasthiti. Bauen Sie die Haltungen wie folgt von unten nach oben auf:

Füße und Fußgelenke

- Vermitteln Sie Pada Bandha und erklären Sie, wie wichtig es ist, das Gewicht gleichmäßig auf den vorderen und hinteren, inneren und äußeren Teil beider Füße zu verteilen.

Beine und Becken

- Bitten Sie die Schüler, Pada Bandha zu aktivieren, den Quadrizeps anzuspannen, die Oberschenkel leicht nach innen zu rotieren und nach hinten zu drücken. Weisen Sie darauf hin, dass die Innenrotation es ihnen erleichtert, eine neutrale Beckenstellung zu finden, und für mehr Weite zwischen den Sitzbeinhöckern sorgt.

- Bitte beachten Sie, dass bei den meisten Schülern das Becken nach vorne kippt. Dabei wird die Lendenwirbelsäule zusammengedrückt und es kann zu Bandscheibenproblemen kommen. Eine Praxis, die Hüftbeuger und Hüftstrecker sowie die Bauchmuskulatur öffnet und stärkt, wird Ihren Schülern zu einer stabilen neutralen Beckenstellung verhelfen.

- Leiten Sie die Schüler dazu an, die Verbindung zwischen Pada Bandha und Mula Bandha zu erspüren, und empfehlen Sie, Mula Bandha während der gesamten Asanapraxis zu halten.

Wirbelsäule und Rumpf

- Wenn sich das Becken in einer neutralen Stellung befindet, wird auch die Wirbelsäule der meisten Schüler natürlich gekrümmt sein, sofern kein erhebliches muskuläres Ungleichgewicht, Erkrankungen wie Skoliose oder Kyphose vorliegen.

- Leiten Sie die Schüler zu der leichten Anspannung der Bauchmuskeln an, die bei der vollständigen Ausatmung automatisch entsteht. Betonen Sie dabei, dass dies dazu beiträgt, die Lendenwirbelsäule zu stabilisieren und zu dehnen. Der Bauch sollte stabil und elastisch sein.

- Bitten Sie sie, die Wirbelsäule noch weiter zu dehnen, indem sie den unteren Rand der Rippen nach oben und vom oberen Rand des Beckens wegziehen und die Rippen natürlich entspannen.

Schultern und Herzzentrum

- Bitten Sie die Schüler, das Brustbein von innen her anzuheben, den Brustkorb zu dehnen und die Schulterblätter leicht nach unten zu den hinteren Rippen zu ziehen, um noch mehr Weite im Herzzentrum zu erzeugen, die Schultern zu stabilisieren und den Nacken zu entspannen.

- Weisen Sie die Schüler an, die Schlüsselbeine aufzudehnen, indem sie zunächst die Schultern zu den Ohren heben und sie dann nach unten und nach hinten ziehen, ohne dabei die korrekte Ausrichtung der mittleren und unteren Brustwirbelsäule zu verlieren.

Hals und Kopf

- Verfeinern Sie die Ausrichtung von Hals und Kopf, indem Sie die Schüler bitten zu erspüren, wenn sich ihre Ohren auf einer Linie mit den Schultern befinden, und anschließend das Kinn ganz leicht nach vorne und nach unten sowie Hals und Nacken in die Länge zu ziehen.

- Bitten Sie sie zum Schluss, den Scheitel zum Himmel zu öffnen.

Standhaltungen mit Außenrotation der Oberschenkel

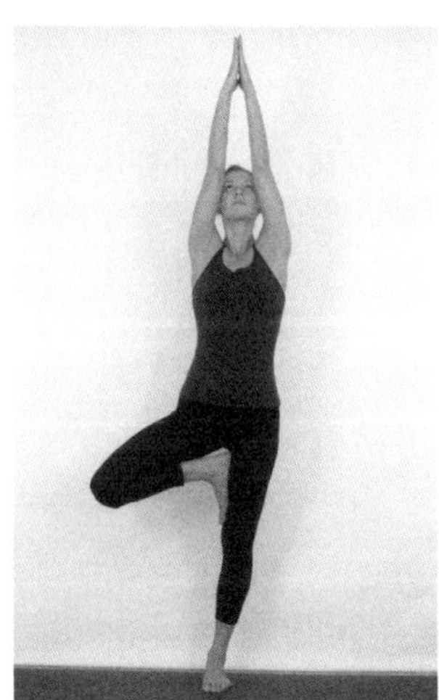

Vrksasana
Baum

Besonders gefährdete Bereiche

Spielbeinknie durch Flexion, Standbeinknie durch Überstrecken oder Druck von der Seite.

Übungsanleitung

Beginnen Sie in Tadasana. Bieten Sie den Schülern an, sich an der Wand abzustützen. Erlauben Sie Schülern, die den Spielbeinfuß nur bis zum Standbeinknie heben können, die Ferse weiter unten ans Bein zu legen. Lassen Sie die Hände an den Hüften oder vor der Brust. Erinnern Sie daran, dass die Hüften waagerecht, das Becken in einer neutralen Position und das Spielbein abduziert sein sollten.

Ziele und Schwerpunkte

Stabilität im Standbein, Spielbeinferse oberhalb des Standbeinknies, Hüften waagerecht, Becken neutral, Wirbelsäule neutral, Blick fest, Atmung gleichmäßig. Haltung langsam lösen.

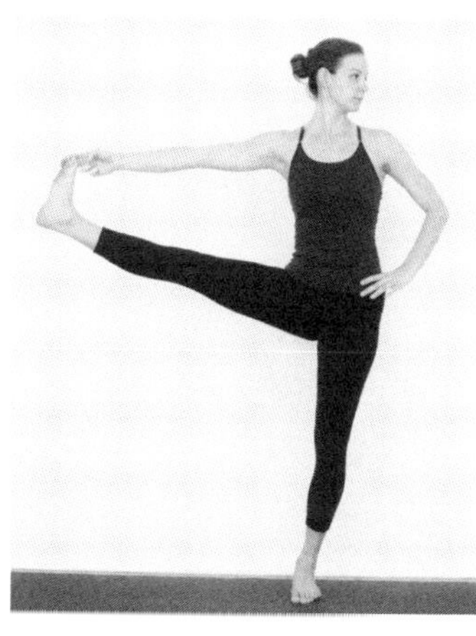

Utthita Hasta Padangusthasana II
Gestreckte Hand-Großzehenhaltung II

Besonders gefährdete Bereiche

Stabilität des Standbeinknies, hintere Oberschenkelmuskulatur des Spielbeins, unterer Rücken.

Übungsanleitung

Bieten Sie den Schülern an, sich an der Wand abzustützen. Beginnen Sie wie bei Utthita Hasta Padangusthasana I und Vrksasana. Bitten Sie die Schüler, mehr Wert auf ein stabiles Standbein, waagerechte Hüften und eine neutrale Beckenstellung als darauf zu legen, das Spielbein nach außen zu bringen. Bieten Sie den Schülern an, bei der Abduktion des Spielbeins einen Gurt zu Hilfe zu nehmen oder das gebeugte Knie zu fassen.

Ziele und Schwerpunkte

Standbein fest erden, um mehr Weite in der gleichseitigen Hüfte und der Wirbelsäule bis hinauf zum Scheitel zu erzeugen; Brust dehnen und versuchen, während der Abduktion des Spielbeins über die entgegengesetzte Schulter zu blicken. Atem gleichmäßig, Blick fest.

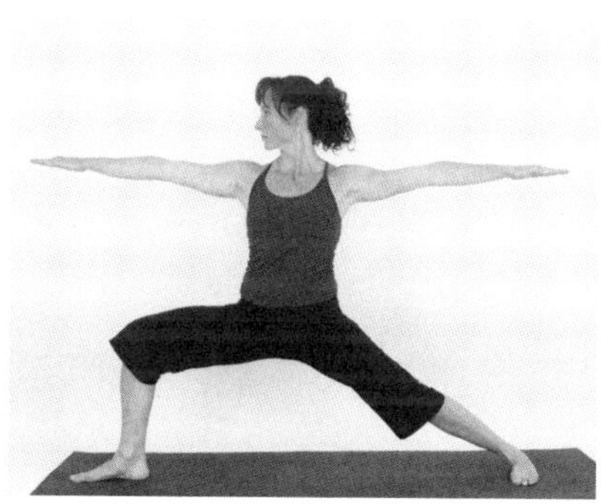

Virabhadrasana II
Krieger II

Besonders gefährdete Bereiche

Vorderes Knie bei Fehlausrichtung, hinteres Knie bei Überstrecken, Schultern bei Impingement-Syndrom, unterer Rücken bei fehlender Neutralität im Becken.

Übungsanleitung

Kommen Sie in eine breite Grätsche, drehen Sie den rechten Fuß nach außen, den linken Fuß etwas nach innen, beugen Sie langsam das rechte Knie und schieben Sie es zum kleinen Zeh. Falls sich das Knie über die Ferse hinaus nach vorne schiebt, robben Sie mit den Zehen nach vorne, um den Schritt zu verlängern. Wenn Sie aus Virabhadrasana I kommen, betonen Sie, wie wichtig es ist, trotz der Außenrotation der hinteren Hüfte die korrekte Ausrichtung des vorderen Knies zu wahren.

Ziele und Schwerpunkte

Vorderes Knie unmittelbar über die Ferse bringen (es kippt gerne nach innen); vorderen Sitzbeinhöcker nach unten ziehen; Hüften waagerecht; Becken neutral; hinteres Bein fest, Fußgewölbe aufgerichtet; Schulterblätter nach unten gezogen; Energie durch die Wirbelsäule nach oben ziehen und vom Herzen über die Fingerspitzen ausstrahlen. Zum Lösen der Haltung die Füße fest in den Boden drücken.

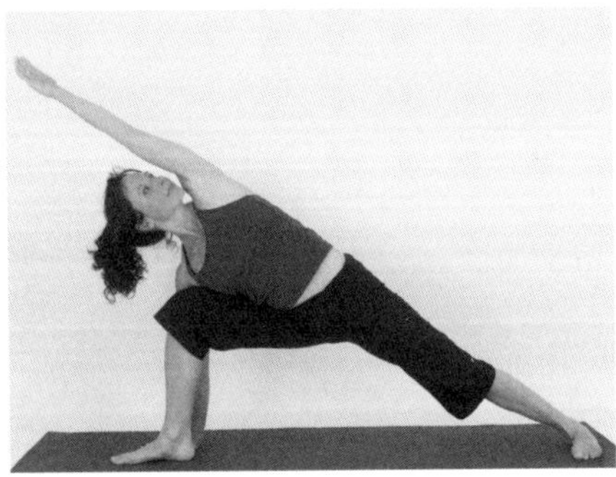

Utthita Parsvakonasana
Gestreckte seitliche Winkelhaltung

Besonders gefährdete Bereiche

Wie bei Virabhadrasana II; Hals beim Blick nach oben, obere Schulter bei Instabilität oder Impingement-Syndrom.

Übungsanleitung

Wenn Sie aus Virabhadrasana II kommen, lassen Sie die Füße fest im Boden verankert, ziehen Sie sich mit dem rechten Arm nach rechts. Stützen Sie den rechten Ellenbogen anfangs aufs rechte Knie. Ziehen Sie die Schulterblätter nach unten und öffnen Sie die Brust. Strecken Sie den linken Arm am linken Bein entlang aus, drehen Sie die Handfläche nach oben, um die Außenrotation des Arms zu spüren, und heben Sie den Arm über den Kopf. Legen Sie die Fingerspitzen oder die Handfläche der rechten Hand im Laufe der Zeit an der Innenseite und schließlich an der Außenseite des rechten Fußes auf einen Block oder auf den Boden.

Ziele und Schwerpunkte

Seitneigung der Wirbelsäule bei gleichzeitiger Rumpföffnung minimieren; kräftiger Energiefluss vom geerdeten linken Fuß bis in die gestreckten linken Fingerspitzen; Ellenbogen oder Schulter isometrisch gegen das Knie drücken, um die korrekte Ausrichtung des Knies zu wahren und die Rumpfdrehung zu unterstützen; zu den Fingerspitzen der linken Hand schauen oder den Hals entspannen und in den Raum oder zum Boden sehen.

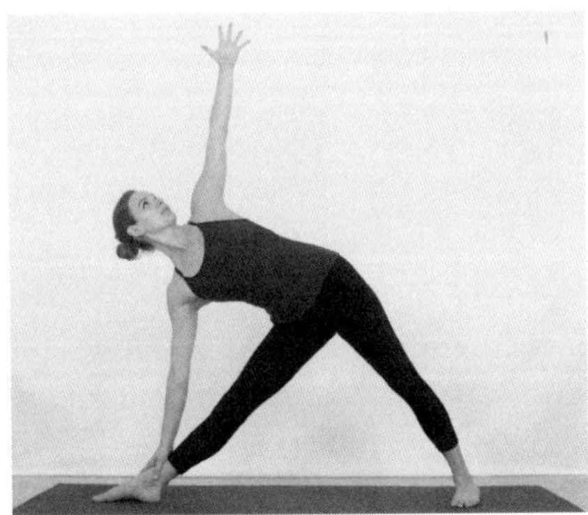

Utthita Trikonasana
Dreieck

Besonders gefährdete Bereiche

Hals, Knie bei Überstrecken, unterer Rücken.

Übungsanleitung

Beginnen Sie in der Grätsche, die Füße eine Beinlänge voneinander entfernt. Drehen Sie den rechten Fuß neunzig Grad nach außen, den linken Fuß etwas nach innen. Schieben Sie die Hüften nach links, drücken Sie den rechten Sitzbeinhöcker zum linken und ziehen Sie Wirbelsäule und Arm so weit wie möglich nach rechts. Lassen Sie die rechte Hand zum rechten Unterschenkel oder Fußgelenk sinken. Bieten Sie an, den Blick zum Boden zu richten, um den Hals zu schonen. Empfehlen Sie, die Hand etwas weiter oben ans Schienbein zu legen, um die Dehnung und die leichte Drehung der Wirbelsäule zu unterstützen.

Ziele und Schwerpunkte

Die Beine sind gestreckt und aktiv, ohne die Knie durchzudrücken; die Kniescheibe des vorderen Beins ist nach oben gezogen und zeigt nach vorne; Seitneigung der Wirbelsäule minimieren; Rumpf öffnen und unmittelbar über dem Bein ausrichten; Hals lang; Energie vom Herzzentrum über beide Arme und Fingerspitzen ausstrahlen.

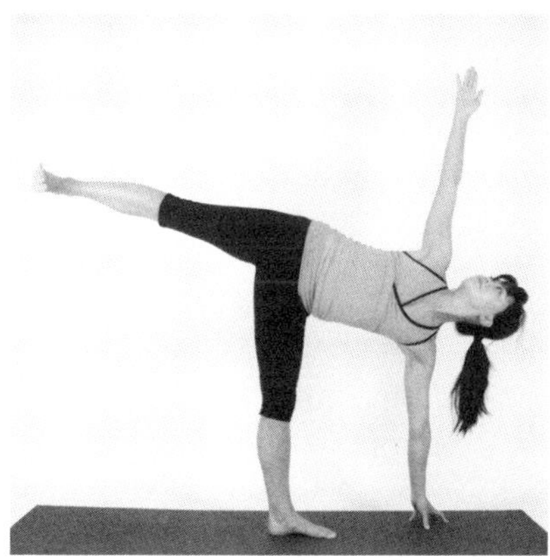

Ardha Chandrasana
Halbmond

Besonders gefährdete Bereiche

Standbeinknie bei Instabilität oder Überstrecken, Standbeinhüfte bei Einwärtsdrehung der oberen Hüfte, Hals.

Übungsanleitung

Üben Sie an der Wand, um das Gleichgewicht besser halten zu können; beginnen Sie in Utthita Trikonasana und kommen Sie in mehreren Schritten in die Haltung: Beugen Sie das vordere Knie und stellen Sie die Fingerspitzen ungefähr 30 Zentimeter vor dem vorderen Fuß auf den Boden (oder einen Yogablock). Ziehen Sie den hinteren Fuß an den vorderen, bis das gesamte Gewicht auf dem vorderen Fuß und der Hand ruht. Strecken Sie langsam das vordere Bein (Standbein) und achten Sie darauf, dass die hintere Hüfte dabei vollständig geöffnet bleibt. Heben und strecken Sie das hintere Bein (Spielbein).

Ziele und Schwerpunkte

Im Übergang die Auswärtsdrehung der Hüften beibehalten; Standbeinfuß bleibt auswärtsgedreht; Spielbein aus der Hüfte gerade nach hinten strecken; Energie vom Bauch über Beine und Wirbelsäule und vom Herzzentrum über die Fingerspitzen ausstrahlen.

Standhaltungen mit Innenrotation der Oberschenkel

Die folgenden Standhaltungen mit Einwärtsdrehung der Oberschenkel finden Sie im Abschnitt zu Surya Namaskara: Tadasana/Samasthiti, Utkatasana, Anjaneyasana, Ashta Chandrasana, Virabhadrasana I.

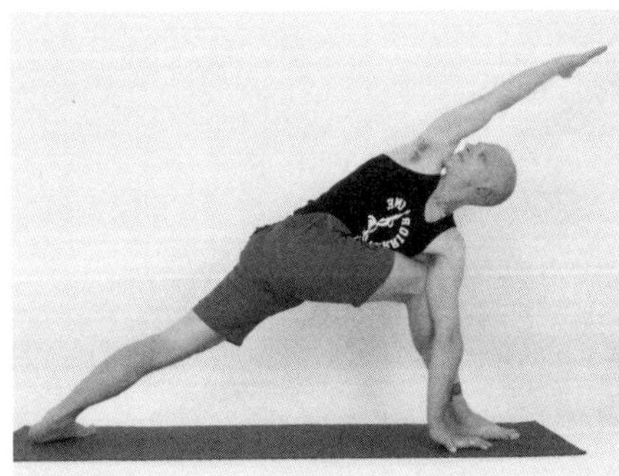

Parivrtta Parsvakonasana
Gedrehte seitliche Winkelhaltung

Besonders gefährdete Bereiche

Knie und Fußgelenk des hinteren Beins, vorderes Knie, unterer Rücken, Hals.

Übungsanleitung

Kommen Sie in Ashta Chandrasana oder Virabhadrasana I – das ist noch anspruchsvoller. Der rechte Fuß ist vorne. Legen Sie die rechte Hand an die rechte Hüfte, um sie in dieser Position zu stabilisieren. Erklären Sie, wie wichtig diese Haltung sowie die Ausrichtung des rechten Knies unmittelbar über dem rechten Fußgelenk ist. Strecken Sie den linken Arm gerade nach oben, um die Dehnung der linken Rumpfseite zu unterstützen. Neigen Sie sich nach vorne, drehen Sie sich gleichzeitig nach rechts, bringen Sie die Arme entweder in »Gebetshaltung« und legen Sie den linken Ellenbogen auf das rechte Knie oder ziehen Sie die linke Schulter über das rechte Knie und legen Sie beide Hände an der Außenseite des rechten Fußes auf den Boden, falls die Schüler eine gute Rotations- und Hüftflexibilität haben. Strecken Sie zuletzt den rechten Arm über den Kopf. Drehen Sie ihn auswärts und den Rumpf nach rechts.

Ziele und Schwerpunkte

Das vordere Knie über der vorderen Ferse, die hintere Hüfte wie in Virabhadrasana I zum vorderen Knie hin ausrichten. Bleibt die hintere Ferse wie in Ashta Chandrasana angehoben, haben wir es mit einer einfacheren Vorübungsvariante zu tun. Das hintere Bein fest anspannen. In der vollständigen Form der Haltung die hintere Ferse zum Boden senken und den Fuß über die Außenkante im Boden verwurzeln, um die Hüftdrehung nach vorne zu unterstützen.

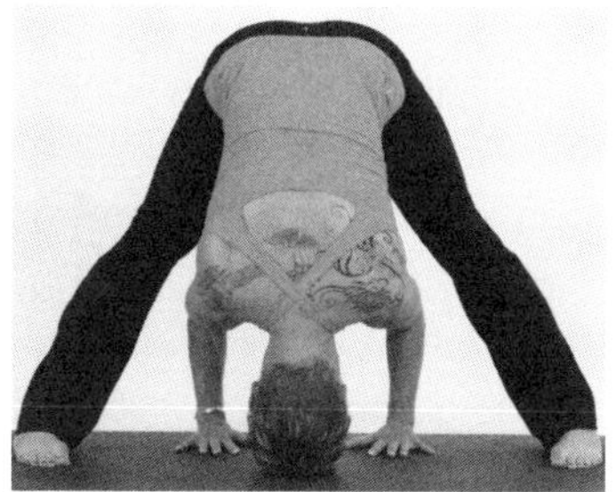

Prasarita Padottanasana A, B, C und D
Vorbeuge mit gespreizten Beinen A, B, C und D

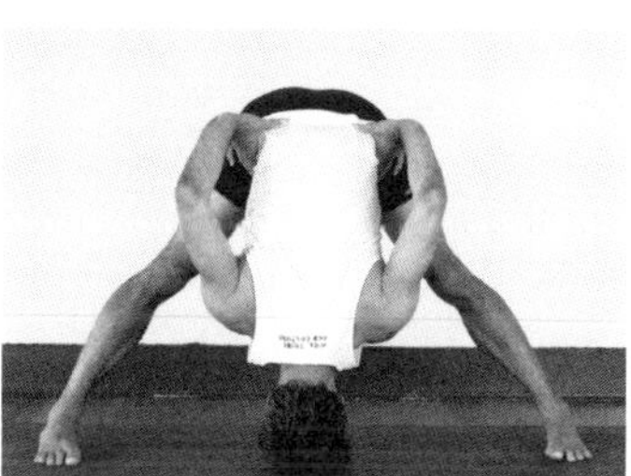

Besonders gefährdete Bereiche

Hintere Oberschenkelmuskeln, unterer Rücken, Schultern in Variation C.

Übungsanleitung

Beginnen Sie in der Grätsche, die Füße eine Beinlänge voneinander entfernt, die Fußaußenkanten parallel. Die Knie dürfen gebeugt bleiben, um die hinteren Oberschenkelmuskeln und den unteren Rücken zu entlasten. Bringen Sie in Variation A die Handgelenke unter die Ellenbogen, erzeugen Sie das Gefühl, als wollten Sie die fixierten Hände nach vorne schieben, um die Wirbelsäule zu dehnen. Ziehen Sie die Schulterblätter zu den hinteren unteren Rippen. Lassen Sie in Variation B die Hände an den Hüften, um die Beckenkippung nach vorne zu unterstützen, und ziehen Sie die Ellenbogen zueinander, um die Brust zu dehnen. Achten Sie in Variation C darauf, dass die Schulterblätter zu den hinteren unteren Rippen ziehen, während Sie die Arme zum Kopf dehnen und die Brust öffnen (arbeiten Sie bei verspannten Schultern mit einem Gurt zwischen den Händen). Fassen Sie in Variation D die großen Zehen, ziehen Sie sie nach oben und reaktivieren Sie Pada Bandha. Ziehen Sie die Ellenbogen auseinander und die Schulterblätter zu den hinteren unteren Rippen.

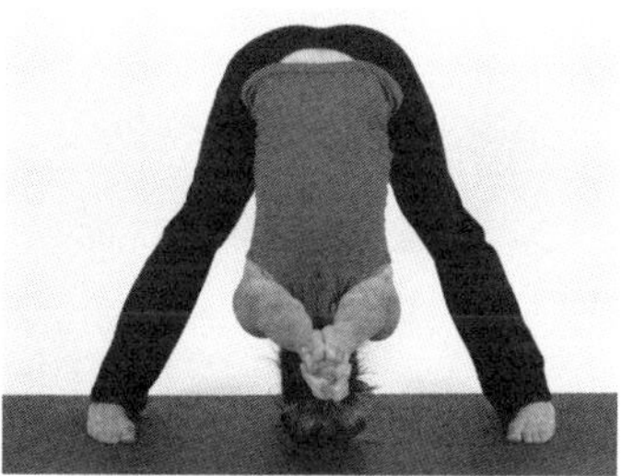

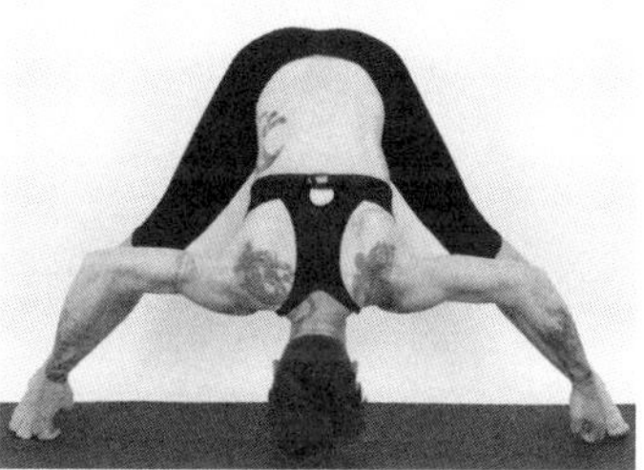

Prasarita Padottanasana A, B, C und D (von oben nach unten)

Ziele und Schwerpunkte

Beine fest und gestreckt; Oberschenkel leicht einwärtsdrehen, um die Beckenkippung nach vorne zu unterstützen; Schambein nach hinten und nach oben, Bauchnabel und Brustbein zum Boden ziehen; Gewicht nach Möglichkeit auf die Fußballen verlagern, die vorderen Fersen im Boden verankern, Hüften unmittelbar über den Fersen; Hals entspannen.

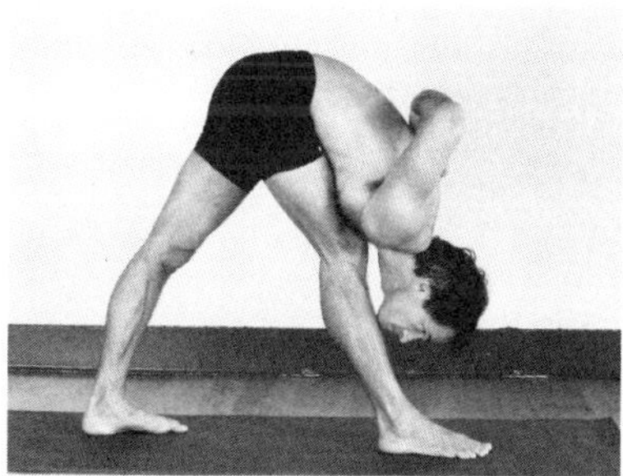

Parsvottanasana
Intensive Flankendehnung

Besonders gefährdete Bereiche

Hintere Oberschenkelmuskeln und unterer Rücken, Handgelenke und Ellenbogen, wenn die Handflächen auf dem Rücken in Gebetshaltung aneinandergelegt sind.

Übungsanleitung

Beginnen Sie in der Grätsche, die Füße eine Beinlänge voneinander entfernt. Rücken Sie die Füße nun ein paar Zentimeter näher zueinander. Legen Sie die Hände an die Hüften und drehen Sie den rechten Fuß neunzig Grad nach außen. Heben Sie den linken Fuß und setzen Sie ihn so auf, dass er mehr oder weniger parallel zum rechten Fuß ist. Die Füße sollten so weit voneinander entfernt sein wie nötig, damit die Hüften zur Stirnseite der Matte zeigen und Sie noch eine Dehnung in der linken Hüfte spüren. Strecken Sie die Arme zur Seite und legen Sie die Handflächen dann auf dem Rücken in Gebetshaltung aneinander, fassen Sie Handgelenke oder Ellenbogen. Verwurzeln Sie die Beine über die Füße im Boden, dehnen Sie die Wirbelsäule, öffnen Sie das Herzzentrum und kippen Sie langsam das Becken nach vorne, um das Brustbein nach vorne und schließlich zu den Zehen zu senken. Alternativ können Sie die Hände auch nach vorne ausstrecken und an eine Wand, auf einen Stuhl oder auf Yogablöcke stützen.

Ziele und Schwerpunkte

Handflächen auf dem Rücken in Gebetshaltung aneinanderlegen (oder Ellenbogen oder Handgelenke fassen); beide Beine fest und gestreckt; rechtes Bein über den Fuß im Boden verankern, rechte Hüfte nach hinten ziehen, linke Ferse fest in den Boden drücken und linken Oberschenkel einwärtsdrehen – so bleiben die Hüften waagerecht und parallel; Becken nach vorne kippen, Schambein nach hinten und oben, Bauchnabel und Brustbein zum Boden ziehen.

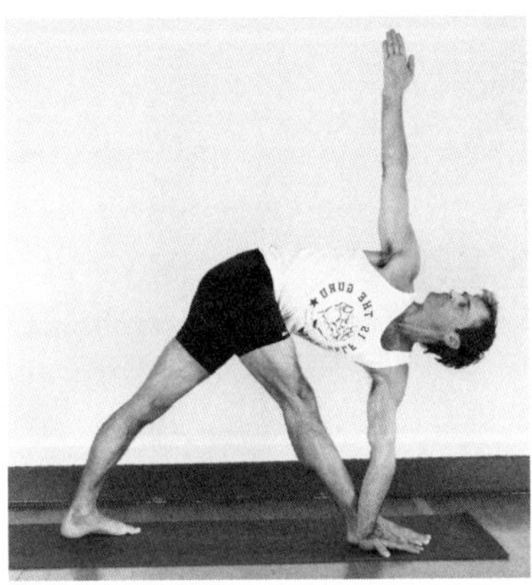

Parivrtta Trikonasana
Gedrehtes Dreieck

Besonders gefährdete Bereiche

Hintere Oberschenkelmuskeln, unterer Rücken, Hals.

Übungsanleitung

Die meisten Schüler verändern die Hüftstellung, um die Hand zum Boden zu bringen oder den Rumpf noch weiter nach rechts zu drehen. Dadurch wird die Drehung eher in die Lendenwirbelsäule als die Brustwirbelsäule verlagert. Ermuntern Sie die Schüler, mehr Wert auf die Stabilität von Hüften und Beinen als auf die Position der Hand oder die Rotation des Rumpfs zu legen. Beginnen Sie damit, die Fingerspitzen der linken Hand auf einen Yogablock (an die Wand oder auf einen Stuhl) zu stellen und die rechte Hand an die Hüfte zu legen. So sorgen Sie dafür, dass die rechte Hüfte nicht nach vorne wandert, und unterstützen die Rumpfdrehung. Wenn Sie den rechten Arm nach oben strecken, erinnern Sie die Schüler daran, ihn nicht über die Schulterebene nach hinten zu drücken. Senken Sie bei Problemen in Hals und Nacken den Kopf.

Ziele und Schwerpunkte

Beine und Hüften wie in der aufrechten Ausgangsposition zu Parsvottanasana. Wenn das rechte Bein vorne ist, die rechte Hand an die rechte Hüfte legen, um sie in Position zu halten. Den linken Arm nach oben strecken, das Becken nach vorne kippen, die linke Hand an der Innenseite (mit der Zeit auch der Außenseite) des rechten Fußes zum Boden (auf einen Stuhl oder Yogablock) senken. Den Rumpf nach rechts drehen und öffnen, dabei die Position von Beinen und Hüften wahren. Die Schulterblätter zu den hinteren unteren Rippen ziehen. Energie vom Herzzentrum über Arme und Fingerspitzen ausstrahlen.

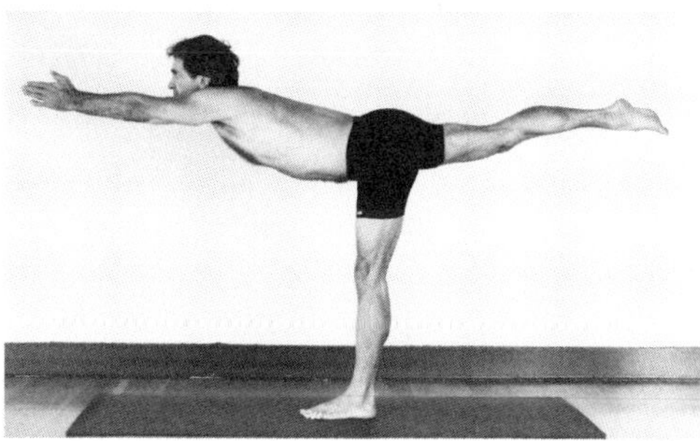

Virabhadrasana III
Krieger III

Besonders gefährdete Bereiche
Hintere Oberschenkelmuskeln und Knie des Standbeins, unterer Rücken, Schultern und Hals.

Übungsanleitung
Dieses Asana lässt sich am leichtesten erlernen, wenn man sich mit den Händen an der Wand abstützt. Versuchen Sie, aus Ashta Chandrasana in die Haltung zu kommen, indem Sie das Gewicht mehrmals mit einer leichten Sprungbewegung auf das vordere Bein und den vorderen Fuß und wieder zurück verlagern. Bleiben Sie schließlich auf dem vorderen Fuß. Versuchen Sie, das vordere Bein langsam und gleichmäßig zu strecken und das hintere Bein auf Hüfthöhe zu heben. Bieten Sie den Schülern an, die Arme am Körper entlang nach hinten zu strecken, um den unteren Rücken zu entlasten, oder sie wie die Tragflächen eines Flugzeugs auszubreiten, um die Balance zu verbessern. Drücken Sie das Standbeinknie nicht durch.

Ziele und Schwerpunkte
Oberschenkel des Standbeins anspannen, Fußgelenk stabilisieren, Kniescheibe nach vorne ausrichten; Hüften parallel; Oberschenkel des Spielbeins einwärtsdrehen; Rumpf- und Brustseiten dehnen; im vollständigen Asana die Arme nach vorne strecken, Handflächen aneinanderlegen, Blick auf die Daumen richten.

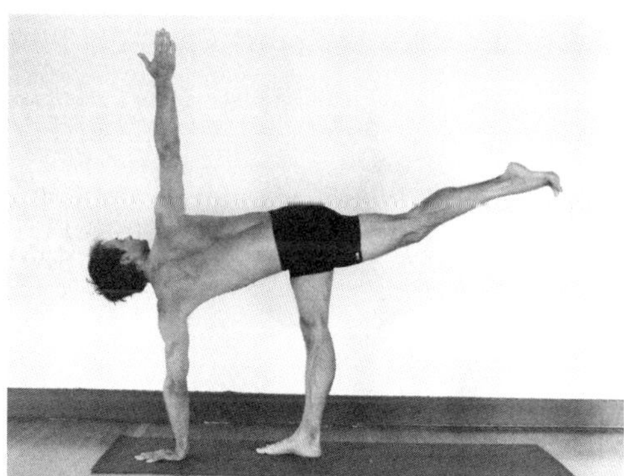

Parivrtta Ardha Chandrasana
Gedrehter Halbmond

Besonders gefährdete Bereiche
Hintere Oberschenkelmuskeln und Knie des Standbeins, unterer Rücken, Schultern und Hals.

Übungsanleitung
Wie bei Parivrtta Trikonasana setzen viele Schüler die Stabilität von Beinen und Hüften aufs Spiel, um das Gefühl oder den Anschein einer stärkeren Drehung zu erzielen. Bitten Sie sie, die Hüften parallel, das Spiel-

bein angehoben und aktiv zu halten und sich aus dieser Haltung heraus zu drehen. Erinnern Sie die Schüler wie bei Parivrtta Trikonasana daran, den gestreckten rechten Arm nicht über die Schulterebene nach hinten zu drücken. Senken Sie bei Problemen in Hals und Nacken den Kopf.

Ziele und Schwerpunkte

Beine und Hüften wie in Virabhadrasana III ausrichten. Wenn das rechte Bein als Standbein fungiert, die linke Hand (anfangs nur mit den Fingerspitzen) unmittelbar unter der linken Schulter auf einen Yogablock oder den Boden stützen. Es ist auch möglich, die rechte Hand – wie schon bei Parivrtta Trikonasana angeboten – auf die rechte Hüfte zu legen. Den Rumpf nach rechts drehen, den rechten Arm schließlich nach oben strecken.

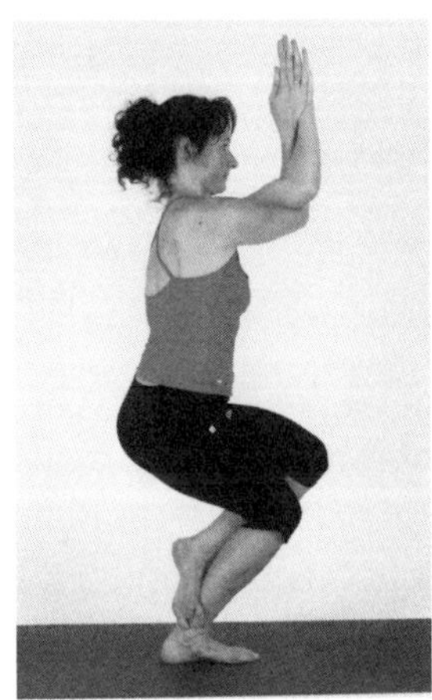

Garudasana
Adler

Besonders gefährdete Bereiche

Knie bei Bänderdehnung, Schultern bei Impingement-Syndrom.

Übungsanleitung

Üben Sie an einer Wand, so können Sie das Gleichgewicht besser halten. Unterrichten Sie die Haltung in mehreren Schritten: Gehen Sie leicht in die Knie, öffnen Sie die gebeugten Arme zur Seite, die Ellenbogen zeigen nach unten, und dehnen Sie die Brust. Heben Sie den rechten Fuß, legen Sie das rechte Fußgelenk aufs linke Knie und ziehen Sie den rechten Fußrücken kräftig zum Schienbein, um das rechte Knie zu stabilisieren. Falls möglich ziehen Sie das rechte Knie vollständig über das linke und schlingen Sie den rechten Fuß von hinten um den linken Unterschenkel oder die Wade. Strecken Sie die Arme zur Seite, kreuzen Sie den linken Ellenbogen über den rechten, winkeln Sie die Unterarme nach oben an und legen Sie die Handflächen aneinander (oder versuchen Sie, den Daumen zu fassen). Achten Sie auf eine gleichmäßige Atmung und einen festen Blick.

Ziele und Schwerpunkte

Ellenbogen auf Schulterhöhe bringen, Schulterblätter zu den hinteren unteren Rippen ziehen, Hände weg vom Gesicht. Ellenbogen und Handflächen fest aneinanderdrücken, um die Dehnung zwischen den Schulterblättern zu verstärken. Knie nach Möglichkeit noch stärker beugen, Brust und Wirbelsäule strecken.

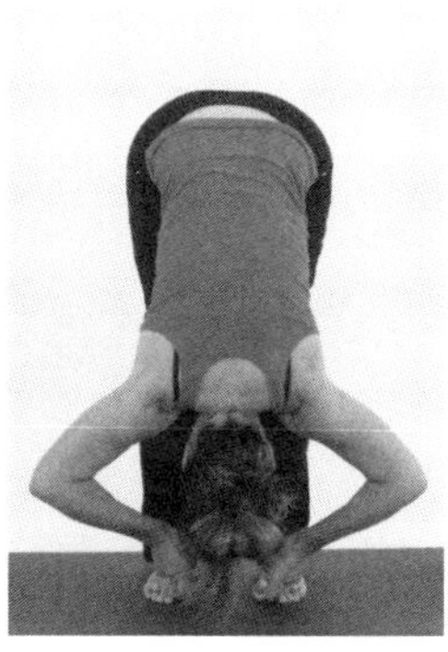

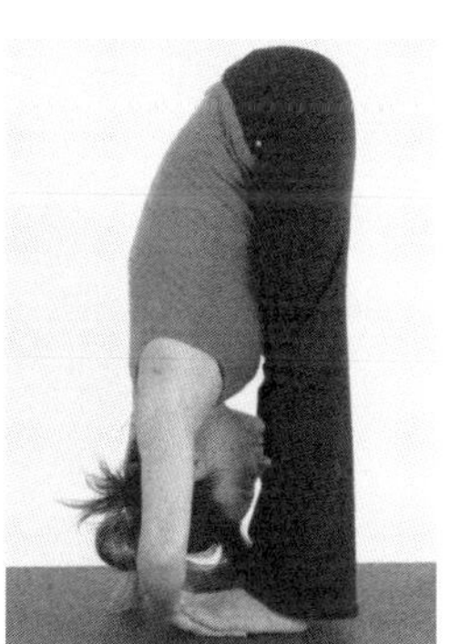

Padangusthasana und Pada Hastasana
Großzehenhaltung und Fuß-Hand-Haltung

Besonders gefährdete Bereiche
Hintere Oberschenkelmuskeln und unterer Rücken.

Übungsanleitung
Setzen Sie Pada Bandha in beiden Füßen. Beugen Sie sich in Padangusthasana wie in Uttanasana nach vorne, fassen Sie die großen Zehen, ziehen Sie sie nach oben und dehnen Sie die Brust wie in Ardha Uttanasana nach vorne. Beugen Sie sich nach unten, ziehen Sie die angewinkelten Ellenbogen auseinander und die Schulterblätter zu den hinteren unteren Rippen. Geben Sie für Pada Hastasana die gleichen Übungsanweisungen mit dem Unterschied, dass die Handflächen unter die Füße gelegt werden, sodass die Zehen zu den Handgelenken und die Fingerspitzen zu den Fersen zeigen.

Ziele und Schwerpunkte
Gleiche Ausgangsposition wie in Uttanasana. Energie durch die Beine nach unten ausstrahlen, um die Füße fest im Boden zu verankern und die Beine zu aktivieren; Oberschenkel einwärtsdrehen; Schambein nach hinten und oben, Brustbein zum Boden ziehen; Gewicht nach vorne verlagern und Fersen gleichzeitig im Boden verankern. Mit der Kraft und Energie in den Beinen die Wirbelsäule dehnen.

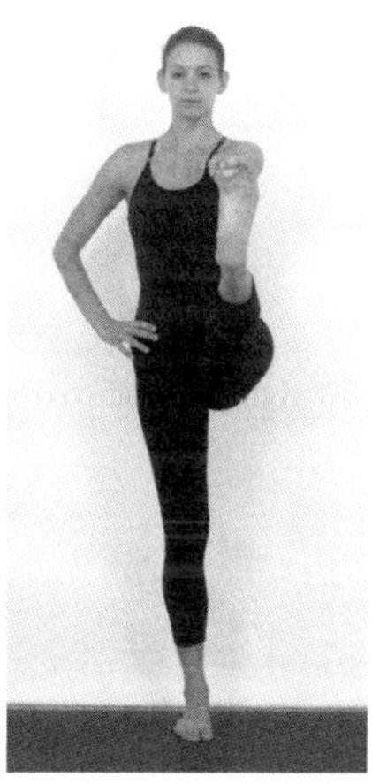

Utthita Hasta Padangusthasana I
Gestreckte Hand-Großzehenhaltung I

Besonders gefährdete Bereiche
Stabilität des Standbeinknies, hintere Oberschenkelmuskulatur des Spielbeins, unterer Rücken.

Übungsanleitung
Kommen Sie in Tadasana, heben Sie eine Ferse leicht vom Boden, um mehr Gewicht auf den anderen Fuß zu bringen, und sorgen sie für eine ausgewogene Druckverteilung im verankerten Fuß des Standbeins. He-

ben Sie nun das Knie und fassen Sie den großen Zeh. Benutzen Sie ihn als Hebel, um das Becken mit leichtem Zug in eine neutrale Position zu bringen und die Wirbelsäule zu strecken. Strecken Sie nun langsam das Bein. Bleiben Sie in dieser Position oder beugen Sie sich aus den Hüften nach vorne, um das Brustbein fünf bis zehn Atemzüge lang zu den Zehen des Spielbeins zu ziehen, ehe Sie wieder in die aufrechte Haltung zurückkehren. Lassen Sie den großen Zeh los, halten Sie das Spielbein noch fünf Atemzüge und senken Sie es dann langsam zum Boden.

Ziele und Schwerpunkte

Standbein fest erden, um mehr Weite in der gleichseitigen Hüfte, der Wirbelsäule und bis hinauf zum Scheitel zu erzeugen; Brust dehnen und versuchen, beim Anheben des Spielbeins über die entgegengesetzte Schulter zu blicken. Atem gleichmäßig, Blick fest.

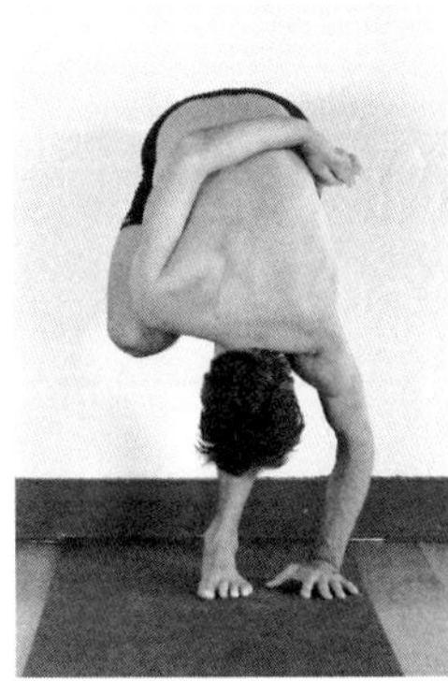

Ardha Baddha Padmottanasana

Halbe, gebundene, intensive Lotusstreckung

Besonders gefährdete Bereiche

Stabilität des Standbeinknies, gebeugtes Knie, hintere Oberschenkelmuskeln, unterer Rücken.

Übungsanleitung

Kommen Sie in Tadasana, heben Sie das rechte Knie, fassen Sie den Unterschenkel und ziehen Sie die rechte Ferse zur linken Hüfte (zum vorderen oberen Darmbeinstachel). Entspannen Sie die rechte Leiste, damit auch das rechte Knie entspannen und in den halben Lotus kommen kann. Greifen Sie mit der rechten Hand um den Rücken, um den rechten Fuß zu fassen. Strecken Sie den linken Arm nach oben und beugen Sie sich langsam nach vorne und nach unten, als wollten Sie in Uttanasana kommen. Atmen Sie ein, kommen Sie wie in Ardha Uttanasana halb nach oben, atmen Sie aus, beugen Sie sich wieder nach unten und verharren Sie fünf bis acht Atemzüge in dieser Stellung. Atmen Sie ein und kommen Sie wie in Ardha Uttanasana halb nach oben. Atmen Sie aus und spüren Sie, wie der Bauch dabei zur Wirbelsäule gezogen wird. Nutzen Sie diese Unterstützung, um sich mit der nächsten Einatmung aufzurichten.

Ziele und Schwerpunkte

Standbein fest und stabil; Standbeinknie beugen, um die hinteren Oberschenkelmuskeln und den unteren Rücken zu entlasten. Das gebeugte Knie verdient besondere Beachtung, vor allem in der Vorbeuge, da sie die Drehung des Knies verstärken kann.

Verfeinerung der Körpermitte

In der populären Fitnesskultur ist der »Waschbrettbauch«, der oberflächlichste Teil der in Kapitel 4 behandelten Bauchmuskulatur, häufig das Symbol für die perfekte Körpermitte. Ein solchermaßen überentwickelter und verspannter gerader Bauchmuskel verursacht allerdings auch Druck und Anspannung sowie Wirbelsäulenprobleme, beeinträchtigt die Anmut und Leichtigkeit, die Haltung und Eleganz, das Wohlbefinden und die Stabilität einer verfeinerten Körpermitte. Die Yogalehrerin Ana Forrest betont seit Langem, dass man emotionale und körperliche Verstopfungen, Einschränkungen und Angst lösen sollte, statt sie im Körper einzuschließen. Wir sollten die Schüler daran erinnern, dass es im Yoga hauptsächlich darum geht, Weite zu erzeugen, und sie dazu anleiten, eine starke und zugleich geschmeidige Körpermitte zu entwickeln. Dabei sollten sie auch lernen, die Kraft dieses Kerns nach außen hin auszustrahlen, während sie das Gewahrsein tief in den Körper ziehen. Wird der Rumpf gestärkt, geöffnet und entwickelt, wird er zu einem Quell des Gleichgewichts, der Stabilität, der Mühelosigkeit und der Leichtigkeit.

Fassen Sie den Begriff der Körpermitte etwas weiter und vermitteln Sie Ihren Schülern eine Vorstellung, die von den medialen Längsgewölben der Füße über die Innenseiten der Beine zum Beckenboden, über die Wirbelsäule hinauf und über den Scheitel hinaus reicht. Ermuntern Sie Ihre Schüler während der gesamten Asanapraxis, Energie zu dieser Mittellinie zu ziehen und zugleich davon auszustrahlen, um Weite zu erzeugen. Erklären Sie, dass Pada Bandha und Mula Bandha die entscheidenden energetischen Abläufe sind, um dieses energetische Gewahrsein zu schaffen. Dies wird bereits helfen, die Muskeln zu stärken und zu kräftigen, auf die es bei der Verfeinerung der Körpermitte ankommt, und die Übungen zur Aktivierung des Rumpfs zugänglicher und einfacher zu machen.

Wir werden uns hier auf die Asanas und dynamischen Bewegungen zur Kräftigung der Muskeln der Körpervorderseite und Körpermitte konzentrieren, die den unteren Teil des Rumpfs im Verhältnis zu Becken und Wirbelsäule stützen und bewegen. (Kontraktionsrückbeugen und viele dynamische Bewegungen, um in die Asanas hinein- und wieder herauszukommen, stärken die Muskeln der Körperrückseite, die der Wirbelsäule den nötigen Halt geben.) Schwangere sollten weitgehend auf intensive und längere Übungen zur Aktivierung des Rumpfs verzichten. Auch Schüler, die Probleme mit dem unteren Rücken haben, sollten große Vorsicht walten lassen.

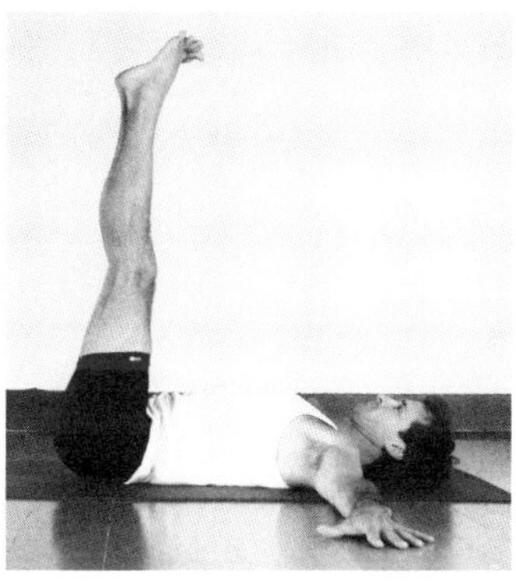

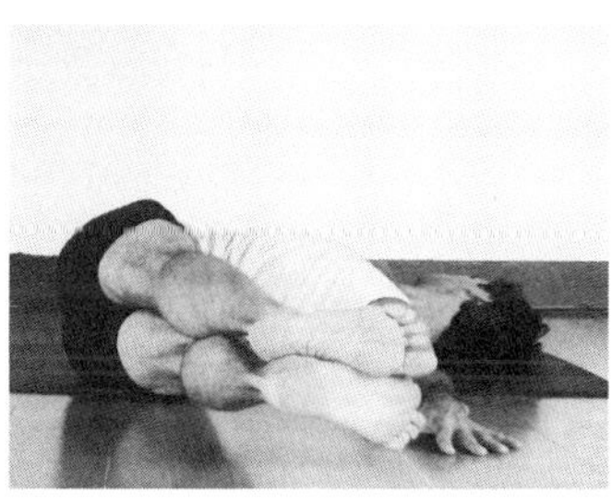

Jathara Parivartanasana

Drehung im Liegen

Besonders gefährdete Bereiche

Unterer Rücken, Hals.

Übungsanleitung

Dieses Asana kann in der Grundversion entweder eine gehaltene Drehung (Supta Parivartanasana) oder eine dynamische Übung zur Kräftigung der Bauchmuskulatur sein. Strecken Sie die Arme zur Seite, drücken Sie die Handflächen in den Boden und senken Sie die Beine (oder die angewinkelten Knie) abwechselnd nach links und rechts ab. Der Blick geht in die entgegengesetzte Richtung. Knie oder Beine dürfen den Boden nicht berühren. Senken Sie die Beine beim Einatmen nach links oder rechts und heben Sie sie beim Ausatmen wieder zur Mitte.

Ziele und Schwerpunkte

Bei der Drehung des Unterkörpers die Schultern und Handflächen fest in den Boden drücken und nur so weit gehen, wie es für die Lendenwirbelsäule angenehm ist.

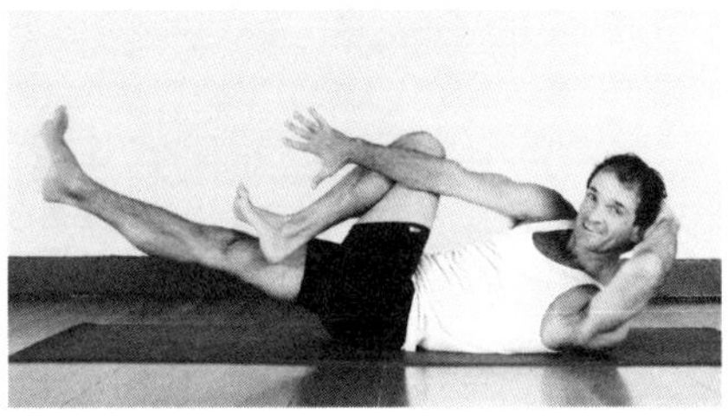

Dwi Chakra Vahanasana
Radfahren im Liegen

Besonders gefährdete Bereiche

Unterer Rücken.

Übungsanleitung

Kommen Sie in Apanasana (Knie-zur-Brust-Haltung), verschränken Sie die Finger und legen Sie den Hinterkopf in die Hände. Rollen Sie beim Ausatmen den Oberkörper nach oben, ziehen Sie die Ellenbogen zu den Knien, strecken Sie das rechte Bein, bis es etwa 30 Zentimeter über dem Boden schwebt. und strecken Sie den rechten Arm über das rechte Bein. Ziehen Sie den rechten Arm über das linke Knie und die Ellenbogen zueinander, während Sie vollständig ausatmen. Atmen Sie ein, senken Sie den Oberkörper, legen Sie Kopf und Ellenbogen ab und ziehen Sie die Knie zur Brust. Zur anderen Seite wiederholen und insgesamt ein bis drei Minuten üben.

Ziele und Schwerpunkte

Langsam üben, dabei einen möglichst großflächigen und tiefen Bereich des Bauchs bearbeiten. Die Schüler ermuntern, mehr Wert auf einen langsamen und stetigen Bewegungsablauf als darauf zu legen, wie oft sie die Übung in einer bestimmten Zeit schaffen. Mit dem Atem bewegen.

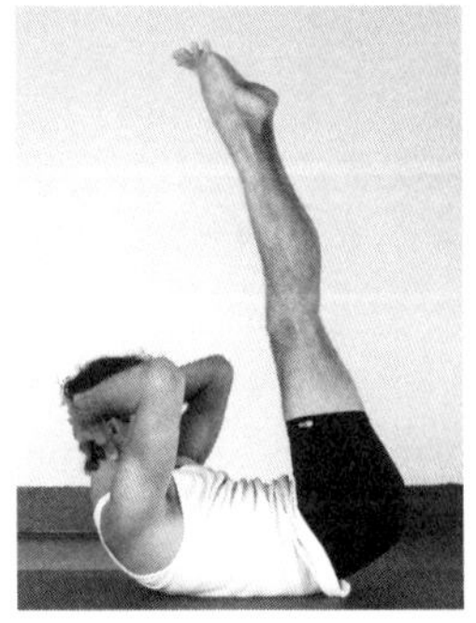

Beckenkippen

Besonders gefährdete Bereiche

Unterer Rücken, Hals.

Übungsanleitung

Kommen Sie in Apanasana, strecken Sie die Beine senkrecht nach oben, verschränken Sie die Finger und legen Sie den Hinterkopf in die Hände. Achten Sie darauf, die Beine senkrecht zu halten, und ziehen Sie mit der Ausatmung die Ellenbogen zu den Knien, ohne die Beinposition zu verändern. Sorgen Sie dafür, dass der obere Rücken und die Schultern angehoben bleiben, rollen Sie bei jeder Ausatmung das Steißbein langsam und gleichmäßig nach oben und senken Sie es mit dem ausströmenden Atem wieder ab. 5- bis 25-mal wiederholen.

Ziele und Schwerpunkte

Oft konzentrieren sich die Schüler lediglich darauf, das Steißbein ruckartig nach oben zu ziehen. Ermuntern Sie sie, eher einen langsamen und stetigen Bewegungsablauf als die maximale Beckenkippung anzustreben. Legen Sie den Schwerpunkt eher darauf, die Beine senkrecht zu halten, als sie zu den Ellenbogen zu ziehen.

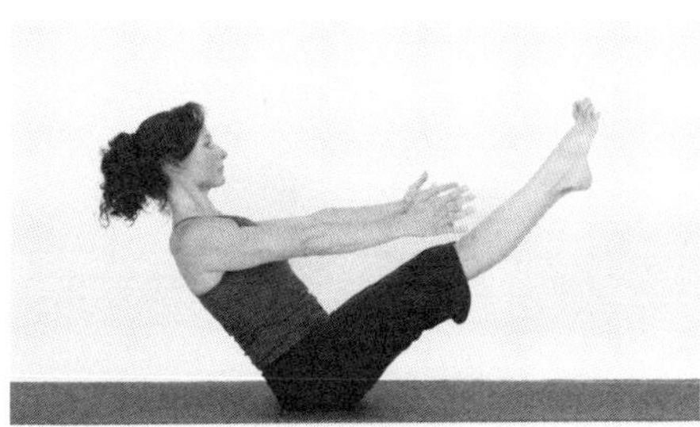

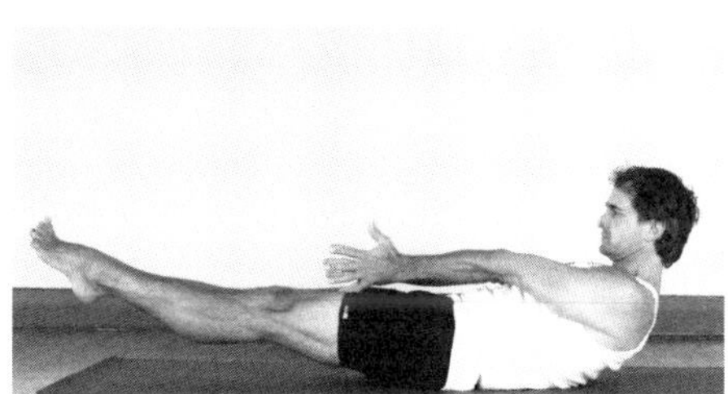

Paripurna Navasana und Ardha Navasana
Vollständige und halbe Boothaltung

Besonders gefährdete Bereiche
Unterer Rücken, Leiste.

Übungsanleitung
Kommen Sie in Dandasana, schieben Sie eine Ferse zur gleichseitigen Hüfte zurück und fassen Sie das angewinkelte Knie. Es dient als Hebel, damit Sie das Becken nach vorne kippen und zugleich aufrechter sitzen können. Holen Sie auch die andere Ferse heran, fassen Sie beide Beine in den Kniekehlen und lehnen Sie sich etwas zurück. Achten Sie darauf, dass das Gewicht auf dem vorderen Bereich der Sitzbeinhöcker bleibt. Heben Sie die Füße langsam vom Boden, strecken Sie die Beine und heben Sie die Zehen auf Augenhöhe, ohne im Rücken einzusinken. Lösen Sie die Hände nach und nach von den Beinen und strecken Sie die Arme schließlich nach vorne aus.

Ziele und Schwerpunkte
Die neutrale Stellung des Beckens im Verhältnis zur Wirbelsäule und die Weite im Herzzentrum betonen. Bei gestreckten Beinen die Fußballen nach oben schieben, die Zehen spreizen und die Oberschenkel einwärtsdrehen. Um in Ardha Navasana zu kommen, den unteren Rücken ablegen, die Hände vor der Brust zur Gebetshaltung zusammenführen, die angewinkelten Beine (leichter) oder die gestreckten Beine etwa 30 Zentimeter vom Boden heben. Kann mit Kapalabhati Pranayama intensiviert werden.

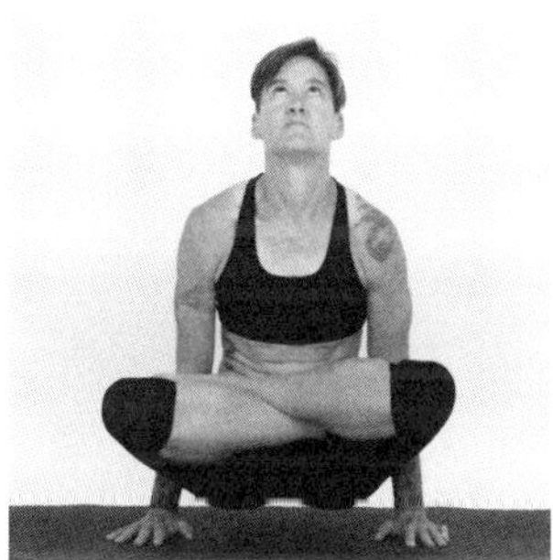

Tolasana
Waage

Besonders gefährdete Bereiche
Knie, Handgelenke.

Übungsanleitung
Kommen Sie in Padmasana oder Sukhasana (Schneidersitz) und legen Sie die Hände neben den Hüften auf den Boden. Schauen Sie nach oben, atmen Sie aus und drücken Sie die Hände in den Boden, um den Körper hochzustemmen (oder es zumindest zu versuchen). Stellung halten und weiteratmen.

Ziele und Schwerpunkte
Darauf achten, den Körper gerade nach oben zu heben. Kann mit Kapalabhati Pranayama intensiviert werden.

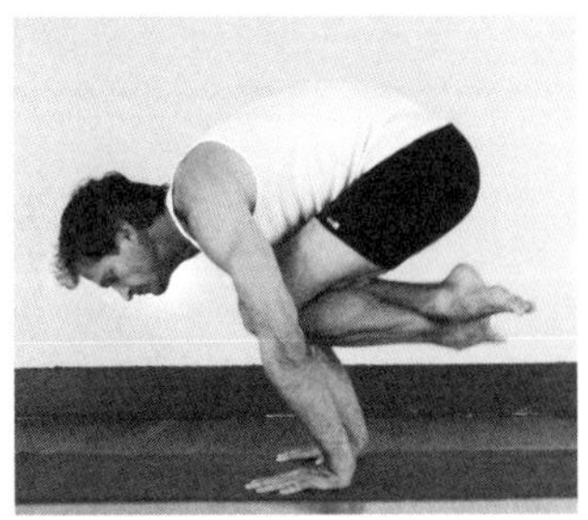

Lolasana
Schaukel

Besonders gefährdete Bereiche
Handgelenke.

Übungsanleitung
Kommen Sie in Vajrasana (Fersensitz), kreuzen Sie die Fußgelenke und legen Sie die Hände neben den Oberschenkeln auf den Boden. Schauen Sie nach oben, atmen Sie ein, drücken Sie die Hände in den Boden, wölben Sie den Rücken nach oben, ziehen Sie die Knie zur Brust und schließlich auch die Fersen zum Steißbein.

Ziele und Schwerpunkte
Geübte können in fließender Folge von Dandasana über Tolasana und Lolasana zu Chaturanga Dandasana kommen. Fortgeschrittene können von Lolasana in Adho Mukha Vrksasana kommen.

Stützhaltungen

Wenn man den ganzen Körper auf den Händen balanciert, bedarf dies der vollen Konzentration und hilft den Schülern, ihrer Asanapraxis die stärker meditative Qualität von Dharana zu verleihen. Armgestützte Haltungen konfrontieren sie auch mit einer tiefen und durchaus berechtigten Angst vor dem Fallen, die untrennbar mit dem Ego und dem Wunsch verbunden ist, zumindest den Anschein von Kontrolle zu erwecken. Dies macht die Stützhaltungen zur perfekten Asanafamilie, um Selbstvertrauen und Demut zu entwickeln. Die meisten Schüler werden zumindest einige der Stützhaltungen als sehr anspruchsvoll empfinden, weshalb sie eine wunderbare Gelegenheit bieten, sich humorvoll und spielerisch mit der Yogapraxis zu beschäftigen. Wie alle anderen Asanas werden sie mit Geduld und Übung zugänglicher und nachhaltiger. Ungeduld führt fast immer zu Frustration oder Verletzungen.

Schüler sollten mindestens ein Jahr lang Phalakasana, Chaturanga Dandasana und Adho Mukha Svanasana üben, um Handgelenke, Arme und Schultern zu stärken und sich darauf vorzubereiten, mehr Gewicht auf die Hände zu bringen. Die Handgelenke sind bei allen Stützhaltungen am stärksten gefährdet. Schüler mit akuten Handgelenksproblemen wie Karpaltunnelsyndrom sollten auf volle Stützhaltungen verzichten. Schülern mit leicht überbeanspruchten Handgelenken wird geraten, den Druck auf die Gelenke zu minimieren und ein Keilkissen unterzulegen, bis sie schmerzfrei sind. Unabhängig davon, ob die Stützhaltungen auf die gesamte Stunde verteilt oder im Block vermittelt werden, sollte man den Schülern die in Kapitel 11 beschriebenen therapeutischen Übungen für gesunde Handgelenke anbieten. Sie sollten die Handgelenke so weit strecken können, dass die Handflächen flach auf dem Boden liegen und die Unterarme senkrecht dazu stehen, ohne dass es zu einer Überbeanspruchung oder zu Schmerzen kommt. Für Schüler mit schwachen, instabilen Schultern oder Impingement-Syndrom empfiehlt sich die Übungsfolge für gesunde Schultern aus Kapitel 11, bis ihr Schultergürtel so weit stabil und flexibel ist, dass sie zwei Minuten schmerzfrei in Adho Mukha Svanasana verharren können, bevor sie mit anspruchsvolleren Stützhaltungen beginnen. Eine eingeschränkte Beugefähigkeit der Schulter ist auch die Hauptursache für die Bananenform der Wirbelsäule in Adho Mukha Svanasana und Pincha Mayurasana (Pfauenfeder oder Unterarmstand).

Stützhaltungen erfordern nicht nur Kraft und Stabilität in den Handgelenken, Armen und Schultern, sie beanspruchen und aktivieren auch die Bauchmuskulatur. Wie bereits erwähnt, verhilft Bauchmuskeltraining vor armgestützten Haltungen den Schülern zu dem Gefühl, die Kraft ihres Rumpfs würde sie tragen und nach außen hin ausstrahlen. Stützhaltungen verlangen eine geschmeidige Körpermitte, der Bauch sollte dabei aber nicht krampfhaft eingezogen werden. Dieses Gleichgewicht zwischen aktiver Muskeltätigkeit und Dehnung im Rumpf ist eines der Schlüsselelemente, wenn es darum geht, den Körper auf den Händen zu balancieren. Am deutlichsten wird dies in Adho Mukha Vrksasana, wo eine kräftige Rumpfmuskulatur die Körpermitte stützt, eine zu starke Anspannung der Rumpfmuskeln – vor allem der Lendenmuskeln sowie der geraden Bauchmuskeln – die vollständige Streckung von Hüften und Wirbelsäule im Verhältnis zum Becken aber verhindert. Dadurch kippt das Becken des Schülers nach vorne und die Krümmung der Lendenwirbelsäule verstärkt sich.

Beginnen Sie bei der Einführung von Stützhaltungen mit den einfachen Vorübungen, die im Rahmen der einzelnen Asanas beschrieben werden. Geben Sie Ihren Schülern Gelegenheit, jede Stützhaltung zwei- bis dreimal zu üben. Bitten Sie sie, genau darauf zu achten, was bei den einzelnen Versuchen geschieht: Wo haben sie ihr Gewicht wahrgenommen? Worauf war ihr Blick gerichtet? Was war die Ursache oder der Anlass dafür, aus der Haltung zu kommen? Woran haben sie gedacht? Was haben sie empfunden? Ermutigen Sie Ihre Schüler, auch weiterhin zu überlegen, was bei den einzelnen Versuchen geschieht, und ihre Bewegungen allmählich immer weiter zu verfeinern, um diese Asanas einfacher, stabiler und vergnüglicher zu machen.

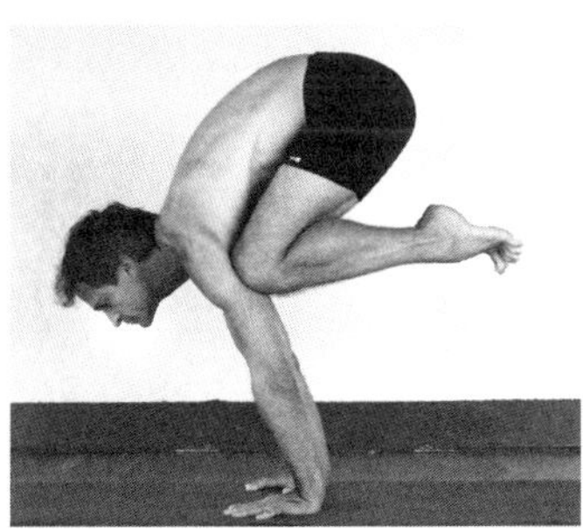

Bakasana
Kranich

Besonders gefährdete Bereiche

Handgelenke und Schultern.

Übungsanleitung

Kommen Sie in die Hocke, die Fersen sind angehoben, die Knie weit gespreizt. Strecken Sie die Arme so weit wie möglich nach vorne aus. Dehnen Sie Wirbelsäule, Schultern und Arme. Legen Sie die Hände unter die Schultern und ziehen Sie die Ellenbogen unter die Schienbeine, um die Knie so weit oben wie möglich auf Arme oder Schultern stützen zu können. Drücken Sie die Knie gegen Arme oder Schultern, pressen Sie Hände und Füße fest in den Boden und ziehen Sie den Bauch nach oben, um die Hüften so hoch wie möglich zu heben. Lehnen Sie sich nach vorne, um mehr Gewicht auf die Hände zu verlagern. Heben Sie nun abwechselnd den linken und den rechten Fuß vom Boden, bis sie beide Füße zum Gesäß ziehen können. Strecken Sie die Arme. Legen Sie zur Angstverminderung einen Stapel Decken unter ihr Gesicht.

Ziele und Schwerpunkte

Handflächen fest in den Boden drücken. Bei jeder Ausatmung erneut den Bauch zur Wirbelsäule und das Schambein nach hinten und oben ziehen. Den Blick fest auf einen Punkt direkt unter dem Kopf richten. Wenn die Schüler das Asana stabil halten können, den gleitenden Übergang zu Chaturanga Dandasana vermitteln: Erzeugen Sie ein Gefühl, als wollten Sie das Brustbein zum Horizont strecken, drücken Sie die Hände noch fester in den Boden, atmen Sie aus, strecken Sie die Füße gerade nach hinten und beugen Sie die Ellenbogen, um in Chaturanga Dandasana zu kommen.

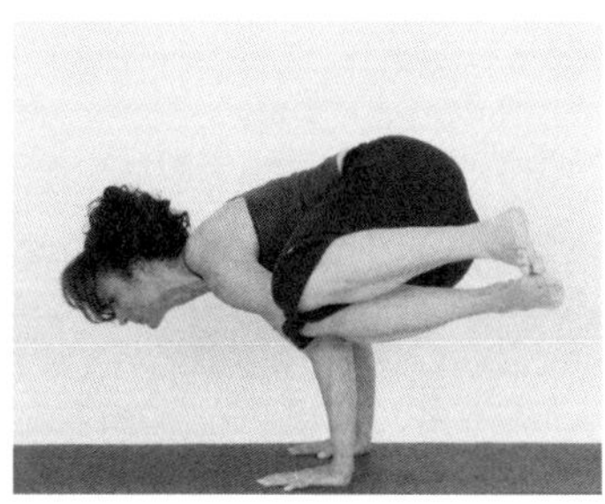

Parsva Bakasana
Seitlicher Kranich

Besonders gefährdete Bereiche
Handgelenke, Schultern, unterer Rücken, Hals.

Übungsanleitung
Kommen Sie wie bei Bakasana in die Hocke. Stellen Sie die Fingerspitzen auf, strecken Sie die Beine etwa zur Hälfte, drehen Sie beide Beine aus dem Rumpf nach links und gehen Sie wieder in die Knie. Strecken Sie den linken Arm nach oben, drücken Sie die Knie noch weiter nach links, greifen Sie mit dem linken Arm über das rechte Knie (ziehen Sie dabei den Bauch nach oben und über den Oberschenkel) und legen Sie die linke Handfläche auf den Boden. Die Hände befinden sich nun in der gleichen Position wie in Chaturanga Dandasana. Pressen Sie die Handflächen fest in den Boden, heben Sie das Brustbein und wippen Sie vorsichtig nach vorne auf die Zehenspitzen, um das Gewicht vollständig auf die Hände zu verlagern. Beugen Sie die Ellenbogen, während Sie das Brustbein nach vorne ziehen, und heben Sie die Fußgelenke geschlossen nach oben.

Ziele und Schwerpunkte
Handflächen fest im Boden verwurzeln; Ellenbogen auf einer Linie mit den Schultern; Knie parallel; Atem und Blick fest. Wenn die Haltung stabil ist, in Dwi Pada Koundinyasana oder Eka Pada Koundinyasana kommen.

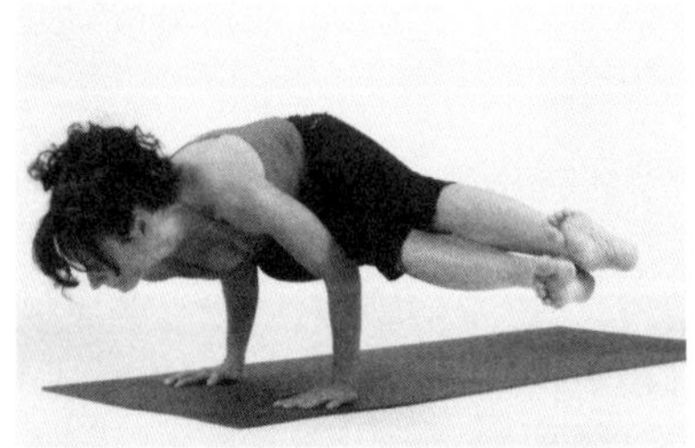

Dwi Pada Koundinyasana
Zweibeinige Haltung des Weisen Koundinya

Besonders gefährdete Bereiche
Handgelenke, Schultern, unterer Rücken, Hals.

Übungsanleitung
Kommen Sie in Parsva Bakasana und strecken Sie beide Beine zur Seite aus. Achten Sie darauf, dass Knie und Fußgelenke zusammenbleiben.

Ziele und Schwerpunkte
Handflächen fest im Boden verwurzeln; Ellenbogen auf einer Linie mit den Schultern; Knie parallel; Atem und Blick fest. Fußballen kräftig nach vorne schieben, Zehen weit spreizen. Wenn die Haltung stabil ist, in Eka Pada Koundinyasana kommen.

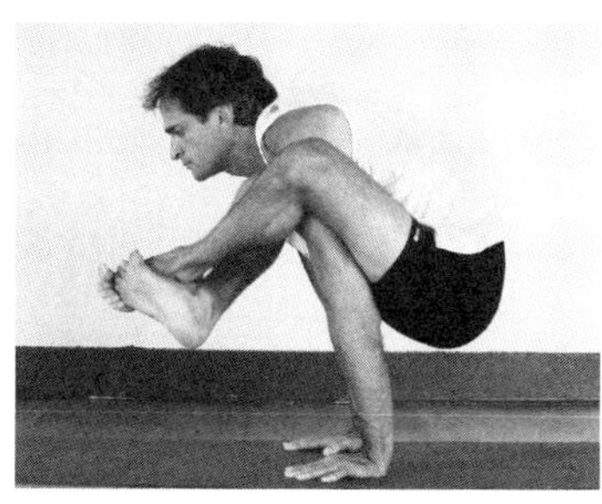

Bhujapidasana
Arm-Druck-Haltung

Besonders gefährdete Bereiche
Handgelenke, Schultern, unterer Rücken.

Übungsanleitung
Kommen Sie in Adho Mukha Svanasana und springen Sie nach vorne, sodass die Füße außen neben den Armen landen. Schieben Sie dann die Hände so weit nach hinten wie möglich, während Sie die Handflächen und Handgelenke fest in den Boden drücken, und bringen Sie die Knie an die Schultern. Drücken Sie die Knie fest gegen Oberarme oder Schultern, senken Sie die Hüften, damit sich die Füße leichter vom Boden lösen, und versuchen Sie, die Fußgelenke zu kreuzen.

Ziele und Schwerpunkte
Wenn sich die Knie an den Schultern befinden, können Sie versuchen, die Fersen Richtung Gesäß und den Scheitel Richtung Boden zu ziehen. Fünf Atemzüge oder länger halten und wieder nach oben kommen.

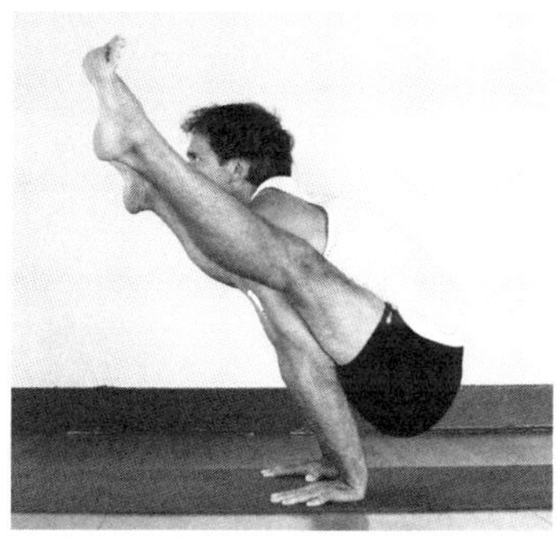

Tittibhasana
Leuchtkäfer

Besonders gefährdete Bereiche
Handgelenke, Schultern, Ellenbogen bei Überstrecken, unterer Rücken, hintere Oberschenkelmuskeln.

Übungsanleitung
Kommen Sie in Bhujapidasana, strecken Sie langsam die Beine, spreizen Sie die Zehen und lassen Sie die Energie über die Fußballen ausstrahlen.

Ziele und Schwerpunkte
Gut auf die Handgelenke achten, die Knöchel der Zeigefinger fest in den Boden drücken. Geübte können versuchen, aus Tittibhasana in Bakasana zu kommen, indem sie die Hüften heben und gleichzeitig die Fersen nach außen, hinten und oben ziehen.

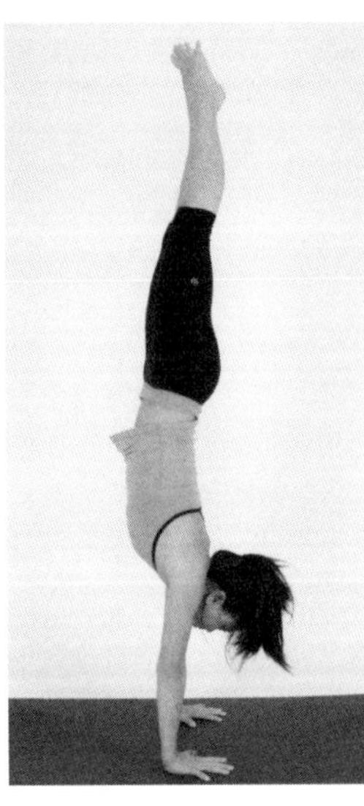

Adho Mukha Vrksasana
Nach unten schauender Baum oder Handstand

Besonders gefährdete Bereiche

Handgelenke, Schultern.

Übungsanleitung

Präsentieren Sie die Übung in drei Schritten: (1) Bilden Sie mit dem Körper ein L (wie in Adho Mukha Svanasana), indem Sie sich vor eine Wand stellen und sich mit den Händen daran abstützen; strecken Sie abwechselnd ein Bein nach hinten aus, während Sie die Eigenschaften von Adho Mukha Svanasana im Oberkörper wahren. (2) Bilden Sie nun ein L mit den Händen unter den Schultern auf dem Boden und den Füßen an der Stelle der Wand, wo zuvor die Hände waren; strecken Sie abwechselnd ein Bein nach oben. (3) Kommen Sie in Adho Mukha Svanasana, die Fingerspitzen gut zehn Zentimeter von der Wand entfernt. Strecken Sie ein Bein nach hinten und nach oben. Achten Sie darauf, dass es fest und gerade bleibt. Beginnen Sie, mit dem anderen Fuß wippend auf und ab zu springen und das ausgestreckte Bein dabei immer weiter nach oben zu schwingen. Sobald sich das Sprungbein vom Boden löst, strecken Sie es gerade aus und ziehen es zum anderen Bein nach oben.

Ziele und Schwerpunkte

Drücken Sie die Hände wie in Adho Mukha Svanasana fest in den Boden. Ziehen Sie die Fußrücken zunächst zum Schienbein und schieben Sie die Fersen nach oben, strecken Sie dann die Zehen und schieben Sie die Fußballen nach oben. Dehnen Sie die Körpermitte, machen Sie die Schulterblätter wie in Adho Mukha Svanasana weit, spannen Sie den Bauch etwas an, um Rumpf und Becken zu stützen. Achten Sie darauf, dass die unteren Rippen nicht abstehen, und drücken Sie Steißbein und Schambein nach oben. Setzen Sie Mula Bandha, drehen Sie die Oberschenkel einwärts und atmen Sie.

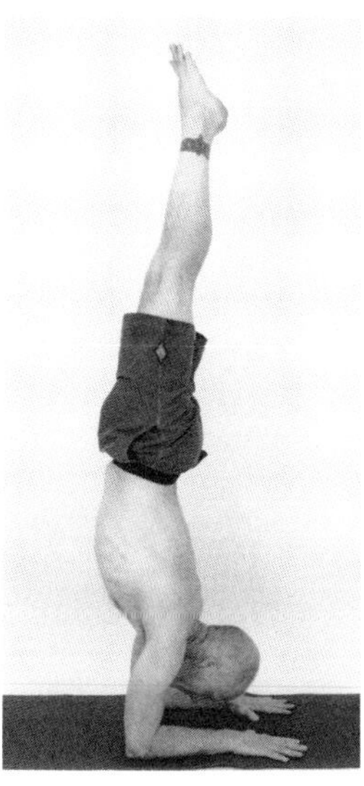

Pincha Mayurasana
Pfauenfeder

Besonders gefährdete Bereiche
Handgelenke, Schultern, unterer Rücken, Hals.

Übungsanleitung
Über die gleichen Schritte aufbauen wie Adho Mukha Vrksasana – mit dem Unterschied, dass nun die Unterarme an der Wand oder auf dem Boden liegen. Falls die Unterarme nach außen wandern, legen Sie einen Block zwischen die Zeigefinger und fixieren Sie die Arme unmittelbar über den Ellenbogen mit einem Gurt. Drücken Sie im dritten Schritt die Schultern so weit von den Handgelenken weg wie möglich. Halten Sie diese Position, wenn Sie die Beine nacheinander nach oben bringen.

Ziele und Schwerpunkte
In Pincha Mayurasana Handflächen und Unterarme fest in den Boden drücken, Schultern von den Handgelenken wegziehen, Steißbein zu den Füßen und zur Decke drücken. Oberschenkel einwärtsdrehen.

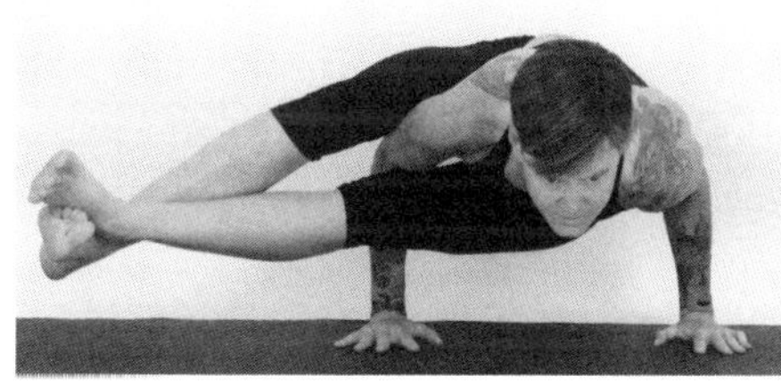

Astavakrasana
Haltung des Weisen Astavakra

Besonders gefährdete Bereiche
Handgelenke, Schultern, unterer Rücken, Hals.

Übungsanleitung
Kommen Sie in Dandasana, ziehen Sie den rechten Fuß zur rechten Hüfte zurück und umfassen Sie das angewinkelte Knie. Es dient als Hebel, damit Sie das Becken nach vorne kippen und die Wirbelsäule strecken können. (1) Fassen Sie den rechten Fuß und beschreiben Sie die Form einer liegenden Acht vor dem Körper. (2) Legen Sie beide Arme um den rechten Unterschenkel, beugen Sie die Ellenbogen, ziehen Sie den Spann des rechten Fußes zum Schienbein und »wiegen« Sie den Unterschenkel wie ein Baby in Ihren Armen. (3) Ziehen Sie das rechte Bein über die rechte Schulter. Strecken Sie den rechten Arm nach vorne und legen Sie die rechte Handfläche neben der rechten Hüfte sowie die linke Handfläche neben die linke Hüfte auf den Boden. (4) Heben Sie das linke Bein, drücken Sie die Handflächen in den Boden und stemmen Sie die Hüf-

ten nach oben. (5) Verschränken Sie die Fußgelenke und strecken Sie beide Beine nach rechts aus. (6) Beugen Sie die Ellenbogen, bis sie sich auf einer Höhe mit den Schultern befinden.

Ziele und Schwerpunkte

Die Handflächen fest im Boden verwurzeln, die Hüften hochstemmen, die Fußballen vom Körper wegschieben, die Knie zusammenpressen, das Brustbein nach vorne ziehen, den Blick zum Boden (das ist schonender für den Hals) oder auf den Horizont richten. Den Übergang zu Eka Pada Koundinyasana versuchen: (1) Arme wieder strecken, (2) Hüften hochstemmen, (3) Verschränkung der Füße lösen, (4) das linke Bein durch die Arme nach hinten schieben und (5) die Beine auseinander scheren. Von hier im gleitenden Übergang zu Chaturanga Dandasana kommen.

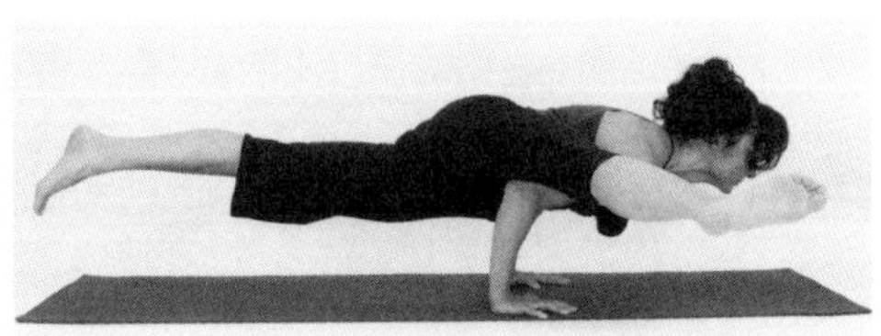

Eka Pada Koundinyasana

Einbeinige Haltung des Weisen Koundinya

Besonders gefährdete Bereiche

Handgelenke, Schultern, hintere Oberschenkelmuskeln, unterer Rücken, Leiste.

Übungsanleitung

Kommen Sie in Parsva Bakasana, scheren Sie die Beine auseinander, indem Sie das obere Bein nach hinten ausstrecken. Senken Sie dabei die Brust nach vorne ab, um im Gleichgewicht zu bleiben.

Ziele und Schwerpunkte

Die Beine bis in die Fußballen strecken. Blick nach vorne richten. Ausatmend leichtes Uddiyana Bandha setzen und im gleitenden Übergang zu Chaturanga Dandasana kommen.

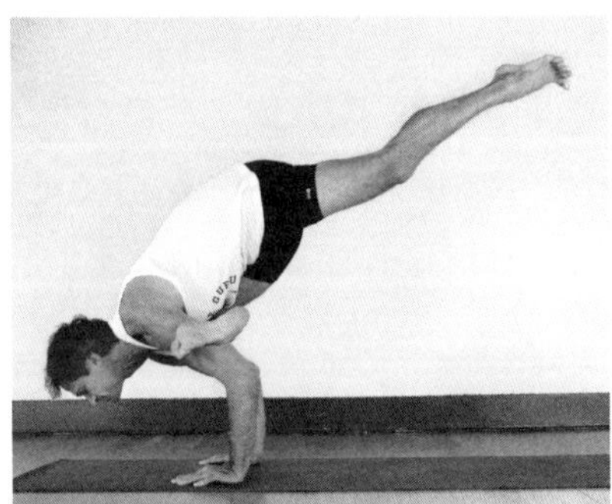

Galavasana

Haltung des Weisen Galava

Besonders gefährdete Bereiche

Handgelenke, Schultern, Knie und Hüfte des gekreuzten Beins, unterer Rücken.

Übungsanleitung

Unterrichten Sie die Haltung in mehreren Schritten: (1) Kommen Sie in Tadasana, beugen Sie die Knie, heben Sie den rechten Fuß, legen Sie das rechte Fußgelenk auf das linke Knie und ziehen Sie den rechten Spann kräftig zum rechten Schienbein. (2) Legen Sie die Handflächen vor der Brust in der Gebetshaltung aneinander. (3) Legen Sie die Handflächen unter den Schultern auf den Boden, krümmen Sie den gebeugten rechten Fuß um die linke Schulter und bringen Sie das linke Knie zur linken Schulter. (4) Drücken Sie die

Handflächen fest in den Boden und verlagern Sie das Gewicht auf die Arme. (5) Strecken Sie das linke Bein nach hinten und nach oben aus.

Ziele und Schwerpunkte

Hände fest im Boden verankern, Brustbein nach vorne ziehen, das gestreckte linke Bein nach hinten schieben. Im gleitenden Übergang zu Chaturanga Dandasana oder Sirsasana II kommen, um das Asana anschließend sofort zur anderen Seite zu wiederholen.

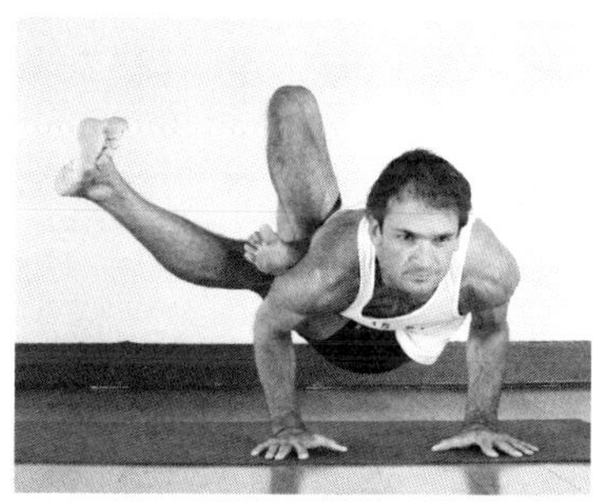

Uttana Prasithasana
Fliegende Eidechse

Besonders gefährdete Bereiche

Handgelenke, Hüfte des unteren Beins, Schultern, unterer Rücken.

Übungsanleitung

Absolvieren Sie die ersten beiden Schritte der Vorbereitung zu Galavasana. (1) Stabilisieren Sie dann das rechte Fußgelenk mit der linken Hand auf dem linken Knie. (2) Strecken Sie den rechten Arm nach oben, um die rechte Seite zu dehnen. (3) Drehen Sie den Oberkörper nach links, ziehen Sie den rechten Ellenbogen in die Wölbung der rechten Fußsohle und legen Sie die rechte Hand neben dem äußeren linken Fußgelenk auf den Boden. (5) Legen Sie die linke Hand schulterbreit neben der rechten Hand auf den Boden. (6) Verlagern Sie das Gewicht nach links, beugen Sie dabei die Ellenbogen, strecken Sie das linke Bein, heben Sie es gleichzeitig vom Boden und ziehen Sie die Brust nach vorne.

Ziele und Schwerpunkte

Die Schultern nach Möglichkeit in eine parallele Position bringen. Energie über das gestreckte Bein ausstrahlen. Im gleitenden Übergang zu Chaturanga Dandasana kommen.

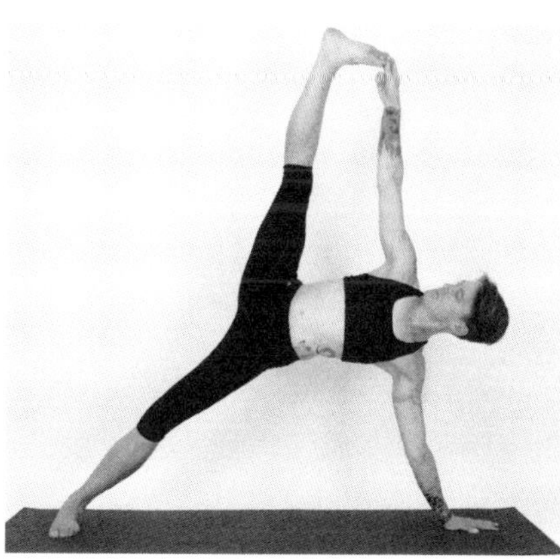

Vasisthasana
Seitstütz

Besonders gefährdete Bereiche

Handgelenk und Schulter des geerdeten Arms, hintere Oberschenkelmuskeln des Spielbeins, Hals.

Übungsanleitung

Kommen Sie in Phalakasana. Rollen Sie auf die Außenkante des linken Fußes und legen Sie die rechte Hand an die rechte Hüfte. Legen Sie das rechte Fußgelenk auf das linke, ziehen Sie den Spann beider Füße fest zu den Schienbeinen, drücken Sie die untere Hüfte nach oben. Pressen Sie die linke Hand aus der Schulter fest in den Boden. Versuchen Sie (a) den rechten Fuß an der Innenseite des linken Oberschenkels nach oben zu schieben (wie bei Vrksasana) oder (b) den rechten großen Zeh zu fassen und das rechte Bein gerade nach oben zu strecken.

Ziele und Schwerpunkte

Die linke Hand und die Außenkante des linken Fußes fest in den Boden drücken. Beim Anheben des rechten Knies oder Beins die rechte Hüfte weder nach vorne noch nach hinten rollen lassen. Den Blick auf den großen Zeh, zur Wand oder auf den Boden richten.

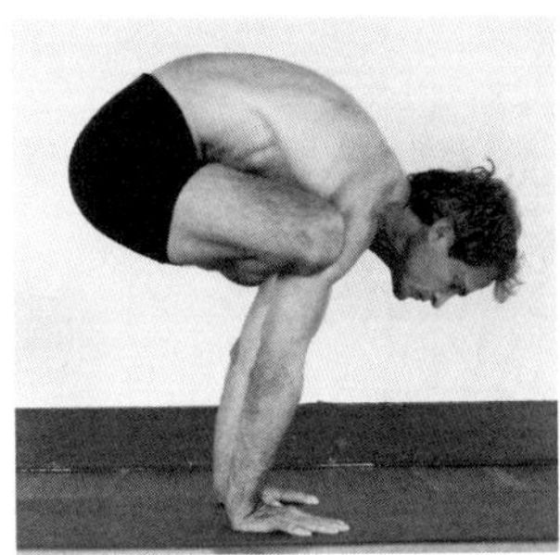

Aufgerichteter Hahn

Besonders gefährdete Bereiche

Handgelenke, Schultern, Knie, unterer Rücken, Hals.

Übungsanleitung

Es gibt zwei Möglichkeiten, die Haltung aufzubauen: (1) Kommen Sie in Padmasana und auf die Knie, drücken Sie die Hände fest in den Boden und schieben Sie die Knie mit der Ausatmung zu den Schultern. (2) Kommen Sie in Sirsasana II, bringen Sie die Beine in die Lotusposition, senken Sie die Knie auf Schultern oder Oberarme und drücken Sie die Hände fest in den Boden, um die Arme zu strecken.

Ziele und Schwerpunkte

Pada Bandha, Mula Bandha und leichtes Uddiyana Bandha setzen. Gerade nach unten schauen. Zu Chaturanga Dandasana oder Sirsasana II übergehen (und versuchen, aus dem Kopfstand mit einer Drehung wie bei Parsva Bakasana in Parsva Kukkutasana zu kommen).

Rückbeugen

Wegen der intensiven Dehnung der gesamten Körpervorderseite, vor allem des Herzzentrums, des Bauchs und der Leisten, erzeugen Rückbeugen leidenschaftliche Reaktionen bei den Schülern. Diese Leidenschaft veranlasst sie meist entweder zu hemmungslosem Streben oder zu ängstlichem Rückzug und bietet ihnen eine weitere Gelegenheit, sich zwischen diesen Polen um Gleichmut zu bemühen. Auf körperlicher Ebene dienen Rückbeugen in erster Linie dazu, die Körpervorderseite zu öffnen, damit Atem und Energie dort frei fließen können. Sie dienen nicht dazu, in eine möglichst glorreiche und intensive Rückbeuge zu kommen. Sie können Ihre Schüler dahingehend anleiten, dass sie beim Üben von Rückbeugen ein Gefühl nachhaltigen Bemühens im Spiel mit ihren Grenzen finden, indem Sie die herzöffnenden Eigenschaften hervorheben: das Mitgefühl mit sich selbst, während man sich immer näher an die eigenen Grenzen herantastet; die Öffnung für ein Gefühl angeborener innerer Harmonie als Quelle von Aparigraha; die Wahrnehmung einer heilenden Präsenz im Atem, die eher ein Gefühl des Bewertens als des Verurteilens bestärkt; und die Erkenntnis, dass reine Liebe im Herzen der Kitt ist, der alle Dinge im ewigen Prozess der Veränderung zusammenhält. Vermitteln Sie Rückbeugen als Praxis des Gleichmuts, nicht der Leistung, als Praxis der Reinigung zum Zwecke der Freiheit, nicht der Perfektion, und legen Sie den Schwerpunkt auf die Öffnung des Herzens. Folgende technische Aspekte werden den Schülern helfen, Rückbeugen gefahrlos zu üben:

- *Drehen Sie die Oberschenkel einwärts*. Diese Rotation lässt sich am besten unterrichten und erspüren, wenn man zunächst in Tadasana und dann in Setu Bandha Sarvangasana einen Yogablock zwischen die Oberschenkel klemmt und ihn mit den Muskeln nach hinten (in Tadasana) oder nach unten (in Setu Bandha Sarvangasana) zu ziehen versucht. Aktivieren Sie Pada Bandha, um die Bewegung besonders deutlich zu spüren.

- *Spannen Sie niemals den Po an*. Entspannen Sie stattdessen die oberen (stärker horizontalen) Fasern der großen Gesäßmuskeln. Sind sie kontrahiert, werden die Oberschenkel nämlich nach außen rotiert, abduziert und der Druck auf das Iliosakralgelenk am unteren Ende der Wirbelsäule steigt.

- *Kippen Sie das Becken nach hinten*. Diese Bewegung erzeugt Länge in der Lendenwirbelsäule, verringert den Druck auf die unteren Bandscheiben und hilft, die gesamte Wirbelsäule in die Rückbeuge einzubeziehen. Unterstützen Sie diesen Schritt, indem Sie Ihre Schüler bitten, die vorderen Darmbeinstacheln zu den vorderen Rippen zu ziehen.

- *Erzeugen Sie Länge in der Wirbelsäule, um eine stärkere Dehnung zu ermöglichen*. Entspannen Sie die Wirbelsäule und machen Sie sie so lang wie möglich, ehe Sie sich nach hinten beugen.

- *Legen Sie den Schwerpunkt bei Rückbeugen auf die Brustwirbelsäule*. Die dort ansetzenden Rippen (und Muskeln) begrenzen zusammen mit der Form der Brustwirbel die Streckung der Wirbelsäule, was zu einer übermäßigen Krümmung in den Bereichen der Lenden- und der Halswirbelsäule führen kann.

- *Strecken Sie die Halswirbelsäule zum Schluss*. Belassen Sie sie in einer neutralen Stellung oder krümmen Sie sie erst, nachdem Sie die Rückbeuge im Bereich der Brustwirbelsäule maximiert haben.

- *Ziehen Sie die unteren Spitzen der Schulterblätter zur Mitte und nach oben zum Herzen*. Dies intensiviert die Rückbeuge im Brustbereich und öffnet das Herzzentrum noch weiter.

- *Heben Sie das Brustbein*, um noch mehr Weite ins Herzzentrum zu bringen.

- *Atmen Sie sanft und gleichmäßig*. Atmen Sie durch das Herz und in die Bereiche, in denen Spannung herrscht.

Die genannten technischen Aspekte gelten für Kontraktions-, Traktions- und Hebelrückbeugen, die sich in den folgenden wichtigen Punkten und Abläufen unterscheiden:

- *Kontraktionsrückbeugen*: Die Muskeln der Körperrückseite (vor allem die Rückenstrecker und die vielgefiederten Muskeln) kontrahieren konzentrisch, um die Schwerkraft zu überwinden (und zum Beispiel in Salabhasana A zu kommen).

- *Traktions- oder Zugrückbeugen*: Die Muskeln der Körpervorderseite kontrahieren exzentrisch, um die Schwerkraft zu überwinden (und zum Beispiel in Ustrasana zu kommen).

- *Hebelrückbeugen*: Arme und/oder Beine drücken gegen einen festen Widerstand (den Boden, die Wand oder einen anderen Körperteil), um die Körpervorderseite zu dehnen (zum Beispiel in Urdhva Dhanurasana).

In jeder dieser Kategorien können die Oberarme entweder nach hinten gestreckt oder nach vorne angehoben sein. In Asanas wie Salabhasana A, Ustrasana oder Setu Bandha Sarvangasana sind sie gestreckt; in Asanas wie Salabhasana C, Kapotasana oder Viparita Dandasana sind sie angehoben. In diesen Armhaltungen werden verschiedene Bereiche des Schultergürtels wie folgt aktiviert und entspannt (in Kapitel 10 finden Sie Übungsfolgen, die diese Bewegungen unterstützen):

- *Rückbeugen mit Schulterstreckung*: Werden die Arme nach hinten gestreckt, müssen Rautenmuskeln, untere Trapezmuskeln und vordere Sägemuskeln die Schulterblätter stabilisieren. Die großen und kleinen Brustmuskeln müssen sich entspannen.
- *Rückbeugen mit Schulterbeugung*: Werden die Arme angehoben, müssen sich die Rautenmuskeln, die großen Rückenmuskeln, die großen Brustmuskeln und die Trizepsmuskeln entspannen.

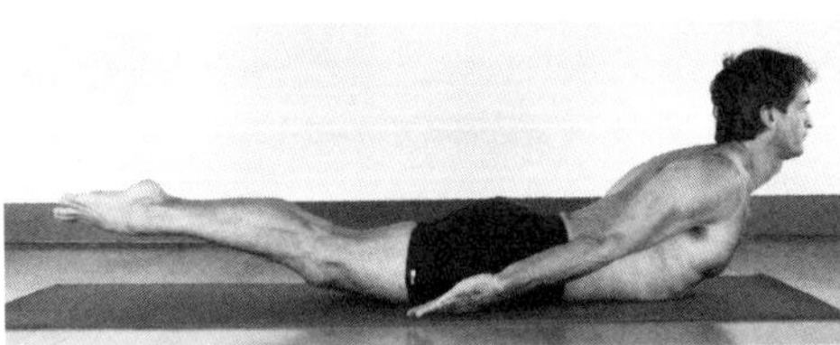

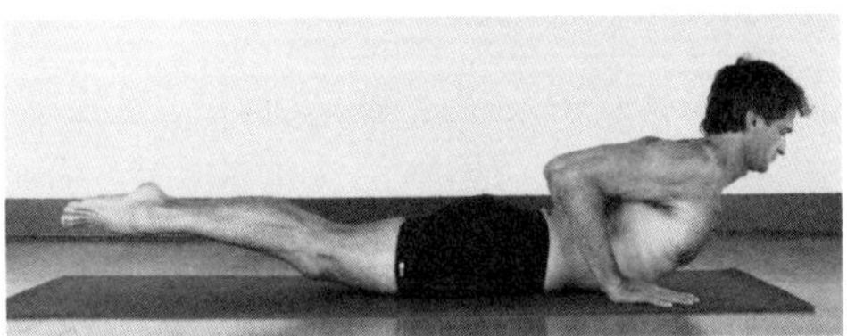

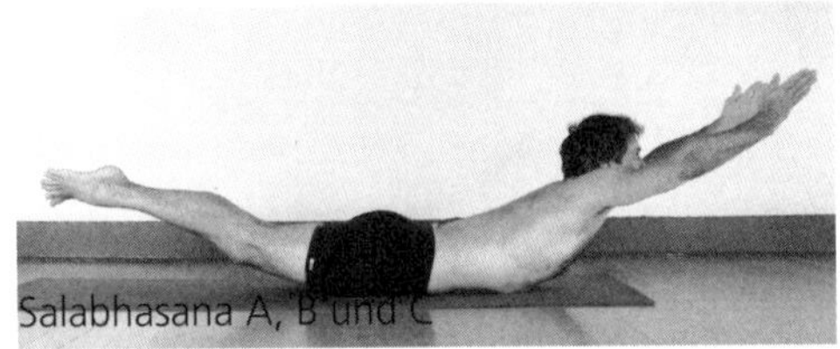

Salabhasana A, B und C

Salabhasana A, B und C
Heuschrecke A, B und C

Besonders gefährdete Bereiche
Unterer Rücken, Hals, Schultern in Variation C.

Übungsanleitung
Siehe Surya Namaskara für Variation B und die Grundelemente aller drei Asanavarianten.

Ziele und Schwerpunkte
In Variation A die Handrücken fest in den Boden drücken. Sie dienen als Hebel, um die Brust zu heben und die Brustwirbelsäule nach vorne zum Herzzentrum zu ziehen. In Variation C darauf achten, dass die Schulterblätter wie in Adho Mukha Svanasana zu den hinteren unteren Rippen gezogen und geöffnet sind.

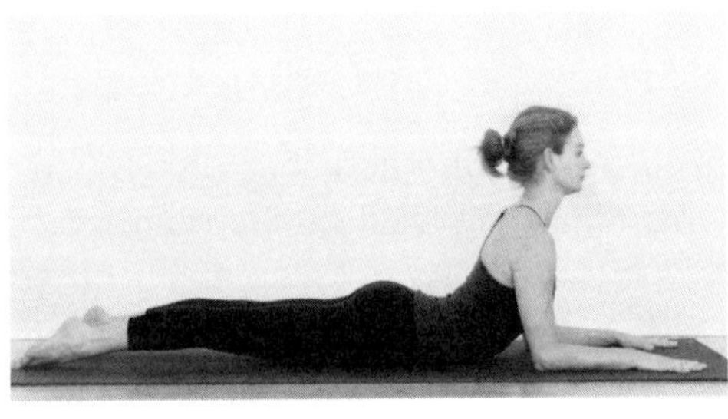

Naraviralasana
Sphinx

Besonders gefährdete Bereiche
Unterer Rücken, Hals.

Übungsanleitung
Legen Sie sich auf den Bauch, stützen Sie sich auf die Unterarme und bringen Sie die Ellenbogen direkt unter die Schultern. Unterarme und Hände zeigen parallel nach vorne. Aktivieren Sie die Beine wie in der Vorbereitung zu Salabhasana, drücken Sie Hüften und Fußrücken in den Boden, drehen Sie die Oberschenkel einwärts und schieben Sie das Kreuzbein zu den Fersen. Versuchen Sie, die fixierten Unterarme nach hinten und zueinanderzuziehen, öffnen Sie die Brust, drücken Sie gleichzeitig die Schulterblätter nach unten und ziehen Sie die Wirbelsäule zum Herzen. Heben Sie im Laufe der Zeit auch den Kopf und schauen Sie nach vorne.

Ziele und Schwerpunkte

Diese täuschend tiefe Rückbeuge kann den unteren Rücken und den Hals stark belasten. Die Beine noch stärker anspannen und das Becken noch mehr nach hinten kippen, um die Weite im unteren Rücken zu wahren. Die Schüler ermuntern, den Blick nach unten zu richten, um den Hals zu entlasten.

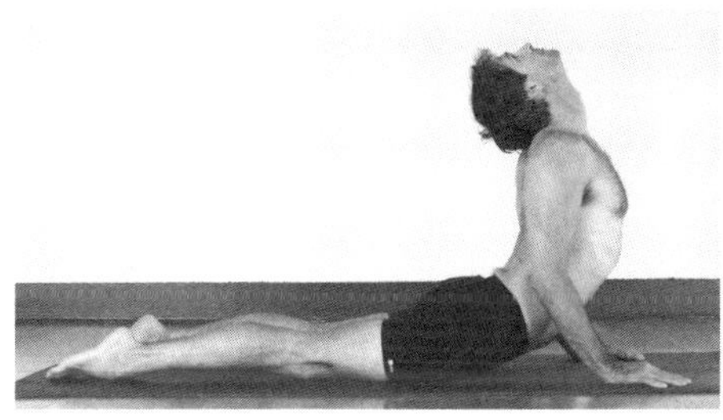

Bhujangasana
Kobra

Besonders gefährdete Bereiche

Unterer Rücken, Hals bei Überstrecken.

Übungsanleitung

Kommen Sie in die Bauchlage, legen Sie die Stirn auf den Boden, geben Sie die Hände unter die Schultern und ziehen Sie die Schulterblätter nach unten. Aktivieren Sie die Beine wie in Salabhasana, drehen Sie die Oberschenkel einwärts und schieben Sie das Steißbein zu den Fersen. Heben Sie die Brust so weit wie möglich, ohne die Hände zu Hilfe zu nehmen. Drücken Sie die Hände nun fest in den Boden, heben Sie die Brust mit jeder Einatmung noch ein Stückchen weiter, bleiben Sie während der Ausatmung in dieser Position und ziehen Sie die Wirbelsäule nach vorne zum Herzen. Üben Sie auf diese Weise weiter, um Atemzug für Atemzug in eine sehr tiefe und zugleich angenehme Rückbeuge zu kommen.

Ziele und Schwerpunkte

Hände fest in den Boden drücken und versuchen, die fixierten Handflächen auswärtszudrehen (ohne sie tatsächlich zu bewegen). Spüren, wie diese Bewegung die Ellenbogen etwas zum Körper zieht, die Brust öffnet und die Spitzen der Schulterblätter zum Herzen zieht.

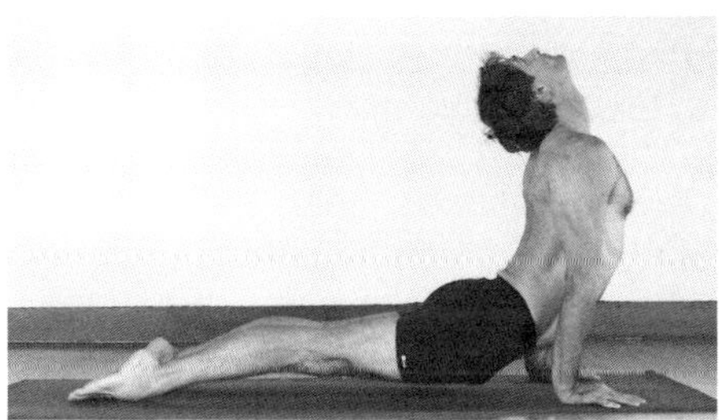

Urdhva Mukha Svanasana
Nach oben schauender Hund

Eine ausführliche Beschreibung finden Sie bei Surya Namaskara.

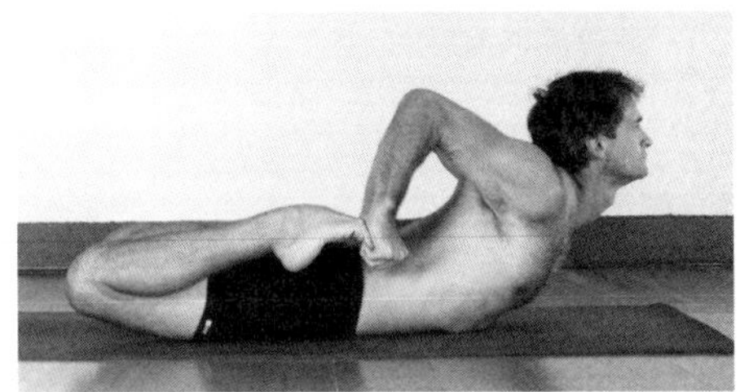

Bhekasana
Frosch

Besonders gefährdete Bereiche

Knie, unterer Rücken, Schultern, Hals.

Übungsanleitung

Beginnen Sie wie bei Salabhasana. Stützen Sie die Unterarme auf den Boden, die Ellenbogen auf einer senkrechten Linie mit den Schultern (Naraviralasana oder Sphinx). Üben Sie zuerst mit dem einen, dann mit dem anderen Bein. Fassen Sie zunächst den rechten Fuß mit der rechten Hand und ziehen Sie die rechte Ferse zur Außenseite der rechten Hüfte. Versuchen Sie, den Ellenbogen dabei nach oben zu drehen und die Hand so auf den Fuß zu legen, dass Finger und Zehen in die gleiche Richtung zeigen. Versuchen Sie, die rechte Schulter nach vorne zu drehen, um die Schultern parallel zur Stirnseite der Matte auszurichten. Wenn Sie über ausreichend Beweglichkeit verfügen, können Sie beide Hände und Füße gleichzeitig fassen.

Ziele und Schwerpunkte

Hüften im Boden verwurzeln, Steißbein nach hinten schieben, Füße zum Boden drücken und Brust heben (dabei genauestens auf Knie und unteren Rücken achten). Schulterblätter zu den hinteren unteren Rippen und ihre unteren Spitzen zum Herzen ziehen. Blick nach vorne oder auf den Boden richten, um den Hals zu entlasten.

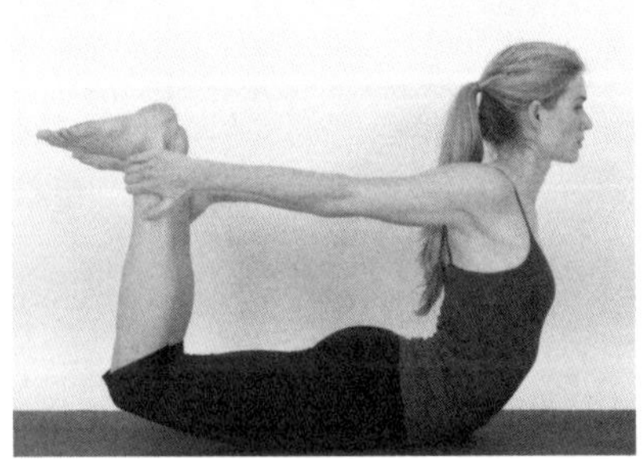

Dhanurasana
Bogen

Besonders gefährdete Bereiche

Unterer Rücken, Knie, Hals bei Überstrecken, Schultern.

Übungsanleitung

Legen Sie sich auf den Bauch, beugen Sie die Knie, strecken Sie die Arme nach hinten und fassen Sie die Fußgelenke. Ziehen Sie die Fußrücken zu den Schienbeinen, um Pada Bandha zu aktivieren und die Knie zu stabilisieren. Pressen Sie die Hüften fest in den Boden und ziehen Sie die Fußgelenke nach oben, um Brust und Beine vom Boden zu heben. Schieben Sie das Steißbein nach hinten, ziehen Sie gleichzeitig die Wirbelsäule nach vorne zum Herzen und dehnen Sie die Schlüsselbeine auf.

Ziele und Schwerpunkte

Das Gewicht stärker auf die Oberschenkel verlagern, um die Brust noch weiter zu heben, und die Füße wieder nach oben drücken. Den Schwerpunkt der Rückbeuge auf die Mitte der Brustwirbelsäule legen. Wenn der Hals stabil ist, den Kopf nach hinten zu den Füßen sinken lassen.

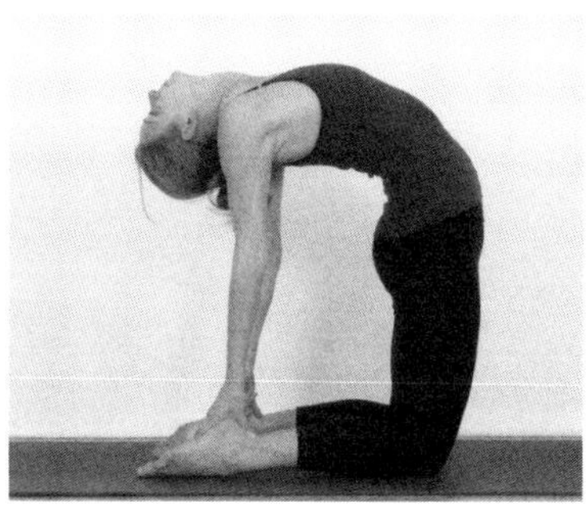

Ustrasana
Kamel

Besonders gefährdete Bereiche
Unterer Rücken, Hals

Übungsanleitung
Kommen Sie in den Kniestand, die Zehen aufgestellt (oder abgelegt, um die Rückbeuge zu verstärken), die Knie hüftbreit voneinander entfernt. Stützen Sie die Hände in die Hüften, drücken Sie das Steißbein nach unten, die Hüften nach vorne und das Brustbein nach oben, sodass Sie das Gefühl haben, die Wirbelsäule nach oben zum Herzen zu heben. Verwurzeln Sie Beine und Füße fest im Boden, drücken Sie die Hüften nach vorne, das Steißbein nach unten und legen Sie die Hände auf die Fersen oder Fußgelenke (oder auf Yogablöcke).

Ziele und Schwerpunkte
Die Knie aus den Hüften, die Hände aus den Schultern nach unten drücken, die Fußrücken in die Matte pressen. Über diese Hebel die Wölbung der Brustwirbelsäule verstärken, das Steißbein einrollen und das Brustbein zum Himmel heben.

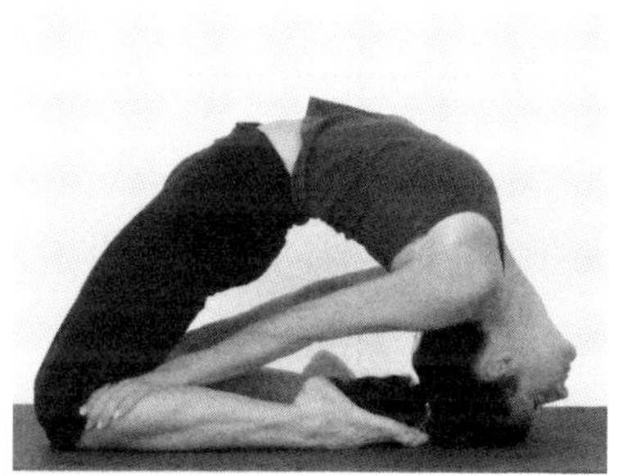

Laghu Vajrasana
Kleiner Donnerkeil

Besonders gefährdete Bereiche
Unterer Rücken, Leiste, Knie, Hals.

Übungsanleitung
Kommen Sie in Ustrasana und ziehen Sie die Hände an den Unterschenkeln entlang nach vorne oder zu den Knien. Atmen Sie ein, neigen Sie sich nach hinten und senken Sie den Kopf nur so weit zum Boden, wie dies auch den Schülern möglich ist. Atmen Sie aus und richten Sie sich bequem wieder zu Ustrasana auf. Wiederholen Sie diesen Ablauf fünfmal und halten Sie die letzte Rückbeuge fünf bis acht Atemzüge lang.

Ziele und Schwerpunkte
Knie und Füße fest in den Boden drücken, die Wirbelsäule lang machen. Auf Weite und Wohlbefinden im unteren Rücken und im Hals achten. Das Brustbein die ganze Zeit über nach oben drücken und gleichmäßig atmen. Der Blick geht zum Dritten Auge.

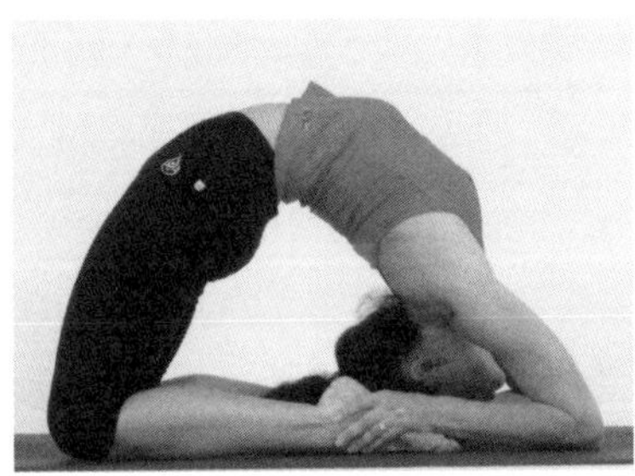

Kapotasana
Taube

Besonders gefährdete Bereiche
Unterer Rücken, Hals, Schultern.

Übungsanleitung
Kommen Sie in den Kniestand und führen Sie die Hände vor der Brust zusammen. Arbeiten Sie wie bei Ustrasana mit Wurzeln und Dehnung. Lassen Sie sich – wie Sie es bei Laghu Vajrasana geübt haben – langsam nach hinten sinken. Legen Sie den Kopf mit dem Scheitel auf dem Boden ab. Senken Sie die Ellenbogen zum Boden und fassen Sie die Füße (und irgendwann auch die Knie). Halten Sie die Stellung fünf bis acht Atemzüge lang, legen Sie die Handflächen an die Stelle, an der vorher die Ellenbogen waren, strecken Sie die Arme und halten Sie auch diese Position fünf bis acht Atemzüge lang. Atmen Sie ein und richten Sie sich wieder auf.

Ziele und Schwerpunkte
Ellenbogen, Füße und Knie fest im Boden verwurzeln. Körpervorderseite öffnen und gleichzeitig Weite und Wohlbefinden im unteren Rücken wahren.

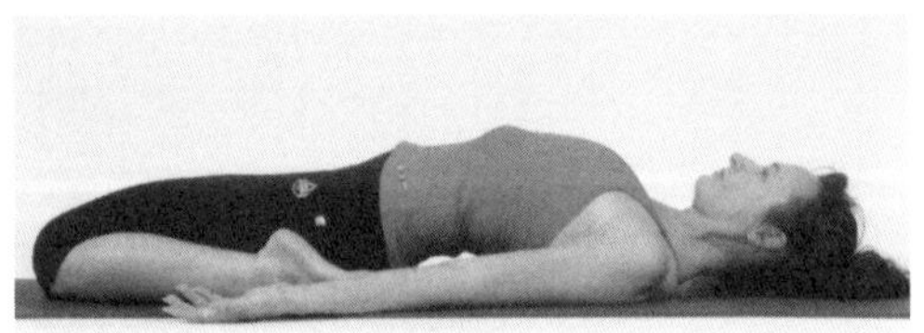

Supta Virasana
Liegender Held

Besonders gefährdete Bereiche
Unterer Rücken, Knie, Hals bei Überstrecken.

Übungsanleitung
Kommen Sie in Virasana und erkunden Sie die Haltung in mehreren Schritten: (1) Geben Sie die Hände in paar Zentimeter hinter den Hüften auf den Boden, heben Sie die Hüften etwas an, rollen Sie das Steißbein ein, kommen Sie wieder in den Fersensitz und heben und öffnen Sie dabei die Brust. (2) Lehnen Sie sich nach hinten auf die Ellenbogen und wiederholen Sie die unter Punkt eins beschriebenen Abläufe. (3) Legen Sie sich auf den Rücken und wiederholen Sie die unter Punkt eins beschriebenen Abläufe.

Ziele und Schwerpunkte
Knie fest in den Boden drücken, Oberschenkel einwärtsdrehen, Steißbein einrollen. Um die Intensität zu steigern, ein Knie zur gleichseitigen Schulter ziehen. Versuchen, die Arme über den Kopf zu heben und die Ellenbogen zu fassen.

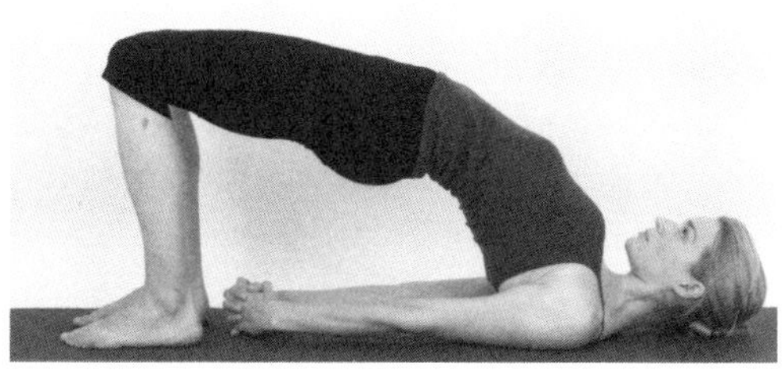

Setu Bandha Sarvangasana
Schulterbrücke

Besonders gefährdete Bereiche
Unterer Rücken, Hals, Knie.

Übungsanleitung
Legen Sie sich auf den Rücken und ziehen Sie die Füße zum Gesäß. Stellen Sie die Füße hüftbreit und parallel nebeneinander. Atmen Sie vollständig aus und spüren Sie, wie sich der untere Rücken in den Boden schiebt und das Steißbein einrollt. Atmen Sie ein, drücken Sie die Füße fest in den Boden (kräftiges Pada Bandha) und heben Sie die Hüften. Drehen Sie die Oberschenkel einwärts und überlassen Sie dem Steißbein die Führung, um die Weite im unteren Rücken zu wahren. Verschränken Sie die Finger unter dem Rücken und ziehen Sie die Schultern etwas zueinander, um den Nacken zu entlasten.

Ziele und Schwerpunkte
Füße noch fester in den Boden drücken, um die Hüften zu heben, dabei Pada Bandha und Einwärtsdrehung der Oberschenkel wahren. Schultern, Ellenbogen und Handgelenke in den Boden pressen, die Spitzen der Schulterblätter zum Herzen ziehen, gleichzeitig das Brustbein zum Kinn heben sowie den oberen Rücken und die Schlüsselbeine weit aufdehnen. Zum Verlassen der Stellung die Fersen heben, die Arme über den Kopf strecken und langsam Wirbel für Wirbel abrollen.

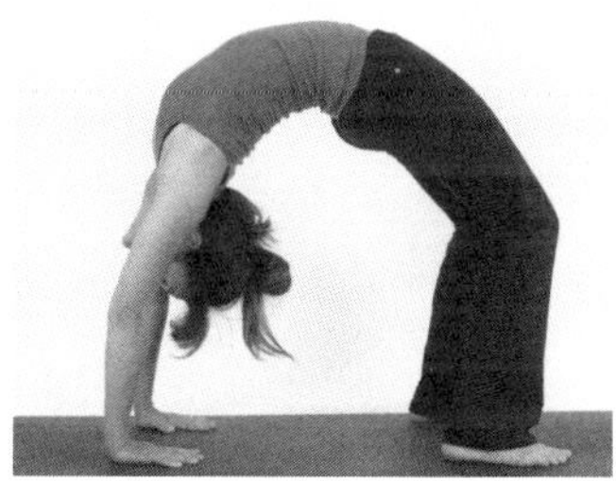

Urdhva Dhanurasana
Rad

Besonders gefährdete Bereiche
Unterer Rücken, Handgelenke, Schultern, Hals, Leisten. Wenn es Schülern nicht gelingt, in dieser Haltung die Arme zu strecken, und sie es mit Gewalt versuchen, werden sie Handgelenke und Schultern überlasten. Gleichzeitig verkrampfen sich ausgerechnet die Muskeln, die eigentlich loslassen sollten, um sich natürlicher in die Haltung hinein öffnen zu können.

Übungsanleitung
Stellen Sie die Füße wie zu Beginn von Setu Bandha Sarvangasana nah an die Hüften. Legen Sie die Handflächen unmittelbar hinter und in einer Linie mit den Schultern auf den Boden. Drehen Sie die Schultern auswärts, damit die Ellenbogen gerade nach oben zeigen. Falls dies nicht gelingt, versuchen Sie, die Hände etwas weiter auseinanderzuschieben und die Fingerspitzen leicht auswärtszudrehen, damit Sie die Oberarme leichter auswärtsdrehen können. Erzeugen Sie ein Gefühl, als wollten Sie die fixierten Handflächen zu den Schultern ziehen, um die Schulterblätter an die hinteren Rippen zu schmiegen. Atmen Sie ein und drücken Sie sich nach oben, sodass sich die Hüften heben, der Scheitel aber noch auf dem Boden ruht. Kontrollieren Sie die Position der Ellenbogen und Schultern. Atmen Sie ein und strecken Sie die Arme.

Ziele und Schwerpunkte

Pada Bandha halten, Beine anspannen, Oberschenkel einwärtsdrehen, Becken nach vorne kippen. Hände gleichmäßig in den Boden drücken, Arme aktiv auswärtsdrehen, oberen Rücken und Brust aufdehnen. Das Asana im Laufe der Zeit vertiefen, indem Sie mit den Händen näher zu den Füßen wandern. Wenn die Handgelenke überanstrengt oder die Ellenbogen leicht gebeugt sind, die Hände auf Yogablöcke legen, die in einem 45-Grad-Winkel an der Wand lehnen.

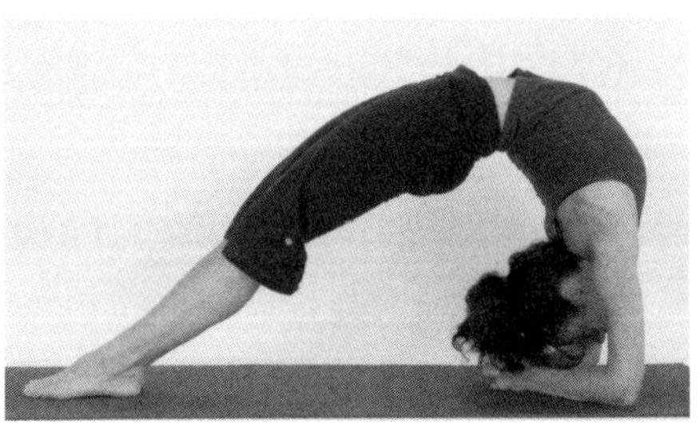

Viparita Dandasana

Umgekehrte Stockhaltung

Besonders gefährdete Bereiche

Unterer Rücken, Schultern, Hals.

Übungsanleitung

Beginnen Sie mit der Vorbereitung auf Urdhva Dhanurasana, bis der Scheitel auf dem Boden ruht. Legen Sie die Ellenbogen schulterbreit voneinander entfernt ab, verschränken Sie die Finger und legen Sie die Hände wie in Sirsasana I um den Kopf. Drücken Sie die Unterarme fest in die Matte, heben Sie den Kopf vom Boden, strecken Sie die Beine, ziehen Sie die Füße zueinander und strahlen Sie Energie über Beine und Füße aus.

Ziele und Schwerpunkte

Unterarme und Füße fest in den Boden drücken; Oberschenkel stark einwärtsdrehen; Steißbein zu den Fersen drücken; Brust dehnen.

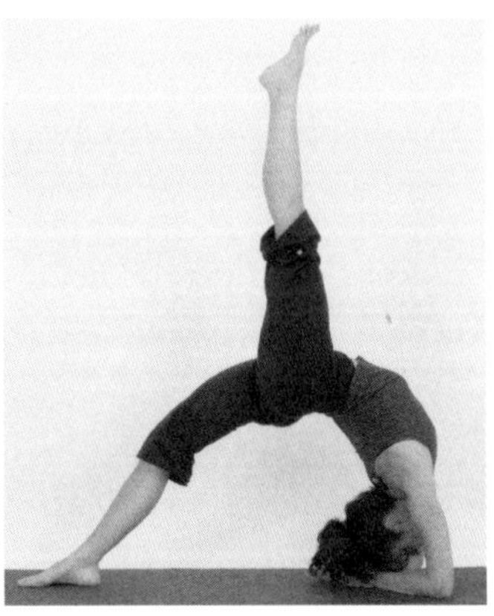

Eka Pada Viparita Dandasana

Einbeinige umgekehrte Stockhaltung

Besonders gefährdete Bereiche

Unterer Rücken, Schultern, Hals.

Übungsanleitung

Kommen Sie in Viparita Dandasana und drücken Sie den linken Fuß noch fester in den Boden. Ziehen Sie das rechte Knie langsam nach oben und versuchen Sie, das Bein senkrecht auszustrecken.

Ziele und Schwerpunkte

Standbein fest in den Boden drücken und aktiv einwärtsdrehen. Beides ist für die Stabilität der Haltung unerlässlich.

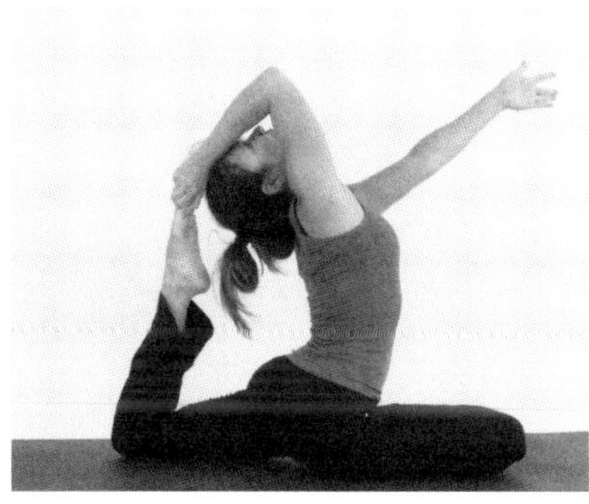

Eka Pada Raja kapotasana

Einbeinige Königstaube

Besonders gefährdete Bereiche

Vorderes Knie, unterer Rücken.

Übungsanleitung

Kommen Sie in Adho Mukha Svanasana. Ziehen Sie das rechte Knie nach vorne, legen Sie es unmittelbar außerhalb der rechten Hand ab. Senken Sie das linke Bein und die linke Hüfte zur Matte. Erhöhen Sie den linken Sitzbeinhöcker mit Hilfsmitteln so weit wie nötig, damit er (a) fest geerdet ist, (b) die Hüften parallel sind und (c) kein Druck auf die Innenseite des rechten Knies kommt. Beugen Sie sich nach vorne, um den hüftöffnenden Aspekt zu erkunden. Wenn Sie das Asana in der Rückbeuge üben, achten Sie darauf, dass der Sitzbeinhöcker fest im Boden verwurzelt ist und die Hüften parallel bleiben. Fassen Sie den linken Fuß mit der linken Hand und (1) ziehen Sie die Ferse zur Hüfte, (2) legen Sie den linken Ellenbogen um den Fuß, ziehen Sie den rechten Arm über den Kopf nach hinten und bringen Sie die Hände zusammen oder (3) ziehen Sie beide Arme über den Kopf nach hinten, fassen Sie den Fuß und lassen Sie den Kopf in die Wölbung des Fußes sinken.

Ziele und Schwerpunkte

Die Hüften müssen stets parallel und fest geerdet bleiben, um den unteren Rücken und das vordere Knie zu schützen. In der Rückbeuge die Hüfte des gebeugten Beins nach vorne schieben und das gestreckte Bein einwärtsdrehen, um den Druck auf das Kreuzbein zu lindern. Das Steißbein nach unten drücken, die Brust heben und die Ellenbogen zueinanderziehen. So entsteht ein Gefühl, als würde man die unteren Spitzen der Schulterblätter nach oben zum Herzen ziehen und das Herz zum Himmel heben und öffnen.

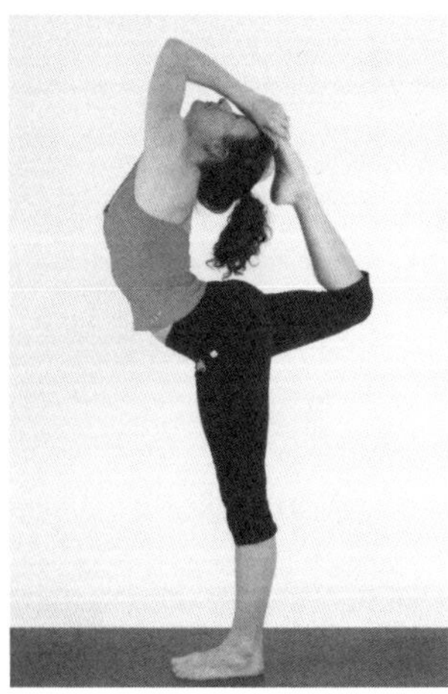

Natarajasana
Tänzer

Besonders gefährdete Bereiche

Unterer Rücken, hintere Oberschenkelmuskeln und Knie des Standbeins, Schultern bei Instabilität oder Impingement-Syndrom.

Übungsanleitung

Kommen Sie in Tadasana, beugen Sie das rechte Knie und heben Sie den rechten Fuß zur rechten Hüfte. Fassen Sie den rechten Fuß mit der rechten Hand und drehen Sie den rechten Ellenbogen nach innen und nach oben, während Sie das rechte Bein aus der Hüfte nach hinten und nach oben strecken. Heben Sie den linken Arm über den Kopf, beugen Sie den linken Ellenbogen und fassen Sie den rechten Fuß.

Ziele und Schwerpunkte

Pada Bandha im Standbeinfuß halten, um Fuß und Fußgelenk zu stabilisieren. Das Standbein bleibt gerade und fest, wird aber nicht durchgedrückt. Das Becken bleibt parallel, um als symmetrisches Fundament für die vollständige Wirbelsäulenstreckung zu dienen. Das Steißbein nach hinten und nach unten drücken, die Brust öffnen, die unteren Spitzen der Schulterblätter nach vorne und nach oben zum Herzen ziehen. Wenn das Asana fest und leicht gehalten werden kann, den Scheitel in die Wölbung der Fußsohle sinken lassen und die Ellenbogen zueinanderziehen. Atmen!

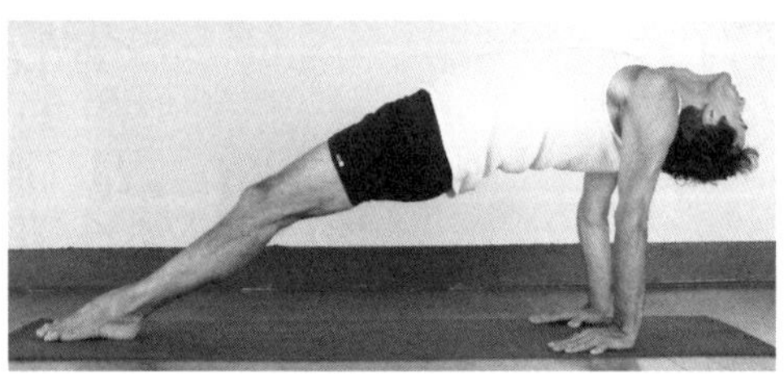

Purvottanasana
Umgekehrtes Brett oder intensive Dehnung des Ostens

Besonders gefährdete Bereiche

Handgelenke, unterer Rücken, Hals.

Übungsanleitung

Kommen Sie in Dandasana. Legen Sie die Hände etwa 30 Zentimeter hinter den Hüften auf den Boden, die Fingerspitzen zeigen nach vorne zu den Hüften. Atmen Sie ein, drücken Sie Hände und Füße fest in den Boden und heben Sie das Becken so hoch wie möglich. Alternativ können Sie die Füße auch näher an die Hüften bringen, bevor Sie den Körper anheben (Tischhaltung).

Ziele und Schwerpunkte
Fußballen fest in den Boden pressen, Oberschenkel einwärtsdrehen, Steißbein zu den Fersen schieben, Schulterblätter nach oben drücken, um die Brust zu öffnen. Auf den Hals achten, wenn der Kopf nach hinten sinkt.

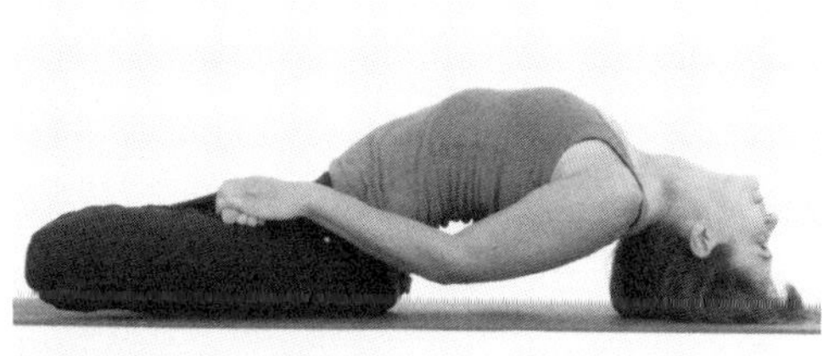

Matsyasana
Fisch

Besonders gefährdete Bereiche
Knie, Hals.

Übungsanleitung
Kommen Sie in Pindasana (Embryo). Legen Sie die Wirbelsäule langsam auf dem Boden ab. Nutzen Sie die Füße als Hebel: Fassen Sie die Füße und ziehen Sie daran, um die Brust nach oben zu wölben und den Kopf mit dem Scheitel zum Boden zu bringen.

Ziele und Schwerpunkte
Knie zum Boden drücken, wenn Zug auf die Füße kommt, um die Wölbung der Wirbelsäule zu verstärken. Unmittelbar in Uttana Padasana kommen.

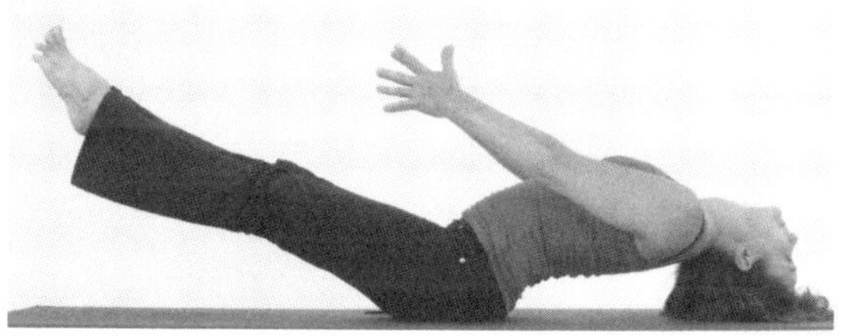

Uttana Padasana
Gestreckte Beinhaltung

Besonders gefährdete Bereiche
Hals, unterer Rücken.

Übungsanleitung
Legen Sie sich auf den Rücken und stützen Sie sich auf die Ellenbogen. Die Fingerspitzen liegen ein Stück weit unter dem Gesäß. Drücken Sie die Ellenbogen fest in den Boden, um die Brust zu heben. Achten Sie auf den Hals, wenn Sie den Kopf nach hinten sinken lassen. Heben Sie die kräftig gestreckten Beine etwa 30 Zentimeter vom Boden, um in die vollständige Haltung zu kommen, lassen Sie den Scheitel zum Boden sinken, strecken Sie die Arme nach oben aus und legen Sie die Handflächen aneinander, Arme und Beine im gleichen Winkel.

Ziele und Schwerpunkte
Oberschenkel einwärtsdrehen; Steißbein zu den Fersen schieben; Spitzen der Schulterblätter nach oben zur Brust ziehen; Energie über Arme und Fingerspitzen ausstrahlen; zur Nasenspitze schauen.

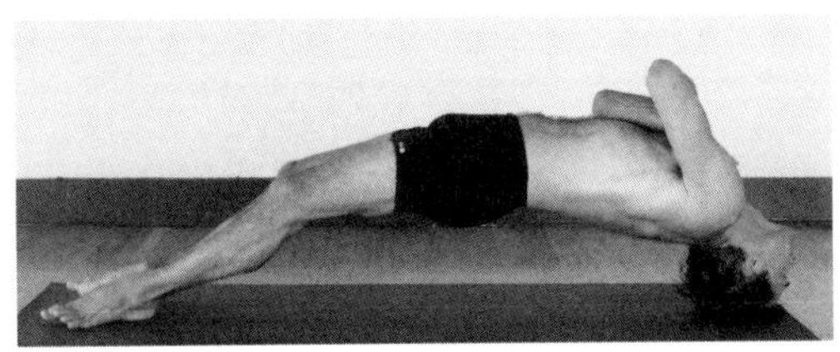

Setu Bandhasana
Brücke

Besonders gefährdete Bereiche
Hals, unterer Rücken.

Übungsanleitung
Legen Sie sich auf den Rücken, ziehen Sie die Füße zu etwa einem Drittel zu den Hüften. Bringen Sie die Fersen zusammen und drehen Sie die Füße nach außen, sodass Sie aussehen wie Charlie Chaplin in seiner Rolle als Tramp. Drücken Sie die Ellenbogen fest in den Boden, wölben Sie die Wirbelsäule nach oben und öffnen Sie die Brust. Atmen Sie ein und pressen Sie die Füße fest in den Boden, damit sich auch die Hüften heben können und der Scheitel zur Matte sinken kann. Verschränken Sie die Arme vor der Brust, wenn sich der Hals fest und angenehm anfühlt.

Ziele und Schwerpunkte
Es sollten weder Schmerzen noch eine stechende Intensität im Nacken zu spüren sein. Nur mit Schülern üben, die über beachtliche Kraft, Festigkeit und Leichtigkeit im Nacken verfügen. Die Ellenbogen ablegen, um aus der Haltung zu kommen.

Drehungen im Stehen und Sitzen

Mit Drehungen kann man wunderbar tief in den Kern des Körpers vordringen. Sie beleben und kräftigen die inneren Organe, vor allem die Leber und die Nieren, machen die Wirbelsäule geschmeidig und frei, öffnen Brust, Schultern, Nacken und Hüften. Aktive Drehungen in Rückenlage (wie Jathara Parivartanasana) kräftigen die schrägen Bauchmuskeln, die für viele gedrehte Asanas (wie Parsvakonasana oder Astavakrasana) besonders wichtig sind. Das regelmäßige Üben von Drehungen trägt dazu bei, die Länge und die Widerstandsfähigkeit der Weichteile der Wirbelsäule sowie die Gesundheit der Bandscheiben und Wirbelbogengelenke zu erhalten und stellt den natürlichen Bewegungsumfang wieder her.[4]

Die herrliche Ironie dabei ist, dass wir merken, je mehr wir unseren Körper verknoten, desto leichter lösen wir die angestauten inneren körperlichen und emotionalen Spannungen. Wie Sie in Kapitel 10 lesen werden, sind Drehungen bestens geeignet, um nach tiefen Vorbeugen und Rückbeugen einen Ausgleich in der Wirbelsäule zu schaffen. Nutzen Sie die folgenden allgemeinen Richtlinien, um Schüler bei Drehhaltungen anzuleiten.

- Der Schlüssel zu einer stärkeren Drehung liegt darin, tief zu atmen, sich fest im Boden zu verwurzeln und die Wirbelsäule lang zu machen.

- Drehungen bringen die Wirbel automatisch näher zusammen, Brustkorb und Lungen werden zusammengedrückt, was das vollständige Ein- und das langsame Ausatmen erschwert. Unterstreichen Sie die Wechselwirkung zwischen Wurzeln und Dehnung, legen Sie aber noch mehr Wert auf eine tiefere Ein- und eine langsamere Ausatmung.

- Wie bei anderen Asanas liegt vor allem bei Drehungen im Sitzen der Schlüssel zu mehr Länge in der Verwurzelung. Bitten Sie die Schüler, Sitzbeinhöcker und Becken bei Drehungen im Sitzen fest in den Boden zu drücken, damit die Lendenwirbelsäule lang und stabil bleibt.

- Wenn ein Fuß wie bei Ardha Matsyendrasana auf dem Boden steht, bitten Sie die Schüler, ihn fest in den Boden zu drücken, als würden sie darauf stehen, um die Wechselwirkung zwischen Wurzeln und Dehnung deutlich zu machen.

- Leiten Sie die Schüler bei Drehungen sowohl im Sitzen als auch in Rückenlage dazu an, mit jeder

Einatmung noch mehr Länge in die Wirbelsäule zu bringen. Das schafft Platz, sodass sie sich beim Ausatmen noch etwas weiter drehen können.

- Ermutigen Sie die Schüler zur dynamischen Beschäftigung mit diesem Prozess. Leiten Sie sie dazu an, bei jeder Einatmung ein wenig aus der Drehung zu kommen, damit es ihnen bei der anschließenden Ausatmung leichter fällt, sich noch etwas mehr zu strecken und noch etwas weiter zu drehen. Bitten Sie sie, auf diese Weise fortzufahren, bis sie aus der Drehung kommen.

- Bitten Sie die Schüler, bei asymmetrischen Drehungen im Sitzen darauf zu achten, dass Sitzbeinhöcker und Becken neutral bleiben. Die Sitzbeinhöcker und die Seite des Beckens, zu der man sich dreht, neigen häufig dazu, nach hinten zu wandern. Dies erzeugt die Illusion einer stärkeren Drehung, sorgt oft aber auch dafür, dass die Drehung stärker in die Lendenwirbelsäule verlagert wird und das Becken nach hinten kippt.

- Raten Sie den Schülern, sich bei Drehungen in Rückenlage mehr darum zu bemühen, dass die Schulter auf dem Boden bleibt, als darum, dass das Knie auf der gegenüberliegenden Seite zum Boden kommt. Dies wird dazu beitragen, dass die Drehung stärker im Bereich der Brust- als der Lendenwirbelsäule bleibt.

- Der Hals kann gerade bleiben oder ebenfalls gedreht werden, sofern dies angenehm ist; Schüler können in der Drehung ein wohliges Gefühl von Weite erzeugen, indem Sie die Schulterblätter nach unten ziehen und die Schlüsselbeine aufdehnen.

- Leiten Sie Ihre Schüler bei Drehungen grundsätzlich dazu an, mit der Bewegung in der Mitte der Brustwirbelsäule zu beginnen und die Drehung von dort aus nach oben und unten fortzusetzen.

- Raten Sie bei Drehungen mit Hebel (zum Beispiel wenn man in Marichyasana C den Ellenbogen oder die Schulter gegen das Knie drückt) zur Vorsicht und dazu, auf ein angenehmes Körpergefühl zu achten.

- Drehen Sie sich gleich stark in beide Richtungen. Wenn ein Schüler eine Unterlage benutzt, sollte sie unter beiden Sitzbeinhöckern gleich hoch sein. Dies fördert trotz der Herausforderung, den höheren Sitzbeinhöcker nach unten ziehen zu müssen, eine symmetrische Sitzhaltung.

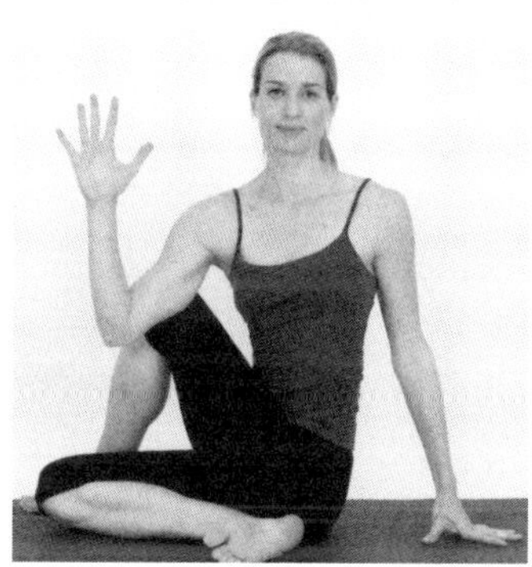

Ardha Matsyendrasana
Drehsitz

Besonders gefährdete Bereiche
Unterer Rücken, Knie, Hals.

Übungsanleitung
Kommen Sie in Dandasana. Ziehen Sie die Füße etwa halb zu den Hüften zurück. Schieben Sie rechte Ferse unter das aufgestellte linke Knie zur linken Hüfte. Stellen Sie den linken Fuß unmittelbar außerhalb des rechten Knies auf den Boden. Fassen Sie das linke Knie mit beiden Händen. Es dient als Hebel, um das Becken nach vorne zu kippen und die Wirbelsäule zu dehnen, während Sie die Sitzbeinhöcker und den linken Fuß in den Boden drücken. Strecken Sie den rechten Arm nach oben, um Wirbelsäule und Schulter zu deh-

nen, und drehen Sie aus der Rumpfmitte nach links. Fassen Sie das linke Knie, ziehen Sie den rechten Ellenbogen oder die rechte Schulter über das linke Knie, um die Drehung zu verstärken, oder strecken Sie den rechten Arm an der Außenseite des linken Unterschenkels entlang nach unten und fassen Sie die Innenseite des linken Fußes.

Ziele und Schwerpunkte

Sitzbeinhöcker fest in den Boden schieben und den linken Fuß in den Boden drücken, als wollten Sie darauf stehen. Bei jeder Einatmung etwas aus der Drehung kommen, was die Dehnung der Wirbelsäule erleichtert, und bei jeder Ausatmung noch etwas weiter drehen. Schulterblätter nach unten ziehen, Herzzentrum weit, Atem gleichmäßig. Blick nach links. Fortgeschrittene können über Eka Pada Koundinyasana B zu Chaturanga Dandasana übergehen.

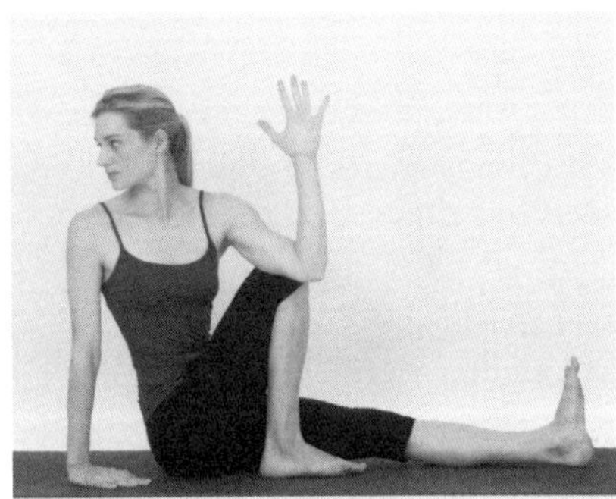

Marichyasana C
Haltung des Weisen Marichi C

Besonders gefährdete Bereiche

Unterer Rücken, Hals, angewinkeltes Knie.

Übungsanleitung

Kommen Sie in Dandasana. Ziehen Sie die rechte Ferse an den rechten Sitzbeinhöcker, das Knie ist aufgestellt. Legen Sie die rechte Hand neben die rechte Hüfte. Strecken Sie den linken Arm nach oben, dehnen Sie die linke Schulter und die Wirbelsäule. Drehen Sie den Rumpf nach rechts, ziehen Sie den linken Ellenbogen oder die linke Schulter über das rechte Knie und drücken Sie gegen das Knie, um die Drehung zu verstärken. Wenn Sie beweglicher sind, legen Sie den linken Arm um das angewinkelte rechte Bein, und greifen Sie hinter dem Rücken zum rechten Handgelenk.

Ziele und Schwerpunkte

Sitzbeinhöcker fest in den Boden schieben, linkes Bein fest anspannen und kräftig strecken. Bei jeder Einatmung etwas aus der Drehung kommen, das erleichtert die Dehnung der Wirbelsäule, und bei jeder Ausatmung noch etwas weiter drehen. Schulterblätter nach unten ziehen, Herzzentrum weit, Atem gleichmäßig. Blick nach rechts. Fortgeschrittene können über Eka Pada Koundinyasana B zu Chaturanga Dandasana übergehen.

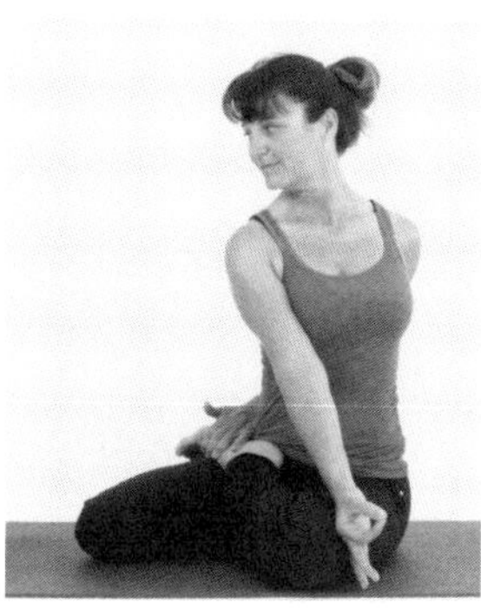

Bharadvajasana
Haltung des Weisen Bharadvaja

Besonders gefährdete Bereiche

Knie, unterer Rücken, Hals.

Übungsanleitung

Variation A: Kommen Sie in Dandasana. Lehnen Sie sich nach links, beugen Sie beide Knie, ziehen Sie beide Fersen zur rechten Hüfte und achten Sie darauf, dass sich das linke Fußgelenk unter dem rechten Oberschenkel befindet. Variation B: Beginnen Sie wie bei Variation A, aber legen Sie die rechte Ferse wie in Virasana neben die rechte Hüfte und den linken Fuß wie beim halben Lotus auf den rechten Oberschenkel. Drehen Sie sich nach links. Greifen Sie mit der linken Hand um den Rücken und fassen Sie ein Stück Kleidung, den rechten Innenoberschenkel oder den auf dem Oberschenkel liegenden Fuß. Greifen Sie gleichzeitig mit der rechten Hand das linke Knie. Versuchen Sie, die rechte Hand bis zum Boden und unter das linke Knie zu schieben, sodass die Fingerspitzen zur linken Ferse zeigen.

Ziele und Schwerpunkte

Sitzbeinhöcker in den Boden drücken. Bei jeder Einatmung die Wirbelsäule in die Länge ziehen. Die Hände dienen als Hebel, um bei jeder Ausatmung die Drehung zu verstärken. Schulterblätter nach unten ziehen, Schlüsselbeine aufdehnen, um das Gefühl zu erzeugen, als würde die obere Wirbelsäule zum Herzzentrum gezogen. Bei nach links gedrehtem Rumpf den Kopf nach rechts drehen und das Kinn leicht nach unten zur rechten Schulter ziehen.

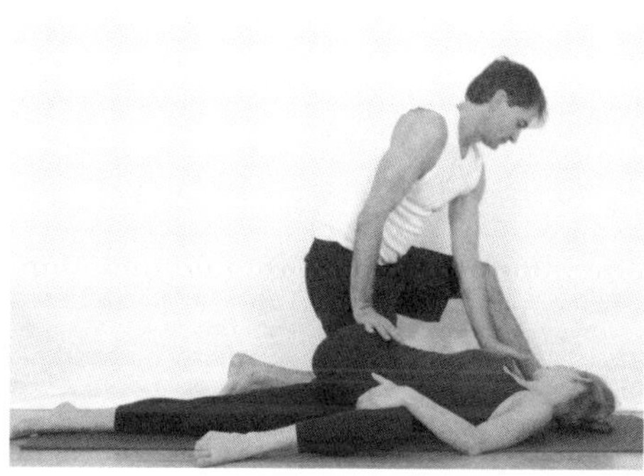

Supta Parivartanasana
Drehung im Liegen

Besonders gefährdete Bereiche

Unterer Rücken, Hals.

Übungsanleitung

In seiner Grundform kann dieses Asana entweder eine gehaltene Drehung oder eine dynamische Bewegung zur Kräftigung der Körpermitte sein – Jathara Parivartanasana. Legen Sie sich für die gehaltene Drehung auf den Rücken, ziehen Sie die Knie wie in Apanasana zur Brust, breiten Sie die Arme zur Seite aus, Handflächen nach unten. Blicken Sie über die rechte Hand und lassen Sie beide Knie nach links sinken. Alternativ können Sie auch das linke Bein gerade auf dem Boden ausstrecken und nur das rechte Knie nach links ziehen. Zur Kräftigung der Körpermitte die angewinkelten Knie (oder die gestreckten Beine) mal nach links und mal nach rechts absenken. Der Blick geht immer in die entgegengesetzte Richtung, Knie oder Beine sollten den Boden nicht berühren.

Ziele und Schwerpunkte

Mit angezogenen Knien ist die Drehung rückenschonender. Bei der gehaltenen Drehung betonen, dass es den Schülern wichtiger sein sollte, die Schulter auf dem Boden zu halten, als das Knie zum Boden zu bringen, um den Rücken eher im Bereich der Brustwirbelsäule als der Lendenwirbelsäule zu drehen. Zur Kräftigung der Körpermitte die Schultern und Handflächen fest in den Boden drücken, während die Beine nach links und nach rechts abgesenkt werden. Beim Einatmen die Beine seitlich zum Boden sinken lassen, beim Ausatmen wieder zur Mitte bringen.

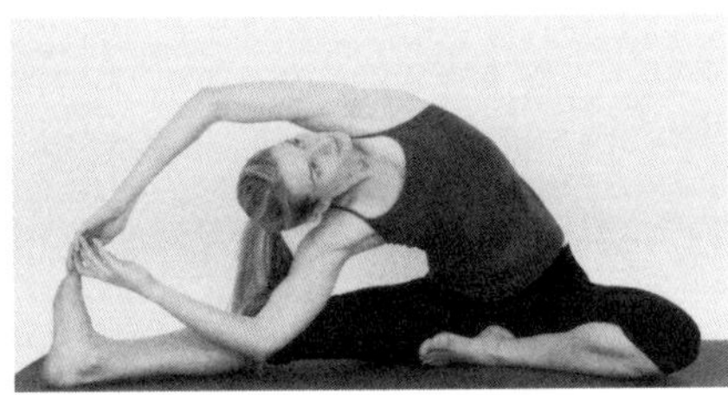

Parivrtta Janu Sirsasana
Gedrehte Kopf-an-Knie-Haltung

Besonders gefährdete Bereiche

Angewinkeltes Knie, unterer Rücken, hintere Oberschenkelmuskeln des gestreckten Beins, Hals, Schultern.

Übungsanleitung

Kommen Sie in Dandasana. Strecken Sie das rechte Bein wie bei Upavista Konasana, beugen Sie das linke Bein und ziehen Sie die Ferse an den Körper wie bei Baddha Konasana. Schieben Sie die Sitzbeinhöcker fest in den Boden, richten Sie sich gerade auf, spannen Sie den rechten Oberschenkel an, drehen Sie den Rumpf nach links und neigen Sie sich nach rechts. Arbeiten Sie in mehreren Schritten: (1) Bringen Sie den rechten Ellenbogen zum rechten Knie, strecken Sie den linken Arm zur linken Hüfte, drehen Sie ihn auswärts und strecken Sie ihn dann über den Kopf. (2) Senken Sie den rechten Ellenbogen oder die rechte Schulter zum Boden, der Rumpf bleibt gedreht und geöffnet, während Sie mit dem linken Arm über den Kopf zum rechten Fuß greifen.

Ziele und Schwerpunkte

Wenn der Blick nach oben Probleme im Hals verursacht, den Kopf sinken lassen oder mit der rechten Hand stützen. Schwerpunkt der Haltung ist die Dehnung der Wirbelsäule in Seitneigung. Das Asana als Seitbeuge, nicht als Vorbeuge üben. Wer den rechten Fuß problemlos mit beiden Händen fassen kann, drückt mit der rechten Hand den linken Oberschenkel nach außen und nach unten, um die Dehnung zu verstärken.

Vorbeugen und Hüftöffner

Wir kommen nun zu den Vorbeugen im Sitzen und Liegen sowie den Hüftöffnern, die oft als eigenständige Kategorien betrachtet werden. Aber alle Vorbeugen dehnen Muskeln in und um das Becken, und bei den meisten Hüftöffnern wird auch die Wirbelsäule gebeugt (zum Beispiel Gomukhasana und Baddha Konasana). (Bei einigen Hüftöffnern ist die Wirbelsäule neutral wie bei Bharadvajasana oder gestreckt wie bei Supta Virasana.) Deshalb ist es sinnvoll, diese Asanas gemeinsam zu betrachten und die vorbeugenden und hüftöffnenden Aspekte entsprechend hervorzuheben. Da es sich bei einigen Haltungen um reinrassigere Vorbeugen oder Hüftöffner handelt, werden wir zunächst kurz auf die Eigenschaften der einzelnen Asanafamilien eingehen, bevor wir sie in Kombination betrachten.

Vorbeugen sind wunderbar beruhigende Asanas, die uns in die inneren Mysterien und Dynamiken unseres Lebens hineinziehen. Die klassische Vorbeuge im Sitzen ist Paschimottanasana, was aus dem Sanskrit übersetzt »Dehnung des Westens« heißt. Gemeint ist die Sonnenuntergangsseite der Praxis, in der man sich zu Beginn traditionell der aufgehenden Sonne zuwendet. Andere Vorbeugen wie Balasana geben uns Kraft; während der neun Monate im Mutterleib befinden wir uns in dieser Haltung, und wir kommen automatisch darauf zurück, um Kraft zu schöpfen und uns zu schützen. Da Vorbeugen die Organe in Bauch und Becken anregen, konzentriert sich ihre feinstofflich-energetische Wirkung auf die unteren Chakras und offenbart oft tief im Körper gespeicherte Grundemotionen. Wenn Schüler die Vorbeugen ein paar Minuten halten und dabei ihren Atemfluss verfeinern, können sie diese Gefühle gefahrlos erforschen.

In der Vorbeuge dehnen und entblößen wir die verwundbare Körperrückseite, von der wir ohne Hilfsmittel nur winzige Teile direkt zu Gesicht bekommen. So, wie es oft die Angst verstärkt, wenn wir uns bei Rückbeugen wie Laghu Vajrasana ins Ungewisse fallen lassen, können wir bei Vorbeugen oft die Rückenmuskulatur nicht entspannen. Um tief in diese Asanas hineingehen zu können, müssen wir eine ganze Kette von Muskeln entspannen, angefangen bei der Sehnenplatte der Fußsohle über die Achillessehne, den zweiköpfigen Wadenmuskel und den Schollenmuskel im Unterschenkel, die hinteren Oberschenkelmuskeln auf der Rückseite und die Adduktoren an der Innenseite der Oberschenkel, den großen Gesäßmuskel, den birnenförmigen Muskel und den quadratischen Lendenmuskel an der Rückseite des Beckens bis zur Lendenwirbelsäule und weiter über die Muskeln des Rückens, vor allem die Rückenstrecker, die vielgefiederten Muskeln (über mehrere Wirbelsäulensegmente verlaufende Skelettmuskeln) und den großen Rückenmuskel, nach oben (Aldous 2004, 65). Man braucht Geduld, bis die Körperrückseite allmählich entspannt und zulässt, dass die Vorbeuge ihre wohltuende Wirkung entfaltet. Wer aggressiv übt, kann die hintere Oberschenkelmuskulatur oder den unteren Rücken verletzen. Schüler mit Bandscheibenproblemen sollten Vorbeugen mit großer Achtsamkeit und Geduld angehen und sich an Asanas wie Dandasana und Supta Padangusthasana halten, in denen sie sich darauf konzentrieren können, die hintere Oberschenkelmuskulatur und die Hüften, nicht aber den unteren Rücken zu dehnen. Leiten Sie die Schüler bei Vorbeugen wie folgt an:

- Bevor Sie sich nach vorne beugen, sollten Sie das Gewahrsein auf den Atem und über den Atem auf die gesamte Länge der Wirbelsäule richten und sich darauf konzentrieren, sie zu entspannen und zu dehnen.

- Erklären Sie die Erdung der Sitzbeinhöcker zum wichtigsten Element aller Vorbeugen im Sitzen. Sie lässt sich am besten in Dandasana vermitteln. Wenn man die Sitzbeinhöcker fest im Boden verwurzelt, wird der Energiefluss durch die Wirbelsäule nach oben und durch die Beine nach unten aktiviert und die Grundlage für gefahrlose und tiefe Vorbeugen geschaffen.

- Beurteilen Sie die Haltung Ihrer Schüler in Dandasana. Falls sie an der neutralen Beckenstellung scheitern (in der das Kreuzbein leicht nach vorne kippt), sollten sie eine feste Unterlage verwenden, die so hoch ist, dass sie diese Neutralität unterstützt, und sich dann bemühen, mehr Länge in die Wirbelsäule zu bringen.

- Beginnen und maximieren Sie die Vorbeuge, indem Sie das Becken nach vorne kippen und gleichzeitig die Wirbelsäule in ihrer neutralen Stellung so weit wie möglich strecken. Für viele Schüler bedeutet dies, dass sie bei den meisten Vorbeugen im Sitzen in einer aufrechten Haltung bleiben.

- Vorbeugen in Rückenlage wie Apanasana (Knie-zur-Brust-Haltung) und Supta Padangusthasana (liegende Großzehenhaltung) sind besonders schonend für den unteren Rücken und die hintere Oberschenkelmuskulatur.

- Rotieren Sie die Oberschenkel bei Vorbeugen im Sitzen mit Streckung eines oder beider Beine (zum Beispiel Dandasana oder Paschimottanasana) nach innen und drücken Sie sie gleichzeitig in den Boden. Dadurch kann das Becken leichter nach vorne kippen und die Weite im unteren Rücken bleibt gewahrt.

Die meisten Standhaltungen und alle Vorbeugen dehnen die Muskeln in und um das Becken. Die Familie der reinrassigen Hüftöffner aber findet man bei

Haltungen im Sitzen, in Rücken- oder Bauchlage. Stabile und offene Hüften sind der Schlüssel, damit wir uns in der Welt bewegen können. Wenn man allerdings viel auf Stühlen sitzt und intensiv Sport treibt, kann dies zusammen mit genetischen Faktoren zu besonderen Verspannungen der Hüfte führen, was den Bewegungsumfang einschränkt und unter Umständen den unteren Rücken belastet. Offene Hüften sind ein Schlüssel zu gefahrlosen und tiefen Vor- und Rückbeugen und dazu, mühelos in Padmasana oder anderen Meditationshaltungen mit überschlagenen Beinen sitzen zu können. Mit einer ausgewogenen Praxis, die alle beteiligten Muskeln berücksichtigt, können wir einen gesunden Bewegungsumfang der Hüfte entwickeln und bewahren, was in vielerlei Hinsicht nützlich ist und sich bei Standhaltungen, Vor- und Rückbeugen zeigt:

- *Hüftbeuger*: Sind die wichtigsten Hüftbeuger – der Lendendarmbeinmuskel und der gerade Oberschenkelmuskel – verspannt, kippt das Becken nach vorne und es kommt zu einer übertriebenen Lordose der Lendenwirbelsäule. Verspannte Hüftbeuger schränken auch bei Rückbeugen ein. Standhaltungen wie Anjaneyasana und Virabhadrasana I und II dehnen diese Muskeln effektiv, genau wie klassische Hüftöffner wie Supta Virasana und die Vorübung zu Eka Pada Raja Kapotasana.

- *Hüftstrecker*: Verspannte Hüftstrecker ziehen die Sitzbeinhöcker zur Kniekehle, wodurch die Lendenwirbelsäule ihre natürliche Krümmung verlieren und eine übermäßige Kyphose der Brustwirbelsäule (Rundrücken) entstehen kann. Verspannungen der Hüftstrecker – vor allem der hinteren Oberschenkelmuskeln und der Fasern der unteren großen Gesäßmuskeln – schränken bei Vorbeugen ein. Sie lassen sich am besten in Vorbeugen mit gestreckten Beinen dehnen.

- *Hüftabduktoren*: Verspannungen der Abduktoren – vor allem der mittleren Gesäßmuskeln – sind (zusammen mit schwachen Adduktoren) die Hauptursache, wenn in Asanas mit Ausfallschritt das vordere Knie nach außen kippt. Sie sind der Erzfeind von Schülern, die in Garudasana und Gomukhasana die Knie überkreuzen möchten, und üben Druck auf das Iliosakralgelenk aus. Die Asanas, in denen Verspannungen den Bewegungsumfang am stärksten einschränken, bieten auch die stärkste Dehnung – was vor allem für Gomukhasana gilt.

- *Hüftadduktoren*: Verspannte Adduktoren sorgen (zusammen mit schwachen Abduktoren) dafür, dass bei Asanas im Ausfallschritt das vordere Knie nach innen kippt, und erschweren die Öffnung der Beine in verschiedenen Stand-, Stütz- und Sitzhaltungen. (Verhältnismäßig kurze Hüftköpfe und/oder Darmbeinschenkelbänder können den Bewegungsumfang ebenfalls einschränken, wo oft verspannte Adduktoren vermutet werden.) Upavista Konasana und Baddha Konasana sind die klassischen Sitzhaltungen zur Öffnung der Adduktoren.

- *Innenrotatoren*: Eine Verspannung der Innenrotatoren kann dazu führen, dass die Knie in Tadasana zueinanderkippen, und die Öffnung in Haltungen wie Padmasana und Virabhadrasana II begrenzen. Diese Muskeln sind eng mit den Adduktoren verbunden und können mit Upavista Konasana und Baddha Konasana wirksam gedehnt werden.

- *Außenrotatoren*: Der große Gesäßmuskel ist der stärkste Muskel im Körper und der wichtigste Außenrotator des Oberschenkels. Ist er verspannt oder überlastet – wie das bei vielen Tänzern der Fall ist –, drehen Knie und Füße häufig nach außen. Dadurch kommt es in vielen Standhaltungen zu einer Fehlausrichtung und es entsteht Druck auf das Iliosakralgelenk. Gomukhasana und Supta Parivartanasana (Drehung im Liegen) bewirken eine effektive Dehnung dieser Muskeln.

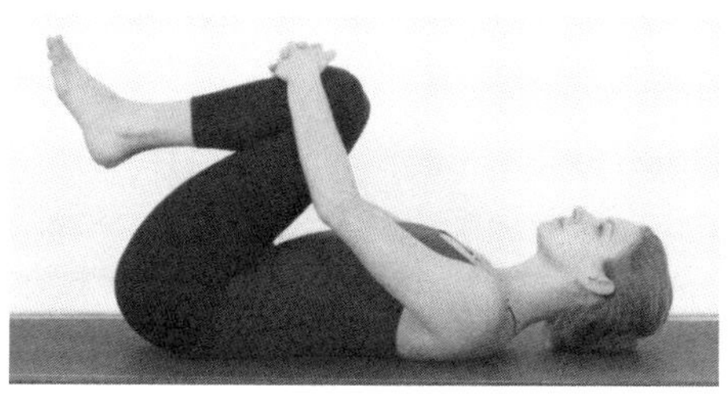

Apanasana
Knie-zur-Brust-Haltung

Besonders gefährdete Bereiche
Unterer Rücken, Leisten.

Übungsanleitung
Legen Sie sich auf den Rücken und ziehen Sie sanft die Knie zur Brust. Lockern Sie beim Einatmen den Griff etwas und ziehen Sie beim Ausatmen die Knie wieder fest zur Brust.

Ziele und Schwerpunkte
Diese Übung sieht einfach aus. Trotzdem sollten die Schüler den unteren Rücken nicht überfordern. Von rechts nach links schaukeln oder mit den Knien kreisen, um zu erkunden, wie sich Spannungen im Bereich der Lendenwirbelsäule lösen lassen.

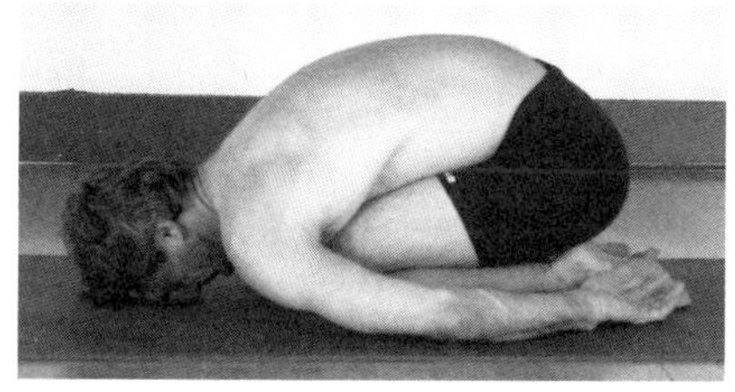

Balasana
Kind

Besonders gefährdete Bereiche
Unterer Rücken, Knie.

Übungsanleitung
Kommen Sie in den Vierfüßlerstand. Lassen Sie das Gesäß auf die Fersen sinken und legen Sie die Arme neben den Beinen auf den Boden. Wenn Sie die Knie spreizen, erleichtert dies die Entspannung der Hüften und lindert den Druck im unteren Rücken. Wenn Sie eine Decke in die Kniekehlen legen, verringert dies den Druck auf die Knie.

Ziele und Schwerpunkte
Befinden sich die Hüften mehr als nur ein paar Zentimeter über den Fersen, sollte angeboten werden, eine Decke in die Kniekehlen zu legen. Balasana ist eine der entspannendsten Haltungen, ein Moment der Erholung und der inneren Ruhe. Die Schüler sollten ermuntert werden, auf den Atem zu achten, während sie ganz loslassen und innerlich tief entspannen.

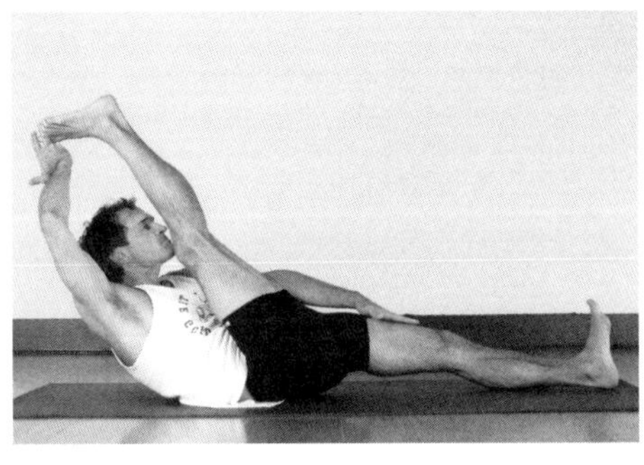

Supta Padangusthasana
Liegende Großzehenhaltung

Besonders gefährdete Bereiche
Hintere Oberschenkelmuskeln.

Übungsanleitung
Legen Sie sich auf den Rücken, ziehen Sie wie bei Setu Bandha Sarvangasana die Fersen zu den Hüften, fassen Sie den rechten Fuß und strecken Sie das rechte Bein. (Nehmen Sie gegebenenfalls einen Gurt zu Hilfe.) Strecken Sie das linke Bein am Boden aus, schieben Sie die Ferse vom Körper weg und drehen Sie den Oberschenkel einwärts. Knie und Zehen zeigen nach oben. Atmen Sie aus, heben Sie das Kinn zum Schienbein. Achten Sie darauf, dass beide Beine gerade und aktiv sind.

Ziele und Schwerpunkte
Schambein nach vorne unten kippen, Brustbein nach oben ziehen. Um in Variation B zu kommen, den Rücken wieder zum Boden sinken lassen, den Kopf nach links drehen und das rechte Bein langsam nach rechts abspreizen. Der Schwerpunkt sollte darauf liegen, die linke Hüfte auf dem Boden zu lassen, nicht darauf, das rechte Bein noch weiter abzuspreizen.

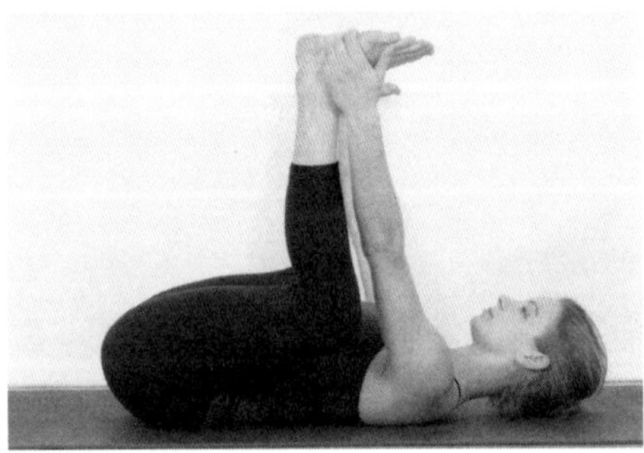

Ananda Balasana
Glückliches Kind

Besonders gefährdete Bereiche
Unterer Rücken, Innenseiten der Leisten.

Übungsanleitung
Kommen Sie in Apanasana. Fassen Sie die Füße und ziehen Sie die Knie Richtung Boden. Achten Sie darauf, dass das Kreuzbein auf dem Boden bleibt und die Fersen sich über den Knien befinden.

Ziele und Schwerpunkte
Verspannten Schülern ist es nicht möglich, die Füße zu fassen, ohne den oberen Rücken und das Becken vom Boden zu heben. Sie sollten ermuntert werden, die Knie gebeugt zu lassen.

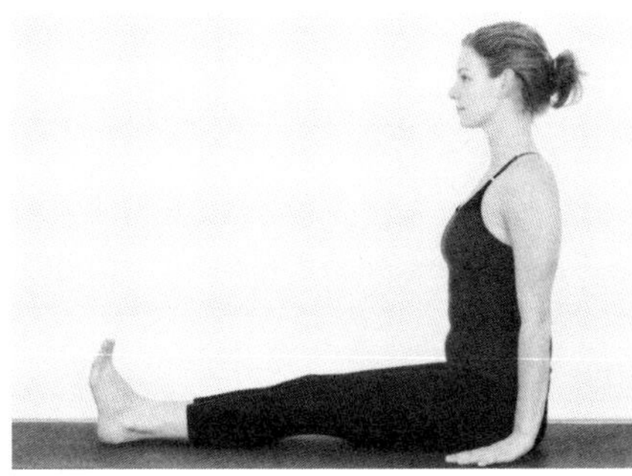

Dandasana
Stock

Besonders gefährdete Bereiche

Hintere Oberschenkelmuskeln, unterer Rücken.

Übungsanleitung

Dieses Asana bildet die Grundlage für alle anderen Vorbeugen im Sitzen. Das wichtigste Element aller Vorbeugen im Sitzen ist der feste Druck der Sitzbeinhöcker in den Boden. Ziehen Sie das Sitzfleisch nicht zur Seite, da dadurch der Ursprung der hinteren Oberschenkelmuskeln freigelegt wird – ihre verletzlichste Stelle. Sitzen Sie aufrecht, strecken Sie die Beine nach vorne aus, bringen Sie das Becken in eine neutrale Position. Falls das Kreuzbein nach hinten kippt, legen Sie etwas unter, um Becken und Wirbelsäule wieder in eine neutrale Stellung zu bringen.

Ziele und Schwerpunkte

Sitzbeinhöcker fest im Boden verwurzeln; Fußrücken zu den Schienbeinen ziehen; Oberschenkel anspannen, ohne die Knie zu überstrecken; Oberschenkel einwärtsdrehen; Schambein nach unten und Kreuzbein leicht nach vorne kippen; Wirbelsäule lang machen; Schulterblätter nach unten ziehen; Handflächen in den Boden drücken; Brust öffnen; Kopf zum Himmel schieben.

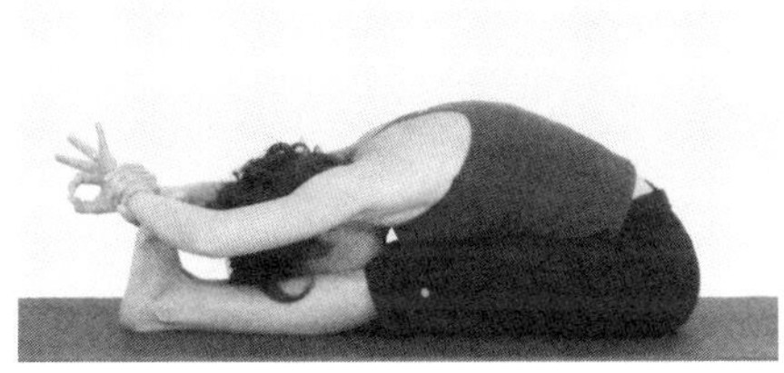

Paschimottanasana
Dehnung des Westens oder Vorbeuge im Sitzen

Besonders gefährdete Bereiche

Hintere Oberschenkelmuskeln, unterer Rücken.

Übungsanleitung

Sitzen Sie aufrecht in Dandasana. Strecken Sie die Hände so weit wie möglich zu den Füßen, ohne die Wirbelsäule zu krümmen. Fassen Sie die Füße (oder legen Sie einen Gurt darum). Dies dient als Hebel, um die Beine zu aktivieren, die Wirbelsäule zu dehnen und das Becken nach vorne zu kippen. Ziehen Sie den Oberkörper zu den Beinen, indem Sie das Becken nach vorne kippen. Ziehen Sie die Ellenbogen auseinander und die Schulterblätter zu den hinteren unteren Rippen.

Ziele und Schwerpunkte

Die feste Erdung der Sitzbeinhöcker erneuern. Bei jeder Einatmung die Wirbelsäule dehnen; bei jeder Ausatmung den Oberkörper nach vorne sinken lassen. Es sollte mehr Wert darauf gelegt werden, das Herzzentrum nach oben und nach vorne zu ziehen, als darauf, das Gesicht zu den Beinen zu bringen. Die Beine anspannen und geduldig warten, bis sich die Rückseite des Körpers entspannt.

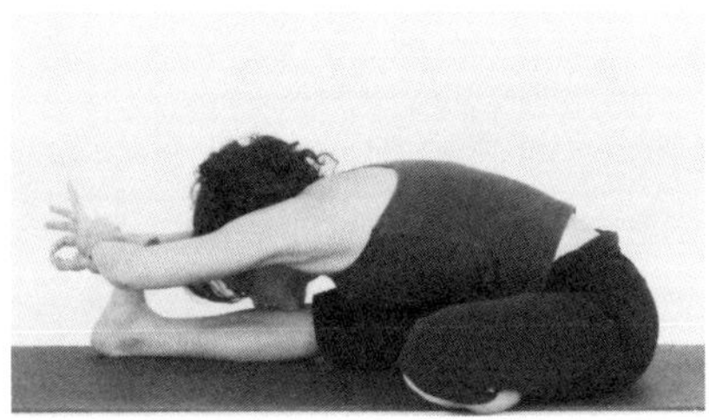

Janu Sirsasana
Kopf-zum-Knie-Haltung

Besonders gefährdete Bereiche

Hintere Oberschenkelmuskeln, unterer Rücken, angewinkeltes Knie.

Übungsanleitung

Sitzen Sie aufrecht in Dandasana. Legen Sie die linke Ferse in Beckennähe an die rechte Oberschenkelinnenseite. Lassen Sie das linke Knie zum Boden oder auf einen Yogablock sinken. Achten Sie darauf, dass die Sitzbeinhöcker parallel und fest geerdet sind, drehen Sie den Oberkörper leicht nach rechts, bis das Brustbein zum rechten Fuß zeigt. Beugen Sie sich wie bei Paschimottanasana nach vorne, heben Sie dabei den Bauch und ziehen Sie ihn zum rechten Oberschenkel.

Ziele und Schwerpunkte

Die feste Erdung der Sitzbeinhöcker und die Aktivierung des linken Quadrizeps erneuern. Bei jeder Einatmung die Brust leicht anheben, um die Wirbelsäule noch mehr zu strecken. Bei jeder Ausatmung noch tiefer in die Haltung kommen.

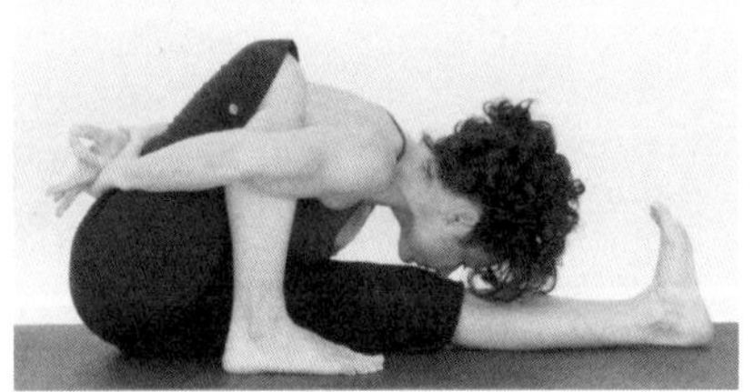

Marichyasana A
Haltung des Weisen Marichi A

Besonders gefährdete Bereiche

Hintere Oberschenkelmuskeln, unterer Rücken.

Übungsanleitung

Sitzen Sie aufrecht in Dandasana. Ziehen Sie die rechte Ferse nach hinten zum rechten Sitzbeinhöcker. Legen Sie die linke Hand neben der linken Hüfte auf den Boden und lehnen Sie den Oberkörper leicht nach links, während Sie den rechten Arm nach oben strecken. Beugen Sie sich aus den Hüften, strecken Sie langsam den Oberkörper und den rechten Arm nach vorne. Legen Sie den rechten Arm weit unten um das rechte Schienbein und greifen Sie gleichzeitig mit der linken Hand um den Rücken zum rechten Handgelenk. Heben Sie beim Einatmen Wirbelsäule und Brust; beugen Sie sich beim Ausatmen nach vorne.

Ziele und Schwerpunkte

Die feste Erdung der Sitzbeinhöcker und die Aktivierung des linken Quadrizeps erneuern. Den rechten Fuß in den Boden drücken, als wolle man darauf stehen. Bei jeder Einatmung die Brust leicht anheben, um die Wirbelsäule noch mehr zu strecken. Bei jeder Ausatmung noch tiefer in die Haltung kommen.

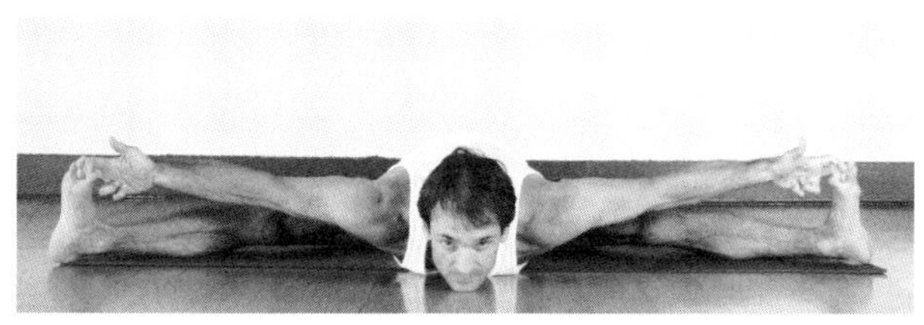

Upavista Konasana
Offene Winkelhaltung

Besonders gefährdete Bereiche

Hintere Oberschenkelmuskeln, unterer Rücken.

Übungsanleitung

Kommen Sie in Dandasana und spreizen Sie die gestreckten Beine. Arbeiten Sie bei Bedarf mit Hilfsmitteln, um eine neutrale Beckenstellung zu finden. Achten Sie darauf, dass Zehen und Kniescheiben gerade nach oben zeigen, während Sie die Oberschenkel anspannen, die Wirbelsäule lang machen und das Herzzentrum dehnen. Drücken Sie die Handflächen hinter den Hüften in den Boden, um die Beckenkippung nach vorne zu unterstützen. Wenn Sie aufrecht auf den Sitzbeinhöckern sitzen können, ohne sich auf die Hände zu stützen, strecken Sie die Arme nach vorne, legen Sie die Handflächen auf den Boden und ziehen Sie den Oberkörper mit Unterstützung der Hände nach vorne.

Ziele und Schwerpunkte

Sitzbeinhöcker fest im Boden verwurzeln, Beine anspannen, Kniescheiben nach oben drehen. Das Becken mit dem Atem nach vorne kippen und den Oberkörper nach vorne beugen, bis die Brust auf dem Boden zu liegen kommt, und die Füße fassen. Mehr Wert auf die Länge der Wirbelsäule und die Öffnung des Herzens als auf die Vorbeuge legen. Blick auf den Boden oder den Horizont richten.

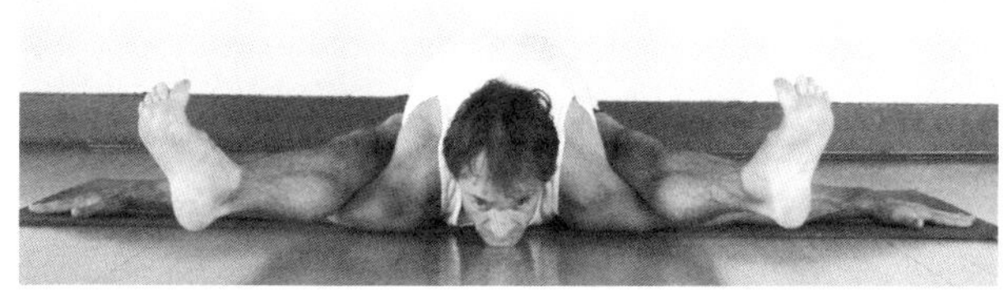

Kurmasana
Schildkröte

Besonders gefährdete Bereiche

Hintere Oberschenkelmuskeln, unterer Rücken, Schultern.

Übungsanleitung

Kommen Sie in Upavista Konasana, bringen Sie die Beine etwas näher zusammen und heben Sie die Knie, um die gestreckten Arme unter den Knien hindurchschieben zu können. Versuchen Sie, die Beine noch etwas näher zueinanderzuziehen, um sie schließlich bis zu den Schultern zu bringen. Verankern Sie die Sitzbeinhöcker, strecken Sie die Beine, spreizen Sie die Zehen und richten Sie den Blick auf den Horizont.

Ziele und Schwerpunkte

Im Fokus der Haltung stehen die Sitzbeinhöcker sowie die Streckung von Wirbelsäule und Beinen. Schließlich die Beine hinter dem Rücken überkreuzen und den Körper hochstemmen, um in Dwi Pada Sirsasana (Zwei-Beine-zum-Kopf-Haltung) zu kommen, und die Haltung über Tittibhasana, Bakasana und Chaturanga Dandasana auflösen.

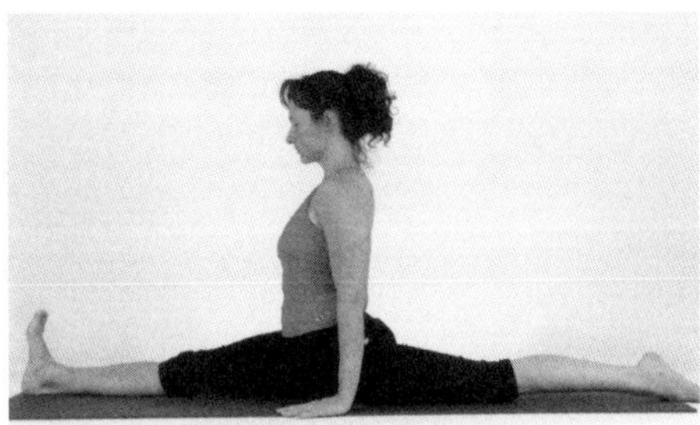

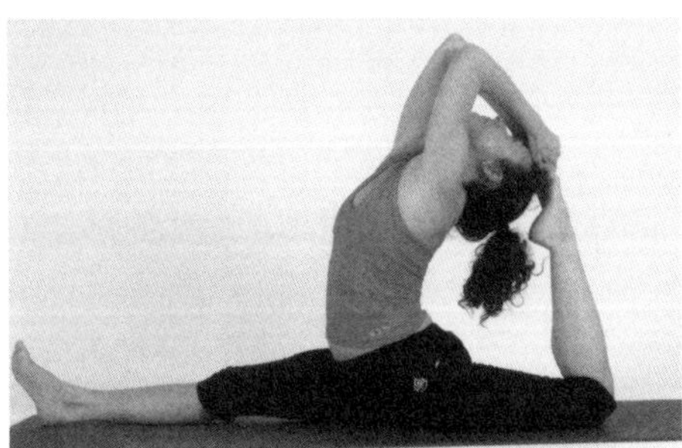

Hanumanasana
Haltung des Affengottes Hanuman

Besonders gefährdete Bereiche
Hintere Oberschenkelmuskeln, Leiste, unterer Rücken.

Übungsanleitung
Kommen Sie in Anjaneyasana, legen Sie die Hände auf den Boden und schieben Sie die Hüften nach hinten, bis sie sich über dem hinteren Knie befinden. Verharren Sie ein bis zwei Minuten in dieser Stellung. Achten Sie darauf, dass die Hüften parallel zum Stirnende der Matte bleiben, schieben Sie die vordere Ferse langsam nach vorne und strecken Sie gleichzeitig das hintere Bein nach hinten aus. Den meisten Schülern wird es nicht gelingen, vollständig in die Haltung zu kommen. Bieten Sie ihnen an, (1) einen Yogablock unter den Sitzbeinhöcker des vorderen Beins zu schieben und/oder (2) je einen Yogablock rechts und links von den Hüften zu platzieren, damit sie sich mit den Händen abstützen können. Die Hüften müssen parallel zum Stirnende der Matte, der Sitzbeinhöcker des vorderen Beins gut geerdet sein. So entsteht ein symmetrisches Fundament für die Rückenstreckung und das Risiko einer Überlastung des unteren Rückens wird reduziert.

Ziele und Schwerpunkte
Ist eine stabile Position mit gerader Wirbelsäule gefunden, den vorderen Fuß immer stärker zum Schienbein ziehen. Quadrizepse anspannen und hintere Oberschenkelmuskeln entspannen. Je paralleler die Hüften zum Stirnende der Matte, desto leichter lässt sich das hintere Bein aus der Hüfte gerade nach hinten strecken. Vor allem in der Rückbeugevariation die Einwärtsdrehung des hinteren Beins hervorheben.

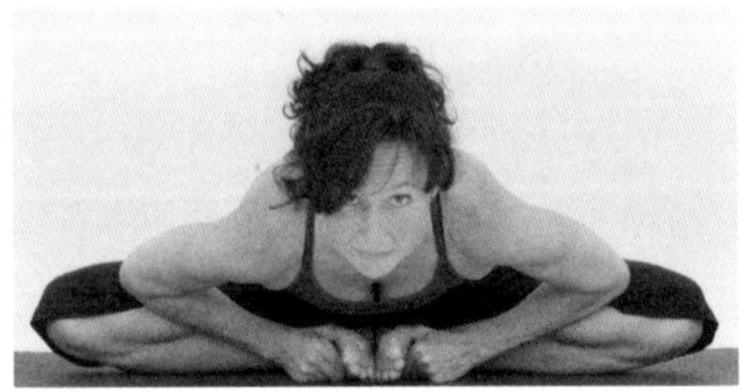

Baddha Konasana
Geschlossene Winkelhaltung

Besonders gefährdete Bereiche
Knie und unterer Rücken.

Übungsanleitung
Kommen Sie in die vorbereitende Haltung zu Upavista Konasana, beugen Sie die Knie und legen Sie die Fußsohlen aneinander. Legen Sie Yogablöcke unter die Knie, um sie zu entlasten. Drücken Sie die Handflächen hinter den Hüften in den Boden, damit das Becken leichter nach vorne kippen kann. Wenn Sie aufrecht auf den Sitzbeinhöckern sitzen können, ohne sich mit den Händen abstützen zu müssen, fassen Sie die Füße, öffnen Sie die Fußsohlen wie ein Buch, pressen Sie die Fersen aneinander und lassen Sie die Knie zum Boden sinken. Kippen Sie das Becken nach vorne, um das Herzzentrum zum Horizont zu ziehen. Variieren

Sie die Haltung, indem Sie die Schüler bitten, die Arme weit nach vorne auszustrecken, die Handflächen in den Boden zu drücken und diese alternative Position als Hebel zu nutzen, um das Herzzentrum anzuheben, die Wirbelsäule lang zu machen und die Hüften noch stärker nach vorne zu kippen.

Ziele und Schwerpunkte

Sitzbeinhöcker fest verankern, Fersen aneinanderpressen, Schulterblätter nach unten ziehen, Herzzentrum öffnen und mit dem Atem bewegen, um die Wirbelsäule lang zu machen und sich gleichzeitig aus der Hüfte nach vorne zu beugen. Mit den Ellenbogen die Oberschenkel nach hinten, die Knie nach unten und die Brust nach vorne drücken. Es sollte sich anfühlen, als würden der Bauchnabel zu den Zehen und das Brustbein zum Horizont gezogen. Diese Anweisung hilft den Schülern, den Rücken so wenig wie möglich zu runden und verhindert eine mögliche Überlastung von Hals und unterem Rücken. Schüler, die über Schmerzen an den Innenseiten der Knie oder in den Leisten klagen, sollten die Knie mit Yogablöcken stützen.

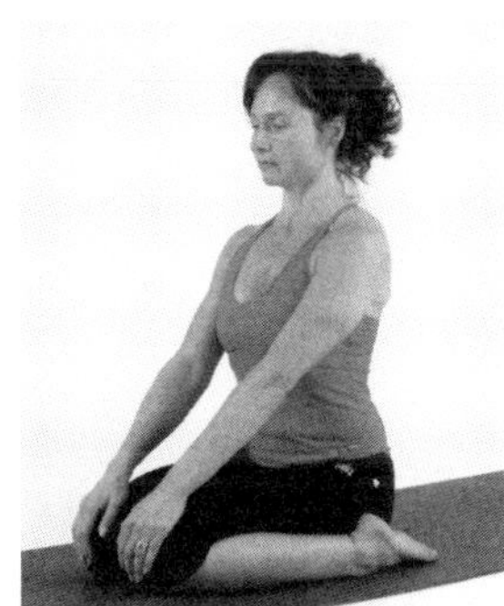

Virasana
Held

Besonders gefährdete Bereiche

Knie, Fußgelenke, unterer Rücken.

Übungsanleitung

Kommen Sie in den Kniestand und legen Sie die Füße ab. Drücken Sie die Daumen hinter den Knien in die Mitte der Wadenmuskeln. Fahren Sie mit den Daumen an der Wadenmitte entlang zu den Füßen, spreizen Sie die Unterschenkel und lassen Sie die Sitzbeinhöcker zwischen den Fersen zum Boden (auf einen Yogablock oder ein Kissen) sinken. Legen Sie die Hände auf die Knie, verankern Sie die Sitzbeinhöcker, drehen Sie die Oberschenkel einwärts und kippen Sie das Becken nach vorne, um es in eine neutrale Stellung zu bringen. Richten Sie die Wirbelsäule auf, ziehen Sie die Schulterblätter nach unten, öffnen Sie den Brustkorb.

Ziele und Schwerpunkte

Sitzbeinhöcker fest verankern und bei jeder Ausatmung den Damm leicht anheben, Mula Bandha setzen und die Energie die Wirbelsäule entlang nach oben schicken. Der Kopf schwebt auf der Wirbelsäule, die Atmung ist tief und gleichmäßig. Dies ist eine hervorragende Haltung für alle Pranayama-Techniken.

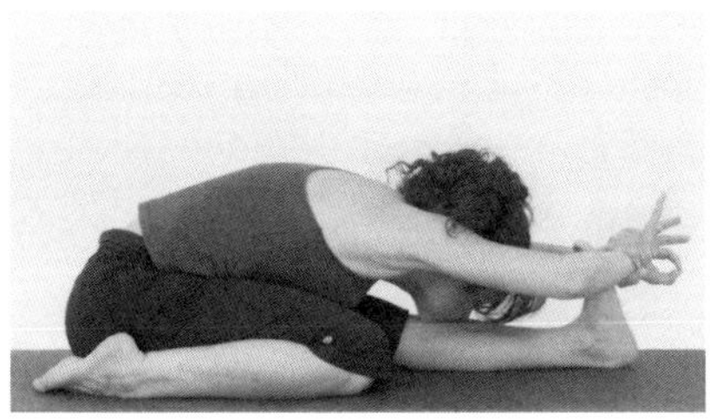

Triang Mukha Eka Pada Paschimottanasana
Vorbeuge im Sitzen über ein Bein

Besonders gefährdete Bereiche

Unterer Rücken, Knie des angewinkelten Beins, hintere Oberschenkelmuskeln des gestreckten Beins.

Übungsanleitung

Kommen Sie in Dandasana, beugen Sie das rechte Bein und bringen Sie es in die gleiche Position wie in Virasana. Versuchen Sie, beide Sitzbeinhöcker gleichmäßig im Boden zu verankern. Beugen Sie sich wie in Janu Sirsasana nach vorne.

Ziele und Schwerpunkte

Sitzbeinhöcker des angewinkelten Beins stärker in den Boden drücken, Oberschenkel einwärtsdrehen und das Becken nach vorne kippen, um den Oberkörper aus der Hüfte heraus nach vorne zu bringen.

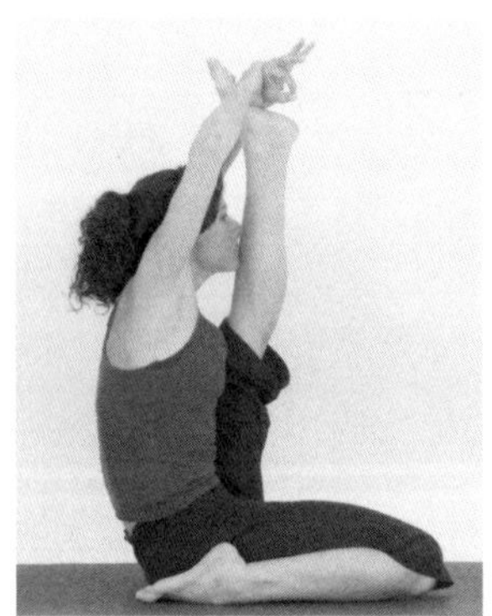

Krounchasana
Reiher

Besonders gefährdete Bereiche

Knie des angewinkelten Beins, hintere Oberschenkelmuskeln des gestreckten Beins, unterer Rücken.

Übungsanleitung

Sitzen Sie aufrecht in der Ausgangsposition zu Triang Mukha Eka Pada Paschimottanasana, fassen Sie den linken Fuß mit beiden Händen, strecken Sie das linke Bein nach oben aus und ziehen Sie das Brustbein zum linken Fuß. Legen Sie bei Bedarf einen Gurt um den linken Fuß, um das linke Bein gestreckt anheben zu können.

Ziele und Schwerpunkte

Man sollte der Versuchung widerstehen, den Oberkörper einsinken zu lassen, und das Augenmerk stattdessen darauf legen, das Becken nach vorne zu kippen, die Wirbelsäule lang zu machen und den Brustkorb anzuheben. Schultern weg von den Ohren und die Wirbelsäule vom Schambein bis zum Kinn in die Länge ziehen.

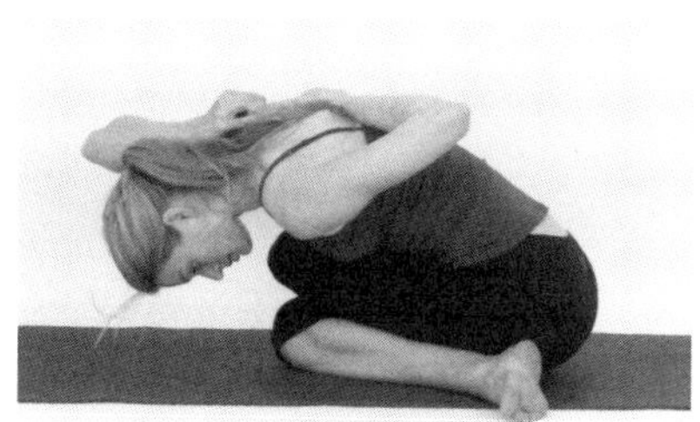

Gomukhasana
Kuhkopf

Besonders gefährdete Bereiche
Knie, Schultern, unterer Rücken.

Übungsanleitung
Kommen Sie in die vorbereitende Haltung zu Ardha Matsyendrasana, ziehen Sie das obere Knie über das untere und bringen Sie die Fersen nahe an die Hüften. Falls Sie die Knie nicht vollständig aufeinanderlegen können, kommen Sie in den Vierfüßlerstand und kreuzen Sie in dieser Position die Knie. Schieben Sie einen Yogablock unters Gesäß und setzen Sie sich wieder. Wenn sich das rechte Knie oben befindet, strecken Sie den linken Arm nach oben aus, beugen Sie den Ellenbogen und ziehen Sie die linke Hand an der Wirbelsäule entlang nach unten. Strecken Sie den rechten Arm nach hinten, beugen Sie den Ellenbogen und versuchen Sie, von unten kommend mit der rechten Hand die Finger der linken Hand zu fassen. (Nehmen Sie bei Bedarf einen Gurt zu Hilfe.) Verankern Sie die Sitzbeinhöcker, atmen Sie ein, heben Sie den Brustkorb und richten Sie die Wirbelsäule auf. Atmen Sie aus und beugen Sie sich nach vorne.

Ziele und Schwerpunkte
Wie bei allen anderen Vorbeugen im Sitzen müssen die Sitzbeinhöcker fest im Boden verankert bleiben, während die Wirbelsäule gedehnt und der Oberkörper nach vorne gebeugt wird. Das besondere Augenmerk gilt Knien, unterem Rücken und Schultern. Das Herzzentrum muss offen, die Atmung gleichmäßig bleiben. Um die Seite zu wechseln, kann man die Beine einfach in die andere Richtung kreuzen, sich einmal ganz um die eigene Achse drehen oder sich zu Salamba Sirsasana II hochdrücken und die Beine in dieser Haltung in die andere Richtung überkreuzen.

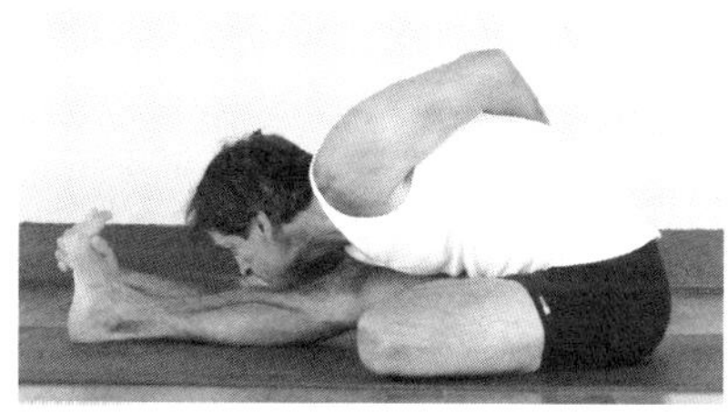

Ardha Baddha Padma Paschimottanasana
Vorbeuge im Sitzen mit halbem Lotus

Besonders gefährdete Bereiche
Knie des gebeugten Beins, unterer Rücken, hintere Oberschenkelmuskeln des gestreckten Beins.

Übungsanleitung
Kommen Sie in Dandasana und bringen Sie ein Bein in die Position des halben Lotus. Legen Sie den gleichseitigen Arm um den Rücken, um den Fuß des Lotusbeins zu fassen. Verankern Sie die Sitzbeinhöcker im Boden. Achten Sie darauf, dass das gestreckte Bein aktiv und einwärtsgedreht bleibt, atmen Sie ein, heben Sie das Herzzentrum und richten Sie die Wirbelsäule auf. Atmen Sie aus und beugen Sie sich nach vorne.

Ziele und Schwerpunkte
Bringt ein Schüler das angewinkelte Knie nicht zum Boden, kann man ihn ermuntern, aufrecht sitzenzubleiben, bis sich die Hüfte öffnet. Trotz der Asymmetrie der Haltung sollte man die Schüler anleiten, auf ein Gefühl von Symmetrie zu achten.

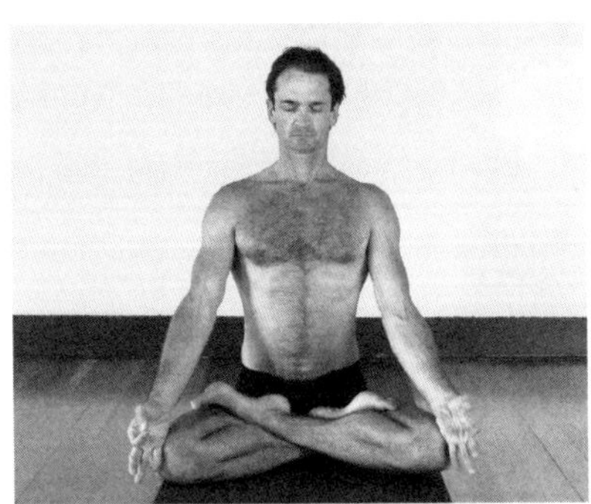

Padmasana
Lotussitz

Besonders gefährdete Bereiche
Knie, Hüften, Leisten.

Übungsanleitung
Erkunden Sie Padmasana, indem Sie die Hüften entspannen und die Knie nicht überfordern. Verankern Sie die Sitzbeinhöcker und nehmen Sie eine aufrechte Sitzhaltung ein. Kommen Sie in einen einfachen Schneidersitz, fassen Sie die rechte Ferse und ziehen Sie sie zur linken Hüfte. Entspannen Sie die rechte Hüfte, Oberschenkelinnenseite und Leiste, drehen Sie den rechten Oberschenkel auswärts und lassen Sie das rechte Knie zum Boden sinken. Wiederholen Sie den Ablauf mit dem anderen Bein.

Ziele und Schwerpunkte
Sitzbeinhöcker verankern. Becken und Wirbelsäule bleiben in einer neutralen Stellung, das Herzzentrum weit. Knie niemals mit Gewalt nach unten drücken. Hände auf die Knie legen, Blick zur Nasenspitze oder auf einen Punkt auf dem Boden richten.

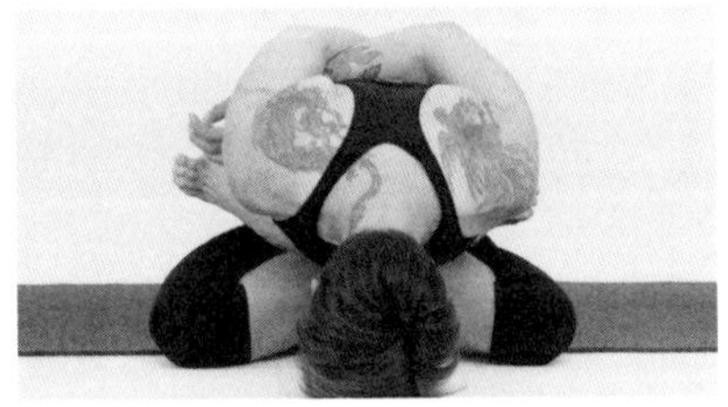

Baddha Padmasana
Gebundener Lotussitz

Besonders gefährdete Bereiche
Knie, Schultern, unterer Rücken.

Übungsanleitung
Kommen Sie in Padmasana, greifen Sie mit den Armen um den Rücken zu den Füßen. Wenn Sie die Füße nicht erreichen, fassen Sie Ellenbogen oder Unterarme. Atmen Sie ein und strecken Sie die Wirbelsäule. Atmen Sie aus und beugen Sie sich nach vorne.

Ziele und Schwerpunkte
Versuchen, das Asana zehn langsame Atemzüge zu halten, mit seiner Hilfe die Atmung zu verfeinern und die innere Ruhe zu vertiefen.

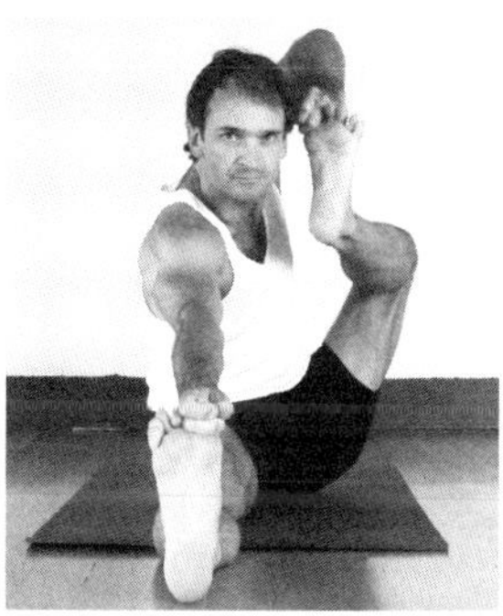

Akarna Dhanurasana
Pfeil und Bogen

Besonders gefährdete Bereiche
Unterer Rücken.

Übungsanleitung
Ziehen Sie wie in der Vorbereitung zu Marichyasana A einen Fuß zum Sitzbeinhöcker zurück. Greifen Sie beide große Zehen, während Sie die Sitzbeinhöcker im Boden verankern und die Wirbelsäule aufrichten. Heben Sie langsam den Fuß des gebeugten Beins und ziehen Sie ihn nach hinten zum Ohr.

Ziele und Schwerpunkte
Der Schwerpunkt liegt auf den Dandasana-Aspekten der Haltung: Das gestreckte Bein ist aktiv, das Becken nach vorne gekippt, die Wirbelsäule gestreckt, das Herzzentrum offen, die Atmung gleichmäßig.

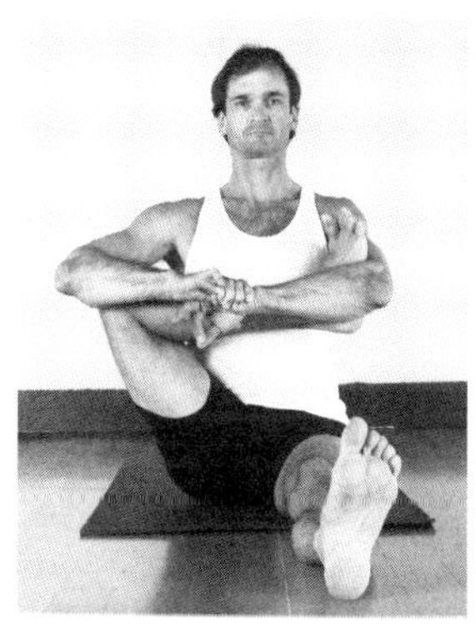

Eka Pada Sirsasana Vorübung

Eka Pada Sirsasana – Chakorasana Vinyasa
Ein-Bein-zum-Kopf-Haltung – Chakora-Haltung Vinyasa

Besonders gefährdete Bereiche
Knie des gebeugten Beins, unterer Rücken, Hals, hintere Oberschenkelmuskeln in der Vorbeuge.

Übungsanleitung
Kommen Sie in Dandasana, winkeln Sie das rechte Bein an und ziehen Sie es nach hinten. Fassen Sie das rechte Knie. Es dient als Hebel, um das Becken nach vorne zu kippen und die Wirbelsäule zu strecken. Beginnen Sie mit den ersten drei Schritten der Vorbereitung auf Astavakrasana, ehe Sie den rechten Unterschenkel hinter die rechte Schulter und über den Rücken legen. Sitzen Sie aufrecht, führen Sie die Handflächen vor der Brust in Anjali Mudra zusammen und beugen Sie sich wie bei Janu Sirsasana beschrieben

nach vorne. Richten Sie sich wieder auf, drücken Sie die Handflächen in den Boden und strecken Sie die Arme, um die Hüften vom Boden zu stemmen. Heben Sie das gestreckte Bein zum Kinn, um in Chakorasana zu kommen.

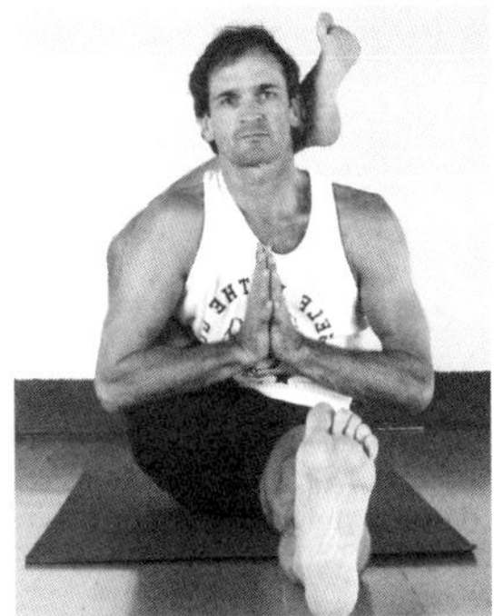
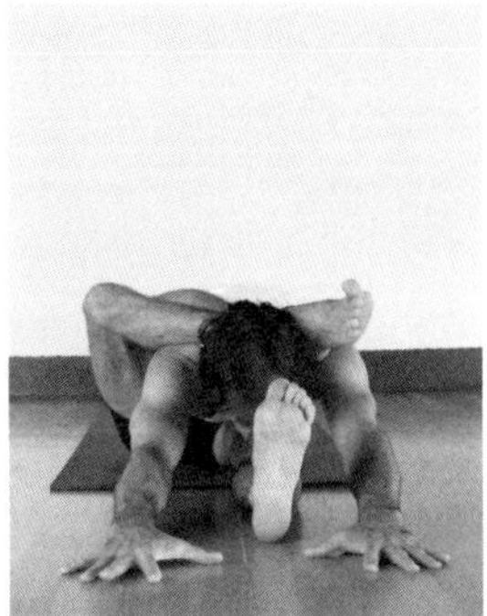
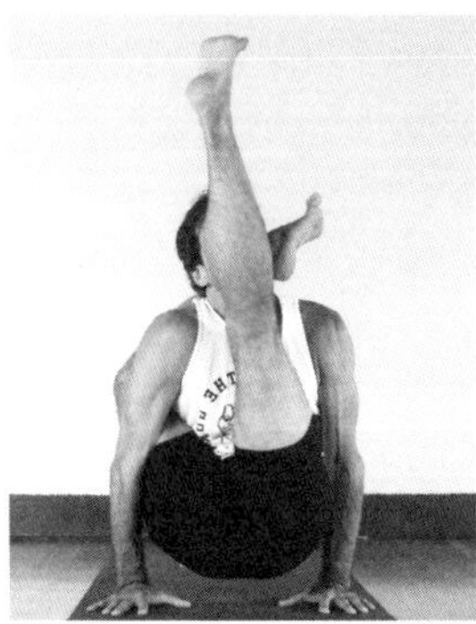

Eka Pada Sirsasana A, Eka Pada Sirsasana B, Chakorasana (von links)

Ziele und Schwerpunkte

Wer dieses Asana erzwingt, strapaziert das rechte Knie, den Hals und den unteren Rücken. Den rechten Fußrücken kräftig zum Schienbein ziehen, um das Knie zu stabilisieren. Oberkörper aufrichten, Wirbelsäule lang machen und Schlüsselbeine aufdehnen, um die Hüftöffnung zu verstärken. Zum Verlassen der Haltung zunächst zu Chakorasana hochstemmen und im gleitenden Übergang zu Chaturanga Dandasana kommen.

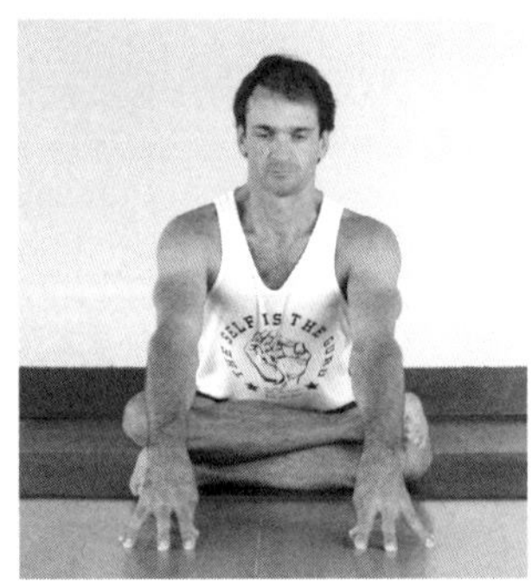

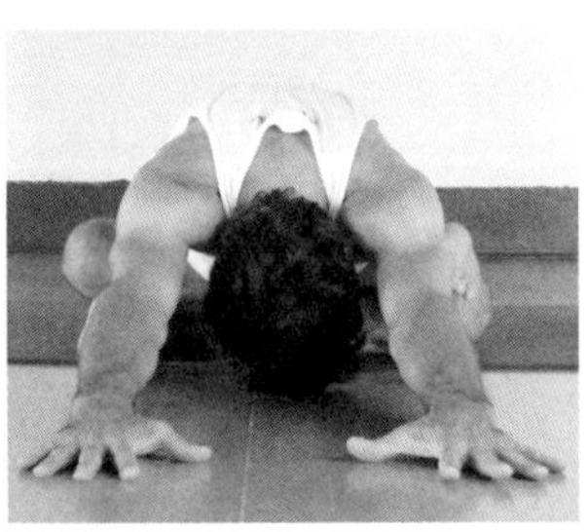

Agnistambhasana

Doppelte Taube

Besonders gefährdete Bereiche

Knie, unterer Rücken.

Übungsanleitung

Kommen Sie in den Schneidersitz, legen Sie die Handflächen hinter den Hüften auf den Boden, lehnen Sie sich zurück und schieben Sie die Füße nach vorne, bis die Unterschenkel parallel voreinander liegen. Kippen Sie das Becken langsam nach vorne, um aufrechter zu sitzen. Wenn Sie gerade sitzen können, ohne sich auf die Hände stützen zu müssen, stapeln Sie die Schienbeine aufeinander, sodass Fußgelenke und Knie der gegenüberliegenden Beine übereinander liegen. Beugen Sie sich nach vorne.

Ziele und Schwerpunkte

Ziehen Sie die Fußrücken kräftig zu den Schienbeinen und aktivieren Sie die Muskeln und Bänder der Knie, um die Kniegelenke zu schützen und die Hüftdehnung zu verstärken.

Umkehrhaltungen

Wenn wir in eine Umkehrhaltung kommen, scheint die Welt kopfzustehen. Während wir dieses umgekehrte und unbekannte Verhältnis zur Schwerkraft erleben, können uns sogar die einfachsten Bewegungen verwirren. Diese Veränderung der Perspektive und des neuromuskulären Gewahrseins gibt uns die Gelegenheit, unser Gefühl, ein Teil der Welt zu sein, weiter auszudehnen, und gleichzeitig die Wirkung der Schwerkraft auf den Körper umzukehren. Nährstoffreiches Blut strömt ins Gehirn, der Geist wird klar, die Nerven ruhig und alles scheint stiller und wacher zugleich zu werden – eine anmutige Einladung zur Meditation. Mit etwas Übung wird sogar die anfangs anspruchsvollste Umkehrhaltung – Salamba Sirsasana (gestützter Kopfstand) – so stabil wie ihr Gegenstück Tadasana, sodass die Schüler mehrere Minuten darin verharren können. Sie entwickeln sowohl in Salamba Sirsasana als auch in Salamba Sarvangasana eine differenziertere Muskelkoordination, die viele Asanas fester und leichter macht. Dies gilt auch für die fließenden Bewegungen, mit denen man in und aus Adho Mukha Vrksasana kommt.

Umkehrhaltungen gefährden besonders den Hals. (Dies gilt nicht für Viparita Karani.) Die Schüler müssen unbedingt klar und methodisch dazu angeleitet werden, wie man Umkehrhaltungen aufbaut, um die Risiken zu minimieren. Schülern mit Halswirbelsäulenproblemen wird von allen Asanas abgeraten, die den Hals zusätzlich belasten. Wir werden uns nun detailliert den Aufbau der beiden Umkehrhaltungen ansehen, die am häufigsten unterrichtet werden – Salamba Sirsasana I und Salamba Sarvangasana. Anschließend werden wir uns den anderen Umkehrhaltungen widmen. Für Salamba Sirsasana I gilt:

- Bitten Sie Schüler, die noch keine Erfahrung mit diesem Asana haben, an einer Wand zu üben.

- Vermitteln Sie die beiden wesentlichen Wurzeln: Unterarme und Oberseite des Kopfs (Scheitel). Beginnen Sie mit der Position der Arme, die Ellenbogen schulterbreit voneinander entfernt.

- Zu Beginn sollten sich Knie und Unterarme auf dem Boden befinden. Bitten Sie Ihre Schüler, die Finger so zu verschränken, dass die Handflächen weit geöffnet und die Finger so locker sind, dass sie die Außenseite der Unterarme von den Handgelenken bis zu den Ellenbogen fest im Boden verwurzeln können.

- Der Scheitel wird direkt auf dem Boden platziert, der Hinterkopf drückt leicht gegen die Daumenansätze.

- Bitten Sie Ihre Schüler, die Beine langsam zu strecken, die Unterarme weiter fest in den Boden zu drücken, die Schulterblätter zu den hinteren Rippen zu ziehen und die Schultern von den Handgelenken wegzuziehen.

Umkehrhaltungen und Menstruation

Es ist umstritten, ob Frauen während der Monatsblutung vollständige Umkehrhaltungen üben sollten. In einigen Traditionen ist man der Ansicht, Umkehrhaltungen würden den Menstruationsfluss umkehren, und es wird behauptet, dies könne zu Endometriose führen. Es existieren jedoch keine medizinischen Beweise dafür, dass Umkehrhaltungen einen Rückfluss des Menstruationsbluts bewirken oder den natürlichen Blutfluss anderweitig stören. Gäbe es derartige Beweise, wäre auch Adho Mukha Svanasana während der Menstruation kontraindiziert. Man müsste sich sogar fragen, welche Auswirkungen Bauch- oder Rückenlage haben, wenn die Position von Gebärmutter oder Vagina nicht der Richtung der Schwerkraft entspricht. Die medizinische Abteilung der NASA hat sich näher mit der Beziehung zwischen Menstruation und Schwerkraft beschäftigt und keine Veränderungen des Menstruationsflusses bei Frauen in der Schwerelosigkeit festgestellt. Dies deutet darauf hin, dass die uterine Peristaltik, also die Tätigkeit der Gebärmuttermuskulatur, und nicht die Schwerkraft die Ursache eines normalen Menstruationsflusses ist. Die langjährige Yogalehrerin Barbara Benagh (2003) rät ihren Schülerinnen: »Da weder Studien noch Forschungen überzeugende Argumente für die Vermeidung von Umkehrhaltungen während der Menstruation liefern, sich die Regelblutung bei jeder Frau anders auswirkt und von Zyklus zu Zyklus unterschiedlich ausfallen kann, bin ich der Ansicht, dass jede Frau für ihre Entscheidung selbst verantwortlich ist.«[5]

- Weisen Sie sie an, in dieser Position mit den Füßen zu den Ellenbogen zu wandern, bis die Hüften so senkrecht wie möglich über den Schultern stehen. Erinnern Sie sie daran, dabei auf Länge in der Wirbelsäule zu achten. Empfehlen Sie gleichmäßiges Ujjayi Pranayama und Dristana.

- Bitten Sie Ihre Schüler, die Ellenbogen noch stärker im Boden zu verwurzeln, die Knie zur Brust und die Fersen zu den Hüften zu ziehen, das Becken in eine neutrale Position zu bringen und die Beine langsam himmelwärts zu strecken.

- Wenn die Schüler auf dem Kopf stehen, lenken Sie ihr Gewahrsein wieder auf die Unterarmwurzel. Bitten Sie sie, sich vorzustellen, Sie würden die Ellenbogen zueinanderziehen, ohne sie tatsächlich zu bewegen. Dies öffnet die Schultern, aktiviert die großen Rückenmuskeln und verleiht Stabilität.

- Rücken Sie nun die zweite Wurzel in den Vordergrund: Bitten Sie Ihre Schüler, den Scheitel fest in den Boden zu drücken. Dies aktiviert das Wechselspiel aus Wurzeln und Dehnung, die Rückenstrecker und die Skelettmuskeln entlang der Wirbelsäule. Der Druck auf den Hals wird gelindert, die ganze Wirbelsäule wird gestreckt, und es entsteht ein Gefühl von geerdeter Leichtigkeit.

- Weisen Sie Ihre Schüler zum Schluss an, die Fußgelenke zusammenzubringen, die Zehen zunächst fest zu den Schienbeinen zu ziehen und die Fersen kraftvoll zum Himmel zu drücken, dann die Füße zu strecken und die Zehen zu spreizen wie die Blätter einer Lotusblüte.

- Am einfachsten kommt man aus Sirsasana, indem man die Knie beugt und zur Brust zieht, um danach langsam in Balasana zu kommen.

Schüler, die Salamba Sarvangasana üben, werden meist den Nacken in den Boden drücken. Das gibt sich mit der Zeit mit zunehmender Offenheit und Kraft im oberen Rücken, den Schultern, den Armen und der Brust. Bis dahin sollten Sie ihnen raten, eine gefaltete Decke unterzulegen und die Schultern ungefähr sieben bis acht Zentimeter von der Kante der Unterlage entfernt darauf abzulegen. Sind die Beine nach oben gestreckt, sollten die Schultern auf der Decke, der Kopf auf dem Boden, der Hals selbst aber nicht aufliegen. Leiten Sie die Schüler wie folgt weiter an:

- Legt die Arme neben den Körper, atmet aus, drückt die Handflächen in den Boden und bringt die Beine langsam über den Kopf in Halasana (Pflug).

- Wenn ihr mit den Füßen nicht zum Boden kommt, könnt ihr die Hüften mit Händen und Ellenbogen stützen – Ardha Salamba Sarvangasana – oder noch einmal aus der Haltung kommen und die Füße hinter dem Kopf auf einen Stuhl legen oder an die Wand stellen.

- Wenn ihr mit den Füßen bis zum Boden kommt, verschränkt die Finger hinter dem Rücken und rückt mit den Schultern etwas zueinander, um das Gewicht noch stärker auf die Schultern zu verlagern.

- Drückt die Füße fest in den Boden, um die Beine zu aktivieren, und die Oberschenkelköpfe in die Hüftpfannen. Auf diese Weise lässt sich das Becken leichter nach vorne kippen, die Lendenwirbelsäule wird stärker gedehnt. Wenn möglich sollten sich die Füße dabei in Plantarflexion befinden, das heißt die Zehen gestreckt sein. Falls nötig, könnt ihr die Zehen auch aufgestellt lassen und in Erwägung ziehen, sie auf einen Yogablock, einen Stuhl oder an die Wand zu stellen.

- Legt die Hände nun so bodennah wie möglich an den Rücken, um ihn zu stützen, und streckt die Beine langsam himmelwärts (die einfachste Methode ist es, die Knie zu beugen und die Beine nacheinander zu strecken; mit der Zeit kann man die gestreckten Beine auch zusammen anheben).

Schüler, die weder Salamba Sirsasana I noch Salamba Sarvangasana üben, kommen auch in Viparita Karani (umgekehrte Haltung) in den Genuss vieler Vorteile einer vollständigen Umkehrung. Das vielleicht beruhigendste und regenerativste aller Asanas wird wie die anderen Umkehrhaltungen im Folgenden genauer erläutert. Es eignet sich für alle Schüler, vor allem nach einer anstrengenden Yogapraxis, einem belastenden Tag oder wenn sie sich energielos fühlen.

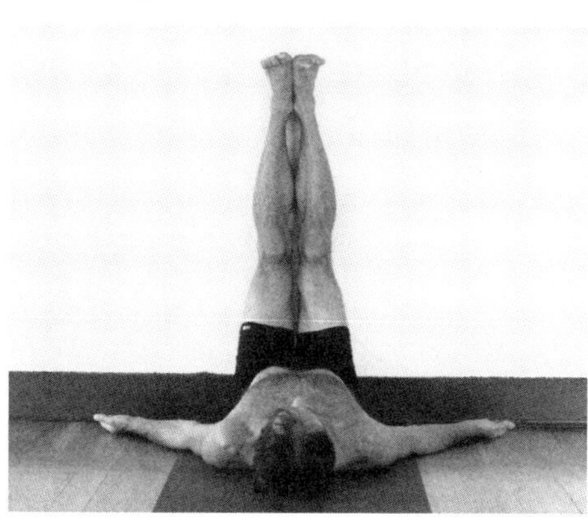

Viparita Karani
Umgekehrte Haltung

Besonders gefährdete Bereiche
Hintere Oberschenkelmuskeln, unterer Rücken.

Übungsanleitung
Setzen Sie sich seitlich zu einer Wand. Legen Sie sich langsam auf den Rücken, drehen Sie gleichzeitig das Gesäß zur Wand und strecken Sie die Beine senkrecht an der Wand entlang nach oben. Sind die hinteren Oberschenkelmuskeln so stark verspannt, dass Sie die Beine nicht gerade nach oben strecken können, wenn sich das Gesäß an der Wand befindet, rücken Sie mit den Hüften ein wenig ab. Legen Sie im Bereich des unteren Rückens eine zusammengefaltete Decke unter. Dies entlastet Lendenwirbelsäule und Kreuzbein. Entspannen Sie.

Ziele und Schwerpunkte
Man kann die Handflächen auf Bauch und Herz oder die Arme auf den Boden ablegen, Handflächen nach oben. Man kann die Beine mit einem Gurt zusammenhalten und mit einem Sandsack auf den Füßen für Stabilität sorgen. Außerdem kann man mit den Beinpositionen von Baddha Konasana und Upavista Konasana experimentieren.

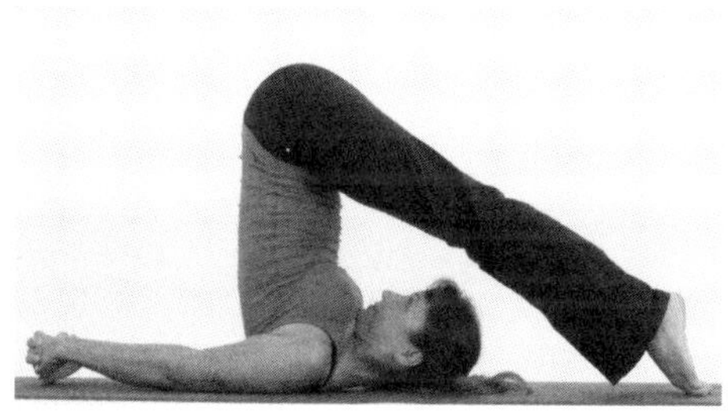

Halasana
Pflug

Besonders gefährdete Bereiche
Hals, unterer Rücken, hintere Oberschenkelmuskeln.

Übungsanleitung
Legen Sie sich auf den Rücken, drücken Sie die Handflächen in den Boden, atmen Sie aus, heben Sie die Beine über den Kopf nach hinten und stellen Sie die Füße auf dem Boden (auf einem Yogablock, einem Stuhl oder an der Wand) ab. Verschränken Sie die Finger hinter dem Rücken und rücken Sie mit den Schultern etwas näher zusammen, um mehr Gewicht auf die Schultern zu verlagern. Legen Sie bei Druck im Nacken oder im oberen Rücken eine gefaltete Decke unter. Drücken Sie die Füße fest in den Boden (strecken Sie nach Möglichkeit die Zehen), um die Oberschenkel zu aktivieren und nach oben zu drücken. Ziehen Sie das Schambein weg vom Bauch, um Länge in der Wirbelsäule zu erzeugen.

Ziele und Schwerpunkte

Arme und Füße fest im Boden verwurzeln. Die Schlüsselbeine nach unten ziehen, den Brustkorb weiten und die Wirbelsäule zum Herzen drücken. Sitzbeinhöcker zur Decke schieben, um die Wirbelsäule lang zu machen.

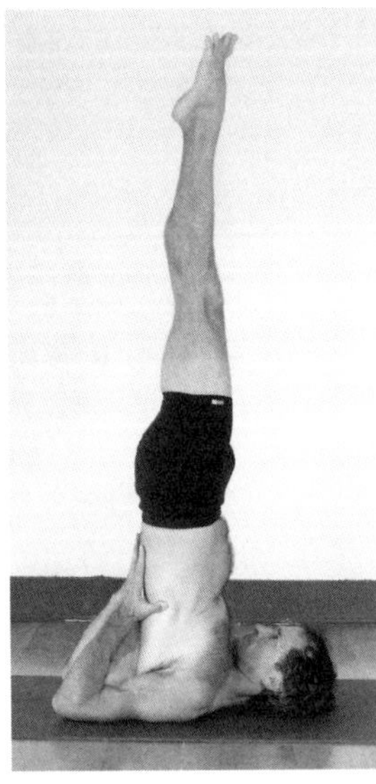

Salamba Sarvangasana
Gestützter Schulterstand

Besonders gefährdete Bereiche

Hals, unterer Rücken, Schultern.

Übungsanleitung

Siehe Umkehrhaltungen, Seite 205 f.

Ziele und Schwerpunkte

Siehe Umkehrhaltungen, Seite 205 f. Die Haltung über Halasana oder Karnapidasana auflösen oder die Beine in die Lotusposition bringen, die Knie in die Hände legen legen und mit gestreckten Armen in Urdhva Padmasana balancieren, um schließlich in Pindasana zu kommen.

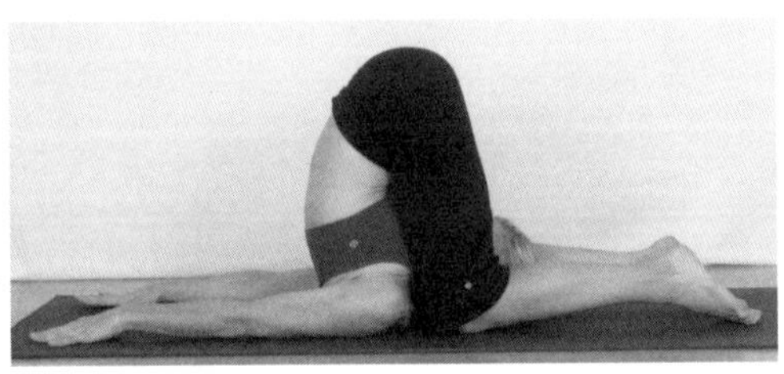

Karnapidasana
Ohr-Druck-Haltung

Besonders gefährdete Bereiche

Hals, unterer Rücken.

Übungsanleitung

Kommen Sie in Halasana, lassen Sie die Knie so weit wie möglich zu den Ohren sinken und pressen Sie die Arme in den Boden.

Ziele und Schwerpunkte

Die Knie gegen die Ohren drücken und von innen heraus dem Atem lauschen. Auf eine volle Atmung achten.

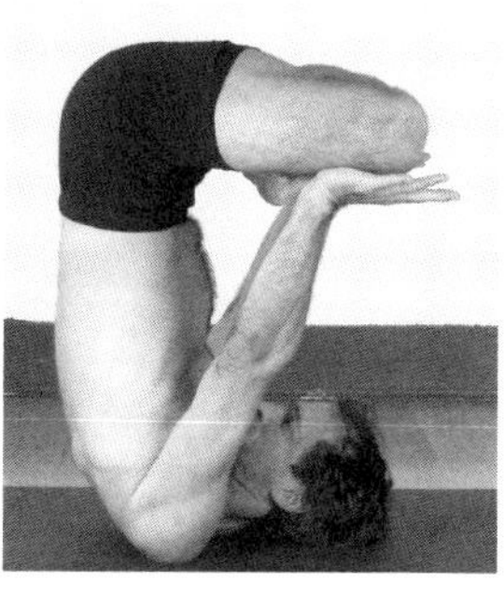

Urdhva Padmasana
Umgekehrter Lotussitz

Besonders gefährdete Bereiche
Knie, Hals, unterer Rücken.

Übungsanleitung
Kommen Sie in Salamba Sarvangasana. Bringen Sie die Beine in die Lotusposition und nehmen Sie dazu bei Bedarf abwechselnd die Hände zu Hilfe. Strecken Sie die angewinkelten Knie senkrecht nach oben, heben Sie einen Arm und lassen Sie das gleichseitige Knie in die Hand sinken. Wiederholen Sie den Vorgang mit dem anderen Knie und der anderen Hand.

Ziele und Schwerpunkte
Schultern fest in den Boden drücken, Brustkorb weiten, Wirbelsäule strecken, ruhig in der Haltung verharren und tief und gleichmäßig atmen. Mula Bandha setzen und den Blick auf Nase oder Bauch richten.

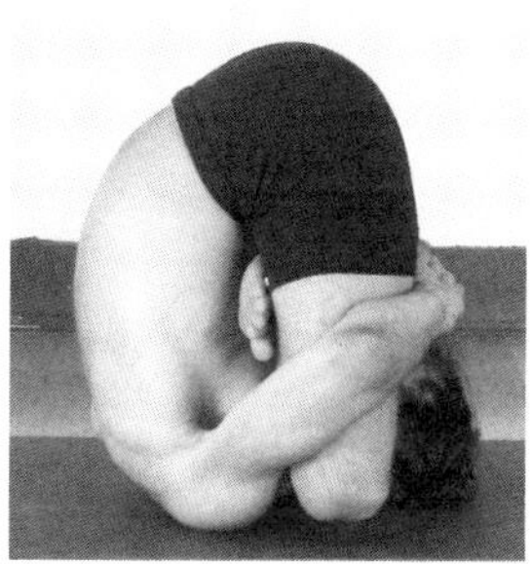

Pindasana
Embryo

Besonders gefährdete Bereiche
Knie, Hals, unterer Rücken.

Übungsanleitung
Kommen Sie in Urdhva Padmasana, lassen Sie die verschränkten Beine zum Herzen sinken, umarmen Sie sie und drücken Sie sie noch fester ans Herz.

Ziele und Schwerpunkte
Wie in Karnapidasana versuchen, innerlich zur Ruhe zu kommen und die Atmung zu verfeinern.

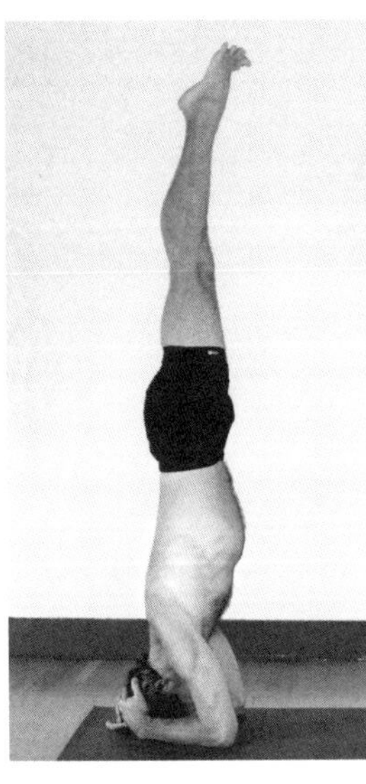

Salamba Sirsasana I
Gestützter Kopfstand I

Besonders gefährdete Bereiche
Hals, unterer Rücken, Schultern.

Übungsanleitung
Siehe Umkehrhaltungen, Seite 205 f.

Ziele und Schwerpunkte
Siehe Umkehrhaltungen, Seite 205 f.

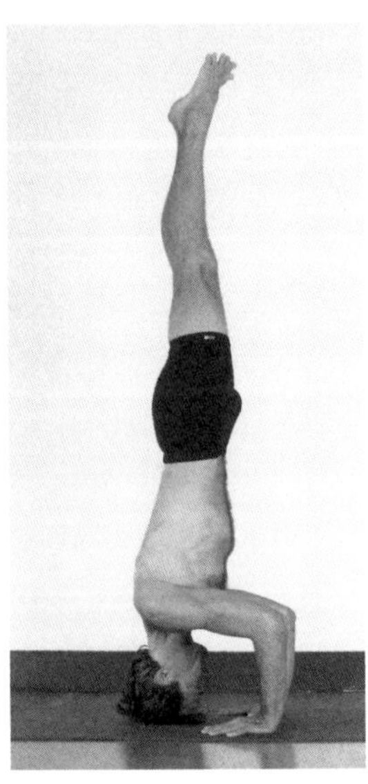

Salamba Sirsasana II
Gestützter Kopfstand II

Besonders gefährdete Bereiche
Hals, Handgelenke, Schultern.

Übungsanleitung
Kommen Sie in den Vierfüßlerstand. Legen Sie Scheitel und Handflächen auf den Boden. Kopf und Handgelenke bilden die Spitzen eines Dreiecks. Achten Sie darauf, dass sich die Handgelenke schulterbreit voneinander entfernt, unter und in einer Linie mit den Ellenbogen befinden und ziehen Sie die Schulterblätter fest zu den hinteren unteren Rippen. Stellen Sie die Zehen auf, strecken Sie die Beine und ziehen Sie die Füße

langsam Richtung Ellenbogen, um die Hüften über die Schultern zu bringen. Drücken Sie Kopf und Hände fest in den Boden und strecken Sie die Beine nach oben aus.

Ziele und Schwerpunkte

Wie in Salamba Sirsasana I wird der Scheitel fest in den Boden gedrückt, um Länge in der Wirbelsäule zu erzeugen. Die Ellenbogen sollten nicht zur Seite ausweichen, die Schulterblätter fest zu den hinteren unteren Rippen gezogen bleiben. Beine wie in Salamba Sirsasana I aktivieren. Sind Festigkeit und Leichtigkeit erreicht, kann man versuchen, über dieses Asana in Bakasana und andere Stützhaltungen zu kommen und sie wieder zu verlassen.

Savasana

Savasana (von *sava*, »Leichnam«) folgt als letztes integratives Asana auf alle anderen Haltungen und Pranayamas. Bitten Sie Ihre Schüler, sich auf den Rücken zu legen und die Arme und Beine so weit zu spreizen, wie es ihnen angenehm ist. Die Arme liegen neben dem Körper, die Handflächen zeigen nach oben. Raten Sie bei Problemen der Lendenwirbelsäule, eine zusammengerollte Decke unter die Knie zu schieben. Bitten Sie Ihre Schüler, die Brust etwas anzuheben, damit sich die Schulterblätter entspannen und leicht aufeinander zubewegen können, und den Oberkörper anschließend mit mehr Weite im Herzzentrum wieder abzulegen. Sie sollen ein letztes Mal tief einatmen, beim Ausatmen vollständig loslassen und den Atem von nun an ganz natürlich fließen lassen. Weisen Sie Ihre Schüler so knapp wie möglich an, den ganzen Körper zu scannen und alle Spannungen loszulassen. Endlich müssen ihre Muskeln nicht mehr arbeiten. Ermutigen Sie Ihre Schüler, einfach zu beobachten, was geschieht. Sie sollten das Gefühl haben, dass sich alle Muskeln und Knochen lockern, ein Losgelöstsein im ganzen Körper empfinden.

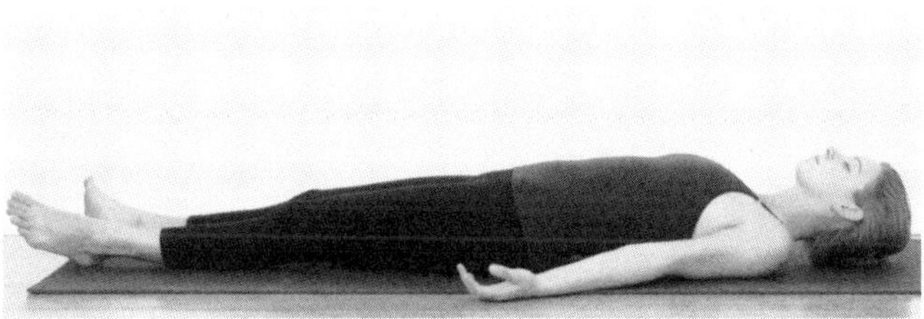

Ermuntern Sie sie, die Gedanken ganz natürlich kommen, gehen und fließen zu lassen, interessiert zu sein, ohne festzuhalten, immer stiller, ruhiger und klarer zu werden – Atemzug um mühelosen Atemzug. Bleiben Sie mindestens fünf Minuten in Savasana. Bitten Sie auch Schüler, die den Unterricht vorzeitig verlassen müssen, kurz in Savasana zu ruhen. Holen Sie Ihre Schüler mit leiser Stimme aus der Haltung und ihr Gewahrsein zum Atem zurück. Bitten Sie sie, das einfache Heben und Senken von Brust und Bauch wahrzunehmen, immer tiefer und bewusster zu atmen, mit ihrem Atem das Gewahrsein in Körper und Geist zu wecken und dabei so wenig wie möglich zu verändern. Weisen Sie sie an, vorsichtig Finger, Hände, Zehen und Füße zu bewegen, während eines tiefen Atemzugs die Arme über den Kopf zu strecken, sich dann auf die rechte Seite zu drehen und ein paar stärkende Atemzüge lang zusammenzurollen, ehe sie langsam hochkommen zum Sitzen. Dies ist ein idealer Zeitpunkt für die Meditation.

8 Die Vermittlung von Pranayama

Erfahrung einatmen,
Gedichte ausatmen.
- Muriel Rukeyser

Die bewusste Atmung ist eines der wichtigsten Elemente im Hatha Yoga und für die meisten Schüler am schwierigsten zu erlernen. Der Atem gibt der Asanapraxis Kraft und Führung. Er ist der Ursprung energetischen Erwachens im ganzen Körper. Über die bewusste Atmung öffnen wir uns in der Asanapraxis der Möglichkeit, uns besser kennenzulernen und körperliche, geistige und seelische Ganzheit zu entwickeln. Aber in der Asanapraxis passieren noch so viele andere Dinge, dass die Atmung oft aus dem Bewusstsein entschwindet. In diesem Fall wird sie oft flacher. Die Schüler verlieren die Konzentration, ihre Gedanken beginnen zu wandern oder verlassen mit einem Mal das Hier und Jetzt.[1] Wenn die Atmung verflacht, verlieren die Schüler auch das feine Gewahrsein für den Energiefluss, für die zarten Nuancen der Empfindung im Körper, für die Vereinigung von Körper und Geist, für die Verfeinerung der Praxis. Gerade Anfängern kann es schwerfallen, mit der Aufmerksamkeit beim Atem zu bleiben, während sie an einem fremden Ort und in einer unbekannten Situation versuchen, mit dem Körper in neue und oft unangenehme Haltungen zu kommen. Sogar dann, wenn Schüler Fortschritte bei der Asanapraxis machen, hinkt die Atempraxis meist hinterher. Werden die Asanas anspruchsvoller, schränkt eine begrenzte Atemfähigkeit den Zugang zu der tiefen Quelle der Festigkeit und Leichtigkeit ein, die sich durch die volle und bewusste Atmung erschließt. Es ist daher unerlässlich, dass Lehrer ihre Schüler in der Grundatemtechnik des Yoga – Ujjayi Pranayama – unterweisen und sie mit fortgeschritteneren Atemtechniken aus der weiteren Kunst des Pranayama bekannt machen.

Pranayama gehört zu den geheimnisumwobensten Aspekten des Yoga. Die verschiedenen Yogaschulen beschreiben bereits die Grundatemtechnik des Ujjayi Pranayama auf unterschiedliche und widersprüchliche Weise. Handelt es sich um den Begriff »prana-yama«, was – darin sind sich die meisten einig – übersetzt »Atemkontrolle« oder »Kontrolle der Lebenskraft« bedeutet? Oder haben wir es mit »prana-ayama« zu tun, was die beinahe entgegengesetzte Bedeutung hätte: »Atembefreiung« oder »Ausdehnung der Lebenskraft«?[2] Obwohl einige Lehren und Lehrer, darunter so maßgebliche Quellen wie die Hatha Yoga Pradipika und B. K. S. Iyengar, Pranayama entzaubern, schürt die Warnung: »Solange die Stellungen nicht vollkommen beherrscht werden, sollten Sie sich nicht an Pranayama versuchen«, die Faszination (Iyengar 2000, 35).[3]

In diesem Kapitel werden wir das Geheimnis um die Entdeckung, die Entwicklung, die Praktiken und die Vermittlung von Pranayama lüften. Wir werden einen kurzen Blick auf die uralten Lehren werfen, um einen Einblick in die ursprünglichen Ziele und Techniken verschiedener Pranayamatechniken zu bekommen. Wir werden die moderne Atemwissenschaft in Augenschein nehmen, um unser Verständnis für die Anatomie und die Physiologie der Atmung zu vertiefen. Vor diesem Hintergrund werden wir uns mit der Kunst des Pranayamaunterrichts beschäftigen und wir werden damit beginnen, dass wir den Schülern helfen, zu ihrer natürlichen Atmung zurückzufinden. Da unser Schwerpunkt auf dem Hatha Yoga liegt, werden wir uns ansehen, wie wir grundlegende Pranayamatechniken im Rahmen der zeitgenössischen Asanapraxis vermitteln und mehrere fortgeschrittene Pranayamatechniken unterrichten können, welche die Energie von Körper und Geist weiter ausgleichen und das Gefühl der Integration und des allgemeinen Wohlbefindens verstärken.

Die Entdeckung und Entwicklung von Pranayama

Dona Holleman (1999, 266–268) argumentiert im Zusammenhang mit ihren Überlegungen zu dem Prozess, wie die frühen Yogis Pranayama entdeckten, sie hätten diese Praxis ursprünglich durch die genaue Beobachtung der natürlichen Atemzyklen im Labor des eigenen Körpers entwickelt. Wenn wir den Atem betrachten, fällt uns zunächst auf, dass sich der Körper rhythmisch im Atemzyklus bewegt. Wenn wir genauer aufpassen, merken wir, dass eine langsamere Atmung eher entspannend, eine schnellere Atmung eher energetisierend wirkt. Holleman behauptet, aus dieser Erkenntnis heraus sei Kapalabhati Pranayama (»Schädelreinigung«) entstanden, dessen intensiver Rhythmus den Körper energetisiert. Dies habe zu einer weiteren Entdeckung geführt: dass vermehrt Energie von den »langen, um sich selbst gewundenen Schlingen des Darms, welche Hitze erzeugen« über die Wirbelsäule zu den »verschlungenen Windungen« des Gehirns aufsteigen kann, wo chemische (und vielleicht sogar alchemistische) Veränderungen die Wahrnehmung und die Empfindung des Seins beeinflussen.

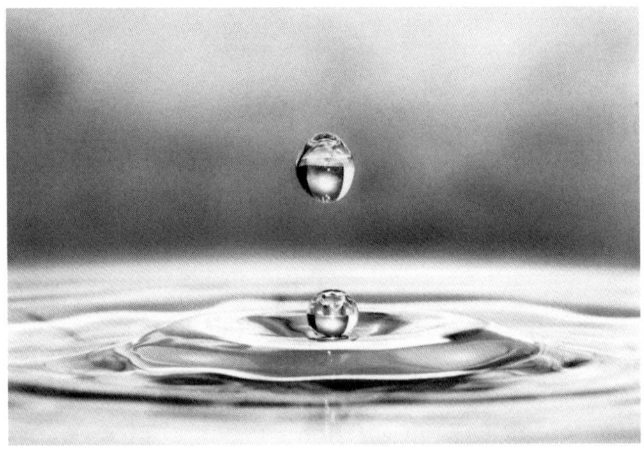

Wenn wir uns etwas genauer mit der natürlichen Atmung auseinandersetzen, entdecken wir die natürlichen Pausen zwischen den Atemzügen. Wenn wir diese Pausen – vor allem in Atemleere – ausdehnen, können wir spüren, wie Pranaenergie an der Wirbelsäule entlang aufsteigt. Die bewusste Praxis wird *kumbhaka* oder Anhalten des Atems genannt. Manchmal verhindern Blockaden das vollständige Aufsteigen der Energie. Die frühen Yogis bezeichneten diese Blockaden als Chakras oder Energiewirbel. Nadi Shodhana Pranayama oder die Wechselatmung gleicht den Aufwärtsfluss von Prana durch die Nadis Ida und Pingala aus. Diese Energiekanäle verlaufen zu beiden Seiten der Wirbelsäule nach oben und kreuzen sie in allen Hauptchakras, und wenn man sie sich bewusst vergegenwärtigt, ermöglichen sie den Aufwärtsfluss von Prana.

Der Atem ist zwar das wichtigste Medium für den Aufbau von Prana, aber Pranayama ist mehr als nur eine Reihe von Atemübungen: Es ist ein Instrument, um »unseren meist eher kleinen Pranavorrat zu vergrößern, indem wir die Atembewegung ausdehnen, regulieren und steuern und die gesteigerte Pranaenergie in Körper und Geist drosseln oder einschränken« (Rosen 2002, 19). Diese Praxis, bei der der Atem als Instrument für den Aufbau von Prana – und damit auch der Selbsterkenntnis und der Selbsttransformation – dient, wird bereits in den Veden, vor allem dem über viertausend Jahre alten Rigveda, erwähnt. Die erste ausführliche Erörterung findet sich in der Prasna Upanishad, wo ihr alles durchdringender und lebensspendender Charakter mit der Sonne verglichen wird. Die besondere Bedeutung des Atems in der Asanapraxis zeigt sich im Yogasutra erstmals unmittelbar im Anschluss an Patanjalis Definition *sthira sukham asanam* in dem Wort *prayatna*, das üblicherweise als »Anstrengung« übersetzt wird. Srivatsa Ramaswami (2000, 95–96) weist darauf hin, dass es drei Arten von Prayatna gibt. Eine davon – *jivana prayatna* – bezieht sich auf »die Anstrengungen des Einzelnen, das Leben und im Besonderen die Atmung zu erhalten«. Wie wir atmen, so fühlen wir, und wenn wir vollständiger und freier atmen, fühlen wir uns vollständiger und freier. Obwohl die Asanas im zeitgenössischen Hatha Yoga erheblich weiter entwickelt und komplexer sind als zu Patanjalis Zeiten, müssen wir sie über die Festigkeit und Leichtigkeit des Atems erkunden und Atem, Körper und Geist immer wieder miteinander verbinden.

Im Yogasutra steht geschrieben, man müsse erst die Asanas meistern, ehe man den Atem kontrollieren könne, da zur Atemkontrolle körperliche Stille und geistige Ruhe vonnöten seien. Viele wichtige Lehrer befolgen diesen Rat. B. K. S. Iyengar (2000, 34–35) schreibt: »Sie sollten zu Sicherheit (*sthiratā*) und Stille (*achalatā*) in den Āsanas gelangen, bevor Sie mit rhythmischen Atemtechniken beginnen.« Er betont: »Werden Prāṇāyama und Āsanas zusammen ausgeführt, so achten Sie darauf, dass die Makellosigkeit der Haltung nicht beeinträchtigt wird. Solange die Stellungen nicht vollkommen beherrscht werden, sollten Sie sich nicht an Prāṇāyama versuchen.« In dieser traditionellen Sicht dient die Asanapraxis dazu, die körperlichen und geistigen Grundlagen dafür zu schaffen, dass man gefahrlos in den vollen Genuss der wohltuenden Wirkungen von Pranayama kommen kann. So, wie man Asanas niemals forcieren oder erzwingen sollte, praktiziert man Pranayama am besten, nachdem die Asanas die »Zerstreuungen des Geistes« (Yogasutra I, 31, zitiert nach Maldoner 2003, 29) – Leid, Trübsinn, Gliederzittern, unnatürliche Atmung – beseitigt haben, die den Fluss des Prana stören. Dann erst, so heißt es, könne die Pranayamapraxis den Pranafluss im Körper regulieren.

Die von uns gewählte Vorgehensweise weicht vom traditionellen Pfad ab. Solange die Schüler *sthira sukham asanam* praktizieren, können sie auch Pranayama gefahrlos erkunden (die wichtigen Ausnahmen sind in Tabelle 8.1 aufgeführt). Pranayama verbessert die Atemfunktion, den Blutkreislauf und damit auch die Verdauung und die Ausscheidung. Wenn der Atmungsapparat optimal funktioniert, arbeiten auch die natürlichen Reinigungssysteme des Körpers besser. Die Kombination aus Asanapraxis und Pranayama erlaubt es den Schülern, die Energie im Körper einfacher und präziser zu lenken. Dies gilt besonders, wenn Lungen, Muskeln und Atemnerven verfeinert wurden. Wenn die Schüler lernen, bewusst und effizient zu atmen, können sie sich tiefer entspannen und unnötige Spannungen im Körper und den Sinnesorganen lösen. Dank einer tieferen Entspannung und klareren Wahrnehmung finden sie leichter zu Konzentration, Gleichmut und Gelassenheit. Auf diese Weise kann Pranayama allen Schülern sofort zu einem gesünderen Leben verhelfen und gibt ihnen gleichzeitig weitere Werkzeuge an die Hand, um die Asana- und Meditationspraxis zu vertiefen und zu verfeinern.

Die moderne Atemwissenschaft

Während sich die altindischen Yogis zu Wegbereitern der somatisch-spirituellen Praxis des Pranayama entwickelten, strebten die Griechen bereits im 7. Jahrhundert v. Chr. nach Wissen über die Atmung und erwarben die ägyptischen und babylonischen Wissenschaftler praktische Kenntnisse über die allgemeine Physiologie des Menschen (Taylor 1949). Der Wissenschaftler und Philosoph Anaximenes (der etwa 585 v. Chr. geboren wurde) war wie die Inder und Chinesen der Überzeugung, alle Dinge entstünden aus Luft oder *pneuma* (wörtlich »Atem«). Er sagte: »Wie unsere Seele, die aus Luft besteht, uns am Leben erhält, ist die ganze Welt von Pneuma und Luft durchdrungen« (Singer 1957).[4] Doch alchemistische und spirituelle Traditionen, in denen der Atem heilig war, hinderten die Wissenschaftler oft daran, die Schwelle der Entdeckungen über das Wesen der Atmung zu überschreiten. Erst Ende des 18. Jahrhunderts sollte Antoine Lavoisier, der Vater der modernen Chemie, das Konzept der Oxidation und damit die wissenschaftliche Grundlage für die Atmung entwickeln. Mit dieser Entdeckung legten Lavoisier und andere das Fundament für die ausführliche Untersuchung des Austauschs von Sauerstoff und Kohlendioxid beim Atmen, ohne den es kein Leben gäbe.

Der Fluss des Atems steht in Relation zu einer grundlegenden physiologischen Tatsache: Unsere Zellen und Gewebe brauchen Sauerstoff. Sind sie mit Sauerstoff versorgt, muss das gebildete Kohlendioxid entsorgt werden. Im Atemprozess transportiert das arterielle Blut der Lunge und des Herzens den Sauerstoff zu den Zellen, während das sauerstoffarme venöse Blut das Kohlendioxid zum Herzen und zur Lunge zurücktransportiert. Der Austausch dieser Gase findet an den Kapillarmembranen der sogenannten Alveolen oder Lungenbläschen statt. Dieser Vorgang, den wir als Atmung erleben, findet etwa zwölf- bis fünfzehnmal pro Minute oder ungefähr zwanzigtausendmal am Tag statt. Die Häufigkeit kann variieren. Sie hängt davon ab, wie gesund ein Mensch ist, wie es um sein Aktivitätsniveau, sein emotionales Befinden und andere Faktoren bestellt ist. Lange Zeit war man fälschlicherweise der Ansicht, dieser Austausch sei das Ergebnis der Pumpvorgänge des Herzens und der Lunge. Herz und Lunge sind zwar wesentlich am Atemvorgang beteiligt, aber sie stehen im physiologischen Dienst des Atems, statt sein physiologischer Ursprung zu sein. Die Mechanismen der Atmung wurden zum ersten Mal um das Jahr 170 v. Chr. von Galenos von Pergamon korrekt erklärt und erst im 16. Jahrhundert von Leonardo da Vinci ausführlicher dargestellt. Er verstand: Wenn sich der Brustkorb weitet und dadurch mehr Platz in der Lunge entsteht, sorgt der atmosphärische Druck dafür, dass Luft durch die Luftröhre in die Lunge gedrückt wird und diesen neu geschaffenen Raum füllt (French 2003; Keele 1952). Wie wir sehen werden, ist diese Entdeckung von unmittelbarer Bedeutung, wenn man Pranayama unterrichtet.

Die moderne Wissenschaft kennt die gleichen Atemphasen wie schon die frühen Yogis: Einatmung, Ausatmung und den kurzen Atemstillstand oder Apnoe, zu dem es nach dem Ein- und Ausatmen automatisch kommt. Das Atemvolumen, die Atemhäufigkeit, das Atemgeräusch, die Atemintensität, die Bereiche relativer körperlicher Bewegung oder Reglosigkeit sowie der Grad an Passivität und Aktivität können variieren. Die einzigartige Kombination dieser Elemente verbindet sich zu unserer Atemerfahrung. Sie alle können auch willentlich beeinflusst werden, was die Grundlage für die Pranayamapraxis ist.

Wir können spüren, wie der ganze Körper atmet (oder – je nach Sichtweise – geatmet wird), und dieses Gefühl weiterentwickeln. Das wichtigste Atmungsorgan aber ist die Lunge mit den beiden Lungenflügeln. Dort werden Blut und Luft in einem genauen Verhältnis gemischt, um alle Körperfunktionen zu erhalten. In jedem Lungenflügel befinden sich Atemwege mit einer Gesamtlänge von über 2400 Kilometern und 300 Millionen Lungenbläschen, in denen der Austausch von Sauerstoff und Kohlendioxid stattfindet. Die Lungenbläschen enthalten viele elastische Fasern. Sie verleihen der Lunge ihre Elastizität und sind die Hauptverantwortlichen für die meisten Ausatmungsvorgänge. Die Lunge ist von einer Haut – der sogenannten Pleura oder dem Brustfell – umgeben. Sie besteht aus zwei Schichten, ist mit Rippen und Zwerchfell verbunden, ermöglicht Bewegung und sorgt dafür, dass die Lunge an Ort und Stelle bleibt. Über ein System von Atemwegen, das mit der Nase oder dem Mund beginnt, kann die Luft in die Lunge ein- und wieder herausströmen. Den Anfang machen Nase oder Mund. Die Nase ist besser geeignet, die einströmende Luft zu filtern, aufzubereiten, zu reinigen und zu befeuchten. Der Riechnerv und andere Nerven sorgen dafür, dass wir den Fluss des Atems in der Nase besser spüren können – erheblich besser als bei der Mundatmung. Bei den meisten Pranayamatechniken wird durch die Nase geatmet, doch der kürzere und direktere Weg in die Lunge führt durch den Mund. Auf diese Weise können leichter große Mengen Luft aufgenommen und abgegeben werden (wie wir sehen werden, wenn wir zu *bhastrika pranayama* und *sitali pranayama* kommen). Bei der vollständigen Ausatmung durch den Mund wird zudem das Zwerchfell stärker gedehnt.

Es gibt zwei Grundtypen der Atmung mit unterschiedlicher Lungenaktivität: die Brustatmung (auch »Rippenatmung«) und die Bauchatmung (auch »Zwerchfellatmung«). Bei der Brustatmung dehnt sich beim Einatmen der Brustkorb und zieht sich beim Ausatmen wieder zusammen. Bei der Bauchatmung dehnt sich beim Einatmen der Bauch und zieht sich beim Ausatmen wieder zusammen. »Die« richtige Atmung gibt es nicht. Jeder Atemtyp ist für bestimmte Situationen geeignet, und sie können so kombiniert werden, dass die daraus resultierenden Variationen bestimmte Aktivitäten, Bewegungen oder energetische Absichten unterstützen. Die Bauchatmung macht ungefähr 75 Prozent der Atmungsanstrengung aus.

Wie vollständig und tief wir atmen, ergibt sich daraus, wie wir atmen, und ist eher eine Frage der Gewohnheit als der bewussten Entscheidung. Bei »normaler« Atmung ist das Atemzugvolumen eher gering und beträgt abhängig von Körperbau, Fitness und Gesundheit um die 500 Milliliter. Unsere Vitalkapazität – das Lungenvolumen zwischen maximaler Ein- und Ausatmung – entspricht dem Vier- bis Siebenfachen davon. Wenn wir die Skelett- und Muskelkomponenten der Atmung mit Übungen stärker und geschmeidiger machen, können wir eine tiefere, gleichmäßigere und ruhigere Atmung entwickeln und lernen, die Energie im Körper bewusster zu lenken. Die Atembewegung selbst hält die Rippen, die Rippenknorpel und die Muskeln, welche die Wirbelsäule stützen und mobilisieren, geschmeidig und elastisch, obwohl der Lebensstil, das Alter sowie genetische Faktoren diese Fähigkeiten einschränken können. Meist wird der Brustkorb entweder nach vorne und hinten oder zur Seite ausgedehnt, statt die Rippen in alle Richtungen zu mobilisieren und so das Atemzugvolumen zu erhöhen. Die Asanapraxis ist eine effektive Möglichkeit, um den Brustkorb beweglicher zu machen und für eine ausgewogene Atmung zu sorgen.

Die Bewegung des Brustkorbs verbindet sich mit der Stellung und der Bewegung des Beckens, der Beine und der Schultern. Becken und Brustkorb sind über die Lendenwirbelsäule verbunden, an der mehrere Atemmuskeln anheften. Die Bewegung des Beckens beeinflusst die Bewegung des Brustkorbs und umgekehrt, genau wie die Bewegung der Organe, die sich in diesem Bereich befinden. Wenn wir die Beine strecken, werden die Lendendarmbeinmuskeln von ihrem Ansatz am kleinen Rollhügel am Oberschenkelhals über das Becken bis zu ihrem Ursprung an den Lendenwirbeln und dem zwölften Brustwirbel hinauf gedehnt. In diesem Bereich setzt auch das Zwerchfell an der Zentralsehne an. Der Schultergürtel, bestehend aus Brustbein, Schlüsselbeinen und Schulterblättern, ist über gelenkige Verbindungen und die Anheftung von Muskeln am Brustkorb an der Atmung beteiligt. Arme und Schultern können je nach Position die Ein- und Ausatmung unterstützen oder behindern.

Beim Atmen leisten das Zwerchfell und die Muskeln, die den Brustkorb bewegen, die Hauptarbeit. Das Zwerchfell ist für etwa 75 Prozent der Einatmung verantwortlich. Diese wie eine Doppelkuppel geformte Schicht aus Muskeln und Fasern befindet sich unmittelbar unter der Lunge und dem Herzen in der Mitte der Brust und wölbt sich wie ein Fallschirm über Magen und Leber (Netter 1997, Tafeln 180–181). Der rückwärtige Teil besteht aus asymmetrischen Muskelfasern, die von den oberen Lendenwirbeln entspringen. Das Zwerchfell verfügt über eine zentrale Sehnenplatte, die den rund um den Brustkorb, am Brustbein und an der Innenseite der unteren acht Rippen entspringenden Muskelfasern als Ansatz dient. Wenn das Zwerchfell kontrahiert, flacht sich die Kuppel ab und verändert abhängig vom Druck der Rippen, der Lunge, der Muskeln und Organe des Bauchs seine Form. Wie das Herz arbeitet es ohne Unterlass. Wenn das Zwerchfell kontrahiert, werden die Bauchorgane nach unten gedrückt, der Brustraum vergrößert sich und durch den entstehenden Unterdruck strömt Luft von außen in die Lunge. Wenn es sich entspannt, wölbt es sich wieder nach oben. Die elastischen Fasern der Lunge ziehen sich zusammen, die Luft entweicht und der Atemzyklus ist abgeschlossen.

Unterstützt wird das Zwerchfell von den Muskeln, die den Brustkorb bewegen, vor allem den Zwischenrippenmuskeln. Der kleine Brustmuskel hebt die Rippen nach vorne an und weitet die obere Brust, sodass der Atem leichter in den oberen Teil der Lunge fließen kann. Auch der große Kopfwender und die Treppenmuskeln dehnen den oberen Brustkorb und unterstützen den Atemfluss in die oberen Lungenbereiche. Der große Brustmuskel weitet die unteren Rippen, hebt das Brustbein und ermöglicht so eine tiefere und kräftigere Einatmung. Eine Nebenrolle spielen einige Muskeln, die mit den seitlichen und hinteren Rippen verbunden sind: Der vordere Sägemuskel hilft, die Position des Brustkorbs zu halten (und unterstützt die Einatmung); die spinotransversalen Muskeln strecken die Wirbelsäule und tragen so dazu bei, den Brustkorb anzuheben; der hintere Sägemuskel dehnt die hinteren Rippen, sodass der Atem in den hinteren Teil der Lunge strömen kann. Die Zwischenrippenmuskeln unterstützen auch die vollständige Ausatmung, indem sie die Rippen zueinanderziehen und die Lunge zusammenpressen. Der Brustraum lässt sich noch weiter verkleinern, wenn man die Bauchmuskeln anspannt: Die querverlaufenden Bauchmuskeln umspannen die Taille. Die schrägen Bauchmuskeln senken den Brustkorb und drücken den Bauch zusammen. Die geraden Bauchmuskeln ziehen Brustbein und Schambein zueinander und verkleinern den vorderen Bauchraum noch mehr. Die Muskeln des Beckenbodens bilden ein flexibles Fundament, das dem Druck von oben standhält und gleichzeitig die aktive Aufwärtsbewegung der Bauchmuskulatur bei vollständiger Ausatmung in die Wege leitet (Calais-Germain 2005, 101). Diese Vorgänge stehen in einem engen Zusammenhang mit Mula Bandha und Uddiyana Bandha.

Grundlegendes Atemgewahrsein

Die Atmung vollzieht sich automatisch, unwillkürlich und unbewusst. Diese »natürliche Atmung« ist von der körperlichen, emotionalen, geistigen und spirituellen Verfassung des Einzelnen abhängig und variiert erheblich. Sie wird von Depressionen, Angst, einer schwachen oder verspannten Atemmuskulatur, Ablenkung, Lethargie oder Energieschwankungen beeinträchtigt.[5] In diesen Fällen ist die Atmung meist flach, ineffizient und verlässt sich mehr auf die Atemhilfsmuskeln als auf das Zwerchfell. Man sollte nicht davon ausgehen, dass die Schüler über eine gemeinsame Grundqualität der Atmung verfügen, sondern bei der Vermittlung der Pranayamatechniken bei den natürlichen Gegebenheiten der einzelnen Schüler ansetzen. Der erste Schritt ist die Entwicklung eines grundlegenden Atemgewahrseins. »Wenn man eine gute Atmung erlernt, ist das kein additiver Prozess, in dem man spezielle Techniken erwirbt, um die bereits vorhandene Atmung zu verbessern«, schreibt Donna Farhi (1996, 72–73). »Es ist ein dekonstruktiver Prozess, in dem man lernt, auf welche Weise man die natürliche Entstehung des Atems begrenzt.« Dieser Beobachtungsvorgang entwickelt sowohl Einsicht in die Möglichkeiten von Pranayama als auch ein tieferes somatisches Gewahrsein und hilft den Schülern bei der bewussten Verbindung von Körper, Geist und Atem.

Sie können Ihre Schüler zu einem ersten Erwachen des Atemgewahrseins führen, indem Sie sie bitten, sich auf den Rücken zu legen, die Augen zu schließen und den natürlichen Fluss des Atems zu spüren. Bei Übungen dieser Art »... tun wir nichts«, wie Richard Rosen empfiehlt (2002, 72). »Wir beobachten nur, was ist.« Wenn Sie das Gewahrsein Ihrer Schüler lenken, sollten Sie betonen, wie wichtig die Wahrnehmung der Atemempfindungen in allen Phasen des Atemzyklus ist:

- *Einatmen*. Fragen Sie: »Wie fühlt es sich an? Was leitet eurem Empfinden nach die Einatmung ein? Was geschieht zuerst im Körper? Wie verändert sich das Atmungsempfinden, während die Luft einströmt? Wo spürt ihr den Atem? Welche Körperteile bewegen sich? Wird der Atemfluss langsamer, schneller oder hat es den Anschein, als würde er mittendrin stocken? Wie hört sich das Einströmen des Atems an? Wie tief atmet ihr ein? Welche Veränderungen spürt ihr beim Einströmen des Atems im Herzzentrum, im Gesicht, zwischen den Schläfen? Welche geistigen Schwankungen nehmt ihr wahr?«

- *Atemfülle*. Fragen Sie: »Was empfindet ihr auf dem Höhepunkt der Einatmung? Wie lange dauert die natürliche Pause? Welche körperlichen Empfindungen nehmt ihr wahr? Welche geistigen Schwankungen nehmt ihr wahr?«

- *Ausatmen*. Fragen Sie: »Wo spürt ihr die erste Ausatmungsbewegung? Strömt der Atem eher schnell hinaus? Wie verändert sich die Geschwindigkeit der Ausatmung, je länger sie anhält? Wie verändern sich Körper und allgemeines Gewahrsein, während der Atem ausströmt? Wie vollständig atmet ihr aus? Welche geistigen Schwankungen nehmt ihr wahr?«

- *Atemleere*. Fragen Sie: »Was spürt ihr, nachdem der Atem den Körper verlassen hat? Wie lange dauert es normalerweise, bis ihr wieder Atem holt? Spürt ihr Anspannungen oder Verkrampfungen? Welche geistigen Schwankungen nehmt ihr wahr?«

Wiederholen Sie den Ablauf, wenn die Schüler aufrecht sitzen. Stellen Sie die gleichen Fragen und fördern Sie so das Gewahrsein für die Unterschiede in diesem neuen Verhältnis zur Schwerkraft. Nach diesem ersten Einstieg ins Atemgewahrsein können die Schüler tiefere Einsicht gewinnen, indem sie diese Beobachtungen in den verschiedensten Haltungen anstellen – vor allem im Fluss einer Asanapraxis.

Den Atemfluss verfeinern

Mit diesem Atemgewahrsein als Ausgangspunkt können Sie den Schülern zeigen, wie sie noch einfühlsamer an die Entwicklung und Verfeinerung ihrer Atmung herangehen können. Sie helfen ihnen herauszufinden, wie sie leichter zu *sthira sukham asanam* finden können, während sie auf unterschiedliche Art und Weise atmen. Machen Sie den Anfang, indem Sie die Schüler wie folgt dazu anleiten, Anspannung und Entspannung der Atemmuskeln sowie die damit verbundenen Bewegungen im Körper zu spüren, während sie die beiden Arten der Ein- und Ausatmung praktizieren:[6]

Puraka – Das Einatmen

Die einzelne Einatmung wird *puraka* genannt: »Über den Einatem (*puraka*) nimmt der Einzelne kosmische Energie für sein Wachsen und Fortschreiten in sich auf« (B. K. S. Iyengar 2000, 136). Je nachdem, was man sonst noch tut – ob man gewisse Asanas, Pranayamas oder Sitzmeditation praktiziert –, kann man den Atem so aufnehmen, dass er diese Vorgänge unterstützt. Die folgenden Übungen sollen den Schülern helfen, das Gewahrsein und die Praxis von Puraka zu verbessern. Ermuntern Sie die Schüler bei der Vermittlung dieser Übungen dazu, sich dem Atem zu öffnen, statt ihn gierig einzusaugen. Mit etwas Übung lässt er sich sanft, aber vollständig, gleichmäßig, aber leicht aufnehmen, damit so wenig Unruhe wie möglich in Körper und Geist entsteht.

Bauchatmung: Einatmen

- Legen Sie sich auf den Rücken. Stellen Sie die Beine auf, als wollten Sie sich auf Setu Bandha Sarvangasana vorbereiten. Legen Sie die eine Hand auf den Bauch, die andere aufs Herzzentrum. Spüren Sie, wie sich bei der vollständigen Ausatmung die Bauchmuskeln anspannen.

- Spüren Sie beim anschließenden Einatmen, wie sich der Bauch ausdehnt. Bleiben Sie mit Ihrer Aufmerksamkeit bei dieser Bewegung, die durch die Kontraktion und das Abflachen des Zwerchfells ausgelöst wird.

- Experimentieren Sie mit unterschiedlich starken Ausatmungen und spüren Sie, wie sich dies auf die anschließende Bewegung des Bauchs auswirkt. Versuchen Sie, im Bereich der Wirbelsäule und der Rippen entspannt zu bleiben und ausschließlich der Atembewegung des Zwerchfells zu folgen.

- Experimentieren Sie damit, den Atemfluss zu unterbrechen und wieder aufzunehmen, und variieren Sie Frequenz und Volumen der Atemzüge. Konzentrieren Sie sich bei diesen Bemühungen auf das Zwerchfell, aber spüren Sie die Wirkung auch an anderen Stellen im Körper. Schieben Sie die Handflächen ein Stück weiter nach unten und fahren Sie mit der Atemerkundung fort.

- Versuchen Sie, unterschiedlich tiefe Atemzüge in verschiedene Bereiche des Körpers zu lenken (mal in die rechte, mal in die linke Körperhälfte, in Vorder- und Rückseite, in die obere und die untere Hälfte). Nehmen Sie dabei unterschiedliche Haltungen ein: Legen Sie sich auf den Rücken und strecken Sie die Arme über den Kopf. Kommen Sie in die Seitenlage und rollen Sie sich zusammen. Legen Sie sich auf den Bauch.

- Atmen Sie zum Schluss in den Bauch, während Sie gleichzeitig verhindern, dass er sich ausdehnen kann. Legen Sie die Hände an die Rippen, um zu spüren, wie sie sich ausdehnen und heben. Versuchen Sie, die Bewegung tief im Brustkorb, nicht auf der eher oberflächlichen Ebene der Rippen entstehen zu lassen. Erforschen Sie diesen Vorgang in verschiedenen Körperhaltungen.

Brustatmung: Einatmen

- Kommen Sie in Vajrasana (Fersensitz). Sitzen Sie bequem und aufrecht und verwenden Sie bei Bedarf eine Unterlage, um das Becken in eine neutrale Stellung zu bringen und die natürliche Krümmung der Wirbelsäule zu unterstützen. Legen Sie die Hände oben auf die seitlichen Rippen.

- Atmen Sie aus und spüren Sie, wie sich die seitlichen und hinteren Rippen zusammenziehen und senken.

- Schieben Sie die Rippen beim Einatmen in die Hände und spüren Sie, wie sie durch die Kontraktion der vorderen Sägemuskeln auseinander, nach oben, außen und hinten gezogen werden. Versuchen Sie, nur die Rippen zu bewegen. Schultern und Bauch bleiben entspannt, während Sie die vollständige Dehnung des Brustkorbs und der Lunge spüren.

- Aktivieren Sie die Einatmung nun mit den großen Brustmuskeln im oberen Teil des Brustkorbs: Ziehen Sie die Schulterblätter vorsichtig nach unten zu den hinteren Rippen. Legen Sie die Fingerspitzen der einen Hand an die Vorderseite der anderen Schulter, die Fingerspitzen der anderen Hand in Höhe des Schwertfortsatzes am unteren Ende des Brustbeins (unmittelbar unterhalb der Brust) auf die vorderen Rippen.

- Versuchen Sie, beim Ein- und Ausatmen zu spüren, wie die Kontraktion der großen Brustmuskeln das Brustbein hebt, wie sich die unteren und mittleren Rippen dehnen.

- Richten Sie das Gewahrsein auf den oberen Teil der Brust und der Lunge. Versuchen Sie, mit den Fingerspitzen die Rippen unmittelbar unterhalb der Schüsselbeine zu spüren.

- Lassen Sie die Schulterblätter weiterhin entspannt zu den hinteren Rippen sinken und versuchen Sie, die Einatmung auf den Bereich der Schüsselbeine zu konzentrieren, als würden Sie dorthin atmen. Aktivieren Sie die kleinen Brustmuskeln, um das Herzzentrum vollständig zu öffnen.

- Versuchen Sie, beim Einatmen abwechselnd die kleinen und großen Brustmuskeln zu aktivieren. Spüren Sie, wie die daraus resultierenden unterschiedlichen Bewegungen auch unterschiedliche Bereiche des Brustkorbs öffnen.

- Versuchen Sie nun, in den obersten Teil der Brust zu atmen, indem Sie mit den großen Kopfwendern und den Treppenmuskeln arbeiten.

- Legen Sie die Fingerspitzen in die Grube zwischen den Schlüsselbeinen und etwas oberhalb davon. Legen Sie den Kopf leicht in den Nacken und spüren Sie, wie die großen Kopfwender erwachen. Atmen Sie mit schnellen »Schnupperbewegungen« ein, um ihre Kontraktion zu fühlen. Versuchen Sie dies, nachdem Sie vollständig eingeatmet, den Atem angehalten und das Brustbein angehoben haben. Beobachten Sie, dass Sie auf diese Weise mehr Luft aufnehmen können.

- Legen Sie die Fingerspitzen leicht an die Seiten des Halses und ertasten Sie die Beschaffenheit der Treppenmuskeln, die sich von den Querfortsätzen der oberen Halswirbel nach außen und unten zu den ersten beiden Rippen ziehen. Sie unterstützen die Atembewegungen in diesem Bereich.

Rechaka – Das Ausatmen

Die Ausatmung wird *rechaka* genannt: »Der Ausatem ist jener Vorgang, in dem sich die Energie des Körpers allmählich mit der des ›Denkens‹ vereinigt …«, wie B. K. S. Iyengar (2000, 137) schreibt.

Bauchatmung: Ausatmen

- Kommen Sie in Vajrasana. Atmen Sie langsam und vollständig aus, wahren Sie die neutrale Position der unteren Rippen und spüren Sie die natürliche Kontraktion des Oberbauchs unmittelbar unterhalb der unteren Rippen. Spüren Sie die Tendenz der Wirbelsäule, sich zu runden und nach vorne zu krümmen.

- Legen Sie die Handflächen auf den Bauch und wiederholen Sie die Übung bei gestreckter Wirbelsäule.

- Setzen Sie nun auch Mula Bandha mit einer leichten Kontraktion der querverlaufenden Dammmuskeln und der tiefen Beckenbodenmuskeln.

- Versuchen Sie, die muskuläre und energetische Aufwärtsbewegung von Mula Bandha mit der allmählichen Anspannung der Bauchmuskulatur zu verbinden, indem Sie die querverlaufenden Bauchmuskeln immer stärker aktivieren.

- Versuchen Sie nun, während der Atem ausströmt, nach und nach die Bauchmuskeln vom Schambein bis zum Brustbein zu aktivieren.

Brustatmung: Ausatmen

- Legen Sie die eine Handfläche aufs Herz, die andere auf den Bauch. Atmen Sie langsam aus, während Sie das Brustbein Richtung Wirbelsäule ziehen und die Kontraktion der Bauchmuskeln minimieren. Diese Übung bringt Ihnen die queren Brustmuskeln (*M. transversus thoracis*) zu Bewusstsein, die den Brustkorb vorne schließen. Versuchen Sie zu spüren, wie sich der obere Bereich der Wirbelsäule beim Ausatmen etwas nach vorne neigt.

- Legen Sie die Hände seitlich an die Rippen. Wiederholen Sie die Übung und spüren Sie, wie sich die seitlichen Rippen senken, während die schrägen Bauchmuskeln kontrahieren und sich die Wirbelsäule leicht nach vorne beugt.

- Legen Sie die Fingerspitzen auf den Schwertfortsatz und wiederholen Sie die Übung. Spüren Sie, wie sich die unteren Rippen nach unten und nach hinten bewegen.

Helfen Sie den Schülern in Ihren regulären Stunden, mit diesen grundlegenden Einatmungs- und Ausatmungsübungen zu einer Ausgewogenheit und Integrität der Atmung zu finden. Die meisten von ihnen werden feststellen, dass Geschwindigkeit, Beschaffenheit, Klang, Intensität und Dauer der Ein- und Ausatmung anfangs variieren. Später werden wir uns ansehen, wie wir Übungen mit unterschiedlichen Ein- und Ausatmungsgeschwindigkeiten, mit gleich langen und unterschiedlich langen Ein- und Ausatmungsphasen unterrichten können (*sama-vritti* und *visama-vritti*). Mit etwas Übung kommen Puraka und Rechaka ins Gleichgewicht und bilden die Grundlage für alle anderen Pranayamas, einschließlich Ujjayi Pranayama.

Ujjayi Pranayama: Die Grundatemtechnik des Yoga

Die Grundatemtechnik im Hatha Yoga ist Ujjayi Pranayama. Wir atmen durch die Nase und ziehen die Kehle im Bereich des Kehldeckels leicht zusammen – dort, wo wir beim Husten oder Gurgeln die Bewegung spüren. Dadurch verstärkt sich die Schwingung des Kehlkopfs und es entsteht ein leises Geräusch wie das Rauschen des Windes in den Bäumen oder der Wellen am Strand. Ujjayi Pranayama hat eine Dreifachwirkung: (1) Wenn wir ausschließlich durch die Nase atmen, werden erst der Atem, dann die Lunge und das Blut und schließlich der ganze Körper erwärmt und auf die natürliche Bewegung in den Asanas vorbereitet. (2) Das Geräusch und die Empfindungen von Ujjayi Pranayama helfen, das Gewahrsein einer stetig, mühelos und ausgewogen fließenden Atmung zu wahren. (3) Der rhythmische Klang von Ujjayi Pranayama hilft, die Nerven zu beruhigen und der inneren Praxis Stille zu verleihen.

In einigen Lehren wird darauf beharrt, die Technik des Ujjayi Pranayama sei wie andere Aspekte der Praxis ein »Geheimnis«. Es würde (und sollte) sich enthüllen, indem man in der Asanapraxis frei atme.[7] In anderen wird Ujjayi Pranayama unmittelbar im Rahmen der Asana- und Pranayamapraxis unterrichtet. Die Frage, welcher Ansatz besser ist, lässt sich am besten aus der Praxis heraus beantworten, was uns vor ein vermeintliches Rätsel stellt: Erst wenn wir die Technik erlernen, können wir beurteilen, ob sie auch sinnvoll ist. Es gibt zwar keinerlei Hinweise darauf, dass es gefährlich sein könnte, während der Asanapraxis in Ujjayi zu atmen. Allerdings kann die Technik auf eine Art und Weise unterrichtet und praktiziert werden, welche die Atmung übermäßig einschränkt. Dies gilt vor allem, wenn sie mithilfe von Jalandhara Bandha vermittelt wird (das wesentlicher Bestandteil vieler anderer Pranayamatechniken, nicht aber von Ujjayi Pranayama ist). Wie in vielen Bereichen der Praxis gilt, wenn man es einfach hält, kann man die Schüler zunächst für die Technik sensibilisieren, die sie dann in der eigenen Praxis vervollkommnen. Es folgt eine simple Möglichkeit, Schüler an Ujjayi Pranayama heranzuführen:

1. Kommen Sie in Tadasana oder in eine bequeme Sitzhaltung. Bitten Sie die Schüler, die Augen zu schließen, den Mund zu öffnen und so zu atmen, als wollten sie einen Spiegel anhauchen. Sofort entstehen das Geräusch und die Empfindungen von Ujjayi Pranayama. Das Gewahrsein richtet sich auf den Bereich des Kehldeckels.

2. Bitten Sie die Schüler, dieses Geräusch und diese Empfindungen *sowohl* beim Ein- *als auch* beim Ausatmen zu erzeugen. (Man neigt dazu, Ujjayi Pranayama nur beim Einatmen zu praktizieren.)

3. Bitten Sie sie, den Mund zu schließen und mit dem gleichen Geräusch und den gleichen Empfindungen ein- und auszuatmen.

4. Ermuntern Sie die Schüler zu Experimenten. Bitten Sie sie, die Kehle unterschiedlich stark zu verengen und zu beobachten, wie sich dies auf den Atemfluss, das Geräusch und das allgemeine Empfinden auswirkt.

5. Bitten Sie sie zum Schluss, mit einer gewissen Behutsamkeit an Ujjayi Pranayama heranzugehen und zu erforschen, wie sie tiefer und kräftiger – und trotzdem zart und sanft – atmen können.

Die Schüler können Ujjayi Pranayama sofort auf die Asanapraxis anwenden. Hier noch ein paar Hinweise, wie Sie die Verbindung zwischen dieser Atmung und den Asanas erklären können:

- Raten Sie dazu, ebenso viel Wert auf den steten, rhythmischen, gleichmäßigen und kräftigen Fluss von Ujjayi Pranayama wie auf alle anderen Aspekte der Asanapraxis zu legen und sich darum zu bemühen, dass er sich vom Anfang bis zum Ende der Übungseinheit so wenig wie möglich verändert.

- Ujjayi Pranayama lässt sich bewusst variieren, um mit größerer Intensität Kraft für schwierige Bewegungen und mit größerer Leichtigkeit eine tiefere Ruhe zu erzeugen.

- Spornen Sie Ihre Schüler an, die Asanapraxis über die Integrität der Atmung zu vertiefen, statt die Atmung in ihrem Bemühen um die Asanas erzwingen zu wollen.

- Verwenden Sie Ujjayi Pranayama als Gradmesser für die energetische und körperliche Intensität der Praxis, als Möglichkeit des unmittelbaren Feedbacks, der sich die Schüler bei der Weiterentwicklung ihrer Praxis bedienen können.

Fortgeschrittene Pranayamatechniken

Die folgenden Pranayamatechniken sollen dazu dienen, das Erwachen der feinstofflichen Energie und das Gewahrsein der Verbindung von Körper, Atem und Geist zu fördern. Sie basieren auf der beschriebenen natürlichen Atmung und auf strukturierten Ein- und Ausatmungsübungen. Bieten Sie diese fortgeschrittenen Techniken erst an, nachdem die Schüler Festigkeit und Leichtigkeit beim Ein- und Ausatmen sowie bei Ujjayi Pranayama erreicht haben. Raten Sie ihnen wie bei der Vermittlung der anderen Atemübungen, mehr Wert auf eine entspannte als auf eine vollständige Ausführung der Atemtechnik zu legen. Bieten Sie das Konzept *sthira sukham asanam* auch als Werkzeug für die gefahrlose Beschäftigung mit Pranayama an. Weisen Sie die Schüler an, während der folgenden Übungen Mula Bandha zu halten und wie beschrieben abwechselnd Jalandhara Bandha und Uddiyana Bandha zu setzen. Was die folgenden Pranayamatechniken angeht, so gibt es einige Gegenanzeigen. Schwangere sollten bei Ujjayi Pranayama bleiben. Schüler mit Bluthochdruck, Herzerkrankungen, Druckgefühl im Kopf oder um die Augen sollten weder den Atem anhalten noch Kapalabhati praktizieren. Schülern mit hohem oder niedrigem Blutdruck sollte man den Rat geben, vorsichtig an diese Techniken heranzugehen, lediglich die Anfangsstufe zu versuchen und zu prüfen, wie sie sich fühlen, ehe sie fortfahren.

Vritti Pranayama: Die schwankende Atmung

Die Atmung kann auf unterschiedliche Art und Weise schwanken, unter anderem in der relativen Länge oder Dauer der Ein- und Ausatmung sowie der Pausen dazwischen. Vritti Pranayama reguliert die Länge dieser Phasen. Dazu gibt es zwei Möglichkeiten: Sama-Vritti (gleichmäßige Atmung) und Visama-Vritti (ungleichmäßige Atmung). Wir werden die Vermittlung dieser Techniken zunächst am Beispiel der Ein- und Ausatmung betrachten. Wenn wir dann die Kumbhaka-Praktiken vorstellen, werden wir die Prinzipien auch auf das Anhalten des Atems übertragen.

Sama-Vritti Pranayama

- Leiten Sie die Schüler zunächst zur Beobachtung der natürlichen Atmung an. Bitten Sie sie, den Atem zu beobachten, ohne ihn irgendwie zu verändern. Bitten Sie sie festzustellen, wie sich die Atmung beim Einatmen, Ausatmen und in den Pausen dazwischen anfühlt. Leiten Sie sie dazu an, den Atem gleichmäßig fließen zu lassen.

- Bitten Sie die Schüler nun mitzuzählen, wie lange Ein- und Ausatmung dauern, und die Unterschiede zur Kenntnis zu nehmen.

- Halten Sie die Schüler anschließend dazu an, ebenso lange ein- wie auszuatmen und mit einer angenehmen Atemdauer zu beginnen (was für die meisten Schüler bedeutet, währenddessen bis drei oder fünf zu zählen).

- Erhöhen Sie nach und nach bei jeder Übungseinheit die Dauer der Ein- und Ausatmung, aber achten Sie stets darauf, dass beide Phasen die gleiche Länge haben.

- Raten Sie den Schülern, mehr Wert auf Festigkeit und Leichtigkeit als auf längere oder tiefere Atemzüge zu legen, und nur so tief zu atmen, wie es ihnen angenehm und entspannt möglich ist.

Visama-Vritti Pranayama

- Beginnen Sie, Visama-Vritti anfangs auf die gleiche Weise zu unterrichten wie Sama-Vritti. Bitten Sie die Schüler nach einer natürlichen und gleichmäßigen Ausatmung, die Dauer der Einatmung um eine Sekunde gegenüber der Ausatmung zu erhöhen und diesen Rhythmus über mehrere Atemzyklen hinweg beizubehalten.

- Ermuntern Sie die Kursteilnehmer, Veränderungen der Atemqualität sowie die feinsten körperlichen und geistigen Reaktionen zu beobachten. Verändern Sie das Verhältnis zwischen Ein- und Ausatmung allmählich immer mehr, indem Sie die Einatmungen länger werden lassen, bis sie doppelt so lang sind wie die Ausatmungen.

- Üben Sie in diesem Rhythmus noch einige Minuten weiter, bevor Sie zur natürlichen Atmung zurückkehren, das Verhältnis umkehren und die Ausatmungen länger werden lassen als die Einatmungen.

Kumbhaka: Das Anhalten des Atems

In der Kumbhaka-Praxis verweilt man in den natürlichen Pausen zwischen Ein- und Ausatmung und dehnt sie immer weiter aus.[8] Hält man in diesen Momenten den Atem an, werden Körper und Geist ruhig und klar. Es gibt zwei Arten des Atemverhalts: *Antara kumbhaka* ist das Anhalten des Atems nach der Einatmung; *bahya kumbhaka* ist das Anhalten des Atems nach der Ausatmung.[9] Es ist wichtig, bei diesen Übungen langsam voranzugehen und die neuromuskuläre Intelligenz des Zwerchfells, der Zwischenrippenmuskeln und der Atemhilfsmuskeln nach und nach zu steigern. Die Praxis sollte weder körperlich noch geistig belasten. Weisen Sie die Schüler wiederholt darauf hin, es ruhig angehen zu lassen, wenn sie die Dauer des Atemverhalts steigern. Geben Sie folgende Anweisungen:

Antara Kumbhaka

- Bitten Sie die Schüler, eine angenehme aufrechte Haltung einzunehmen. Leiten Sie die Kursteilnehmer dann zu einer natürlichen Atmung mit einem ausgeglichenen Verhältnis von Puraka und Rechaka an (Sama-Vritti Pranayama).

- Beginnen Sie mit Ujjayi Pranayama und vertiefen Sie allmählich die Atmung. Die Wirbelsäule sollte in natürlicher Krümmung aufgerichtet und entspannt, das Herzzentrum weich und weit, das Gehirn so leicht und ruhig sein, wie es in diesem Augenblick möglich ist.

- Bitten Sie die Schüler auf der Basis des oben dargelegten grundlegenden Atemgewahrseins, die Aufmerksamkeit auf die natürliche Pause am Höhepunkt der Einatmung zu richten und zu beobachten, was im Körper, im Geist und im weiteren Sinne während des Verweilens in diesem Raum geschieht.

- Geben Sie Anweisungen, die das Gefühl des nahtlosen Übergangs in und aus der Pause unterstützen, und bleiben Sie mehrere Atemzyklen lang bei dieser einfachen Praxis.

- Beginnen Sie mit Antara Kumbhaka und bitten Sie die Schüler, die Luft nach dem Einatmen ein paar Sekunden anzuhalten.

- Bitten Sie die Schüler, den Atem so mühelos wie möglich anzuhalten und in das veränderte Empfinden körperlichen und geistigen Gewahrseins hineinzuspüren.

- Im Übergang zur Ausatmung besteht die Tendenz, den Atem in einem Schwall ausströmen zu lassen. Bitten Sie die Schüler in diesem Fall, die Luft nicht so lange anzuhalten.

- Lassen Sie auf eine Runde Antara Kumbhaka mehrere Runden Ujjayi Pranayama folgen, damit die Lunge in ihren natürlichen Zustand zurückfindet. Ein- und Ausatmung sollten einen steten und gleichmäßigen Rhythmus haben, bevor Sie erneut mit Antara Kumbhaka beginnen.

- Halten Sie die Luft allmählich immer länger an, aber gehen Sie nur so weit, wie dies ohne Anstrengung, ohne ein Ungleichgewicht zwischen Ein- und Ausatmung, ohne ein Verkrampfen oder Einfallen der Lunge möglich ist.

- Die Schüler sollten den Atemverhalt in jeder Übungseinheit um lediglich eine oder zwei Sekunden ausdehnen und den Atem am Ende so lange anhalten, wie es ihnen ohne jede Unannehmlichkeit möglich ist.

- Wenn die Schüler den Atem mühelos fünfzehn Sekunden anhalten können, können sie Antara Kumbhaka mit Mula Bandha, Uddiyana Bandha und Jalandhara Bandha vervollständigen, um die Pranaenergie im Körper zu halten.

Bahya Kumbhaka

- Erklären Sie Bahya Kumbhaka, wenn die Schüler Antara Kumbhaka mühelos beherrschen.

- Beginnen Sie mit Ujjayi Pranayama und lenken Sie die Aufmerksamkeit auf die natürliche Pause nach der Ausatmung. Üben Sie mehrere Runden Ujjayi Pranayama und verfeinern Sie das Gewahrsein des Übergangs in und aus der Pause.

- Halten Sie in den ersten Runden die Luft immer nur eine Sekunde lang an und lassen Sie mehrere Runden nahtloses Ujjayi Pranayama folgen, bevor Sie erneut die Luft anhalten.

- Halten Sie die Luft allmählich immer länger an und bleiben Sie bei diesem einfachen Atemverhalt. Erinnern Sie die Schüler daran, dass Augen, Gesicht, Kehle und Herzzentrum entspannt sein und sie den Bauch nicht einziehen sollten.

- Anders als die Einatmungen unterstützen die Ausatmungen Mula Bandha und Uddiyana Bandha auf ganz natürliche Weise. Erklären Sie den Schülern, wie sie bei Bahya Kumbhaka die Bandhas aktivieren können. Bitten Sie sie zunächst, beim Atmen und beim Atemverhalt Mula Bandha zu setzen.

- Erklären Sie Uddiyana Bandha, sobald die Schüler den Atem mühelos drei Sekunden anhalten können. Wenn sie den Bauch nach hinten zur Wirbelsäule und nach oben zum Zwerchfell ziehen, spüren viele Menschen, wie sich Brust, Hals und Kopf verkrampfen. Lösen Sie in diesem Fall die Spannung.

- Um Bahya Kumbhaka zu lösen, müssen Sie zunächst den Bauch vollständig entspannen, damit das Zwerchfell wieder normal arbeiten kann. Atmen Sie dann bewusst wieder ein.

- Wenn der Atem in einem Schwall in die Lunge strömt, wurde Bahya Kumbhaka zu lange gehalten.

- Bauen Sie die Praxis allmählich aus, indem Sie die Dauer des Atemverhalts ausdehnen und im gleichen Atemzyklus auch Antara Kumbhaka praktizieren.

Nachdem sich die Schüler in der Praxis von Vritti Pranayama und Kumbhaka Pranayama weiterentwickelt haben, können Sie anfangen, die Elemente wie folgt zu mischen:

- Wenn Sie Kumbhaka mit Vritti Pranayama kombinieren, beginnen Sie mit der Erklärung von Sama-Vritti für alle vier Phasen des Atemzyklus: Entwickeln Sie eine gleich lange Dauer von Puraka, Rechaka, Antara Kumbhaka und Bahya Kumbhaka. Zählen Sie dabei anfangs bis drei und lassen Sie die Phasen allmählich länger werden.

- Erinnern Sie die Schüler daran, besonders auf die Übergänge zwischen den Phasen zu achten und geistige Konzentration, emotionale Ruhe und körperliche Mühelosigkeit zu wahren. Wenn die Schüler in den einzelnen Phasen bis mindestens fünf zählen und auf diese Weise ein paar Minuten üben können, ohne dass es ihnen unangenehm wird, machen Sie sie allmählich mit Visama-Vritti bekannt. Variieren Sie nach und nach die Dauer von Puraka, Rechaka, Antara Kumbhaka und Bahya Kumbhaka.

- Wenn Sie die Dauer der Atemphasen verändern, beginnen Sie zunächst mit einem Verhältnis von 2:1 zwischen Antara Kumbhaka einerseits sowie Einatmung und Ausatmung andererseits. Lassen Sie die Pause nach dem Ausatmen natürlich entstehen. Steigern Sie das Verhältnis allmählich auf 4:1. Wenn Sie bei 3:1 angekommen sind, dehnen Sie allmählich auch die Dauer der Ausatmung aus, bis ein Verhältnis von 2:1 zur Einatmung erreicht ist.

- Nehmen Sie Bahya Kumbhaka hinzu. Zählen Sie dabei anfangs nur bis zwei und steigern Sie den Atemverhalt schließlich, bis er der Dauer der Einatmung entspricht.

- Führen Sie diese Praxis fort, bis Puraka und Bahya Kumbhaka gleich lang sind, das Verhältnis von Antara Kumbhaka zu Puraka 4:1 und das Verhältnis von Rechaka zu Puraka 2:1 beträgt.

- Bei dieser Übung geht die Tendenz dahin, nach Luft zu schnappen. Dehnen Sie die Atemphasen nur so weit aus, wie ein gleichmäßiger Rhythmus beibehalten werden kann.

Viloma Pranayama: Gegen den Strich

Der Begriff *viloma* bedeutet wörtlich übersetzt »gegen den Strich« und bezieht sich darauf, dass man gegen die natürliche Atemrichtung oder Atembewegung arbeitet. Beim Viloma Pranayama legt man während der Einatmung und/oder der Ausatmung wiederholt Pausen ein, ändert gleichzeitig aber so wenig wie möglich an der Stellung und Aktivierung von Zwerchfell, Brustkorb und Lunge. Mit etwas Übung bleibt das Gewahrsein in allen Atemphasen ungebrochen, geben die Nerven ruhige und stille Unterstützung – sowohl im Fluss als auch in den Pausen. Bitten Sie die Schüler zunächst, eine aufrechte und angenehme Sitzhaltung einzunehmen. Beginnen Sie mit einigen Runden Ujjayi Pranayama, legen Sie den Schwerpunkt dabei auf eine gleichmäßige und mühelose Atmung und leiten Sie die Schüler wie folgt an:

- Bitten Sie die Schüler, vollständig auszuatmen, die Lunge anschließend zur Hälfte zu füllen, den Atem ein paar Sekunden anzuhalten und die Einatmung abzuschließen.

- Wiederholen Sie den Ablauf mehrere Male und fügen Sie dann eine weitere Unterbrechung der Einatmung hinzu. Machen Sie so lange weiter, wie es ohne Anstrengung oder Ermüdung möglich ist und bis Sie bei fünf Unterbrechungen angelangt sind.

- Atmen Sie mehrere Runden in Ujjayi und ruhen Sie dann in Savasana.

- Wiederholen Sie die Übung, unterbrechen Sie nun aber die Ausatmungsphasen. Erhöhen Sie in jeder Pause das Gewahrsein und die Aktivierung von Mula Bandha und eines leichten, schrittweisen Uddiyana Bandha.

- Spüren Sie, wie bei Atemleere das Zwerchfell entspannt und der Bauch weiter nach innen und nach oben gezogen wird, ehe Sie vorsichtig mit der Einatmung beginnen.

- Lassen Sie die Schüler ein paar Minuten in Savasana ruhen und üben Sie anschließend Viloma Pranayama sowohl bei der Einatmung als auch der Ausatmung.

Wenn erfahrene Schüler die Grundform von Viloma Pranayama ohne Anstrengung beherrschen, können sie die vollständige Technik erlernen, die auch Kumbhaka einschließt.

- Beginnen Sie mit Viloma Pranayama und atmen Sie mit einer oder mehreren Unterbrechungen ein. Achten Sie darauf, dass das Zwerchfell in den Atempausen locker bleibt. Schließen Sie Antara Kumbhaka an.

- Halten Sie die Luft nach dem Einatmen zwei bis drei Sekunden an, bevor Sie wieder ausatmen. Dehnen Sie die Atempausen allmählich aus und setzen Sie auch Mula Bandha und Uddiyana Bandha.

- Nachdem Sie sich auf bis zu zehnminütige Übungseinheiten gesteigert haben, praktizieren Sie die beschriebene Viloma-Ausatmung, gefolgt von Bahya Kumbhaka. Erhöhen Sie nach und nach sowohl die Zahl der Unterbrechungen während des Ausatmens als auch die Dauer von Bahya Kumbhaka.

- Bitten Sie die Schüler in der vollständigen Praxis von Viloma Pranayama, die unterbrochenen Ein- und Ausatmungen mit Antara und Bahya Kumbhaka zu kombinieren und die Praxis langsam auszudehnen.

Kapalabhati:
Das Licht zum Leuchten bringen

Kapalabhati Pranayama (von *kapala* »Schädel« und *bhati* »leuchten«) energetisiert den ganzen Körper, indem es das Blut sehr stark mit Sauerstoff anreichert und ein Hochgefühl erzeugt.[10] Beim natürlichen Atemvorgang ist das Einatmen aktiv, das heißt muskulär gesteuert, und das Ausatmen passiv, das heißt, es geschieht infolge der Kontraktion der elastischen Lungenfasern. Bei Kapalabhati Pranayama verhält es sich umgekehrt: Hier machen wir das Ausatmen aktiv, das Einatmen passiv. Die beschriebene Technik ist der Hatha Yoga Pradipika (II, 35) entnommen. In der Gheranda Samhita finden sich weitere Formen von Kapalabhati Pranayama, die diese Technik mit Nadi Shodhana Pranayama verbinden (siehe unten).

- Bitten Sie die Schüler, mit ein paar Runden Ujjayi Pranayama zu beginnen, um die Lunge aufzuwärmen und zu aktivieren, und gleichzeitig Mula Bandha zu setzen.

- Nach einer vollständigen Ujjayi-Ausatmung wird die Lunge zur Hälfte gefüllt, der Atem schnell durch die Nase ausgestoßen und in Atemleere eine winzige Pause gemacht. Das Geräusch entsteht in der Nase, nicht in der Kehle.

- Die Einatmung geschieht automatisch.

- Bitten Sie die Schüler in der Anfangsphase der Praxis, 25-mal hintereinander schnell auszuatmen, danach die Lunge zu füllen, die Luft einige Sekunden anzuhalten (Antara Kumbhaka), auszuatmen und zu entspannen.

- Bitten Sie die Schüler nach dieser und allen anderen Runden, aufmerksam zu beobachten, wie ihr Kopf sich anfühlt, und erläutern Sie die beruhigende und reinigende Wirkung dieser Technik.

- Steigern Sie sich allmählich auf mehrere Minuten Kapalabhati Pranayama gefolgt von Antara Kumbhaka.

- Beschließen Sie Kapalabhati Pranayama, indem Sie in Savasana kommen oder mit der Asanapraxis beginnen.

- Experimentieren Sie mit Kapalabhati Pranayama während Sie still sitzen, während Sie sich eine bis zwei Minuten Zeit nehmen, um die Arme über die Seite nach oben strecken, während Sie Shishula Phalakasana (Unterarmstütz) oder Ardha Navasana üben.

Bhastrika Pranayama: Die Blasebalgatmung

Bhastrika (»Blasebalg«) Pranayama hat Ähnlichkeit mit Kapalabhati Pranayama, facht die Flammen des inneren Feuers aber noch stärker an. Unterrichten Sie diese Technik erst, wenn die Schüler mit Kapalabhati Pranayama vertraut sind. Hier wird die Luft beim Ein- und Ausatmen in schneller Folge kraftvoll durch die Nasenlöcher eingesogen und ausgestoßen. Anders als bei Kapalabhati Pranayama gibt es keine Pause nach der Ausatmung.

- Lassen Sie die Schüler zunächst im Sitzen mit Ujjayi Pranayama beginnen.

- Beginnen Sie dann mit Bhastrika Pranayama, indem Sie die Lunge zur Hälfte füllen und den Atem schnell und kräftig ausstoßen.

- Atmen Sie ebenso schnell und kräftig ein, wie Sie ausgeatmet haben. Atmen Sie erneut schnell und kräftig aus, um einen Bhastrika-Zyklus abzuschließen. Das Geräusch sollte in der Nase, nicht in der Kehle entstehen.

- Schließen Sie die Runde nach fünf bis zehn Bhastrika-Zyklen mit einer Ausatmung und mehreren Ujjayi-Zyklen ab. Wiederholen Sie diesen Ablauf dreimal oder öfter.

- Steigern Sie nach und nach die Anzahl der Atemzyklen pro Runde sowie die Anzahl der Runden pro Übungseinheit, bis Sie bei etwa fünf bis zehn Minuten Bhastrika Pranayama angelangt sind.

- Entspannen Sie in Savasana.

Sitali Pranayama: Die kühlende Atmung

Sitali (»kühlend«) Pranayama dient dazu, Körper und Geist zu kühlen und zu beruhigen. Die Atemtechnik kann jederzeit praktiziert werden, unter anderem während der Asanapraxis und nach feurigen Pranayamas wie Kapalabhati. Die Zunge wird ein kleines Stück aus dem Mund gestreckt und die Ränder nach oben gewölbt, sodass eine Röhre entsteht. (Zungenrollen ist erblich. Die einen können es, die anderen nicht. Ist ein Schüler nicht dazu in der Lage, weisen Sie ihn an, die gerollte Zunge zu visualisieren und mit der Praxis fortzufahren.) Führen Sie die Schüler durch folgende Schritte:

- Kommen Sie in eine bequeme Sitzhaltung, schließen Sie die Augen und entspannen Sie.

- Strecken Sie die Zunge heraus und wölben Sie die Ränder nach oben, sodass ein Kanal für die Feuchtigkeit entsteht.

- Ziehen Sie die Luft langsam über die Zunge ein, atmen Sie tief und spüren Sie, wie sie auf dem Weg über die Zunge feucht und kühl wird.

- Schließen Sie den Mund und atmen Sie langsam durch die Nase aus.

- Wiederholen Sie diesen Zyklus zehnmal und entspannen Sie.

- Dehnen Sie die Sitali-Praxis nach und nach auf bis zu fünfzehn Minuten aus.

- Bieten Sie fortgeschritteneren Schülern Variationen mit Antara Kumbhaka (mit Mula Bandha und Jalandhara Bandha) und Viloma Pranayama an.

Anuloma und Pratiloma Pranayama: Die Feinabstimmung des Atems

Anu bedeutet »mit«, *prati* bedeutet »gegen«, und bei diesen Pranayamatechniken nehmen wir die Finger zu Hilfe, um Ausatmung (Anuloma Pranayama) und Einatmung (Pratiloma Pranayama) vorsichtig auszudehnen. Wenn man schrittweise an diese Übungen heranführt, helfen sie den Schülern, mehr Atemkontrolle bei größerer Mühelosigkeit zu erreichen. Unterrichten Sie wie folgt:

- Nehmen Sie eine bequeme Sitzhaltung ein und beginnen Sie mit mehreren Runden Ujjayi Pranayama.

- Legen Sie die Finger an die Nasenflügel; die Fingerhaltung zeigt die Abbildung auf Seite 227. Beginnen Sie mit Anuloma Pranayama. Atmen Sie vollständig aus und langsam und tief durch die Nase ein.

- Verschließen Sie auf dem Höhepunkt der Einatmung die Nasenflügel teilweise mit den Fingern. Achten Sie darauf, dass der Druck auf beide Nasenflügel gleich stark ist.

- Atmen Sie langsam und vollständig aus und spüren Sie die natürliche Pause nach der Ausatmung.

- Lockern Sie den Griff, atmen Sie tief ein und legen Sie die Finger erneut an die Nasenflügel, um kontrolliert auszuatmen. Atmen Sie etwa doppelt so lange aus wie ein.

- Üben Sie fünf bis zwanzig Minuten und entspannen Sie dann in Savasana.

- Folgen Sie bei Pratiloma Pranayama dem gleichen Ablauf wie bei Anuloma Pranayama, verlangsamen Sie nun aber die Einatmung mit den Fingern.

- Erfahrene Schüler, welche die Grundtechniken von Anuloma und Pratiloma Pranayama ruhig ausführen können, können Variationen mit Antara Kumbhaka (mit Mula Bandha, Uddiyana Bandha und Jalandhara Bandha), Viloma Pranayama und Nadi Shodhana ausprobieren (siehe unten).

Surya Bheda Pranayama: Vitalität wecken

Surya Bheda Pranayama (von *surya* »Sonne« und *bheda* »durchbohren«) soll Pingala Nadi öffnen und die Pranaenergie mehren. Pingala Nadi wird über das rechte Nasenloch mit Prana versorgt. In Surya Bheda Pranayama werden die Nasenlöcher abwechselnd mit den Fingern verschlossen, um den Atem zu regulieren:

- Kommen Sie in eine bequeme Sitzhaltung und beginnen Sie mit mehreren Runden Ujjayi Pranayama.
- Legen Sie die Finger wie im Abschnitt »Nadi Shodhana« beschrieben an die Nasenflügel und schließen Sie das linke Nasenloch.
- Atmen Sie langsam und tief durch das rechte Nasenloch ein, verschließen Sie beide Nasenlöcher und halten Sie ein paar Sekunden die Luft an (Antara Kumbhaka), begleitet von Mula Bandha und Jalandhara Bandha.
- Lösen Sie Jalandhara Bandha, öffnen Sie das linke Nasenloch und atmen Sie langsam und vollständig aus.
- Damit ist ein Atemzyklus abgeschlossen. Wiederholen Sie diese Atemfolge bis zu dreißig Minuten lang und legen Sie sich anschließend in Savasana.
- Führen Sie fortgeschrittene Schüler an Bahya Kumbhaka (mit Uddiyana Bandha) heran.
- Erforschen Sie die beschriebenen Möglichkeiten von Viloma Pranayama auch in Kombination mit Surya Bheda Pranayama.

Chandra Bheda Pranayama: Zur Ruhe kommen

Bei Chandra Bheda Pranayama (von *chandra* »Mond« und *bheda* »durchbohren«) wird Energie über das linke Nasenloch in Ida Nadi gelenkt, was Körper und Geist beruhigt. Diese Praxis ist das genaue Gegenteil von Surya Bheda Pranayama. In der traditionellen Hatha-Yoga-Literatur kommt Chandra Bheda Pranayama nicht vor, wird aber in der Yoga Chudamani Upanishad (Satyadharma 2003, 230–231) beschrieben.[11] Unterrichten Sie diese Praxis mit den Techniken, die auch in Surya Bheda Pranayama zur Anwendung kommen, aber wechseln Sie die Seite. Praktizieren Sie auch Antara Kumbhaka.

Nadi Shodhana: Die Wechselatmung

Wir haben uns bereits in Kapitel 3 mit den feinstofflichen Energiebahnen beschäftigt. An dieser Stelle kommen wir zu einer Pranayamatechnik, die *shodhana* – also die »Reinigung« – dieser Kanäle anbietet. In der Hatha Yoga Pradipika und anderen klassischen Yogaschriften wird Nadi Shodhana Pranayama beschrieben, ohne der Atemtechnik diesen Namen zu geben. Die Praxis soll die Nadis Ida und Pingala aktivieren und ins Gleichwicht bringen sowie die Gehirnhälften harmonisieren (Muktibodhananda 1993, 166). In seiner Grundform kombiniert Nadi Shodhana die Einatmung von Pratiloma Pranayama mit der Ausatmung von Anuloma Pranayama. Fortgeschrittenere Varianten werden um Kumbhakas und Bandhas erweitert.[12] Bei dieser stark kontemplativen Praxis bedarf es laut B. K. S. Iyengar (2000, 263) »der Feineinstellung. Das Gehirn und die Finger müssen lernen, bei der Lenkung des Ein- und Ausatems zusammenzuarbeiten und dabei in ständiger Verbindung miteinander zu bleiben.« Dies sei, so fährt er fort »das schwierigste, kompliziertestе und verfeinertste von allen Pranayamas. Es stellt das Äußerste an feinfühliger Selbstbeobachtung und Kontrolle dar. Wird es bis zu seinen subtilsten Graden verfeinert, so geleitet es den Übenden zum inneren Selbst« (Iyengar 2000, 264). Unterrichten Sie diese Technik wie folgt:

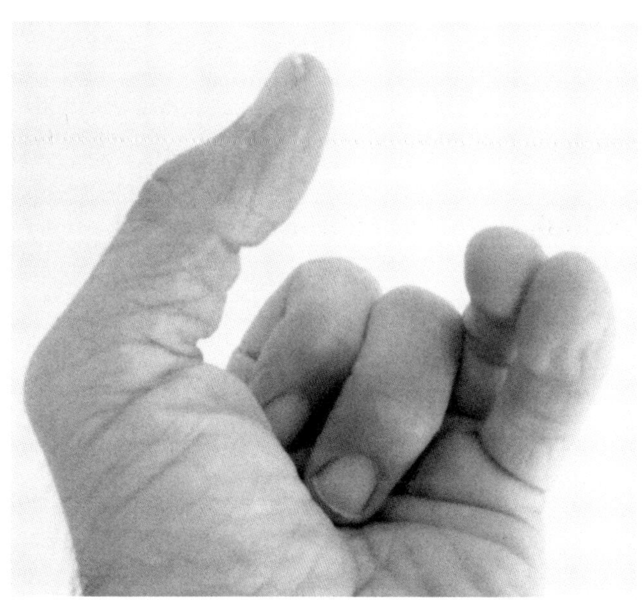

- Kommen Sie in eine bequeme Sitzhaltung und beginnen Sie mit einigen Minuten Ujjayi Pranayama.

- Bringen Sie die Finger einer Hand in die abgebildete Position. Legen Sie die Ringfingerspitze an den einen, den Daumen an den anderen Nasenflügel, unmittelbar unterhalb der Einkerbung, die sich etwa auf halber Höhe befindet. Versuchen Sie, die Finger mit gleichmäßigem Druck an die beiden Nasenflügel zu legen und den Kontakt zu halten, während beide Nasenlöcher vollständig geöffnet sind.

- Atmen Sie weiter in Ujjayi und verändern Sie den Druck der Finger ein wenig, um ein besseres Gefühl dafür zu bekommen, wie sich kleine Veränderungen der Fingerposition auswirken.

Technik 1: Nadi Shodhana Grundform (mit Surya Bheda und Chandra Bheda Pranayama)

- Atmen Sie vollständig aus, schließen Sie das linke Nasenloch und atmen Sie langsam durch das rechte Nasenloch ein.

- Schließen Sie am Höhepunkt der Einatmung das rechte Nasenloch und atmen Sie langsam durch das linke Nasenloch aus.

- Wenn Sie vollständig ausgeatmet haben, atmen Sie durch das linke Nasenloch wieder ein, verschließen es und atmen durch das rechte Nasenloch aus.

- Fahren Sie bis zu fünf Minuten mit dieser Form der Wechselatmung fort. Bemühen Sie sich um einen gleichmäßigen und geschmeidigen Atemfluss, bleiben Sie ruhig und entspannt.

Technik 2: Nadi Shodhana mit Viloma Pranayama

- Beginnen Sie mit der beschriebenen Grundtechnik und üben Sie zwei oder drei Runden Nadi Shodhana in der Grundform.

- Nachdem Sie durch das rechte Nasenloch vollständig ausgeatmet haben, atmen Sie durch das rechte Nasenloch wieder ein. Füllen Sie die Lunge zur Hälfte, schließen Sie beide Nasenlöcher, halten Sie ein paar Sekunden die Luft an und setzen Sie dann die Einatmung durch das rechte Nasenloch fort.

- Schließen Sie immer dann, wenn Sie angewiesen werden, den Atem anzuhalten, beide Nasenlöcher.

- Atmen Sie durch das linke Nasenloch zur Hälfte aus, halten Sie ein paar Sekunden den Atem an und setzen Sie dann die Ausatmung fort, bis Sie vollständig ausgeatmet haben.

- Atmen Sie durch das linke Nasenloch zur Hälfte ein, halten Sie ein paar Sekunden den Atem an und setzen Sie die Einatmung fort, bis Sie vollständig eingeatmet haben.

- Dies ist eine Atemrunde. Vertiefen Sie die Praxis, indem Sie Anzahl und Dauer der Atempausen erhöhen, bis Sie auf jeder Seite fünfmal zehn Sekunden den Atem anhalten.

- Die meisten Schüler empfinden diese Technik als äußerst anspruchsvoll. Erinnern Sie sie daran, dass ein angenehmer und gleichmäßiger Atemfluss wichtiger sein sollte als die Anzahl oder Dauer der Pausen.

Technik 3: Nadi Shodhana mit Kumbhakas

- Beginnen Sie mit der beschriebenen Grundtechnik und üben Sie zwei oder drei Runden Nadi Shodhana in der Grundform.

- Beginnen Sie mit Antara Kumbhaka: Atmen Sie vollständig durch das rechte Nasenloch aus. Atmen Sie langsam durch das rechte Nasenloch ein, halten Sie den Atem ein paar Sekunden an, schließen Sie beide Nasenlöcher, setzen Sie Mula Bandha und Jalandhara Bandha.

- Halten Sie Mula Bandha, lösen Sie Jalandhara Bandha und atmen Sie langsam durch das linke Nasenloch aus.

- Atmen Sie langsam durch das linke Nasenloch ein, halten Sie den Atem ein paar Sekunden an, schließen Sie beide Nasenlöcher, setzen Sie Mula Bandha und Jalandhara Bandha.

- Halten Sie Mula Bandha, lösen Sie Jalandhara Bandha und atmen Sie langsam durch das rechte

Nasenloch aus. Üben Sie noch ein paar Runden auf diese Weise weiter.

- Nehmen Sie nun auch Bahya Kumbhaka hinzu. Üben Sie wie beschrieben weiter, halten Sie am Ende der Ausatmung den Atem an und setzen Sie Uddiyana Bandha, wie im Abschnitt zu Bahya Kumbhaka beschrieben.

- Lösen Sie Uddiyana Bandha vollständig, ehe Sie wieder einatmen. Üben Sie noch ein paar Runden auf diese Weise weiter und versuchen Sie, sowohl Antara Kumbhaka als auch Bahya Kumbhaka zu verlängern. (Dehnen Sie Antara Kumbhaka auf bis zu dreißig Sekunden, Bahya Kumbhaka auf bis zu fünfzehn Sekunden aus.)

Technik 4: Nadi Shodhana mit Viloma und Kumbhaka Pranayama

- Beginnen Sie mit der beschriebenen Grundtechnik und nehmen Sie dann auch Viloma Pranayama hinzu.

- Unterbrechen Sie die Ein- und Ausatmung zunächst einmal für ein paar Sekunden. Erhöhen Sie dann die Zahl der Unterbrechungen und halten Sie jedes Mal für ein paar Sekunden den Atem an. Wenn Sie die Ein- und Ausatmung problemlos dreimal für je drei Sekunden unterbrechen können, erweitern Sie die Praxis um Antara und Bahya Kumbhaka. Halten Sie auch diese Atempausen ein paar Sekunden.

- Steigern Sie Anzahl und Dauer der Atempausen nach und nach auf fünf fünfsekündige Unterbrechungen der Ein- und Ausatmung, dreißig Sekunden Antara Kumbhaka und fünfzehn Sekunden Bahya Kumbhaka.

Technik 5: Nadi Shodhana mit Kapalabhati Pranayama

- Praktizieren Sie diese neuartige Pranayamatechnik nur, wenn Sie alle anderen Spielarten von Nadi Shodhana beherrschen. Sie hat eine sehr viel stärkere Wirkung als die anderen Techniken. Üben Sie nur so intensiv, wie Sie Ihre innere Ruhe und Stille wahren können.

- Beginnen Sie mit fünf Runden der Grundtechnik. Atmen Sie vollständig aus, atmen Sie durch das rechte Nasenloch ein und füllen Sie die Lunge zur Hälfte, das linke Nasenloch bleibt verschlossen, und setzen Sie Mula Bandha.

- Stoßen Sie den Atem wiederholt rasch und kräftig durch das rechte Nasenloch aus, wie bei Kapalabhati Pranayama beschrieben. Praktizieren Sie bis zu einer Minute (und steigern Sie sich im Laufe der Zeit auf mehrere Minuten).

- Atmen Sie tief durch das rechte Nasenloch ein und halten Sie den Atem an, so lange es Ihnen angenehm möglich ist (Antara Kumbhaka). Atmen Sie langsam durch das linke Nasenloch aus. Atmen Sie links ein und rechts aus.

- Lassen Sie mehrere Runden sanftes Ujjayi Pranayama folgen und wechseln Sie die Seiten.

- Entspannen Sie in Savasana.

Tabelle 8.1: Wen man Pranayama lehren sollte – und wann

Pranayama	Wann?	Wer?
Natürliche Atmung	Hervorragender Einstieg in alle Stunden.	Alle Schüler.
Ujjayi	Zu Beginn jeder Stunde erklären.	Alle Schüler.
Sama-Vritti	In Verbindung mit der natürlichen Atmung und Ujjayi erklären.	Alle Schüler.
Visama-Vritti	In Verbindung mit der natürlichen Atmung und Ujjayi erklären.	Alle Schüler.
Antara Kumbhaka	In Verbindung mit Ujjayi als Möglichkeit vorstellen, die Atmung zu verfeinern und das Atemvolumen zu steigern.	Geübte, die Ujjayi beherrschen und Erfahrung mit den Bandhas haben; nicht bei Schwangerschaft, Augen- oder Ohrenbeschwerden sowie Bluthochdruck.

Pranayama	Wann?	Wer?
Bahya Kumbhaka	Nachdem Antara Kumbhaka gemeistert wurde.	Geübte, die Ujjayi beherrschen und Erfahrung mit den Bandhas haben; nicht bei Schwangerschaft, Augen- oder Ohrenbeschwerden sowie Bluthochdruck.
Viloma	In Verbindung mit Ujjayi als Möglichkeit vorstellen, die Atmung zu verfeinern und das Atemvolumen zu steigern.	Alle Schüler – vor allem bei Erschöpfung oder Angst.
Kapalabhati	Zu Beginn der Stunde, um die Energie anzuregen, die Atmung zu aktivieren und den Körper schneller aufzuwärmen; in Asanafolgen, vor allem zur Aktivierung der Körpermitte. In diesem Fall sollten die Schüler (am besten in Virasana) sitzen oder sich im Delfin befinden.	Geübte; nicht bei Schwangerschaft, Augen- oder Ohrenbeschwerden sowie Bluthochdruck.
Bhastrika	Im Pranayama-Unterricht oder als letzte energetisierende Übung unmittelbar vor Savasana.	Wie oben.
Sitali	Zur Kühlung.	Alle Schüler.
Anuloma	Im Pranayama-Unterricht.	Schüler, die Ujjayi kennen und beherrschen.
Pratiloma	Im Pranayama-Unterricht.	Wie oben.
Surya Bheda	In Verbindung mit Ujjayi unterrichten.	Alle Schüler.
Chandra Bheda	Wird traditionell an anderen Tagen geübt als Surya Bheda.	Alle Schüler.
Nadi Shodhana 1	Zu Beginn des Unterrichts.	Geübte.
Nadi Shodhana 2	Nachdem Technik 1 gemeistert wurde.	Geübte.
Nadi Shodhana 3	Nachdem Technik 2 gemeistert wurde.	Geübte, die Ujjayi beherrschen und Erfahrung mit den Bandhas haben; nicht bei Schwangerschaft, Augen- oder Ohrenbeschwerden sowie Bluthochdruck.
Nadi Shodhana 4	Nachdem Technik 3 gemeistert wurde.	Wie oben.
Nadi Shodhana 5	Nachdem Technik 4 gemeistert wurde.	Wie oben.

Die bewusste Pflege der Energie

Im Kern besteht die Yogapraxis darin, Energie bewusst zu wecken und zu lenken. So entsteht das Gefühl, ganz und gar lebendig und sich der Ganzheit des Selbst in der Welt bewusst zu sein. Die Asanapraxis ist ein wesentlicher Teil dieses Erwachens, aber es ist das bewusste Pranayama, das Yoga am stärksten von der rein körperlichen Ertüchtigung unterscheidet. Wenn Sie als Yogalehrer Ihre Schüler lediglich dazu motivieren und anleiten, bewusst zu atmen und sich über den Atem genauer zu spüren, während sie das Universum ihres Körpers, ihres Geistes und ihrer Seele erforschen, erweisen Sie ihnen damit einen großen Dienst. Wenn Sie die Pranayamapraxis mit dem Asanaunterricht und der Meditation verbinden, bringen Sie Ihre Schüler auf dem Weg zu einem freudvollen und bewussten Leben noch weiter voran.

9 Die Vermittlung der Meditation

> Die Perle ist in der Auster.
> Und die Auster ist auf dem Meeresgrund.
> Tauche tief.
>
> - Kabir

Die Meditation macht einen Teil der Schönheit des Yoga aus. Sie ist der Same, der jederzeit zum tausendblättrigen Lotus des Glücks, des Wohlbefindens und der Fülle menschlichen Erwachens aufgehen kann. Sie ist sowohl die höchste Form der Yogapraxis als auch ein elementarer Bestandteil des Weges, um das Selbst in seiner Gesamtheit zu entdecken, zu lieben, zu heilen und zu verwandeln. Alle Wege der Praxis führen dahin, dass die Meditation zu einer tieferen und zugleich einfacheren Methode wird, sich einerseits als eigenständiger und vollständiger Mensch und andererseits als Teil des gesamten Universums zu fühlen. In der Meditation öffnen wir die Fenster des Geistes für ein klareres Bewusstsein. Je edler der Tempel unseres Körpers, desto unerschütterlicher trägt er dazu bei, dass diese Fenster sich problemlos öffnen lassen. Auch die konsequente Pranayamapraxis weckt die feinstoffliche Energie auf eine Weise, die eine eindringliche innere Aufforderung an die Strömungen eines klaren Bewusstseins darstellt und zu einer leichteren und ausgeglicheneren Empfindung des Seins führt. Wenn wir meditieren möchten, müssen wir nicht abwarten, bis wir eine vermeintlich erforderliche Stufe der Asana- oder Pranayamapraxis erreicht haben. Die Meditation kann mit dem ersten Schritt des Schülers auf die Matte beginnen oder sogar noch davor – ohne dass er je auch nur ein einziges Asana praktiziert hätte.

Viele Yogaschüler behaupten, sie könnten nicht meditieren, da das geistige Geschwätz einfach nicht verstummen wolle. Oft geben sie die Beschäftigung mit der Meditation frustriert wieder auf. In dieser Einstellung offenbart sich das gängige Missverständnis, Meditation bedeute, nicht zu denken. Es ist zwar eine der vielen Früchte der Meditationspraxis, dass wir in die innere Stille kommen; es ist aber nicht das Ziel der Praxis. Es muss noch nicht einmal eines der Ziele sein. Mit der Meditation verhält es sich ganz ähnlich wie mit der Asanapraxis: Wenn wir mit einem bestimmten Ziel üben und zum Beispiel nach vollkommener geistiger Stille streben, ist das frustrierend, da selbst Menschen, die in der Meditation sehr erfahren sind, nur kurze Augenblicke völliger innerer Ruhe und Stille erleben. Wenn wir die Meditation genau wie die Asanapraxis als einen Prozess der Selbsterkundung, der Selbsterkenntnis und der Selbsttransformation angehen, können wir gleich beim ersten Versuch Freude daran haben.

Mein erster Meditationslehrer war Alan Watts, der in seinen Radiosendungen Mitte der 1970er Jahre bewusstseinserweiternde Perlen der Einsicht in die spirituelle Philosophie und die spirituellen Praktiken des Ostens präsentierte. Er verwendete einfache Analogien, um unmissverständlich klarzumachen, dass Meditation ein Prozess ist. Er sagte: »Beim Tanzen ist das Reisen selbst das Ziel, wie beim Musizieren das Spielen die Hauptsache ist. Dasselbe gilt auch für die Meditation. Meditieren heißt entdecken, dass man den ›Witz‹ des Lebens immer gerade im unmittelbaren Augenblick erfasst« (Watts 1987, Text 5). Er war der Ansicht, die Meditation sollte erfreulich, keine lästige Pflicht sein. »Sie ist unmittelbares Erleben der Gegenwart, ein Mitschwingen im ewigen Jetzt. Sie führt uns in einen Zustand des Friedens, in dem wir verstehen können, dass das Ziel des Lebens, der Ort, an dem gerade etwas läuft, hier und jetzt ist« (Watts 1987, Text 7). In dieser Einstellung zur Meditation spiegelt sich ein buddhistischer Einfluss wider. Da die Gedanken immer kommen und gehen werden wie Wolken, die über den Himmel ziehen, können wir damit spielen. Die spielerische Praxis des interessierten Beobachtens ohne Anhaften *ist* die Praxis.

Die buddhistische Nonne Pema Chödrön (2009, 41) erklärt, dass wir durch das Meditieren vier Einsichten erlangen können: (1) Es gibt keinen Ort, von dem die Gedanken kommen, (2) sie entstehen ohne Unterlass, (3) sie wirken solide, aber sie sind es nicht, und da es nichts gibt, worauf wir reagieren müssten, führt all dies (4) zum Gewahrsein »vollkommener Offenheit«. Aber was ist mit dem Yogasutra, in dem die Yogapraxis als *citta vrtti nirodhah*, als »Stilllegung der Bewegungen des Geistes« definiert wird (Yogasutra I, 2, zitiert nach Maldoner 2003, 24)? Das Problem ist, dass wir auf unsere Gedanken reagieren, obwohl wir wissen, dass es lediglich Gedanken sind, und dass unsere Reaktionen uns ablenken, leiden lassen, verwirren, unglücklich machen oder Schmerz verursachen. Die frühen Yogis bezeichneten dies als die Kleshas, eine tiefe Verwirrung der Wahrnehmung. Die traditionelle Yogaphilosophie macht uns ähnlich wie der Buddhismus Hoffnung, durch das Praktizieren von Asana und Mantra bis hin zu Pranayama und Puja könnten wir Samadhi erlangen – einen glückseligen Zustand ohne Gedanken, in dem wir das wahre Selbst verwirklichen.[1]

Die unterschiedlichen Strömungen in der Yogaphilosophie zeigen unterschiedliche Wege zu Samadhi auf, die meist über Pratyahara, Dharana und Dhyana führen. Wir werden sie hier als nützliche Werkzeuge in Betracht ziehen, um den Schülern zu einer klareren Selbsterkenntnis, einem besseren Selbstverständnis und einer größeren Selbstannahme zu verhelfen, was alles in allem meist ein steteres, leichteres und letztlich auch glücklicheres und sinnerfüllteres Leben zur Folge hat. Aber statt zu erwarten, dass all dies zwangsläufig bestimmte Erfolge zeitigen wird, ist es lohnender, diese Hilfsmittel dahingehend zu erforschen, wie wir unsere Schüler damit gleich hier und jetzt zu tieferer Einsicht führen können.[2] Nachdem wir uns den klassischen Meditationsprozess im Yoga angesehen haben, werden wir uns der Frage widmen, wie wir andere praktische Meditationstechniken in den Asanaunterricht einfließen lassen können, und verschiedene Möglichkeiten aufzeigen, wie Sie Ihren Schülern helfen können, die volle Freude der Meditation zu entdecken.

Der Weg der Meditation nach Patanjali: Pratyahara, Dharana, Dhyana

Im ersten Kapitel haben wir Patanjalis achtgliedrigen Yogaweg kennengelernt, der mit Übungen beginnt, die im Wesentlichen materieller Art sind: mit den Yamas, die uns im Umgang mit anderen, und den Niyamas, die uns im Umgang mit uns selbst leiten sollen; mit Asana und Pranayama – Werkzeugen des Erwachens zur Vorbereitung auf die tiefere Erkundung des Selbst. Aber damit kratzen wir nur an der Oberfläche, arbeiten wir immer noch mit *bahiranga*, der äußeren Welt der Sinne. Um in das mystische Reich von Samadhi zu gelangen, müssen wir zunächst die Sinne von äußeren Ablenkungen befreien, einspitzige Konzentration entwickeln und schließlich einen meditativen Zustand erlangen. Dies ist der Weg von Bahiranga zu *antaranga*, der inneren Meditationspraxis. Diese traditionelle Sicht des Yoga setzt voraus, dass wir eine Brücke überschreiten und das materielle Reich des Sinnesgewahrseins hinter uns lassen, um zu Meditation und seligem Überbewusstsein zu gelangen. Patanjali nennt diese Praxis Pratyahara, das »Zurückziehen der Sinne« (Yogasutra II, 54, zitiert nach Maldoner 2003, 44). Der Weg von Yama, Niyama, Asana und Pranayama führt uns an diese Brücke. Wir erzwingen nichts, während wir in der sich selbst offenbarenden Wahrheit dieses Weges verweilen. Die Asanas schenken uns schließlich die körperliche und geistige Gesundheit, damit wir fest und leicht mit dem Atem arbeiten können. Wir verfeinern die Atmung, kultivieren die Lebenskraft des Prana und »von da her schwindet die Verhüllung des Lichtes. Und es entsteht die Fähigkeit des Geistes zur Konzentration« (Yogasutra II, 52/53, zitiert nach Maldoner 2003, 43). Doch um uns voll konzentrieren zu können, müssen wir die Anhaftungen des Geistes an den Sog der Sinne zähmen. Oder wie Patanjali betont: »Das Zurückziehen der Sinne ist erreicht, wenn sich die Sinnesorgane, von ihren Objekten getrennt, dem Wesen des Geistes angleichen.« (Yogasutra II, 54, zitiert nach Bouanchaud 1999, 142). Mit anderen Worten, wir können unseren Geist in seinen eigenen inneren Raum versetzen, wo er frei ist von äußeren Reizen. Erst dann gelingt die volle Konzentration.

Es ist hilfreich, den Schülern einen Hintergrund für Pratyahara anzubieten. Unsere Sinne nehmen überall, wo wir sind, Geräusche, Bilder, Gerüche und andere Schwingungen auf. Man könnte auch sagen, sie haften daran an. Wahrscheinlich werden auch während des Unterrichts Geräusche von draußen oder von den anderen Anwesenden im Raum an unsere Ohren dringen. Sobald eine Lichtquelle vorhanden ist, nehmen unsere Augen optische Eindrücke auf. Wir spüren den Herzschlag in der Brust, die

Kleidung oder einen Luftzug auf der Haut und vielleicht sogar das Pulsieren einer feinstofflicheren Energie durch unser ganzes Sein. Da sind all diese Schwingungen, die Alan Watts (1987, Text 13) als »Ereignisse« bezeichnet. Hinter Pratyahara steht die Idee, sie einfach zuzulassen. Geräusche und andere Schwingungen kommen und gehen. Unterdessen sind da noch die geistigen Ereignisse, die sich gewohnheitsmäßig mit all diesen Schwingungen beschäftigen und mit noch mehr Gedanken darauf reagieren. Gedanken reagieren auch auf andere Gedanken. Für gewöhnlich murmelt der Geist unablässig vor sich hin und erzeugt damit reaktiv und fantasievoll weitere Schwingungen. Wenn Sie sich weder auf den Atem noch auf etwas anderes konzentrieren und den Atem einfach als weitere Vibrationsquelle betrachten, werden Sie merken, dass es in der Atemleere zu einer natürlichen Beruhigung kommt, dass sich ein Zugang zur Brücke von der Welt der Sinne in die Welt des wahren Selbst öffnet. Wenn Sie in diesem Gewahrsein verweilen, ohne darüber nachzudenken, sind Sie auf der anderen Seite, im Inneren, in Pratyahara – obwohl weiter Schwingungen eindringen.

Wie also können wir die Schüler dazu anleiten, im Inneren zu verweilen, ohne darüber nachzudenken und neue Störungen zu verursachen? Dies ist die Praxis von Dharana, der einspitzigen Konzentration. Wenn wir den Geist konzentriert auf eine Sache richten, ist kein Platz für etwas anderes. Worauf wir uns konzentrieren, spielt keine Rolle. In ihrem Kommentar zu Patanjalis Empfehlung, die Konzentration auf »einen angenehmen Gegenstand« zu richten, deutet Sally Kempton (2012, 99–100) an, woran wir erkennen können, dass der Geist etwas als angenehm empfindet: nämlich daran, dass es sich um eine Erfahrung natürlicher Freude, der inneren Ruhe und der Entspannung handelt. Sie schreibt: »Wenn Sie zu hart an Ihrer Praxis arbeiten müssen, könnte das ein Hinweis darauf sein, dass die verwendete Technik nicht für Sie geeignet ist.« Ein konzentrierter Mensch ist sich bewusst, dass er sich konzentriert, dass er einspitziges Gewahrsein praktiziert, dass er ein Meditierender ist, der meditiert.

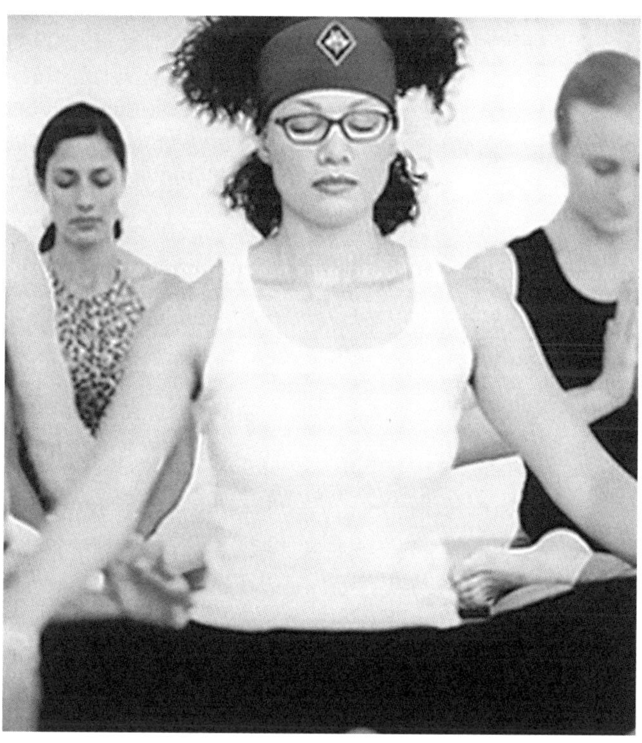

In der traditionellen Dharanapraxis ist das Konzentrationsobjekt ein Mantra, ein »Werkzeug für den Geist« (Kempton 2012, 110). Es könnte aber auch der Atem oder – wie wir in Kürze sehen werden – gar eine Beschäftigung wie die Gartenarbeit oder das Surfen sein, bei der die Aufmerksamkeit ganz und gar mit unserem Tun verbunden ist. Jahrelang war mein Geist recht zufrieden, also in einem Zustand der natürlichen Freude, der inneren Ruhe und der Entspannung, wenn ich mich voll und ganz darauf konzentrierte, meinen Fuß vorsichtig auf einen winzigen Granitvorsprung in einer Felswand viele Hundert Meter über dem Erdboden zu schieben, und sich mein Leben im wahrsten Sinne des Wortes in der Schwebe befand. In dieser kritischen Lage war ich ganz ohne Zweifel »im Hier und Jetzt«. Aber wie stand es um die volle Konzentration, wenn ich mich in weniger kritischen Situationen befand? Zur damaligen Zeit hatte ich auch die Ehre, Zeit mit einer Gruppe buddhistischer Mönche aus Tibet verbringen zu dürfen, die zu Besuch in den Vereinigten Staaten waren und mit denen ich in den Jugendstraf- und Erziehungsanstalten von Los Angeles County zusammenarbeitete. An einem gemeinsamen Wochenende schlug ich vor, zu einem ruhigen Meditationsplatz auf dem Gipfel eines Berges mit Blick auf den Pazifik zu wandern. Sie lachten ganz offen über meine Idee und ermahnten mich freundlich, dass man ebenso gut beim Abwasch meditieren könne.[3] Ich wusste ihre Erfahrung und ihre Weisheit zu schätzen, musste aber auch daran denken, dass ich nicht im indischen Dharamsala mit der Meditation aufgewachsen war und mich nicht auf ihrer Stufe der mühelosen Konzentration befand. Ich sah die Sache noch immer wie die frühen Yogis, die entdeckt hatten, wenn wir ein Wort oder einen Satz ständig wiederholen, füllen sie nicht nur unseren Geist, sondern erzeugen auch den inneren Rhythmus eines immer ruhiger werdenden Gewahrseins. In einigen Meditationstraditionen heißt es, das Mantra enthalte »das Pulsieren der Shakti«, die »ursprüngliche Schwingung der göttlichen Energie, die das Universum erschafft und in jedem seiner Teilchen eingebettet bleibt« (Kempton 2012, 116–117). Unabhängig davon, ob dies in der Mantrapraxis tatsächlich geschieht, ist eines klar: Wenn wir uns auf ein Objekt konzentrieren, ob auf die Wiederholung eines Wortes oder Satzes, ob auf den Atem oder eine andere wiederkehrende Energie, wird der Geist steter und die Gedanken werden langsamer.

Im Zentrum von Patanjalis Meditationsansatz steht der Gedanke, ein stetigerer Geist sei auch ein klarerer Geist. Klarheit entsteht, wenn man durch Pratyahara und Dharana »die Sinne vollkommen gemeistert« hat (Yogasutra II, 55, zitiert nach Bouanchaud 1999, 144), und das bringt uns voran auf dem Weg zu jenem rein meditativen Zustand namens Dhyana – einem »Strom geeinten Denkens«[4]. In diesem Bewusstseinszustand wird die Wahrheit offenbar, dass unser Sein ein Ausdruck reiner Liebe ist, wenn die »vollkommene Konzentration auf das Herz den Inhalt des Geistes enthüllt« (Yogasutra III, 34, zitiert nach Bouanchaud 1999, 187). Ist das Gewahrsein ganz eins mit dem Göttlichen (Geist, Natur, Universum, Selbst), löst sich das Mantra auf. »Wenn die Reinheit des friedlichen Geistes der Reinheit des spirituell Seienden entspricht«, wie Patanjali schreibt, »ist Befreiung erreicht« (Yogasutra III, 55, zitiert nach Bouanchaud 1999, 216). Ist man von äußeren Reizen befreit und im Augenblick gegenwärtig, existiert nur noch die Wahrheit, dass man Liebe und Licht ist. Man hat das Gefühl, die Essenz des Meditationsobjekts unmittelbar zu kennen, was es auch ist; man hat das Gefühl, Teil allen Lebens zu sein.

Wohin führen diese Bemühungen? Sie führen zu Samadhi (Kempton 2012, 118). Die unterschiedlichen Herleitungsmöglichkeiten dieses Begriffs sind sehr aufschlussreich: *sam* (»zusammen«), *a* (»zu, in Richtung«) und *dha* (»bekommen«); *sama* (»gleich«) und *dhi* (»Verstand«). So oder so bedeutet Samadhi, ein Gefühl von Ganzheit und harmonischem Gewahrsein zu entwickeln. Reine Glückseligkeit. Der achtgliedrige Weg des Raja Yoga nach Patanjali ist der klassische Ansatz, um diesen Zustand der Glückseligkeit zu erreichen. Es gibt aber auch viele andere Richtungen im Yoga mit anderen Ansätzen zu Samadhi. Das Spektrum reicht von *laya samadhi* und dem Trancetanz in die Freude bis hin zu den Vaishnava-Bhakti-Yogis und dem Weg der reinen Liebe und Hingabe an Gott.[5] Doch wie der Besuch der tibetischen Buddhisten in Los Angeles vor vielen Jahren zeigte, ist es durchaus möglich, diesen Zustand der Glückseligkeit in praktisch allem Tun zu finden. Patanjali und die anderen haben uns nützliche Werkzeuge hinterlassen, die wir jederzeit an unser Leben hier und jetzt anpassen und so nutzen können, dass sie das glückselige Sein reicher und zugänglicher machen.

Einen Sitz einnehmen

Als Patanjali die überlieferten Weisheiten früherer Yogatraditionen im Yogasutra zusammenfasste, schrieb er zu den Asanas kurz und bündig: *Sthira sukham asanam*. Mit der Festigkeit und Leichtigkeit haben wir uns bereits in vorangegangenen Kapiteln beschäftigt. *Asanam* – »einen Sitz einnehmen« – ist eine der Grundlagen für *citta vrtti nirodhah*, die »Stilllegung der Bewegungen des Geistes« (Yogasutra I, 2, zitiert nach Maldoner 2003, 24). Die regelmäßige Asanapraxis legt das Fundament für die körperliche Festigkeit und Leichtigkeit, die wir für die Meditation benötigen. Ganz ähnlich bringen die Verfeinerung des Atems und die Entwicklung der Lebensenergie durch Pranayama ein natürlicheres Gewahrsein in der Meditation hervor. Dank dieser Techniken können wir bequemer aufrecht sitzen mit natürlich gekrümmter Wirbelsäule, weitem Herzzentrum und mühelos fließendem Atem. Pratyahara gelingt uns leichter, wir können Dharana besser halten, Dhyana entsteht häufiger und hält länger an.

Bitten Sie Ihre Schüler während der Vorbereitung auf die Sitzmeditation, eine bequeme Sitzhaltung einzunehmen. Das Wichtigste beim Sitzen ist die Bequemlichkeit. Im Laufe der Zeit wird die Ausrichtung der Wirbelsäule für mehr Annehmlichkeit bei längerer Sitzdauer sorgen. Mit etwas Übung gelingt es den meisten Schülern schließlich, auf den Sitzbeinhöckern zu sitzen und das Becken in eine neutrale Stellung zu bringen, sodass sie die Wirbelsäule leichter in der natürlichen Aufrichtung halten können. Einige Schüler werden einen Stuhl, ein hohes Kissen oder eine Wand benötigen, um den Rücken zu stützen. Mit Zeit und Übung (sowie einer zuträglichen Lebensführung und guten Erbanlagen) können sie vielleicht bequem in Padmasana, der vollendeten Sitzhaltung, verweilen. (Allerdings gelingt es nur wenigen westlichen Menschen, über längere Zeit im Lotussitz zu verharren, selbst wenn sie ein Leben lang meditieren. Der Grund dafür ist vielleicht, dass sie mit Stühlen aufgewachsen sind und sich infolgedessen in Padmasana Hüftverletzungen zuziehen können.) Empfehlen Sie Ihren Schülern, die nötigen Hilfsmittel zu verwenden, um das Becken in eine neutrale Stellung zu bringen und darin zu halten. Bitten Sie sie dann, die Sitzbeinhöcker bewusst in den Boden zu drücken, sodass sie spüren können, wie durch diese erdende Bewegung die Wirbelsäule länger, das Herzzentrum weiter, der Atemfluss natürlicher wird und der Kopf auf der Wirbelsäule schwebt. Bitten Sie die Schüler bei der Erkundung dieser stabilen und letztlich nachhaltigeren Haltung zu spüren, wie sich die Wirbelsäule und der Scheitel des Kopfes nach oben strecken, wenn sie sich stärker über die Sitzbeinhöcker erden. Bitten Sie sie, die Schulterblätter entspannt nach unten sinken zu lassen, das Kinn leicht zu senken und beide Hände in den Schoß oder in einem Mudra auf die Knie zu legen.[6]

Sechs geführte Meditationen

Bei allen meditativen Grundtechniken sammeln wir den Geist und konzentrieren uns auf eine einzige Sache. Wir werden nun sechs geführte Meditationen mit unterschiedlichen Aufmerksamkeitsobjekten vorstellen. Wahrscheinlich wird jeder dieser Ansätze dem meditativen Gewahrsein andere Eigenschaften verleihen. Finden Sie in der eigenen Meditationspraxis heraus, wie sie sich anfühlen, bevor Sie sie im Unterricht anbieten. Testen Sie jede Technik zu verschiedenen Tageszeiten, in unterschiedlichen Stimmungen, vor und nach der Asanapraxis sowie nachdem Sie einige der in Kapitel 8 beschriebenen Pranayamatechniken ausprobiert haben. Wie bei der Asanapraxis gibt es weder den richtigen noch den besten Weg, sondern nur unendlich viele Möglichkeiten, die Sie und Ihre Schüler als unterschiedlich empfinden und mit denen Sie im Laufe des Lebens unterschiedlich in Resonanz sein werden.

Eins: Atem[7]

1. Kommen Sie in eine angenehme, aufrechte Sitzhaltung und richten Sie die Aufmerksamkeit auf den Atem.

2. Lassen Sie den Atem ruhig und sanft fließen. Beobachten Sie ihn einfach und versuchen Sie nicht, ihn irgendwie zu verändern.

3. Spüren und visualisieren Sie, wie der Atem durch die Nase einströmt und durch die Kehle in die Lunge fließt. Empfangen Sie ihn als reine Form der Schönheit oder als Geschenk des göttlichen Universums.

4. Lassen Sie den Atem mit der gleichen Leichtigkeit und Natürlichkeit, mit der er in den Körper hineinströmt, auch wieder aus dem Körper herausfließen – in dem Empfinden, dass Sie das Geschenk zurückgeben, das uns allen zuteil wird.

5. Tauchen Sie ganz und gar ein in den Fluss des Atems. Nehmen Sie wahr, wie und wo er entsteht und wie er sich auf seinem Weg anfühlt.

6. Wenn die Aufmerksamkeit wandert und sich der Geist vom Atem entfernt, bringen sie ihn sanft zum steten, rhythmischen Fluss der Ein- und Ausatmungen zurück.

7. Bleiben Sie ganz bei der Atmung, lassen Sie den Atem weiter frei fließen und beobachten Sie die natürlichen Pausen zwischen Ein- und Ausatmung.

8. Beobachten Sie, wie der Geist in der Atemleere ganz natürlich zur Ruhe kommt, und lassen sie zu, dass sich diese Stille auf die anschließende Einatmung überträgt.

9. Spüren Sie, wie sich auf dem Höhepunkt der Einatmung ein Gefühl zunehmender Stille ausbreitet und in eine Empfindung geistiger Offenheit und Weite übergeht, und lassen Sie den Atem ebenso einfach wieder ausströmen.

10. Bleiben Sie bei der Atmung und kehren Sie immer wieder zu dem Gefühl zurück, dass die Gedanken vom Atem umhüllt, dass Sie eins damit sind, während er in den Körper hinein- und wieder herausströmt.

Zwei: Mantra[8]

1. Wählen Sie ein Mantra, das Sie mögen. Wenn dies Ihre erste Mantrameditation ist, sollten Sie in Betracht ziehen, mit den Worten *einatmen – ausatmen* oder *so – ham* zu arbeiten: *so* bedeutet »das«, *ham* bedeutet »ich bin«. Sie können jedes beliebige Wort wählen, sollten es aber einfach halten und Begriffe in Betracht ziehen, die Sie tiefer in Ihr Bewusstsein einbetten möchten, zum Beispiel *ruhig*, *klar*, *Frieden* oder *Liebe*. Falls Sie bei Begriffen aus dem Sanskrit eine stärkere Resonanz empfinden, versuchen Sie es mit *aum* oder *shanti* (»Frieden«).

2. Beginnen Sie mit einigen Minuten Atemmeditation, damit sich das Gewahrsein auf den natürlichen Fluss des Atems richten kann.

3. Atmen Sie vollständig aus und sagen Sie beim Einatmen langsam das Wort *einatmen* (oder *so*). Verbinden Sie das Gewahrsein mit dem Wort, nicht dem Atem.

4. Lassen Sie den Atem mit der gleichen Leichtigkeit, mit der er in den Körper hineinfließt, auch wieder aus dem Körper herausfließen. Verbinden Sie dies mit dem Wort *ausatmen* (oder *ham*).

5. Lassen Sie wie in der Atemmeditation die natürliche Stille in den Pausen zwischen den Atemzügen zu und nehmen Sie sie zur Kenntnis. Beginnen Sie in dem Augenblick, in dem der Atem erneut zu fließen beginnt, mit der Wiederholung des Mantras.

6. Wie bei allen anderen Meditationstechniken wird die Aufmerksamkeit wandern, wird der Geist denken. Denken ist das, was er kann und mag! Kehren Sie sofort zum Mantra zurück, ohne auf die Gedanken einzugehen oder sich für das Denken (oder das Urteilen) zu verurteilen.

7. Springen Sie nicht von einem Mantra zum nächsten, sondern meditieren Sie mindestens zehnmal hintereinander mit einem Begriff, um zu sehen, was passiert. Die Wiederholung hat unter anderem den Vorteil, dass die Worte selbst immer mehr an Bedeutung verlieren und der Klang des Mantras in Ihrem Kopf allmählich zu einer neutralen Schwingung, zu dem von Alan Watts (1987, Text 7) beschriebenen »Mitschwingen« des Gewahrseins wird.

Drei: Zählen[9]

1. Beginnen Sie mit einigen Minuten Atemmeditation, damit sich das Gewahrsein auf den natürlichen Fluss des Atems richten kann.

2. Atmen Sie ein und denken Sie beim Einströmen des Atems »hundert«, beim Ausströmen des Atems »neunundneunzig«.

3. Denken Sie während des nächsten Atemzyklus beim Einatmen »achtundneunzig«, beim Ausatmen »siebenundneunzig« und fahren Sie auf diese Weise fort, bis Sie auf »einundfünfzig« ausgeatmet haben.

4. Wenn Worte oder Gedanken eindringen, kehren Sie einfach zum Atmen und Rückwärtszählen zurück.

5. Denken Sie nun während des Ein- *und* Ausatmens nur noch an eine Zahl. Dehnen Sie zunächst die Zahl »fünfzig« über einen gesamten Ein- und Ausatemzyklus aus und fahren Sie dann auf diese Weise fort, bis Sie auf »einundzwanzig« ausgeatmet haben.

6. Nachdem Sie auf »einundzwanzig« ausgeatmet haben, hören Sie auf zu zählen und folgen einfach dem Atem. Wenn Worte oder Gedanken aufsteigen, beobachten Sie nur und kehren Sie zum Atem zurück.

7. Bleiben Sie länger in der Beobachtung des Atems sitzen, als es dauern würde, auf null herunterzuzählen, und beobachten Sie, wie Ihr Geist dabei zur Ruhe kommt.

Vier: Chakras

1. Beginnen Sie mit einigen Minuten Atemmeditation, damit sich das Gewahrsein auf den natürlichen Fluss des Atems richten kann.

2. Drücken Sie die Sitzbeinhöcker bewusster in den Boden, richten Sie das Gewahrsein auf den Beckenboden und spüren Sie bei jedem Atemzug, wie das Gefühl von Stabilität und Verwurzelung wächst. Beobachten Sie den Atem, wiederholen Sie beim Ausatmen im Geiste die Silbe *lam* und visualisieren Sie, wie die Schwingungen dieses stummen Lauts die Energie aus der Erde in den Körper ziehen und nach oben fließen lassen. Wie-

derholen Sie das Mantra fünfmal und erfüllen Sie Muladhara-Chakra mit Bewusstsein.

3. Bleiben Sie bei der Beobachtung des Atems, richten Sie das Gewahrsein auf die Beckenmitte und öffnen Sie Ihre Vorstellungskraft für die tiefe Quelle der Kreativität in Svadhisthana-Chakra. Wiederholen Sie fünfmal im Geiste beim Ausatmen die Silbe *vam* und visualisieren Sie, wie dieser stumme Laut Ihre Kreativität anregt. Spüren Sie, wie mit jeder Wiederholung der Silbe Ihr Ideenreichtum wächst.

4. Richten Sie das Gewahrsein auf die Bauchmitte und spüren Sie die Entschlossenheit, die in Manipura-Chakra verborgen schlummert. Wiederholen Sie fünfmal im Geiste beim Ausatmen die Silbe *ram* und visualisieren Sie, wie die Schwingungen dieses stummen Lauts das Feuer vorsätzlichen Bewusstseins entfachen, das es Ihnen ermöglicht, leichter Freude zu empfinden und zu lachen.

5. Stellen Sie sich vor, durch das spirituelle Herzzentrum zu atmen, um Zugang zu dem Gefühl der Liebe zu bekommen, das Kern Ihres Wesens ist. Wiederholen Sie in der Verbundenheit mit dem Atem fünfmal im Geiste beim Ausatmen die Silbe *yam* und visualisieren Sie, wie die Schwingungen dieses stummen Lauts Ihr Herz für das Licht und die Weisheit öffnen, die dort mit jedem Schlag ihres Herzens pulsieren. Jeder Atemzug ist Ausdruck der Liebe, die von Anahata-Chakra in den ganzen Körper und darüber hinaus ausstrahlt.

6. Richten Sie das im Licht Ihrer Liebe und Ihrer inneren Weisheit ruhende Gewahrsein auf die Kehle. Stellen Sie sich vor, dass jedes Ihrer Worte der Liebe und Weisheit in Ihrem Herzen entspringt. Folgen Sie dem Atem, wiederholen Sie fünfmal im Geiste beim Ausatmen die Silbe *ham* und visualisieren Sie, wie die Schwingungen dieses stummen Lauts von Vishuddha-Chakra ausströmen und in friedliche Resonanz mit allen anderen Lauten im Universum treten.

7. Spüren Sie, wie die Energie vom unteren Ende der Wirbelsäule über das Herz zum Dritten Auge fließt. Stellen Sie sich vor, wie Licht in Ihr Drittes Auge strömt und die Landschaft Ihrer inneren Bilder mit der Reinheit des Lichts erfüllt. Wiederholen Sie fünfmal im Geiste beim Ausatmen das Wort *ksham* und visualisieren Sie, wie die Schwingungen dieser stummen Laute das Ajna-Chakra für ein klareres Bewusstsein Ihrer Selbst und Ihrer Verbundenheit mit dem Universum öffnen.

8. Lassen Sie das Gewahrsein nun sanfter auf dem Atem ruhen und spüren Sie ein Gefühl glückseligen Seins, während die Energie mühelos aus dem unteren Becken nach oben und an der höchsten Stelle des Kopfes hinausfließt. Stellen Sie sich vor, dass sich der Scheitel öffnet wie die Blüte des tausendblättrigen Lotus, dass Sahasrara-Chakra das Licht Ihres Seins heller erstrahlen lässt. Bleiben Sie bei dieser Vorstellung und erleben Sie sich in diesem Augenblick seligen Seins als vollständig und ganz.

Fünf: Licht

1. Beginnen Sie mit der Chakra- oder der Atemmeditation und legen Sie die Handflächen vor der Brust in Anjali Mudra (Siegel der Verehrung oder Gebetshaltung) aneinander.

2. Richten Sie das Gewahrsein auf das Gefühl, dass Energie vom unteren Ende der Wirbelsäule nach oben und über den Scheitel hinausfließt. Stellen Sie sich diese Energie als warmes weißes Licht vor, das in den Himmel strahlt.

3. Lassen Sie das Gewahrsein in der mühelosen Atmung ruhen, atmen Sie ein und schieben Sie die aneinandergelegten Handflächen langsam vor dem Gesicht und durch den Lichtstrahl über den Kopf nach oben. Erden Sie sich, während Sie sich in den Himmel strecken. Alles in Ihnen ist weit.

4. Senken Sie die Arme beim Ausatmen langsam über die Seiten nach unten, als wollten Sie sich in dieses Licht hüllen, und legen Sie die Handrücken sanft auf den Knien ab. Fühlen Sie die Wärme, die Sie umgibt, als befänden Sie sich in einem Kokon aus nährendem Licht.

5. Bleiben Sie beim Atem, spreizen Sie Handflächen und Finger und stellen Sie sich vor, wie die Energie vom Herzzentrum durch die Fingerspitzen und den Scheitel hinausfließt.

6. Legen Sie die Spitzen von Daumen und Zeigefingern im Jnana Mudra aneinander. Die Daumen

symbolisieren all das, was Sie im Universum als göttlich oder schön empfinden, die Zeigefinger das, was göttlich oder schön in Ihnen ist, und die Berührung von Daumen und Zeigefingern steht für die Verbindung, für die Vereinigung, für alle diese Eigenschaften.

7. Atmen Sie, folgen Sie dem natürlichen Fluss des Atems und sehen Sie in den drei gestreckten Fingern jeder Hand das Sinnbild der Befreiung von den Illusionen in Ihrem Leben, die Sie daran hindern, sich gesünder, glücklicher und vollständiger zu fühlen. Sehen Sie, wie Ego, Angst, Wut und Gier der Zufriedenheit und Klarheit des Seins weichen.

8. Bleiben Sie im Licht dieses Gewahrseins, bleiben Sie beim Atem und vertiefen Sie mit jedem mühelosen Atemzug das Gefühl von Selbsterkenntnis und Selbstannahme in diesem vollkommenen Augenblick.

Sechs: Mala

1. Legen Sie eine Gebetskette mit 108 Perlen über den Mittelfinger der linken Hand. Legen Sie die Hände in den Schoß oder auf die Knie und beginnen Sie mit einigen Minuten Atemmeditation.

2. Legen Sie den Daumen an *sumeru* (die größere Perle), atmen Sie ein und lassen Sie den Daumen um die nächste Perle kreisen.

3. Atmen Sie aus und schieben Sie die Kette mit dem Daumen weiter. Atmen Sie ein und lassen Sie den Daumen um die nächste Perle kreisen. Atmen Sie aus und schieben Sie die Kette zur nächsten Perle weiter.

4. Fahren Sie auf diese Weise fort, bis sie am Ende der Kette angelangt sind. Steigern Sie sich schließlich auf 108 Runden.

5. Wenn Sie die Perlen mit dem Daumen weiterschieben, sollten Sie sich vollkommen in diese Bewegung versenken und dem Gewahrsein öffnen, dass Sie mit jeder dieser sanften Daumenbewegungen die Energie des Göttlichen oder die Essenz der Natur tiefer ins Bewusstsein ziehen.

Der richtige Zeitpunkt für die Meditation

Meditieren kann man jederzeit und überall. Im Unterricht können Sie am Anfang oder Ende der Stunde kurze oder längere Sitzmeditationen anbieten. Sie können die Schüler auch während der Stunde jederzeit bitten, in Samasthiti oder im Sitzen einige Augenblicke in meditativer Selbstbetrachtung zu verweilen. Ferner empfiehlt es sich, abgesehen vom Asanaunterricht auch Stunden anzubieten, die ausschließlich der Meditation oder einer Mischung aus Pranayama und Meditation gewidmet sind. Indem Sie den Schülern mehrere Meditationswerkzeuge zur Verfügung stellen, können sie selbst herausfinden, welche Zeit und welche Umgebung der tieferen Meditation ihnen am zuträglichsten sind. Die meis-

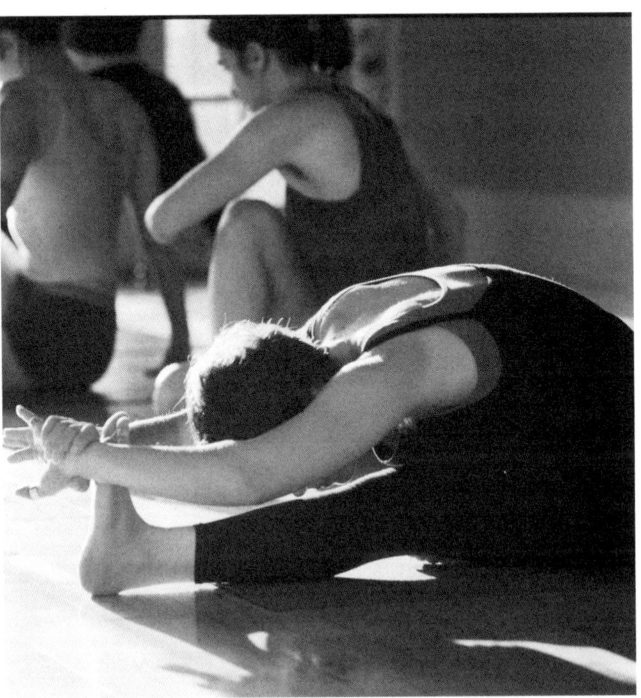

ten Menschen finden in den frühen Morgenstunden am natürlichsten inneren Frieden und Ruhe, bevor der Tag ihren Geist mit neuen Gedanken füllt. Andere stellen fest, dass die Asana- und Pranayamapraxis die besten inneren Voraussetzungen für die Meditation schafft. Wir werden uns nun eine Möglichkeit ansehen, die Meditation unmittelbar in die Asana- und Pranayamapraxis einzubinden.

Meditieren im Fluss von Körper und Atem

Im Hatha-Yoga-Unterricht wollen wir den Schülern helfen, bei ihrer Erkundung an einen Punkt intensiver körperlicher, geistiger und emotionaler Erfahrung zu gehen. Denn in Augenblicken der Intensität sind wir dem reinen Bewusstsein besonders nahe, wenngleich sie das Gegenteil von Frieden zu sein scheinen. Das gesamte Paradigma des Yoga beruht auf der Vorstellung, dass etwas Weites, Liebevolles und Geräumiges im Herzen der Realität existiert. Die Praxis besteht darin, aus dieser geräumigen Weite heraus zu leben, uns in unser Innerstes zu begeben, um unsere gesamte Erfahrung einzubeziehen und aufzulösen, bis nur noch ihre Essenz übrig ist. Jeder Aspekt der Erfahrung kann als Zugang zu dieser Bewusstseinsqualität dienen. Indem wir die innere Stärke entwickeln, mit dieser Intensität umgehen zu können, können wir an einen Ort der Synchronizität gelangen, an dem wir Yoga nicht »praktizieren«, sondern uns schlicht in dem Zustand der Gnade, in dem Gewahrsein befinden, dass all dies einfach geschieht.[10] Hier kann sich tantrisches Gewahrsein aufgrund von Mikro-Praktiken als zweckmäßig erweisen und Tantra dem Asanafluss ein tieferes meditatives Gewahrsein verleihen.

Ein gutes Beispiel dafür sind Standhaltungsfolgen. Im Yogaunterricht beginnen wir meist mit den Standhaltungen, nachdem wir den ganzen Körper mit Sonnengrüßen oder anderen dynamischen Bewegungen aufgewärmt haben. Sie erzeugen noch mehr Wärme im Körper, öffnen und kräftigen Hüften und Beine. Wenn Sie jedoch eine übermäßig lange Standhaltungsfolge unterrichten, bei der vor allem Kraft in einem Bein benötigt wird, ermüden die Muskeln irgendwann. Dies beeinträchtigt die Funktion von Nerven und Muskeln und führt dazu, dass die falschen Muskeln rekrutiert werden, um die Arbeit zu tun. Wenn Sie Ihre Schüler mit Sätzen anfeuern wie »Traut euch« oder »Ihr müsst euch noch mehr anstrengen, um euer wahres Selbst zu finden«, ist es wohl nur eine Frage der Zeit, bis Überlastungserscheinungen oder gar ernste Verletzungen auftreten.

Es besteht kein Zweifel daran, dass unser Denken uns auf mancherlei Weise in die Irre führen und dazu bringen kann, uns entweder zu überfordern oder vor Herausforderungen zurückzuschrecken, worin sich meist bis zu einem gewissen Grad unsere grundsätzlichen Verhaltensmuster im Leben widerspiegeln. Zu den Zielen der Yogapraxis gehören eine größere geistige Klarheit und ein ausgeglicheneres Leben. Diese Klarheit entsteht beim Üben der Asanas im Wechselspiel von Körper, Geist und Atem – vor allem wenn wir an die Grenze der Erfahrungsintensität gehen und dabei ein immer feineres Gewahrsein für unsere Empfindungen entwickeln. Wenn wir dieses Gefühl ignorieren, sind wir schnell wieder in der Welt des Aerobic oder vielleicht des Yoga-robic.

Der Yogaunterricht hat noch eine sehr viel tiefere Ebene, welche die Möglichkeit bietet, bewusst zu erwachen und zu Spiritualität, Glückseligkeit oder innerem Frieden zu finden. Der Schlüssel liegt darin, die Schüler dazu anzuleiten:

- mit dem zu arbeiten, was sie in der Gesamtheit ihrer Erfahrung empfinden;
- zu versuchen, dabei eine Stufe vernünftiger Intensität zu erreichen;
- sich über die Verfeinerung des Atems und die differenzierte Bewegung einem Gefühl von größerer Weite in dieser Intensität zu öffnen;
- noch tiefer aus der Quelle oder den Quellen ihrer Empfindung oder Erfahrung zu schöpfen;
- dranzubleiben, wenn sich die Grenzen verschieben und Körper, Geist und Atem sie an einen Ort von größerem Gewahrsein, Offenheit, innerer Kraft und Harmonie einladen.

Wenn die Schüler diese Prinzipien auf die Asanapraxis übertragen, können sie die Fülle der Energie auf eine Weise spüren, die auch die Asanapraxis zu einer Form der Meditation werden lässt. Wenn sie ganz und gar in der fließenden Verbindung von Körper, Geist und Atem aufgehen, erleben sie den gegenwärtigen Augenblick in einem so unmittelbaren gedankenfreien Zustand des Gewahrseins, dass er Spontaneität entstehen lässt und einer Freude Platz macht, die nicht mehr von äußeren Umständen wie Freiheit oder Leistung abhängig ist. Dies ist die Essenz des Tantra, wie sie im Hatha Yoga zum Ausdruck kommt. Wenn wir Schülern zeigen, wie sie den inneren Raum schaffen können, um wirklich zu fühlen, können sie zum Kern des Seins gelangen, indem sie die gesamte Erfahrung einbeziehen – das Gefühl der Füße, die in den Boden drücken; das rhythmische Pulsieren des Atems und des Herzens;

die Energie, die in den Beinen vibriert und durch die Wirbelsäule nach oben fließt; das Wirbeln der Gedanken und Gefühle in ihnen und um sie herum. Auf diese Weise kommen sie der Essenz immer näher. Diese Praxis lässt sich letztlich ganz wunderbar über die Matte hinaus ausdehnen, denn sie ist immer gleich – auch bei den einfachsten Erfahrungen, wenn wir zum Beispiel in einen Apfel beißen, Fahrrad fahren, Unkraut jäten, in Tadasana stehen, vom nach oben schauenden in den nach unten schauenden Hund kommen: Wir müssen bewusst sein, müssen uns den Raum geben, vollständig zu atmen, vollständig zu fühlen und uns in jedem Augenblick der Freiheit mit intuitiver Spontaneität zu bewegen und darin für einen sich ausdehnenden Moment noch mehr Glückseligkeit zu finden.

10 Unterrichts- und Übungsplanung

Ein umfassender und effektiver Yogaunterricht ermöglicht den Schülern den einfachen, sicheren und steten Fortschritt von einem Punkt ihrer persönlichen Praxis zum nächsten. Wir verschmelzen hier zwei grundlegende philosophische Gedanken, die den Kern der Unterrichtsplanung bilden: (1) *parinamavada*, die Erkenntnis, dass stete Veränderung ein fester Bestandteil der auf Ursache und Wirkung beruhenden Natur des Lebens ist; (2) *vinyasa krama*, das sich aus den Begriffen *vinyasa*, »auf eine bestimmte Art und Weise anordnen«, und *krama*, »nach einer klaren Ordnung Schritt für Schritt voranschreiten«, zusammensetzt. Damit ist gemeint, dass Asanas, Pranayamas und andere Yogatechniken aufeinander aufbauen, um unterschiedlichen Absichten und Fähigkeiten Rechnung zu tragen.[1] Diese Konzepte sind bei der Planung von Yogastunden für Gruppen ebenso nützlich wie im Einzelunterricht und natürlich in der persönlichen Praxis, in der man in sich hineinhört, um intuitive Führung zu erhalten. Die Kunst des Yogaunterrichts findet ihren kreativen Ausdruck darin, wie Sie Asana-, Pranayama- und Meditationsfolgen gestalten, die den Zielen und Bedürfnissen Ihrer Schüler gerecht werden. Die Yogaphilosophie, der von Ihnen unterrichtete Yogastil, die Biomechanik, die energetischen Anforderungen und Wirkungen der Asanas sowie Ihre persönliche Zielsetzung hinsichtlich einer sinnerfüllten Vermittlung von Yoga verleihen Ihrer Kreativität Gestalt. Wir nutzen die volle Palette unseres Wissens und unseres Könnens, um den Unterricht so zu gestalten, dass er mit den Bedürfnissen und den erklärten Absichten der Schüler im Einklang ist, und um ihnen einen klareren Weg zu einem strahlenderen Wohlbefinden zu weisen. Dem Lehrer kommen in diesem Prozess drei Aufgaben zu: (1) Er muss den Weg intelligent planen und dabei die tatsächlichen Gegebenheiten des Geländes und der in der Stunde anwesenden Schüler berücksichtigen; (2) er muss die Schüler beobachten und mit ihnen kommunizieren, um festzustellen, wann sie die Erfahrung mit Festigkeit und Leichtigkeit integriert haben; (3) er muss auf dem Weg sachkundige Anleitung und Inspiration geben.

Bei der Planung von Übungsfolgen gehen Sie üblicherweise vom Yogastil, vom Können und von der Kondition der Schüler dieser Stunde, von speziellen Themen sowie den von Ihnen als Übungshöhepunkt gewählten Asanas aus. Allgemein gesprochen, sollte jede Stunde eine ausgeglichene Praxis mit folgenden Aspekten ermöglichen: dynamischen Aufwärmübungen, Standhaltungen zum weiteren Aufbau von Ausdauer und Kraft, einer durchdachten Hinführung zu den Höhepunktasanas, Zeit für eine umfassende Erkundung des Übungshöhepunkts sowie die beruhigende Weiterführung zu Savasana. Die Stunden einer Woche oder eines Monats sollten variieren, damit die Schüler immer intensiver üben können und gleichzeitig jedes Mal eine in sich ausgewogene Praxis bekommen. Für Sie als Lehrer besteht die Herausforderung zum Teil darin, dass die Schüler nicht regelmäßig und fortlaufend am Unterricht teilnehmen, dass jeden Tag Leute kommen und gehen. Aus diesem Grund ist es eher unzweckmäßig, mit einem stark strukturierten Lehrplan zu arbeiten und die Stunden über Wochen oder Mona-

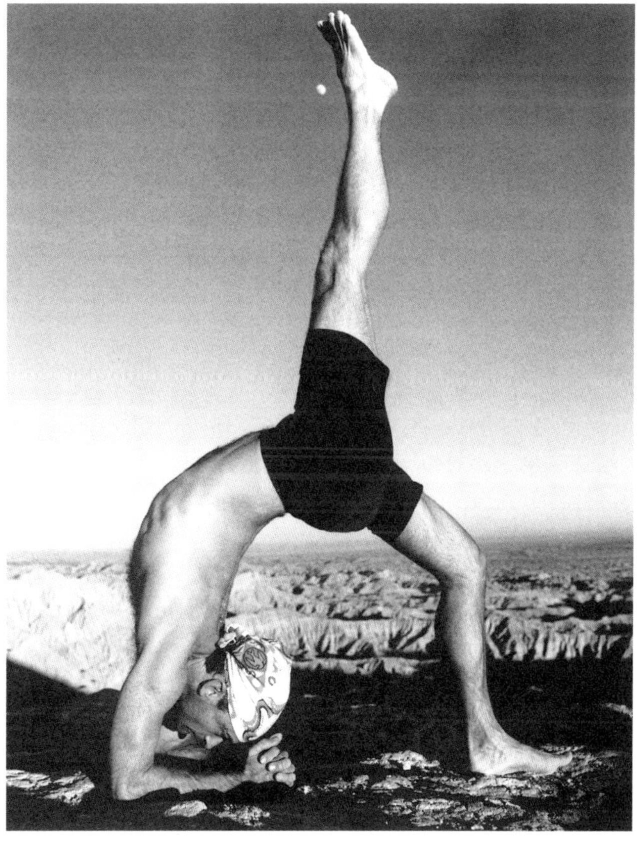

te um bestimmte Übungsziele herum zu planen. Dennoch können Sie eine größere Geschlossenheit im Parinamavada-Prozess und im allgemeinen Vinyasa Krama Ihres Unterrichts erreichen, wenn Sie regelmäßig den Schwerpunkt der Asanas wechseln. Dazu müssen Sie überlegen, was Sie in letzter Zeit unterrichtet haben, die Spannungen behandeln, die nach vorangegangenen Stunden entstanden sein könnten, und neue Asanas vorstellen, welche die Schüler ermuntern, ihre Praxis zu erweitern und zu vertiefen. Indem Sie sich bei der Planung Ihrer Stunden grundlegender Prinzipien der Gestaltung von Übungsfolgen bedienen, können Sie Ihren Schülern eine große Vielfalt an Yogastunden bieten, die nachhaltig sind und der Selbsttransformation dienen.

Die Prinzipien der Gestaltung von Übungsfolgen

Es gibt unendlich viele Möglichkeiten, den Yogaunterricht zu strukturieren und zu gestalten. Indem Sie die folgenden fünf Prinzipien zur Gestaltung von Übungsfolgen beachten, können Sie gewährleisten, dass alle Stunden sicher, wirkungsvoll und integrativ ablaufen.

1. Angewandtes Parinamavada: Sie müssen die Schüler kennen und in geeigneter Weise unterrichten

Das *Tao Te Puh* – das die Lehren des Taoismus durch Puh den Bären erklären soll – beginnt mit der Frage »Womit würdest du denn beginnen?«. Worauf der Autor antwortet: »Am besten am Anfang« (Hoff 1984, 11–12). Es geht darum, dass man dort beginnt, wo man ist, und dass eine Schülerin oder ein Schüler auf der Grundlage ihrer oder seiner tatsächlichen körperlichen, emotionalen und geistigen Gegebenheiten mit der Praxis beginnt. Die Kraft dieser Erkenntnis liegt in ihrer Einfachheit: Würdigen Sie den Punkt, an dem Sie sich befinden, und setzen Sie genau dort an, statt sich zu überfordern, was auf Kosten einer festen und leichten Praxis geht. Für einen Lehrer bedeutet dies, sich von vorgefassten Meinungen über Schüler und Stunden freizumachen, um stattdessen zu beobachten, wo sie sich gerade befinden, und dort unter Berücksichtigung der Konzepte von Parinamavada und Vinyasa Krama anzusetzen. Stellen Sie aufgrund Ihrer Einstufung der Schüler einen Unterricht mit Asana- und Pranayamatechniken zusammen, die für die Anwesenden gefahrlos zugänglich sind. Bedienen Sie sich dabei der in Kapitel 6 dargelegten Möglichkeiten der Beobachtung und Einschätzung. Ziehen Sie sorgfältig die körperlichen Voraussetzungen für die einzelnen Asanas und die gesamte Stunde im Hinblick auf Kraft, Ausdauer, Beweglichkeit, Risiken und Gegenanzeigen in Betracht. Viele Yogastudios unterscheiden die Stunden nach Schwierigkeitsstufen, die meist auf einer Skala von 1 bis 3 liegen – 1 ist die leichteste, 3 die schwierigste Stufe. Meist hilft dies dabei, die Schüler nach ihrem Können einzuteilen. Sie werden aber fast unweigerlich auch Schüler in Stunden finden, deren Schwierigkeitsgrad das für sie sichere und sinnvolle Maß übersteigt. Berücksichtigen Sie bei der Gestaltung spezieller Kurse die Altersgruppe, das Können, die körperliche Kondition, das emotionale Befinden, den Lebensstil und den allgemeinen Gesundheitszustand der Schüler sowie die eigene Erfahrung. Sie sollten umfangreiche persönliche Kenntnisse im Hinblick auf die Praxis und das Studium eines Asanas oder einer Asanafolge besitzen, ehe Sie andere darin unterrichten. Im Idealfall sollten Sie sich unter unterschiedlichen Bedingungen – in verschiedenen Umgebungen, zu verschiedenen Jahreszeiten, in unterschiedlichen Stimmungen und so weiter – mit dem Gegenstand Ihres Unterrichts beschäftigen, damit Sie die nötige Einsicht gewinnen, um andere sicher und effektiv anleiten zu können.

2. Kommen Sie von einfachen zu komplexen Asanas

Dieses Prinzip gilt für die Asanas innerhalb einer Familie sowie den Wechsel zwischen Asanafamilien auf dem Weg zu einem Übungshöhepunkt. Die einfacheren Asanas sind diejenigen, in denen der Körper eine verhältnismäßig starke natürliche Vertrautheit, Festigkeit und Leichtigkeit empfindet. Wenn eine Übungsfolge zum Beispiel Salamba Sirsasana I enthält, bitten Sie die Schüler zunächst, in Tadasana zu kommen. Sprechen Sie über Erdung und das in Kapitel 6 dargelegte Prinzip von Wurzeln und Dehnung, das auch im Kopfstand unmittelbar zum Tragen kommen wird. Bitten Sie die Schüler auf dem weiteren Weg zu Salamba Sirsasana I, in Uttanasana zu kommen. Dieses Asana dehnt den Rücken und vermittelt einen Eindruck davon, wie es sich anfühlt, in einer Umkehrhaltung zu atmen. Testen Sie bei der Einteilung der Asanas in mehr oder weniger einfache Haltungen, welche Übungen besonders anspruchsvoll scheinen. Diese Einteilung variiert mit den Schülern, es gibt aber durchaus allgemeine Muster. Lange gehaltene Standhaltungen mit starker Dehnung der hinteren Oberschenkelmuskeln wie Utthita Trikonasana, in denen man viel Kraft braucht, um den seitwärts geneigten Rumpf zu stützen, sollten sinnvollerweise auf Virabhadrasana II folgen. Diese Haltung ermöglicht das sanftere Öffnen der Hüften, sie aktiviert und wärmt die Beine und die Rumpfmuskeln, welche die Wirbelsäule stützen. Wenn wir uns weiter unten der Gestaltung vorbereitender Übungsfolgen widmen, werden wir uns das Prinzip »Vom Einfachen zum Komplexen« genauer ansehen und anwenden.

3. Kommen Sie von der dynamischen zur statischen Auseinandersetzung mit den Asanas

Bei der dynamischen Erkundung begeben wir uns im rhythmischen Fluss des Atems in die Stellungen und wieder heraus. In der Bewegung kann sich der Körper langsamer, sanfter und tiefer öffnen und sich die Endposition besser einprägen. Diese Übungsweise weckt das Gefühl einer stärkeren Verbundenheit von Atem und Bewegung, Kraft und Entspannung sowohl innerhalb der Asanas als auch dazwischen und macht den Atem zu einem integraleren Bestandteil der gesamten Praxis. Auf diese Weise bereitet sie den Körper auf die gefahrlosere und intensivere Erkundung gehaltener Asanas vor und verstärkt letztlich ihre Wirkung. Surya Namaskara und seine Varianten sind das klassische Beispiel dynamischer Bewegung. Im Ashtanga Vinyasa Yoga verleihen dynamische Bewegungen der ganzen Praxis Würze, wenn die Schüler die meisten gehaltenen Asanas über ein Vinyasa bestehend aus Tolasana, Lolasana, Chaturanga Dandasana, Urdhva Mukha Svanasana, zu Adho Mukha Svanasana und Dandasana verbinden. Sie können auch viele andere dynamische Bewegungen anbieten. In Wirklichkeit ist natürlich die ganze Praxis dynamisch, da wir immer atmen, immer in Bewegung sind – auch dann, wenn wir in eine tiefere innere Stille kommen. Wir sind von Natur aus dynamische Wesen, und die Asanapraxis sollte diesen natürlichen Aspekt unseres Seins zum Ausdruck bringen, statt ihn zu unterdrücken. Das Herz schlägt, das Blut zirkuliert, und in der Asanapraxis fließt hoffentlich auch der Atem ohne Unterlass. Man sollte gehaltene Asanas nicht als statisch betrachten, sondern vielmehr zu kleinen Verfeinerungsbewegungen ermutigen, die Atem, Körper und Geist mehr Festigkeit und Leichtigkeit verleihen. Wenn wir uns unserer natürlichen Dynamik öffnen, ist dies ein verlässlicherer Weg zu tieferem inneren Frieden und Klarheit als das entschlossene Bemühen, reglos zu verharren.

4. Sattvische Wirkung: Das energetische Gleichgewicht finden

Die Hatha-Yoga-Praxis dient dazu, ein energetisches Gleichgewicht zu finden. *Ha* ist der stärker energetisierende, *tha* der eher entspannende Aspekt. Im Allgemeinen sollten Yogastunden ein nachhaltiges energetisches Gleichgewicht erzeugen, eine sattvische Wirkung haben, die den Schülern den Eindruck vermittelt, vollkommen wach und doch ruhig und klar zu sein. Hin und wieder werden Sie vielleicht den Wunsch verspüren, eine besonders anregende oder beruhigende Stunde zu halten. Wenn Schüler kraftlos oder niedergedrückt wirken, kann eine anregende Praxis dazu beitragen, sie energetisch auszugleichen. Wenn Schüler ängstlich oder angespannt sind, kann eine eher beruhigende Stunde ihnen helfen, dieses Gleichgewicht zu finden. Je nachdem welche Asanas Sie für eine Übungssequenz wählen und in welcher Reihenfolge Sie sie anordnen, wird eine Stunde mehr oder weniger anregend oder beruhigend. Dynamische Bewegungen, Rückbeugen und Standhaltungen mit Streckung der Wirbelsäule sind eher anregend. Vorbeugen, Hüftöffner im Sitzen und das statische Halten der Asanas sind eher beruhigend.

5. Pratikriyasana: Die Wirkung der Asanas integrieren

Jedes Asana ist Teil von Parinamavada, es bearbeitet und dehnt den Körper auf eine Weise, welche die Notwendigkeit und die Möglichkeit der weiteren Beschäftigung und Veränderung schafft. Nachdem wir zum Beispiel Urdhva Dhanurasana geübt haben, wird der Körper das Bedürfnis haben, die Wirbelsäule über Drehungen und Vorbeugen zu neutralisieren, um ein neues Gleichgewicht herzustellen. Diese Neutralisierung wird durch *pratikriyasana* erreicht. (*Prati* bedeutet »gegen«, *kriya* bedeutet »Handlung«.) Das Ziel von Pratikriyasana ist es, die vorangegangenen Bewegungen so zu integrieren, dass sie die Schüler darauf vorbereiten, ohne Spannungen und so ausgeglichen und glücklich wie möglich zum nächsten Asana, zur nächsten Übungsfolge, zur nächsten Stunde oder zur nächsten Tätigkeit überzugehen. Dieses Prinzip wird oft in seiner wörtlichen Bedeutung als »Gegenbewegung« oder »Ausgleichshaltung« eingesetzt. Das kann vor allem dann problematisch werden, wenn man dabei Asana für Asana vorgeht. Bei einer solch engen Auslegung von Pratikriyasana würde man auf Salamba Sirsasana I (Kopfstand) Tadasana folgen lassen. Einigen Schülern würde dabei wahrscheinlich schwindelig, vielleicht würden sie sogar hinfallen. Ein solches Verständnis von Haltung und Gegenhaltung würde wohl auch dazu führen, dass tiefe Rückbeugen unmittelbar von tiefen Vorbeugen abgelöst würden, was die Muskeln und Bänder der Wirbelsäule überlasten könnte. Wir sollten vielmehr mit ähnlichen, nicht mit gegensätzlichen Asanas ausgleichen, integrieren, verfeinern und vertiefen. Es gibt viele Möglichkeiten, Asanas so anzuordnen, das Pratikriyasana erfolgreich ist. Bieten Sie Schülern ein ausgleichendes Asana immer erst in seiner einfachsten Form, dann in Variationen oder zunehmend komplexen Stellungen an, um Spannungen abzubauen und die allgemeine Festigkeit und Leichtigkeit wiederherzustellen. Gehen Sie Pratikriyasana nicht Stellung für Stellung an, sondern betrachten Sie den größeren Zusammenhang der Praxis. Überlegen Sie, nach welchen kürzeren Übungsabschnitten, die eine Stunde ausmachen, Ausgleichs- und Gegenhaltungen die Schüler bei der Integration ihrer Praxis unterstützen können.

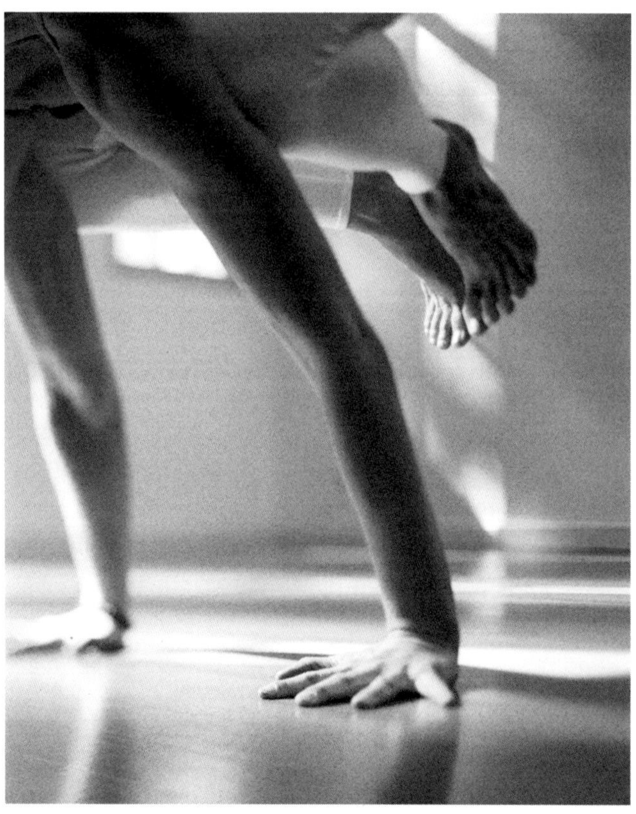

Der Übungsbogen im Yogaunterricht

Die meisten Yogastunden sollten einem Übungsbogen folgen. Er besteht aus fünf Abschnitten.

1. Den Yogaprozess einleiten

In den Kapiteln 5 und 6 haben wir uns mit einigen Aspekten des Unterrichtsbeginns beschäftigt. Mit ihrer Vereinigung beginnt der verbindende Prozess des Hatha Yoga: Wir befreien die Sinne von äußeren Ablenkungen, indem wir den Geist auf den Atem, den Körper und das energetische Erwachen richten. Nehmen Sie sich stets Zeit für eine solche Einführung in die Praxis, mit der Sie den Ton, die Absicht, das Thema und andere übergreifende Aspekte der Stunde vorgeben. Am wichtigsten ist das Atemgewahrsein, das sich wie ein roter Faden – *sutra* – durch die ganze Stunde zieht. Indem Sie Ihre Schüler zu einem konzentrierteren inneren Gewahrsein führen, das Körper, Atem und Geist verbindet, helfen Sie ihnen, das Fundament für ihre Praxis zu legen.

In welcher Haltung die Schüler während dieser Eröffnung der Stunde sitzen – gewöhnlich mit überkreuzten Beinen oder in Virasana – oder liegen, sollte vom weiteren Unterrichtszusammenhang und davon bestimmt sein, wie Sie ihr Können einschätzen. Unabhängig von der von den Schülern gewählten Position sollten Sie Hilfsmittel anbieten, wie in Kapitel 7 beschrieben. Das Sitzen mit überkreuzten Beinen ist für die meisten Schüler die stabilste und zugänglichste Haltung. Virasana eignet sich hervorragend als Ausgangsposition in Stunden für Geübte und Fortgeschrittene. In regenerativen und therapeutischen Stunden, in der Schwangerschaft und nach der Geburt sowie in Kursen für Kinder bietet die Rückenlage einen beruhigenderen Einstieg in die Praxis. Beobachten Sie die Anwesenden und versuchen Sie, ein Gefühl für ihre Stimmung, ihr Energieniveau und ihren geistigen Fokus zu bekommen. Berücksichtigen Sie die Ergebnisse Ihrer Beobachtungen und Ihrer intuitiven Einschätzung bei der Länge der Sitzdauer und der Gestaltung dieses Teils der Yogapraxis. Dies ist eine hervorragende Gelegenheit, Pranayamatechniken zu vertiefen, welche die Schüler sofort in einen stärker sattvischen Zustand versetzen. Anregende Pranayamas wie Kapalabhati helfen, das Energieniveau tamasischer Schüler zu heben. Nadi Shodhana trägt dazu bei, eine rajasischere Gruppe zu beruhigen. Sie können auch in Erwägung ziehen, die Stunde mit einer längeren Meditation zu beginnen. Wenn Sie den Eindruck haben, dass die Schüler beim anfänglichen Sitzen konzentriert sind, können Sie überlegen, die stille oder geführte Sammlung noch ein paar Minuten zu verlängern.

2. Den Körper aufwärmen

Das langsame Aufwärmen des Körpers verbessert die Beweglichkeit, senkt das Verletzungsrisiko und schürt *tapas*, das innere Feuer, das Gifte und emotionale Anhaftung verbrennt. Die traditionelle Wissenschaft von der Beweglichkeit gliedert den Aufwärmprozess in zwei große Kategorien: passives Aufwärmen von außen, zum Beispiel in einem heißen Raum oder mit einem warmen Bad, und aktives, selbstständiges Aufwärmen (Alter 1996, 149–150). Studien zeigen, dass passives Aufwärmen wie im Bikram Yoga und in anderen Hot-Yoga-Stilen die Hüftbeugung deutlicher verstärken kann als aktives Aufwärmen (zum Beispiel indem man sich in Balasana hinein entspannt).[2] Die höhere Temperatur verringert allerdings auch die Zugfestigkeit des Bindegewebes und kann zu Muskelfaserrissen führen (Troels 1973, 1–126). Das ist darauf zurückzuführen, dass man sich der Vorgänge beim passiven Aufwärmen nicht so deutlich bewusst ist. Während das passive Aufwärmen hilft, den Körper auf intensive Aktivität einzustimmen, hat das aktive Aufwärmen im Yoga zusätzliche Vorteile: Es erhöht den Puls und bereitet das Herz-Kreislauf-System auf intensivere Bewegung vor, es verbessert die Blutzufuhr zur aktiven Muskulatur, es steigert den Energieumsatz, es erhöht die Geschwindigkeit der Nervenimpulse und ermöglicht so ein feineres Gewahrsein der Körperbewegungen und es erhöht die reziproke Innervation und verbessert damit das Zusammenspiel von Agonisten und Antagonisten. Man kann den ganzen Körper oder gezielte Muskelpartien aufwärmen. Beiden Möglichkeiten wird sowohl in der Yogaliteratur als auch in der westlichen Sportliteratur große Bedeutung beigemessen. Ein allgemeines aktives Aufwärmtraining besteht aus Bewegungen, die den ganzen Körper erwärmen. Es sollte unmittelbar auf die bereits erwähnte Einleitung des Yogaprozesses folgen oder darin einbezogen werden.

- Ujjayi Pranayama ist die einfachste Aufwärmaktivität und kann von allen Schülern gefahrlos geübt werden. (Schwangere sollten darauf achten, den Körper nicht zu überhitzen.)

- Kapalabhati Pranayama hat eine deutlich stärkere Wirkung, regt das Herz-Kreislauf-System an und erwärmt den ganzen Körper. Wenn man nach ein paar Minuten Ujjayi Pranayama dazu übergeht, wird der Körper bestens aufgewärmt, um ihn auf umfangreichere und anstrengendere Aktivitäten vorzubereiten.

- Die klassische Aufwärmübung im Hatha Yoga ist Surya Namaskara, der in Kapitel 7 ausführlich beschriebene Sonnengruß und seine Variationen. Diese Übungsfolge wärmt nicht nur den ganzen Körper, sondern ermöglicht auch eine gezielte Erwärmung und Aktivierung, da sie – bis auf Drehungen – Asanas aller Familien enthält: Vorbeugen, Rückbeugen, Standhaltungen, Stützhaltungen und Umkehrhaltungen. Die Form, die Anzahl der Runden und die Dauer von Surya Namaskara sollten an die Schwierigkeitsstufe und die Gesamtstundenplanung angepasst werden.

- Kurse der Stufen 1 und 1–2 können effektiv mit einer Wellenbewegung des Beckens, der Wirbelsäule und des Schultergürtels zwischen den beiden Endpositionen der sogenannten Katze aufgewärmt werden.[3] Adho Mukha Svanasana ist eine wunderbare Aufwärmübung und öffnet sanft Schultern, Brust, oberen Rücken, Hüften, Beinrückseiten, Hände und Füße. Führen Sie mit dynamischen Bewegungen zu diesem Asana hin: Wechseln Sie mehrmals zwischen Phalakasana und Adho Mukha Svanasana, laufen Sie ein wenig auf der Stelle und strecken Sie die Beine abwechselnd nach hinten und nach oben aus.

Gezielte Aufwärmübungen nehmen die intensiveren Bewegungen vorweg, die später in der Praxis folgen werden. Sie können in das allgemeine Aufwärmtraining und/oder die gründlicher vorbereitenden Übungsfolgen eingebunden werden, wie unten beschrieben. Sollen zum Beispiel Rückbeugen im Mittelpunkt der Stunde stehen, können Sie Beckengürtel, Wirbelsäule und Schultergürtel in Surya Namaskara besonders gründlich aufwärmen, indem Sie die entsprechenden Asanas länger halten, mehr davon machen und Variationen der Haltungen anbieten (üben Sie Anjaneyasana und Virabhadrasana I mit der Armhaltung von Gomukhasana oder Viparita Dandasana, Urdhva Mukha Svanasana, Adho Mukha Svanasana).

Lange Standhaltungsfolgen, intensives Bauchmuskeltraining wie Navasana, Tolasana und Lolasana sowie Bauchübungen wie das Radfahren im Liegen und Jathara Parivartanasana eignen sich hervorragend, um den Körper weiter aufzuwärmen. Sie können die Standhaltungen auch mit verschiedenen Dehnungen des Schulter- und Beckengürtels kombinieren, um noch gründlicher auf bestimmte Bewegungen in Stützhaltungen, Rückbeugen, tiefen Hüftöffnungen und Vorbeugen vorzubereiten. Auf diese Weise bieten Sie den Schülern einen klareren Weg zum Übungshöhepunkt und wärmen gleichzeitig den Körper sowohl allgemein als auch gezielt weiter auf. Die dynamische Übungssequenz aus Phalakasana, Chaturanga Dandasana, Urdhva Mukha Svanasana und Adho Mukha Svanasana ist eine hervorragende Möglichkeit, weiter Wärme zu erzeugen, das innere Feuer zu schüren und gleichzeitig Pratikriyasana in die Standhaltungsfolgen zu integrieren.

3. Der Weg zum Übungshöhepunkt

Alle Asanas und Übergänge erfordern eine gewisse Anspannung oder Entspannung der Muskeln, die der Haltung Festigkeit, Leichtigkeit und Ausgewogenheit verleiht. Man sollte die Yogastellungen nicht zufällig aufeinanderfolgen lassen, sondern so zueinander in Beziehung setzen, dass alle zugänglicher werden. Das Grundprinzip besteht darin, von einfachen zu immer komplexeren Bewegungen voranzuschreiten, welche auf dem ganzen Weg zum Übungshöhepunkt und schließlich zu Savasana die einfachste und tiefste Erkundung ermöglichen. Wie Kinder, die das Krabbeln lernen, bevor sie laufen, und das Laufen lernen, bevor sie rennen, profitieren Yogaschüler davon, zunächst die Grundhaltungen zu erlernen, bevor sie sich an komplexere Asanas wagen, und währenddessen bei jedem Atemzug mit ihren Grenzen zu spielen. Es hilft ihnen auch, sich innerhalb einzelner Stunden von einfachen zu komplexeren Haltungen vorzuarbeiten und mit jedem Asana, jedem Atemzug das Bewusstsein zu vertiefen, wie sich ihr Körper in bestimmten Stellungen öffnen und Stabilität finden kann. Im Idealfall schließt dieser Lern- und Entwicklungsprozess vorbereitende Erfahrungen entlang des Weges ein. Sie geben Schülern die Möglichkeit, unter der genauen Anleitung ihres Lehrers nach und nach die verschiedenen Formen der Ausrichtung, die energetischen Abläufe sowie alle weiteren Aspekte der Bewegungen zu erkunden, die später in komplexeren Abläufen von ihnen verlangt werden. Führt man die Bestandteile des Asanas, das den Übungshöhepunkt bildet, in vereinfachter Form ein, hilft man den Schülern, auch die komplexere Mischung von Elementen intellektuell zu erfassen und bewusst zu verkörpern, aus denen das Höhepunktasana besteht. Wenn Sie zum Beispiel in einem Anfängerkurs Adho Mukha Svanasana einführen, sollten Sie im Vierfüßlerstand mit der Variante des knienden Hundes beginnen und die Arme nach vorne auf dem Boden ausstrecken. Auf diese Weise können Sie Schüler an die Bewegungen von Händen, Armen, Schultergürtel und Wirbelsäule im vollständigen Asana heranführen, ohne auch noch die Öffnung von Beinen und Becken zu verlangen. Mit der Katze lässt sich die neutrale Stellung des Beckens im Verhältnis zur Lendenwirbelsäule erforschen. Anhand von Uttanasana kann man Pada Bandha, die Innenrotation der Oberschenkel und die Aktivierung der Quadrizepsmuskeln vermitteln. Im Anschluss daran wird es den Schülern leichter fallen, diese Elemente auch im vollständigen Asana zu integrieren.

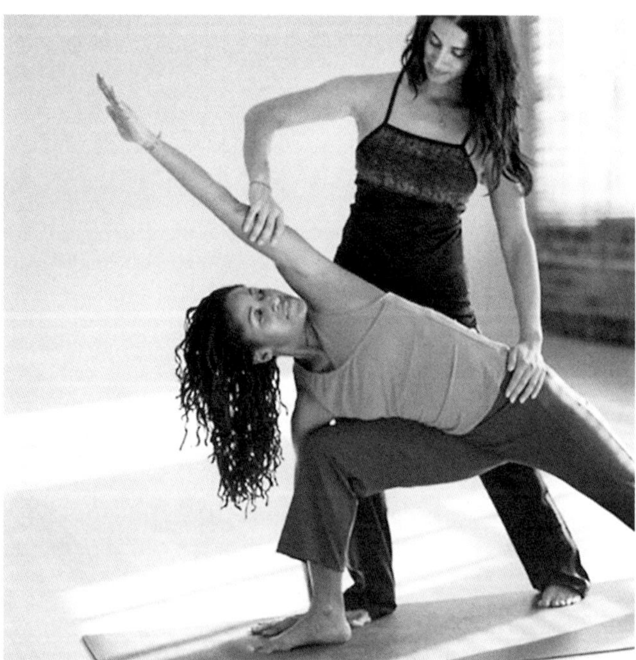

Stellen Sie sich folgende Fragen, wenn Sie das Höhepunktasana in seine Bestandteile zerlegen. Nutzen Sie die Ergebnisse dieser Analyse, um mit einer speziellen Übungsfolge zum Übungshöhepunkt zu führen (in Anhang D finden Sie grundlegende vorbereitende und integrative Asanas):

- Was muss offen sein? Was muss diese Öffnung unterstützen?

- Was muss stabil sein? Woraus speist sich diese Stabilität?
- Was sind die Ausrichtungsprinzipien des Höhepunktasanas?
- Gibt es andere Asanas mit den gleichen oder ähnlichen Ausrichtungsprinzipien?
- Welches sind die energetischen Abläufe des Höhepunktasanas?
- Gibt es andere Asanas mit den gleichen oder ähnlichen energetischen Abläufen?

Um als Lehrer die Asanas einer ganzen Unterrichtsstunde korrekt analysieren zu können, müssen Sie ihre funktionelle Anatomie und Biomechanik studieren. Die Komplexität des menschlichen Körpers macht dies – vor allem in Unterrichtssituationen mit heterogenen Schülergruppen – zu einem lebenslangen Prozess des Lernens und der professionellen Weiterentwicklung. Gleichzeitig wird Ihre persönliche Kreativität von Anfang an durch die besondere Weise zum Ausdruck kommen, wie Sie Ihren Unterricht aufbauen und vermitteln.

4. Die Erkundung des Übungshöhepunkts
Das oder die Höhepunktasanas sind sowohl der einfachste als auch der anspruchsvollste Teil der Stunde. Sie sind einerseits der einfachste Teil, wenn der Weg zum Höhepunkt einen klaren und einfachen Blick auf den Gipfel gewährt. Diese Herangehensweise birgt kaum Überraschungen, und das Hochgefühl bei der Erkundung eines Asanas, das man andernfalls für unvorstellbar oder unerreichbar gehalten hätte, bringt große Freude. Andererseits sind sie der anspruchsvollste Teil, da sie besonders viel Kraft, Offenheit oder Gleichgewicht erfordern. Rückbeugen bilden den Höhepunkt vieler Übungsbögen. Das ist vernünftig, aber keineswegs die einzige Möglichkeit. Das Höhepunktasana kann aus jeder Asanafamilie stammen und je nach Art der Stunde, der Schüler, des Themas und aufgrund anderer Überlegungen gewählt werden. Auf der letzten Etappe des Weges zum Übungshöhepunkt muss man den Schülern Raum geben, sich vollständig zu entspannen, die Atmung ins Gleichgewicht zu bringen und sich ihre persönliche Absicht für die Praxis noch einmal zu vergegenwärtigen. Dies ist ein guter Zeitpunkt, um die Schüler daran zu erinnern, dass es im Yoga nicht darum geht, idealisierte Körperhaltungen zu meistern, sondern dass es ein Prozess der Selbsterforschung, Selbstannahme und Selbsttransformation ist.

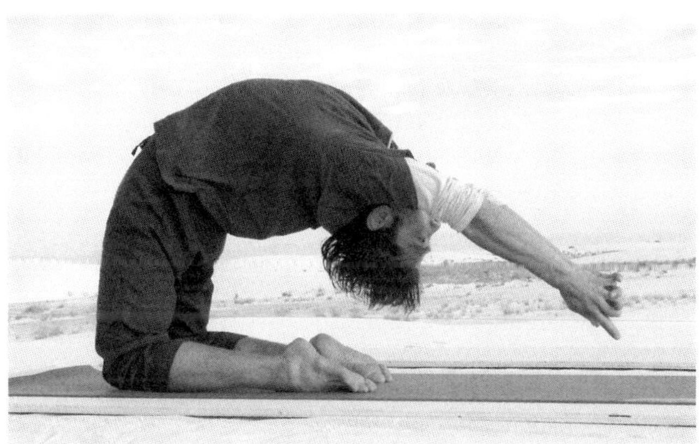

Festigen Sie das Konzept, mit den eigenen Grenzen zu spielen, indem Sie die Schüler ermuntern, dem Kernprinzip von *sthira sukham asanam* treu zu bleiben: Festigkeit, Leichtigkeit und Geistesgegenwart. Da es in jeder Stunde unweigerlich Schüler mit unterschiedlichen Fähigkeiten und Interessen geben wird, sollten Sie entsprechende Modifikationen und Variationen anbieten. Während Sie ein immer besserer Lehrer werden und sich immer wohler fühlen, wird es Ihnen auch stetig leichter fallen, den Anwesenden mehrere Möglichkeiten zur Auswahl zu stellen und gleichzeitig empfänglich dafür zu bleiben, was in der Stunde mit den einzelnen Schülern geschieht.

5. Integration
Wie bereits erwähnt, gilt Pratikriyasana sowohl für individuelle Asanas als auch für Asanafolgen bis hin zu ganzen Unterrichtsstunden. Mit zunehmender Erfahrung werden die Schüler lernen, vom Beginn jeder Praxis bis zum völligen Loslassen in Savasana das Gleichgewicht zwischen Anstrengung und Leichtigkeit zu wahren. Dennoch ist es in Stunden mit Übungsbogen wichtig, dass man nach dem Höhepunkt stärker integrative und regenerative Asanas anbietet. Dieser integrative Prozess besteht aus drei Abschnitten:

1. Pratikriyasana zum Übungshöhepunktasana: Unterrichten Sie einfache Asanas, um alle Spannungen zu neutralisieren, die beim Üben der Höhepunktasanas entstanden sind.

2. Eher statische, tief entspannende Asanas: Sind die Spannungen neutralisiert, lassen Sie eine Reihe von Asanas folgen, die den Körper zur Ruhe bringen und es den Schülern ermöglichen, eine tiefere Entspannung zu finden. Legen Sie den Schwerpunkt auf Vorbeugen im Sitzen und Hüftöffner, beruhigende Umkehrhaltungen wie Salamba Sarvangasana, Halasana oder Viparita Karani sowie ruhiges Pranayama und Meditation.

3. Savasana: Beschließen Sie alle Stunden mit mindestens fünf Minuten in Savasana, dem erholsamsten aller Asanas. Erinnern Sie Ihre Schüler daran, dass diese Stellung ihnen hilft, die Wirkung der Praxis vollständig zu integrieren, und ihnen gleichzeitig ein Gefühl von Vollständigkeit, Offenheit und Ganzheit schenkt.

Übungsfolgen mit Asanas aus einer oder mehreren Asanafamilien

Dieser Abschnitt informiert darüber, wann bestimmte Asanafamilien und einzelne Asanas am besten in einer geordneten Reihenfolge zu einer Stunde angeordnet werden sollten. Ausführlichere Angaben zu diesen Familien und Haltungen finden Sie im Rahmen der Asanabeschreibungen in Kapitel 7.

Surya Namaskara und fließende Übungsfolgen

- Sie sind hervorragend geeignet, um Atem und Bewegung bewusst miteinander zu verbinden.

- Sie sind hervorragend geeignet, um den ganzen Körper aufzuwärmen und auf alle anderen Asanas vorzubereiten.

- Der klassische Surya Namaskara ist eine sanfte Asanafolge, die sich für den Anfängerunterricht und für Kurse am frühen Morgen eignet. Hervorragende dynamische Aktivierung der Rückenstrecker, Hüftbeuger und des Schultergürtels.

- Im Anfängerunterricht können Sie mit der Katze, mit Dehnungen der hinteren Oberschenkelmuskulatur in Rückenlage und mit einfachen Schulteröffnern auf Surya Namaskara vorbereiten.

- Surya Namaskara A aktiviert und wärmt den ganzen Körper.

- Surya Namaskara B ist eine anspruchsvolle Asanafolge für erfahrenere Schüler (Stufe 2 und 3) und ermöglicht die intensivere Beschäftigung mit den Hüftbeugern.

- Die dynamischen Arm- und Schulterbewegungen in den fließenden Abschnitten sowie die Schulterbeugungen in Urdhva Hastasana, Utkatasana, Anjaneyasana und Virabhadrasana I bereiten vorzüglich auf Rückbeugen und Umkehrhaltungen vor.

- Die Dehnung der hinteren Oberschenkelmuskulatur bereitet den Körper auf intensivere Vorbeugen und Standhaltungen vor.

- Kreative, fließende Asanafolgen wie der tanzende Krieger können so zusammengestellt werden, dass sie bestimmte Körperbereiche öffnen, um auf spezielle Übungshöhepunkte vorzubereiten.

Standhaltungen

- Wurde der ganze Körper mit Surya Namaskara aufgewärmt, lässt er sich mit Standhaltungen am gefahrlosesten weiter erwärmen und öffnen, um ihn auf komplexere Haltungen vorzubereiten.

- Verwenden Sie Tadasana, Adho Mukha Svanasana und die vorbereitende Haltung zu Prasarita Padottanasana als Ausgangshaltung für alle anderen Standhaltungen.

- Trennen Sie Standhaltungen mit Außenrotation (zum Beispiel Utthita Trikonasana, Virabhadrasana II, Parsvakonasana) von Standhaltungen mit Innenrotation der Hüfte (zum Beispiel Utthita Parsvottanasana, Parivrtta Trikonasana, Virabhadrasana I und III).

- Wechseln Sie in kreativ zusammengestellten Stunden für Anfänger und Geübte (also in Stunden, in denen es anders als im Ashtanga Vinyasa Yoga keine feste Übungsfolge gibt) nicht zwischen Standhaltungen mit innen- und außenrotierter Hüfte hin und her.

- Unterrichten Sie – abgesehen von Anjaneyasana im klassischen Surya Namaskara und von Virabhadrasana I in Surya Namaskara B – grundsätzlich Standhaltungen mit Außenrotation vor Standhaltungen mit Innenrotation der Hüfte.

- Weisen Sie Schüler beim Wechsel von Virabhadrasana I zu Virabhadrasana II sorgfältig darauf hin, dass sich das vordere Knie direkt über oder hinter der vorderen Ferse (niemals weiter vorne Richtung Zehen) befinden sowie eher zur Kleinzehenseite des Fußes ausgerichtet werden sollte. Für Schüler mit verspannten Hüften ist dieser Übergang schwierig, was üblicherweise zur Folge hat, dass das Knie des vorderen Beins nach innen knickt (ein Risiko für die Bänder des Knies).

- Führen Sie gedrehte Standhaltungen im Rahmen von Übungsfolgen ein, welche die langsame Öffnung der Wirbelsäule ermöglichen. (Planen Sie zum Beispiel Parivrtta Utkatasana, Parivrtta Ashta Chandrasana und Parivrtta Trikonasana vor Parivrtta Parsvakonasana ein.)

- Gedrehte Standhaltungen sind eine hervorragende Vorbereitung auf Rückbeugen, vor allem wenn sie die Hüftbeuger öffnen (wie zum Beispiel Anjaneyasana, Ashta Chandrasana, Virabhadrasana I und II).

- Bereiten Sie auf gedrehte Standhaltungen vor, indem Sie zuerst Standhaltungen ohne Drehung üben, welche die hinteren Oberschenkelmuskeln, Hüften, Wirbelsäule und den Schultergürtel öffnen.

- Finden Sie in Stunden, in denen Stützhaltungen im Mittelpunkt stehen, kreative Möglichkeiten, Schulteröffner (zum Beispiel die Armhaltungen von Gomukhasana, Garudasana, Prasarita Padottanasana C sowie Anjali Mudra auf dem Rücken) in die Standhaltungsfolge einzubauen.

- Bieten Sie in Stunden für Geübte und Fortgeschrittene Stützhaltungen als Übergang aus verwandten Standhaltungen an (zum Beispiel von Parsvakonasana über Eka Pada Koundinyasana zu Chaturanga Dandasana).

- In Stunden, bei denen Rückbeugen im Mittelpunkt stehen, sollten Sie sich mit gedrehten sowie mit solchen Standhaltungen auseinandersetzen, welche die Lendendarmbeinmuskeln (Virabhadrasana I, Anjaneyasana) und den Schultergürtel öffnen.

- Planen Sie in Anfängerkursen Gleichgewichtshaltungen im Stehen zu Beginn der Standhaltungssequenz ein. Das verringert die Wahrscheinlichkeit, dass die Schüler bereits müde Beine haben.

- Gehen Sie bei Gleichgewichtshaltungen im Stehen niemals unmittelbar von der Innen- zur Außenrotation über (zum Beispiel von Ardha Chandrasana zu Parivrtta Ardha Chandrasana) oder umgekehrt. Der Grund dafür ist, dass dabei ein extremer Druck auf den Oberschenkelkopf kommt, was zu Schäden am Oberschenkelkopf oder Hüftgelenk führen kann.

- Verknüpfen Sie nur bei erfahrenen und körperlich trainierten Schülern mehr als zwei bis drei Standhaltungen pro Seite zu einer Übungsfolge.

- Standhaltungen werden hauptsächlich Muladhara-, Svadhisthana- und Manipura-Chakra zugeordnet. Sie sind energetisch stimulierend und helfen, den Geist zu Beginn der Praxis zu sammeln.

Körpermitte

- Die Übungen sind eine hervorragende Vorbereitung auf Stützhaltungen.

- Sie wärmen den Körper auf.

- Planen Sie anspruchsvolle Rückbeugen niemals unmittelbar im Anschluss an ein intensives Training der Bauchmuskeln ein. Wenn Sie Rückbeugen auf die Aktivierung der Körpermitte folgen lassen, neutralisieren Sie die Körpermitte zunächst mit ein paar einfachen Drehungen.

- Die Übungen bieten eine Restabilisierung der Lendenwirbelsäule nach Rückbeugen.

- In Kapitel 11 finden Sie Richtlinien bezüglich des Drucks im Bauchraum während der Schwangerschaft.

Stützhaltungen

- Planen Sie Stützhaltungen nach wärmenden Surya Namaskaras und Standhaltungen ein.

- Lassen Sie Stützhaltungen auf Bauchmuskelübungen folgen. So können Sie die Aktivierung der Bauchmuskeln und die Stabilität besser spüren, die diesen Asanas Leichtigkeit verleihen.

- Mischen Sie Stütz- und Standhaltungen und übertragen Sie die in den aufeinanderfolgenden Standhaltungen entwickelte Intelligenz und Öffnung wie folgt auf das Fundament der einzelnen armgestützten Haltungen:

- Mit Sirsasana-II-Vinyasa: Bakasana, Parsva Bakasana, Dwi Pada Koundinyasana, Eka Pada Koundinyasana, Urdhva Kukkutasana in ununterbrochener oder unterbrochener Folge. Achten Sie bei dieser anspruchsvolle Sequenz genauestens auf Hals und Handgelenke.

- Adho Mukha Vrksasana und Pincha Mayurasana sind eine hervorragende Vorbereitung auf Rückbeugen mit über den Kopf gestreckten Armen wie Urdhva Dhanurasana und Natarajasana.

- Bieten Sie nach mehreren Stützhaltungen immer eine Auswahl therapeutischer Handgelenksdehnungen an.

Rückbeugen

- Rückbeugen sind fester Bestandteil von Surya Namaskara und damit auch des Aufwärmprogramms.

- Tiefe und gehaltene Rückbeugen sollten den Höhepunkt der Praxis bilden, wenn der Körper am wärmsten und am besten auf diese verhältnismäßig komplexen Übungen vorbereitet ist.

- Nehmen Sie sich vor allem abends nach Rückbeugen Zeit für neutralisierende und beruhigende Asanas.

- Rückbeugen mit aktivem Einsatz der Rückenstrecker (zum Beispiel Kontraktionsrückbeugen wie Salabhasana A), sollten vor Rückbeugen kommen, in denen Arme, Beine oder eine Wand als Hebel dienen.

- Spezielle Standhaltungsfolgen können Quadrizeps, Hüftbeuger und Leistenmuskeln öffnen, um die Hüftstreckung zu verstärken.

- Bereiten Sie mit schulteröffnenden Übungen wie Adho Mukha Svanasana sowie den Armhaltungen von Gomukhasana und Garudasana (welche die großen Rückenmuskeln, die großen Brustmuskeln und die Rautenmuskeln dehnen) auf eine gefahrlose Flexion bei Rückbeugen vor.

- Supta Baddha Konasana und Anjaneyasana weisen leichte Rückbeugungselemente auf und bereiten mit einer hervorragenden Öffnung von Hüften und Oberschenkeln auf Rückbeugen vor. In beiden Asanas können die Schultern gebeugt werden, um Rückbeugen mit Schulterbeugung angenehmer zu machen.

- Bereiten Sie die Schultern mit Asanas wie Prasarita Padottanasana C auf die Schulterstreckung in Setu Bandha Sarvangasana vor.

- Ziehen Sie die Knie erst dann zur Brust oder beugen Sie die Wirbelsäule erst dann nach vorne, wenn die Rückbeugesequenz abgeschlossen ist. Die Wirbelsäule bleibt so lange zurückgebeugt oder in einer neutralen Position, bis alle Rückbeugen abgeschlossen sind.

- Bieten Sie die Möglichkeit, still in einer Haltung zu liegen, in der die Wirbelsäule natürlich gekrümmt ist, bevor Sie mit den Ausgleichsbewegungen beginnen: Savasana, Ananda Balasana oder Supta Baddha Konasana.

- Beginnen Sie die Gegenbewegungen mit sanften Drehungen und gehen Sie dann zu immer tieferen Vorbeugen, Hüftöffnern und Drehungen über. Geben Sie den Schülern Zeit, langsam und weit in diese Ausgleichshaltungen hineinzugehen. Ermutigen Sie sie, weiterhin auf ihren Atem zu achten, während sie das Erwachen von Energie und Bewusstsein genießen, das die Rückbeugen automatisch stimulieren.

- Nach Rückbeugen helfen Übungen zur Integration des Rumpfs, die Lendenwirbelsäule zu stabilisieren.

Drehungen

- Lockern Sie die großen äußeren Schichten der Rumpfmuskulatur mit Vorbeugen, Rückbeugen und Seitbeugen, um auf der tiefen Ebene der kleinen Rückenmuskeln eine leichtere und vollständigere Drehung zu ermöglichen.

- Drehungen sind neutralisierende Asanas und eignen sich deshalb hervorragend, um Angst und Lethargie zu lindern.

- Drehungen eignen sich wunderbar zur Vorbereitung auf Rückbeugen und zur ersten Neutralisierung (und Beruhigung) danach.

- Nach tief entspannenden Übungsabschnitten mit Vorbeugen und Hüftöffnern stimulieren Drehungen sanft das Nervensystem und die Energie.

- Nach intensiven Drehungen fühlt sich eine leichte passive Rückbeuge wie Setu Bandha Sarvangasana gut an und hilft, die Wirkung der Drehungen zu integrieren.

- Drehen Sie gleichmäßig zu beiden Seiten, um für Ausgewogenheit zu sorgen.

Vorbeugen

- Bei allen Vorbeugen sollte die bewusste Aufmerksamkeit einem tiefen Gefühl von Sukha gelten, angefangen bei den wärmenden Bewegungen, wenn man im Verlauf von Surya Namaskara in Uttanasana kommt.

- Vorbeugen können jederzeit geübt werden. Am gefahrlosesten sind sie allerdings, nachdem der Körper mit anderen Asanas aufgewärmt und aktiviert wurde.

- Wegen ihrer intensiv beruhigenden Wirkung eignen sich Vorbeugen ideal für den *tha*-Abschnitt der Praxis im Anschluss an den Übungshöhepunkt, vor allem nach Rückbeugen und Stützhaltungen.

- Nach Rückbeugen oder Stützhaltungen entspannt Supta Baddha Konasana Bauch und Becken. Supta Padangusthasana öffnet die Hüfte, dehnt die hintere Oberschenkelmuskulatur und bereitet die Schüler damit auf offenere und leichtere Vorbeugen im Sitzen vor.

- Vorbeugen im Sitzen beginnt man am besten aus der Intelligenz von Dandasana heraus.

- Hüftöffner wie Balasana, Baddha Konasana und Kurmasana sind eine hervorragende Vorbereitung auf Vorbeugen im Sitzen

- Bieten Sie nach intensiven Vorbeugen sanfte Rückbeugen wie Setu Bandha Sarvangasana an, um die hintere Oberschenkelmuskulatur erneut zu integrieren.

Hüftöffner

- Die Reise in die Hüften beginnt mit Surya Namaskara.

- Die meisten Standhaltungen sind Hüftöffner, die den Unterkörper aufwärmen, öffnen und effektiv auf die stärkere Offenheit in vielen Stützhaltungen, Vor- und Rückbeugen sowie intensiven Hüftöffnungsasanas vorbereiten.

- Bieten Sie Ihren Schülern in Adho Mukha Svanasana an, ein Bein nach oben auszustrecken und die Hüfte aktiv in einer Haltung zu dehnen, die Ähnlichkeit mit dem Stachel eines Skorpions hat.

- Wenn man sie intelligent zusammenstellt, können spezielle Hüftöffner auf viele Stützhaltungen vorbereiten, für die offene und aktive Hüftbeuger oder Adduktoren erforderlich sind.

- Hüftöffnende Asanas lassen sich kreativ abwandeln, sodass sie gleichzeitig auch die Schultern öffnen, um auf Stützhaltungen und Rückbeugen vorzubereiten.

- Im *tha*-Abschnitt der Praxis wirken Hüftöffner beruhigend und ermöglichen die tiefere Integration intensiver Übungsfolgen aus Rückbeugen, Stand-, Stütz- und Umkehrhaltungen.

- Hüftöffner lassen sich problemlos energetisch mit Vorbeugen, Seitbeugen und Drehungen verbinden.

Umkehrhaltungen

- Umkehrhaltungen sind gewöhnlich Teil der Abschlusssequenz.

- Salamba Sirsasana I ist eine wunderbare Aufwärmhaltung, wenn man länger als zwei Minuten darin verharrt, und kann zu diesem Zweck schon früh in der Stunde praktiziert werden. Adho Mukha Svanasana und Uttanasana können hervorragend darauf vorbereiten

- Wenn Sie Salamba Sirsasana I in die Abschlusssequenz stellen, sollten Sie Salamba Sarvangasana anschließen (nicht umgekehrt), damit Körper und Geist noch stärker zur Ruhe kommen.

- Es gibt unter anderem folgende Salamba-Sarvangasana-Variationen: Senken Sie abwechselnd ein Bein hinter dem Kopf zum Boden; nehmen Sie die Beinhaltungen von Baddha Konasana oder Upavista Konasana (einschließlich Rumpf- und Hüftdrehung) ein; senken Sie die Beine, um in Setu Bandha Sarvangasana zu kommen.

- Geben Sie Schülern, die stabil stehen und die Beine problemlos in Padmasana verschränken können, die Möglichkeit, aus Salamba Sarvangasana in Urdhva Padmasana und Pindasana zu kommen. Bieten Sie allen anderen Halasana und Karnapidasana an. Erforschen sie diese Variationen auch in Urdhva Dandasana und Salamba Sirsasana I.

- Gleichen Sie Salamba Sirsasana mit Balasana aus.

- Gleichen Sie Salamba Sarvangasana mit Matsyasana und Uttana Padasana aus.

- Umkehrhaltungen sind eine hervorragende Vorbereitung auf die Meditation.

Die Planung besonderer Unterrichtseinheiten

Jede Yogapraxis sollte fließen wie eine gute Geschichte, mit einem Anfang, einer Mitte und einem Ende, und die Schüler zu einem neuen und veränderten Bewusstsein, Erfahrung oder Können führen (Ezraty, 2006). Die Struktur, die wir Lehrer einer Stunde verleihen, bildet den grundsätzlichen Handlungsstrang. Die Geschichte kann aus einem Thema oder einer allgemeinen Absicht bestehen, die Hauptfiguren können die jeweiligen Asanas sein, während sich die Kulisse aus der Unterrichtsstimmung oder -atmosphäre ergibt. Wie wir eine zusammenhängende Stunde daraus machen, ist »die Kunst der ineinanderfließenden Asana Positionen« (Gannon und Life, 2012), die eine natürliche Kreativität besitzt und im Idealfall dennoch auf dem angewandten Verständnis des Wissens beruht, wie sich Asanas im Unterrichtsfluss und zueinander verhalten.[4] Jede Stunde sollte so geplant und unterrichtet werden, dass sie eine Geschichte hat, welche die Schüler auf eine Reise in ihr eigenes Inneres führt. Die Grundidee ist, die Schüler dort abzuholen, wo sie sich befinden, und sie dazu anzuleiten, sich bewusst – »auf eine besondere Weise« – zu bewegen, während sie von einfachen zu komplexeren Übungen voranschreiten, nach und nach Körper und Geist verfeinern und zu mehr Selbsterkenntnis, Ausgeglichenheit und Harmonie im Leben erwachen – zu einem stärker sattvischen Seinszustand. Dies ist das Herzstück von Vinyasa Krama und Parinamavada. Dieser schrittweise Prozess hilft Schülern, ihre Praxis zu vertiefen und angesichts der zunehmenden Komplexität und des immer größeren Anspruchs dessen, was sie auf der Matte oder jenseits davon tun, allmählich mehr Festigkeit und Leichtigkeit zu entwickeln.

Tabelle 10.1: Grundschema einer Stunde mit vollem Übungsbogen

1. Sitz meditation, Ujjayi Parnayama	7. Stützhaltungen (optional)
2. Aufwärmen	8. Rückbeugen (erst Kontraktions-, dann Hebelrückbeugen)
3. Surya Namaskara (Klassisch, A und B)	9. Drehungen
4. Standhaltungen mit Außenrotation der Hüfte	10. Vorbeugen und Hüftöffner
5. Standhaltungen mit Innenrotation der Hüfte	11. Umkehrhaltungen
6. Bauchmuskeltraining (optional)	12. Savasana

Tabelle 10.2: Grundschema des Übungsbogens für Yogastunden verschiedener Schwierigkeitsstufen

	Stufe 1: 75 Minuten	**Stufe 2: 90 Minuten**	**Stufe 3: 108 Minuten**
Sitzmeditation und Ujjayi Pranayama	2–3 Minuten; Ujjayi einführen	3–5 Minuten; Ujjayi verfeinern	3–5 Minuten; Ujjayi erweitern
Aufwärmen	kein Kapalabhati; Katze; erweiterte Katze; kniender Hund; Balasana	Kapalabhati einführen, 1–3 Runden zu je 45 Sekunden; Katze; Adho Mukha Svanasana, 1-2 Minuten	Kapalabhati, 1–3 Runden zu je 1–2 Minuten; Adho Mukha Svanasana, 2–3 Minuten

	Stufe 1: 75 Minuten	Stufe 2: 90 Minuten	Stufe 3: 108 Minuten
Surya Namaskara	3 Runden klassisch; 1–3 Runden A; 1–3 Runden B	1–3 Runden klassisch; 2–3 Runden A; 2–3 Runden B	3–5 Runden A; 3–5 Runden B
Standhaltungen – Außenrotation	Aus der Grätsche: Virabhadrasana II; Utthita Parsvakonasana; Utthita Trikonasana; Aus Tadasana: Vrksasana Jedes Asana 5–8 Atemzüge halten, Seite wechseln.	Aus der Grätsche oder fließend aus Virabhadrasana I: Virabhadrasana II zu Utthita Parsvakonasana, beide Seiten, dann Übergang: Tadasana zu Vrksasana oder Utthita Hasta Padangusthasana Utthita Trikonasana zu Ardha Chandrasana	Aus Virabhadrasana I: Virabhadrasana II zu Utthita Parsvakonasana; Auf Wunsch über Eka Pada Koundinyasana A in Chaturanga Dandasana kommen; Utthita Trikonasana; Ardha Chandrasana Jedes Asana 1–2 Minuten halten; Variationen anbieten.
Standhaltungen – Innenrotation	Prasarita Padottanasana A; Parsvottanasana; Ashta Chandrasana Jeweils 5–8 Atemzüge halten.	Prasarita Padottanasana A und C; Parsvottanasana; Parivrtta Trikonasana Aus Adho Mukha Svanasana: Ashta Chandrasana zu Parivrtta Parsvakonasana Vorübung Jeweils 5–8 Atemzüge halten.	Prasarita Padottanasana A (mit Möglichkeit zu Bakasana), dann Variation C; Parsvottanasana; Parivrtta Trikonasana zu Parivrtta Ardha Chandrasana, beide Seiten. Aus Adho Mukha Svanasana: Ashta Chandrasana zu Virabhadrasana II, Parivrtta Hasta Padangusthasana, Virabhadrasana III, Adho Mukha Vrksasana und Chaturanga Dandasana. Aus Adho Mukha Svanasana: Virabhadrasana I zu Parivrtta Parsvakonasana; auf Wunsch über Eka Pada Koundinyasana B zu Chaturanga Dandasana.
Bauchmuskelübungen	Paripurna Navasana Vorübung, 3 Mal; Radfahren im Liegen, 1 Minute.	Paripurna Navasana zu Ardha Navasana, 2–3 Mal; Radfahren im Liegen, 1–2 Minuten; Jathara Parivartanasana, 3–5 Mal; Beinheben.	Paripurna Navasana zu Ardha Navasana und Tolasana, 3–5 Mal; Tolasana zu Lolasana, 3–5 Mal, je 5–10 Atemzüge halten; Radfahren im Liegen, 2–3 Minuten; Jathara Parivartanasana, 5–10 Mal; Kapalabhati Pranayama, mit Bahya Kumbhaka und Uddiyana Bandha abschließen.

	Stufe 1: 75 Minuten	**Stufe 2: 90 Minuten**	**Stufe 3: 108 Minuten**
Stützhaltungen	Adho Mukha Vrksasana Vorübung 1 an der Wand; Unterarmstand Vorübung 2 an der Wand. Handgelenke und Schultern dehnen.	Bakasana; Bhujapidasana; Adho Mukha Vrksasana Vorübung 1 und 2 an der Wand; auf Wunsch Adho Mukha Vrksasana an der Wand. Pincha Mayurasana Vorübung 1 und 2 an der Wand; auf Wunsch Pincha Mayurasana an der Wand. Handgelenke und Schultern dehnen.	Adho Mukha Vrksasana, Pincha Mayurasana; Sirsasana-II-Vinyasa (mit folgenden Möglichkeiten: Bakasana, Tittibhasana; Parsva Bakasana, Eka Pada Koundinyasana, Urdhva Kukkutasana). Astavakrasana Galavasana, Uttana Prasithasana
Rückbeugen	Salabhasana A, 3 Mal; Setu Bandha Sarvangasana, 1–3 Mal.	Zur Vorbereitung: Anjaneyasana mit Schulterdehnung. Salabhasana A, 1–3 Mal; Salabhasana C Vorübung, 1–3 Mal; Setu Bandha Sarvangasana, 1–3 Mal oder Dhanurasana, 1–3 Mal. Auf Wunsch Urdhva Dhanurasana, 1–3 Mal.	Zur Vorbereitung: Anjaneyasana, Virasana und Schulterdehnung. Salabhasana A (5 Atemzüge), Chaturanga-Vinyasa, Salabhasana B (5 Atemzüge), Chaturanga-Vinyasa, Salabhasana C (5 Atemzüge), Chaturanga-Vinyasa, Dhanurasana (1–3 Mal), Chaturanga-Vinyasa, Urdhva Dhanurasana (1–3 Mal) und Viparita Dandasana (1–3 Mal). Auf Wunsch Urdhva Dhanurasana und Viparita Dandasana einbeinig; auf Wunsch Drop-Backs.
Drehungen	Jathara Parivartanasana, beide Beine gebeugt; Bharadvajasana A; Marichyasana C Vorübung. Je 1–2 Minuten halten.	Jathara Parivartanasana; Ardha Matsyendrasana Vorübung; Marichyasana C; Swastikasana. Je 1–2 Minuten halten.	Jathara Parivartanasana; Ardha Matsyendrasana; Marichyasana C; Bharadvajasana B; Marichyasana D; Swastikasana. Je 1–2 Minuten halten.
Vorbeugen und Hüftöffner	Dandasana; Paschimottanasana; Baddha Konasana; Upavista Konasana	Dandasana; Paschimottanasana; Janu Sirsasana A; Parivrtta Janu Sirsasana; Baddha Konasana; Upavista Konasana	Dandasana; Paschimottanasana; Janu Sirsasana A; Baddha Konasana; Triang Mukha Eka Pada Paschimottanasana; Krounchasana; Parighasana; Upavista Konasana; Kurmasana.

	Stufe 1: 75 Minuten	Stufe 2: 90 Minuten	Stufe 3: 108 Minuten
Umkehrhaltungen	Viparita Karani; Salamba Sarvangasana Vorübung.	Viparita Karani oder Sirsasana I; Balasana; Halasana; Salamba Sarvangasana; Karnapidasana; Uttana Padasana.	Sirsasana I (oder I–VI); Halasana, Salamba Sarvangasana; Urdhva Padmasana; Matsyasana; Uttana Padasana. Auf Wunsch 1 Minute Tolasana mit Kapalabhati, dann Vinyasa.
Savasana	5 Minuten oder länger.	5 Minuten oder länger.	5 Minuten oder länger.
Meditation	Ein paar Minuten.	Mehrere Minuten.	So lange wie möglich.

Tabelle 10.3: Stufe 1 – Grundübungsfolge

1. Meditation, Absicht fassen, *aum* singen	13. Utthita Parsvakonasana Vorübung (5–8 Atemzüge)
2. Sukhasana, Ujjayi Pranayama	14. Utthita Trikonasana (5–8 Atemzüge)
3. Katze (5 Mal)	15. Prasarita Padottanasana C (5–8 Atemzüge)
4. Balasana – Salabhasana B – Balasana (5 Mal)	16. Parivrtta Prasarita Padottanasana (5 Atemzüge)
5. Kniender Hund (10 Atemzüge)	17. Setu Bandha Sarvangasana (3 Mal, 5–8 Atemzüge)
6. Adho Mukha Svanasana (10 Atemzüge)	18. Supta Parivartanasana (1 Minute auf jeder Seite)
7. Tadasana (1 Minute; Pada Bandha erklären)	19. Supta Padangusthasana (1 Minute auf jeder Seite)
8. Surya Namaskara klassisch (3 Runden)	20. Baddha Konasana (2 Minuten)
9. Surya Namaskara A (1–3 Runden)	21. Upavista Konasana (2 Minuten)
10. Surya Namaskara B (1–3 Runden)	22. Paschimottanasana (1 Minute)
11. Vrksasana (1 Minute auf jeder Seite)	23. Viparita Karani (2 Minuten)
12. Virabhadrasana II (5–8 Atemzüge)	24. Savasana (5–8 Minuten)

Tabelle 10.4: Stufe 2 – Herzöffnung (Übungshöhepunkt: Rückbeugen)

1. Meditation (in Virasana), Absicht fassen, *om* singen	12. Parivrtta Trikonasana (5 Atemzüge)
2. Kapalabhati Pranayama (2 Minuten)	13. Garudasana (1 Minute auf jeder Seite)
3. Adho Mukha Svanasana (2 Minuten)	14. Surya Namaskara A
4. Surya Namaskara klassisch (Anjaneyasana 5 Atemzüge halten)	15. Parivrtta Parsvakonasana Vorübung (5–10 Atemzüge)
5. Surya Namaskara A (3 Runden)	16. Adho Mukha Svanasana (1 Minute)
6. Surya Namaskara B (3 Runden, in der letzten Runde Virabhadrasana I–10 Atemzüge halten)	17. Virasana (1 Minute)
7. Virabhadrasana II (5-–10 Atemzüge)	18. Supta Virasana (2 Minuten)
8. Utthita Parsvakonasana (5–10 Atemzüge)	19. Anahatasana (1 Minute)
9. Utthita Trikonasana (5–10 Atemzüge)	20. Ardha Matsyendrasana (1 Minute auf jeder Seite)
10. Prasarita Padottanasana A und C (jeweils 5 Atemzüge)	21. Setu Bandha Sarvangasana (1–3 Mal, 5 Atemzüge)
11. Parsvottanasana (5 Atemzüge)	22. Urdhva Dhanurasana (1–3 Mal, 5 Atemzüge)

23. (Dhanurasana als Alternative zu Urdhva Dhanurasana anbieten).	30. Gomukhasana (1 Minute auf jeder Seite)
24. Supta Baddha Konasana (1 Minute)	31. Halasana (1 Minute)
25. Supta Parivartanasana (1 Minute auf jeder Seite)	32. Salamba Sarvangasana (2–3 Minuten)
26. Paschimottanasana (2 Minuten)	33. Karnapidasana (1 Minute)
27. Upavista Konasana (2 Minuten)	34. Uttana Padasana (5 Atemzüge)
28. Parivrtta Janu Sirsasana (1 Minute auf jeder Seite)	35. Savasana (5–8 Minuten)
29. Baddha Konasana (2 Minuten)	36. Meditation

Tabelle 10.5: Stufe 3 – Geerdete Leichtigkeit durch integrierte Stand- und Stützhaltungen

1. Meditation, Absicht fassen, *om* singen	26. Tadasana – Handgelenkstherapie, Samasthiti, Absicht erneut vergegenwärtigen
2. Kapalabhati Pranayama (2–3 Minuten)	27. Utkatasana zu:
3. Adho Mukha Svanasana (2–3 Minuten)	28. Galavasana (5 Atemzüge, Vinyasa)
4. Surya Namaskara A (3–5 Runden)	29. Tadasana zu:
5. Surya Namaskara B (3–5 Runden)	30. Parivrtta Garudasana Vorübung zu:
6. Virabhadrasana I, Armhaltung wie in Garudasana (Vinyasa)	31. Uttana Prasithasana (5 Atemzüge, Vinyasa)
7. Tolasana/Lolasana (jeweils 10 Atemzüge)	32. Dandasana (10 Atemzüge)
8. Malasana (5 Atemzüge) zu:	33. Eka Pada Salamba Sirsasana (5 Atemzüge) zu:
9. Bakasana (5 Atemzüge, zu Chaturanga Dandasana zurückgleiten, Vinyasa)	34. Astavakrasana (5 Atemzüge) zu:
10. Adho Mukha Svanasana (1 Minute)	35. Eka Pada Koundinyasana A (5 Atemzüge, Vinyasa)
11. Parsva Utkatasana (5 Atemzüge)	36. Shishulasana
12. Parsva Bakasana (5 Atemzüge, Vinyasa anschließen)	37. Pincha Mayurasana (1 Minute)
13. Utthita Trikonasana (1 Minute) zu:	38. Balasana
14. Ardha Chandrasana (1 Minute)	39. Handgelenkstherapie
15. Virabhadrasana II (1 Minute)	40. Armkreuzen unter dem Körper in Bauchlage
16. Utthita Parsvakonasana (1 Minute)	41. Salabhasana C Vorübung (Finger verschränken und Schultern dehnen)
17. Eka Pada Koundinyasana A (5 Atemzüge, Vinyasa)	42. Dhanurasana (3 Mal, 5–10 Atemzüge)
18. Prasarita Padottanasana A (5 Atemzüge oder bis zu 2 Minuten)	43. Balasana (1 Minute/5 Atemzüge) zu:
19. Bhujapidasana (5–10 Atemzüge) zu:	44. Bharadvajasana B (1 Minute)
20. Tittibhasana (5–10 Atemzüge), Bakasana, Vinyasa	45. Paschimottanasana (2 Minuten)
21. Parsvottanasana (5 Atemzüge)	46. Halasana (1 Minute)
22. Parivrtta Trikonasana (5 Atemzüge), Vinyasa	47. Salamba-Sarvangasana-Zyklus (5 Minuten)
23. Ashta Chandrasana, Armhaltung wie in Gomukhasana (1 Minute)	48. Matsyasana (10 Atemzüge)
24. Parivrtta Parsvakonasana (5 Atemzüge) zu:	49. Uttana Padasana (5 Atemzüge)
25. Eka Pada Koundinyasana B	50. Savasana (5–8 Minuten)

Die Planung von Übungsfolgen nach dem weiblichen Zyklus

So wie jeder auf ganz eigene Weise zum Yoga kommt, erleben auch Frauen ihren Menstruationszyklus unterschiedlich. Manche haben eine einfache und problemlose Regelblutung, während sie für andere schmerzhaft und belastend sein kann. Die Yogaliteratur rät Frauen in dieser Zeit meist zu einer stark modifizierten Praxis mit Schwerpunkt auf regenerativen Haltungen und ohne Umkehrhaltungen.[5] Gleichwohl praktizieren viele aktive Yogaschülerinnen jahrzehntelang auch während der Menstruation regelmäßig Yoga – mit Umkehrhaltungen und ohne negative Folgen. (Die Frage, ob Frauen während der Menstruation Umkehrhaltungen üben sollten oder nicht, wird heiß diskutiert. Es gibt keine medizinischen Beweise für die weitverbreitete Annahme, Umkehrhaltungen würden einen Rückfluss des Menstruationsbluts verursachen. Sogar B. K. S. Iyengar empfiehlt Umkehrhaltungen bei einigen Menstruationsstörungen.)

Der beste Ratgeber für die Praxis während der Menstruation ist die persönliche Erfahrung und Intuition jeder Schülerin. Die folgende entspannende Übungssequenz soll den Druck in der Gebärmutter und im Unterleib verringern:

Tabelle 10.6: Übungsfolge zur Linderung von Menstruationsbeschwerden

1. Balasana (2–3 Minuten, Knie weit gespreizt)	8. Paschimottanasana (3–5 Minuten)
2. Virasana (2–3 Minuten)	9. Supta Parivartanasana (2–3 Minuten auf jeder Seite)
3. Supta Virasana (5–7 Minuten, auf Kissen gestützt)	10. Setu Bandha Sarvangasana (3–5 Minuten, auf Kissen gestützt)
4. Supta Baddha Konasana (5–7 Minuten, auf Kissen gestützt)	11. Balasana (2–3 Minuten, Knie weit gespreizt)
5. Janu Sirsasana A (2–3 Minuten auf jeder Seite)	12. Viparita Karani (5 Minuten, auf Kissen gestützt)
6. Parivrtta Janu Sirsasana (2 Minuten auf jeder Seite)	13. Savasana (5–10 Minuten)
7. Triang Mukha Eka Pada Paschimottanasana (2 Minuten auf jeder Seite)	14. Meditation

Die Planung von Übungsfolgen nach dem Chakramodell

In Kapitel 3 haben wir uns das Chakramodell der feinstofflichen Energie angesehen. Es bietet eine Möglichkeit, das gesamte Sein zu integrieren, das Physische, Emotionale und Spirituelle zu einen. Es ist ein hilfreicher Ansatz zur Gestaltung von Übungsfolgen und der gleichzeitigen Erforschung der Eigenschaften einer tieferen Selbsterkenntnis, die ein stärker mehrdimensionales Selbstverständnis zum Ausdruck bringen. Übungsstunden nach dem Chakramodell bieten viele kreative Möglichkeiten – ob es nun als Gerüst für eine ganze Stunde oder dazu dient, spezielle Bereiche des energetischen Gleichgewichts oder der Selbsterkenntnis anzuregen.[6] Die folgende Tabelle soll Ihnen helfen, spezielle Chakrasequenzen zusammenzustellen.

Tabelle 10.7: Übungsfolgen für die Chakras

Chakra	Themen	Asanas und Aktionen
Muladhara	Körperliche Sicherheit, Erdung, grundlegendes Selbstverständnis, persönliche Stabilität	Pada Bandha, Tadasana, starke Standhaltungen, Gleichgewichtshaltungen
Svadhisthana	Verlangen, Impuls, Kreativität, neutrale Beckenstellung	Surya Namaskara, der tanzende Krieger, Mula Bandha
Manipura	Klare Bestimmung, Selbstmanifestation	Kraft und Geschmeidigkeit der Körpermitte, Uddiyana Bandha
Anahata	Harmonie, Liebe, spirituelle Klarheit	Herzöffnende Rückbeugen, Herzatmung
Vishuddha	Persönliche Wahrheit, spirituelle Weisheit, Kommunikation	Jalandhara Bandha, Purvottanasana, Matsyasana
Ajna	Leichtigkeit, innerer Frieden, geistige Klarheit	Meditation, Achtsamkeit im Fluss, Nadi Shodhana Pranayama
Sahasrara	Reines Bewusstsein	Meditation, Savasana

Beliebte Übungsfolgen aus dem Hatha Yoga

Versuchen Sie, zu Übungszwecken die Grundprinzipien der Gestaltung von Übungsfolgen auf die folgenden Standardsequenzen der Hauptströmungen des Hatha Yoga zu übertragen. Wie zeigt sich Vinyasa Krama? Hat es den Anschein, als seien die Asanas so angeordnet, dass die Schüler mühelos von einer Haltung in die nächste kommen? Wie kommen Ihrer Ansicht nach die unterschiedlichen energetischen Wirkungen der einzelnen Übungsfolgen zum Ausdruck? Welche Risiken werden Ihrer Meinung nach durch die Anordnung der Asanas vergrößert oder verkleinert? Für welche Zielgruppe sind sie geeignet?

Anusara Yoga

Dieses Schema mit Übungsbogen wird folgendermaßen angewandt: Man beginnt am Anfang der Liste, arbeitet sie der Reihe nach durch und wählt spezielle Asanas, die Thema, Schwierigkeitsgrad und Absicht der Stunde unterstützen (Friend 2008, 67). Das Anusara-System bietet Lehrern eine umfangreiche Liste von Asanas, die nach dem Schwierigkeitsgrad der Asanafamilie gegliedert ist und aus der man bei der Gestaltung von Unterrichtsstunden wählen kann.

Tabelle 10.8: Anusara Yoga – Grundschema

1. Sitzen und zentrieren: Meditation und/oder Atemübungen	9. Bauchmuskelübungen
2. Aufwärmübungen	10. Supta Virasana
3. Adho Mukha Svanasana	11. Umkehrhaltungen/Salamba Sirsasana und Variationen
4. Surya Namaskara	12. Rückbeugen
5. Adho Mukha Vrksasana und/oder Pincha Mayurasana	13. Sarvangasana
6. Standhaltungen	14. Drehungen und Vorbeugen
7. Einfache Hüftöffner	15. Meditation
8. Stützhaltungen	16. Savasana

Ashtanga Vinyasa Yoga

Die Übungsfolgen im Ashtanga Vinyasa Yoga werden gelegentlich als »Sandwiches« (Swenson, 1999) bezeichnet. Dies bezieht sich auf die drei Phasen der Serien: (1) Die Standhaltungen, (2) die individuellen Übungsfolgen der sechs Serien und (3) die Abschlusssequenz. Die Phasen eins und drei sind im Allgemeinen bei allen Serien gleich, die sich durch den Mittelteil unterscheiden. Die meisten Asanas werden fünf Atemzüge gehalten. Es gibt feste Übergänge zwischen den Asanas, die meist aus den Haltungen Tolasana – Lolasana – Chaturanga Dandasana – Urdhva Mukha Svanasana – Adho Mukha Svanasana – Chaturanga Dandasana in fließender Folge bestehen.

Tabelle 10.9: Ashtanga Vinyasa Yoga (Erste Serie)

1. Tadasana/Samasthiti	26. Kurmasana
2. Surya Namaskara A (5 Runden)	27. Supta Kurmasana
3. Surya Namaskara B (5 Runden)	28. Garbha Pindasana
4. Padangusthasana	29. Kukkutasana
5. Pada Hastasana	30. Baddha Konasana A, B
6. Utthita Trikonasana (aus der Grätsche)	31. Upavista Konasana A, B
7. Parivrtta Trikonasana	32. Supta Konasana
8. Utthita Parsvakonasana	33. Supta Padangusthasana A, B, C
9. Parivrtta Parsvakonasana	34. Ubhaya Padangusthasana
10. Prasarita Padottanasana A, B, C, D	35. Urdhva Mukha Paschimottanasana
11. Parsvottanasana	36. Setu Bandhasana
12. Utthita Hasta Padangusthasana A, B, C, D	37. Urdhva Dhanurasana
13. Ardha Baddha Padmottanasana	38. Paschimottanasana
14. Utkatasana (aus dem Vinyasa)	39. Salamba Sarvangasana
15. Virabhadrasana I	40. Halasana
16. Virabhadrasana II	41. Karnapidasana
17. Dandasana	42. Urdhva Padmasana
18. Paschimottanasana A, B	43. Pindasana
19. Purvottanasana	44. Matsyasana
20. Ardha Baddha Padma Paschimottanasana	45. Uttana Padasana
21. Triang Mukha Eka Pada Paschimottanasana	46. Salamba Sirsasana I
22. Janu Sirsasana A, B, C	47. Baddha Padmasana
23. Marichyasana A, B, C, D	48. Padmasana
24. Paripurna Navasana	49. Tolasana
25. Bhujapidasana	50. Savasana

Bikram Yoga

Die Asanas im Bikram Yoga unterscheiden sich von den gleichnamigen Haltungen der anderen Hatha-Yoga-Stile. Zur weiteren Klärung siehe Choudhury (2005). Jedes Asana wird zweimal geübt.

Tabelle 10.10: Bikram-Yoga-Übungsfolge

1. Pranayama	14. Pavanamukthasana (Bauchpresse)
2. Ardha Chandrasana mit Pada Hastasana	15. Sit-up (Rumpfbeuge)
3. Utkatasana	16. Bhujangasana
4. Garudasana	17. Salabhasana
5. Dandayamana – Janu Sirsasana (Stirn zum Knie im Stehen)	18. Purna – Salabhasana (ganze Heuschrecke)
6. Dandayamana – Dhanurasana (Stehender Bogen)	19. Dhanurasana
7. Tuladandasana (Waage)	20. Supta – Vajrasana
8. Dandayamana – Bibhaktapada – Paschimottanasana (Beinstreckung mit Stirn zum Boden)	21. Ardha – Kurmasana
9. Utthita Trikonasana	22. Ustrasana
10. Dandayamana – Bibhaktapada – Paschimottanasana (Stirn zum Knie in der Grätsche)	23. Sasangasana (Kaninchen)
11. Tadasana	24. Janu – Sirsasana und Paschimottanasana
12. Padangusthasana	25. Ardha – Matsyendrasana
13. Savasana	26. Kapalabhati Pranayama

Iyengar Yoga

Diese Übungsfolge ist dem ersten Drittel des 20-Wochen-Yoga-Kurses von B. K. S. Iyengar entnommen (Iyengar 2012, 410). Sie zeigt anhand eines repräsentativen Ausschnitts, wie die Haltungen in einer Iyengar-Stunde der Stufe 1 oder 2 angeordnet sein können. Die meisten Asanas werden eine bis zwei Minuten gehalten, in einigen verharrt man so lange wie möglich in der Endposition. Die meisten dieser Asanas werden mit Hilfsmitteln geübt.

Tabelle 10.11: Iyengar-Yoga-Übungsfolge

1. Tadasana (mit verschiedenen Armhaltungen)	14. Upavista Konasana
2. Utthita Trikonasana	15. Adho Mukha Virasana
3. Utthita Parsvakonasana	16. Adho Mukha Swastikasana
4. Virabhadrasana I	17. Paschimottanasana
5. Virabhadrasana II	18. Janu Sirsasana
6. Adho Mukha Svanasana	19. Paschimottanasana
7. Prasarita Padottanasana	20. Bharadvajasana
8. Uttanasana	21. Marichyasana C
9. Dandasana	22. Parsva Virasana
10. Virasana	23. Supta Baddha Konasana
11. Janu Sirsasana (mit Blick nach oben, d. h. ohne den Kopf zum Bein zu senken)	24. Supta Padangusthasana
12. Swastikasana	25. Setu Bandha Sarvangasana
13. Baddha Konasana	26. Savasana

Power Yoga
Wie im Vinyasa Flow Yoga gibt es auch im Power Yoga ebenso viele Variationen der Übungsfolgen wie Lehrer. Die folgende Asanasequenz stammt von Baron Baptiste (2000, 73–159).

Tabelle 10.12: Power-Yoga-Übungsfolge

1. Balasana	24. Ustrasana
2. Adho Mukha Svanasana	25. Setu Bandha Sarvangasana
3. Uttanasana	26. Urdhva Dhanurasana
4. Sonnengruß A, 3–5 Runden	27. Supta Baddha Konasana
5. Sonnengruß B	28. Beinheben
6. Anjaneyasana	29. Supta Baddha Konasana
7. Parivrtta Ashta Chandrasana	30. Radfahren im Liegen
8. Utthita Parsvakonasana	31. Supta Baddha Konasana
9. Vasisthasana	32. Navasana
10. Parivrtta Utkatasana	33. Supta Baddha Konasana
11. Pada Hastasana	34. Salamba Sarvangasana
12. Bakasana	35. Halasana
13. Garudasana	36. Karnapidasana
14. Utthita Hasta Padangusthasana A, B	37. Adho Mukha Eka Pada Raja Kapotasana
15. Virabhadrasana III	38. Dwi Pada Raja Kapotasana
16. Natarajasana	39. Bhekasana
17. Vrksasana	40. Janu Sirsasana A
18. Trikonasana	41. Paschimottanasana
19. Parivrtta Trikonasana	42. Purvottanasana
20. Prasarita Padottanasana A	43. Matsyasana
21. Parsvottanasana	44. Ananda Balasana
22. Salabhasana	45. Supta Parivartanasana
23. Dhanurasana	46. Savasana

Regenerativer Yoga
In regenerativen und intensiv entspannenden Stunden werden die Asanas gewöhnlich fünf bis zehn Minuten gehalten. Die folgende klassische regenerative Übungssequenz stammt von Judith Lasater (1995, 33–53).

Tabelle 10.13: Regenerative Übungsfolge

1. Einfache Rückbeugen, gestützt (Kissen unter das Herzzentrum legen, Nacken stützen, Knie beugen)
2. Supta Baddha Konasana (auf Kissen stützen)
3. Gebirgsbach (wie die erste Haltung, aber die Beine strecken und eine Yogarolle unter die Knie schieben)

4. Brücke, gestützt (Beine strecken, den ganzen Körper mit Kissen stützen, Schulter und Kopf nach unten hängen lassen, Nacken stützen)
5. Drehung im Liegen (in die Seitenlagen kommen und zahlreiche Kissen zum Umarmen und als Stütze bereitlegen)
6. Upavista Konasana, gestützt (bei der Vorbeuge auf einen hohen Kissenstapel stützen)
7. Schneidersitz, gestützt (Sitzbeinhöcker mit einem Kissen höherlagern, Arme verschränken und auf der Sitzfläche eines Stuhls ablegen)
8. Savasana (Unterschenkel mit Kissen höherlagern, Hals und Kopf stützen)

Sivananda Yoga

Die Grundübungsfolge im Sivananda Yoga bietet ein umfassendes Programm, in dem jedes Asana die vorangegangene Haltung vertiefen oder ausgleichen soll. Jede Gruppe (sprich: Familie) von Asanas »verstärkt die vorangegangene Übung oder gleicht sie mit einer entgegengesetzten Dehnung wieder aus« (Sivananda-Yoga-Zentrum 2000, 30–31).

Tabelle 10.14: Sivananda-Yoga-Übungsfolge

1. Savasana (2–3 Minuten)	10. Matsyasana
2. Pranayama im Sitzen	11. Paschimottanasana
3. Hals-, Schulter- und Augenübungen	12. Bhujangasana
4. Surya Namaskara klassisch (Kobra statt Heuschrecke)	13. Salabhasana
5. Beinheben	14. Dhanurasana
6. Salamba Sirsasana I	15. Ardha Matsyendrasana
7. Salamba Sarvangasana	16. Bakasana
8. Halasana	17. Utthita Trikonasana
9. Setu Bandha Sarvangasana	18. Savasana

Die eigene Unterrichtsplanung

Es gibt mehr oder weniger wirksame Möglichkeiten, Asanas aneinanderzureihen. Aber die einzig wahre Art und Weise, sie zu komplexen Stunden zusammenzufügen, gibt es nicht. Stattdessen können Sie bei der Gestaltung von Übungsfolgen alle Aspekte des Yoga sowie Ihre didaktische Absicht und Kreativität nutzen, um Schülern eine Vielfalt von Erfahrungen in der Praxis zu ermöglichen. Nutzen Sie die Ressourcen in diesem Buch und experimentieren Sie damit, verschiedene Übungsfolgen für verschiedene Schwierigkeitsstufen, körperliche und energetische Wirkungen, Jahreszeiten und andere Aspekte zusammenzustellen, die Sie interessieren und inspirieren. Üben Sie die Folgen allein, lassen Sie Ihre Lehrerkollegen daran teilhaben, verfeinern Sie sie im Unterricht und beobachten Sie die Reaktionen Ihrer Schüler. Besinnen Sie sich immer wieder auf Ihr persönliches kreatives Empfinden und haben Sie Spaß, wenn Sie Ihren Schülern einen optimal auf deren Bedürfnisse und Interessen zugeschnittenen Unterricht anbieten.

11 Für jeden der richtige Unterricht

Es kommt nicht darauf an, wie weit man kommt, sondern wie man vorgeht.

Unsere Schüler erscheinen in unterschiedlicher körperlicher, geistiger und emotionaler Verfassung zum Unterricht, worauf wir als Lehrer unser besonderes Augenmerk und unsere Unterstützung richten sollten. Wir sollten zwar den Unterschied zwischen einem Yogalehrer und dem Angehörigen eines medizinischen oder therapeutischen Heilberufs deutlich machen, sind aber dennoch dafür verantwortlich, eine für alle Schüler sichere und förderliche Umgebung zu schaffen – auch wenn sie verletzt sind, unter Depressionen leiden, altersbedingt besondere Bedürfnisse haben oder sich in besonderen Lebensabschnitten wie der Schwangerschaft oder den Wechseljahren befinden. Wir werden uns nun einige praktische Möglichkeiten ansehen, wie wir mit Schülern arbeiten können, deren körperliche, emotionale und geistige Befindlichkeit (was man im Grunde nicht trennen kann) offenbart, dass wir in Kursen oder Einzelstunden besonders auf sie eingehen müssen. Um diesen Unterrichtsaspekt aus der speziellen Perspektive des Yoga anzugehen, müssen wir zunächst jeden Schüler und jede Schülerin als vollständigen Menschen und so sehen, wie er oder sie ist. Wir müssen Werkzeuge und Techniken anbieten, damit sie schwierige Umstände nutzen können, um zu heilen, sich besser zu fühlen und zu einer tieferen Integration zu finden.

Die Arbeit mit Anfängern

Die Menschen kommen in den unterschiedlichsten Verfassungen und aus den unterschiedlichsten Gründen zum Yoga. Die meisten von ihnen haben davor schon Gymnastikkurse besucht und verfügen teilweise sogar über eine große Bewegungsintelligenz. Die wenigsten aber haben Erfahrung mit einer körperlichen Praxis, die von ihnen verlangt, sich auf die besondere Art und Weise zu bewegen und zu erforschen wie der Yoga: indem sie Atem, Körper und Geist bewusst verbinden, während sie immer komplexere und anspruchsvollere Körperhaltungen einnehmen. Die meisten Neulinge beginnen nicht mit einem Einführungsseminar, sondern besuchen regelmäßige Kurse und müssen dann feststellen, dass sie in eine Welt voller unbekannter Begriffe, Techniken und Herausforderungen, in einen fließenden Strom eintauchen. Der Yogalehrer Max Strom (1995) erinnert sich daran, dass er in seiner ersten Yogastunde 1991 »völlig verwirrt« gewesen sei und »Wut und Verzweiflung« empfunden habe. Wenn Sie nun noch eine spirituelle Dimension hinzufügen – und sei es nur, dass Sie *aum* singen –, bauen viele von ihnen Widerstände auf, die ihre Erfahrung noch weiter komplizieren.

Wenn Sie Yoganeulinge unterrichten, ist das die Gelegenheit, das eigene Bemühen um »Anfängergeist« zu vertiefen und auch die anderen in der Gruppe dazu zu ermutigen. In dieser geistigen Haltung öffnen wir uns dem, was wir gerade tun, als wäre es das erste Mal. Der Körpergeist weiß zwar aus Erfahrung, wohin die Reise geht und was zu erwarten ist. Aber dieses eingefahrene Denken soll aufgeweicht werden, damit wir das, was gerade ge-

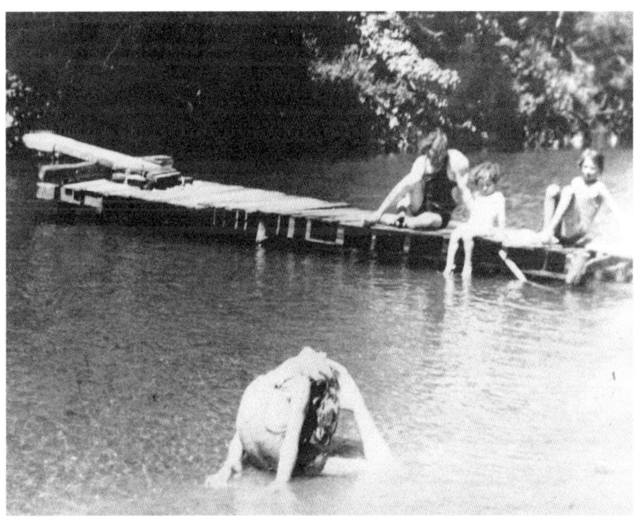

Die Mutter des Autors, Royal Sarah Stephens, im Alter von acht Jahren (1931)

schieht, neu und verhältnismäßig frei von vorgefassten Meinungen erleben können. Wenn wir dies als Lehrer tun, können wir ein einfühlsameres Verständnis für die Erfahrung neuer Schüler entwickeln. So können wir ihnen leichter die Führung und Unterstützung geben, die sie brauchen, um so weit wie möglich zu kommen. Genau genommen, ist es sogar viel anspruchsvoller, als fortgeschrittenen Schülern hochkomplexe Asanas zu vermitteln, weshalb Sie der Anfängerunterricht zu einem besseren Lehrer macht.

Allen neuen Schülern steht eine persönliche Begrüßung durch den Lehrer zu. Dieser erste Kontakt dient dazu, sich nach ihrer bisherigen Erfahrung, ihren Verletzungen und Absichten zu erkundigen, er leistet aber auch einen wesentlichen Beitrag dazu, dass sie sich im Unterricht wohler fühlen. Wir müssen ausdrücklich erklären, dass unser Interesse im Yoga der Art und Weise gilt, *wie* wir vorgehen, nicht der Frage, wie *weit* wir dabei kommen; dass wir in diesem Prozess Atem, Körper und Geist bewusst verbinden, während wir die Entwicklung von Kraft, Beweglichkeit und Gleichgewicht im Rahmen einer langfristigen Praxis ganzheitlicher Integration erforschen. Im Yoga finden Veränderungen vielleicht noch mehr als bei allen anderen körperlichen Aktivitäten oder Disziplinen langsam, oft im Laufe von Jahren statt, während die dauerhafte Praxis lebenslange Gewohnheiten auflöst. Überdies ist diese Veränderung nur selten linear. Heben Sie die Bedeutung von Festigkeit und Leichtigkeit hervor, demonstrieren Sie Balasana und ermutigen Sie neue Schüler, in dieser oder einer anderen Haltung zu ruhen, wann immer sie das Bedürfnis danach verspüren. Bitten Sie sie unabhängig davon, ob sie Hilfsmittel zu brauchen glauben oder nicht, einen Yogablock, einen Gurt und zwei Decken oder eine Yogarolle neben die Matte zu legen. Wahrscheinlich wird ihnen der eine oder andere Gegenstand im Laufe der Stunde von Nutzen sein – vielleicht sogar alle. Setzen Sie die neuen Schüler nach Möglichkeit nebeneinander, damit Sie einfacher etwas demonstrieren oder spezielle Anleitungen geben und zugleich die ganze Gruppe im Blick behalten können. Versuchen Sie auch, sie hinter erfahreneren Schülern zu platzieren, bei denen Sie sicher sein können, dass sie sich an die Grundformen der Asanas halten (statt hinter einem Wichtigtuer, dessen hochtrabende Variationen die Neulinge verwirren und einer sicheren Praxis abträglich sein können).

Nutzen Sie die Anwesenheit neuer Schüler, um die Grundlagen von Ujjayi Pranayama sowie die Grundelemente aller Asanas noch einmal zu wiederholen. Von dieser Wiederholung werden auch die erfahrenen Schüler profitieren – sogar diejenigen, deren Geduld davon vielleicht auf die Probe gestellt wird. Stellen Sie sich bei Surya Namaskara direkt neben die neuen Schüler, um ihnen alle Asanas und Übergänge besser demonstrieren und erklären zu können. Bitten Sie den Rest der Gruppe, in Adho Mukha Svanasana zu verharren, während Sie mit den Neulingen noch einmal die Asanas von Surya Namaskara durchgehen, die sie verwirrend fanden oder die eine besondere Herausforderung für sie waren. Geben Sie ihnen noch ausführlichere Hinweise und Abwandlungsmöglichkeiten.

Unterhalten Sie sich nach Möglichkeit mit neuen Schülern nach der Stunde noch einmal, um in Erfahrung zu bringen, wie es ihnen im Unterricht ergangen ist. Dies ist eine gute Gelegenheit, sie auf Informationsmaterial hinzuweisen, das ihnen eine Hilfe sein kann. Machen Sie unter anderem auf die Grundregeln der Unterrichtsetikette aufmerksam, über die Sie alle Schüler informieren sollten (siehe Kapitel 5).

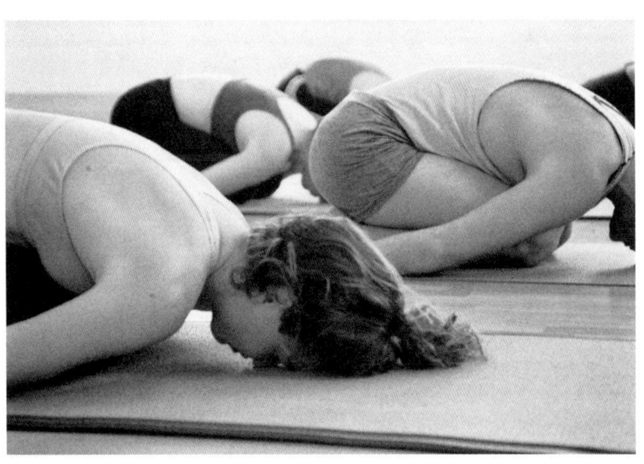

Die Arbeit mit verletzten Schülern[1]

Viele Schüler beginnen mit dem Yoga, um Verletzungen oder chronische Schmerzen zu heilen, die sie sich fernab der Matte zugezogen haben. Viele andere praktizieren mit Verletzungen und Schmerzen, die zwar oft von yogafremden Aktivitäten herrühren, aber ebenso oft auf eine ungünstige Gestaltung von Übungsfolgen, grobe Korrekturen oder eine zu ehrgeizige Praxis zurückgehen. Wenn Sie die Ursache der Verletzung oder der Schmerzen kennen, einschließlich der Bewegungsmuster, die das zugrunde liegenden Leiden herbeigeführt haben könnten, kann dies Erkenntnisse liefern, wie Sie mit den Schülern an ihrem Heilungsprozess arbeiten können. Ist das Problem die Folge unausgeglichener Verhältnisse hinsichtlich der Kraft, der Beweglichkeit und der Ausrichtung in einem ansonsten gesunden Körper und durch eine übertriebene, mangelnde oder falsche Praxis entstanden? Oder handelt es sich um eine Erkrankung wie Arthritis oder Skoliose? Spielen Alter, Gewicht oder Lebensstil des Schülers eine Rolle? Wie stark ist das Problem ausgeprägt? Wann tritt es auf? Kommen eventuell weitere Faktoren wie Schwangerschaft, Herzprobleme, Asthma oder Bluthochdruck erschwerend hinzu?

Wenn Sie mit Schülern über die Ursache, die Art und die Symptome von Verletzungen sprechen, müssen Sie darauf hinweisen, dass Sie Yogalehrer und kein Arzt oder Physiotherapeut sind (es sei denn, dies trifft tatsächlich zu; in diesem Fall müssen Sie sich an den Codex des jeweiligen Berufsstandes halten). Anschließend können Sie drei Arten von Unterstützung anbieten: (1) Ein sicheres Umfeld, in dem die Schüler selbst herausfinden können, wie sie sich halten und bewegen müssen, um den natürlichen Heilungsprozess zu unterstützen; (2) die Modifikation von Asanas und die Verwendung von Hilfsmitteln in diesen Haltungen, um die Gefahr weiterer Verletzungen zu verringern; (3) Asanas, die zur Heilung beitragen. Dabei liegt das Hauptaugenmerk darauf, wie Sie Schüler mit Asanas unterstützen können, die mit den physiotherapeutischen Behandlungsplänen bei bestimmten Erkrankungen im Einklang sind. Wir werden uns mit den Verletzungen beschäftigen, die uns im Yogaunterricht am häufigsten begegnen: Verstauchungen der Fußgelenke, Verletzungen und Operationen der Knie, Zerrungen der hinteren Oberschenkelmuskeln, Schmerzen im unteren Rücken, Skoliose (eine Krankheit, keine Verletzung), Sehnenentzündungen im Handgelenk, Karpaltunnelsyndrom, Impingement-Syndrom der Schulter und Probleme der Rotatorenmanschetten. Die hier genannten Vorschläge sollten den Schülern mit dem deutlichen Hinweis angeboten werden, dass sie von einem Yogalehrer und nicht von einem zugelassenen Arzt oder Therapeuten stammen.

In Kapitel 6 haben wir darüber gesprochen, wie schmerzhafte Empfindungen uns Freund und Lehrer sein können, wie ihre einzigartige Sprache die sicheren Grenzen unserer Belastbarkeit in der Asanapraxis aufzeigt und schützt. Statt diesen Ausdruck der körperlichen Intelligenz zu bekämpfen, müssen Schüler lernen, damit zu arbeiten und die Botschaften des Schmerzes auf Hinweise zu untersuchen, wie sie einen sicheren Raum und sichere Bewegungen schaffen können. Wenn Sie den Schwerpunkt auf Heilung, Ganzheit, Ausgewogenheit und strahlendes Wohlbefinden legen, besteht Ihre Rolle als Lehrer bei der Arbeit mit Schülern mit Verletzungen und chronischen Schmerzen darin, ihnen bei der Entwicklung einer heilenden Resonanz zu helfen, indem sie in der Praxis nur das tun, was sich gut anfühlt, indem sie die empfindlichen Stellen bewusst mit Energie versorgen und so langsam voranschreiten, dass sie dem Prozess lauschen, ihn spüren, anpassen und genießen können.

Verstauchungen der Fußgelenke

Zu einer Verstauchung des Fußgelenks kommt es, wenn durch Verdrehen, Vertreten oder Umknicken der normale Bewegungsumfang des Fußes überschritten wird, sodass die Bänder überdehnt werden und in extremen Fällen sogar reißen. Wegen der überdehnten Bänder werden wiederkehrende Verletzungen oft zu einem chronischen Problem. In über 90 Prozent der Fälle haben wir es mit einem sogenannten Supinationstrauma zu tun. Das heißt, der Knöchel knickt nach außen und der außenseitige Halteapparat wird überdehnt. Bei einem kleinen Prozentsatz handelt es sich um Verletzungen der Syndesmose, das heißt, es kommt zu einem An- oder Abriss der Bänder, die Schienbein und Wadenbein verbinden. Zur Heilung werden Schrauben und ein Gips benötigt. Ein verstauchter Knöchel lässt sich in der überwiegenden Mehrzahl der Fälle erfolgreich nach der PECH-Regel behandeln: Pause, Eis, Compression und Hochlagern. Je nachdem wie schwer die Verletzung ist, sollte die Heilung in fünf Schritten vonstatten gehen:

1. Gehen Sie nach der PECH-Regel vor und lindern Sie zunächst Schmerz und Schwellung, während Sie die Bänder des Sprunggelenks gleichzeitig vor weiteren Verletzungen schützen. Ruhe ist unerlässlich. Ein heilendes Band braucht aber auch eine leichte Belastung, um sich richtig zu erholen. Übertreibt man dagegen zu Beginn des Rehabilitationsprozesses, kann dies die Heilung behindern. Man kann frühzeitig mit isometrischen Übungen beginnen, sofern sie keine Schmerzen

verursachen. Der Fuß sollte dabei weder einwärts- noch auswärtsgedreht sein. Einige Asanas sind deshalb nicht angezeigt: Virabhadrasana und Utthita Trikonasana wegen der Position des hinteren Fußes sowie Baddha Konasana (es sei denn, die Knie lassen sich bis zum Boden absenken und der Fuß knickt nicht nach innen).

2. Wenn die Schwellung zurückgeht und der Schmerz nachlässt, ist das Risiko minimal, die Bänder durch leichte Belastung erneut zu überdehnen. Trotzdem sollten Sie bei Asanas Vorsicht walten lassen, bei denen die Füße das Gewicht tragen und der verletzte Fuß einwärtsgedreht ist. Dies ist der richtige Zeitpunkt, um die Mobilität und Flexibilität zu verbessern, indem Sie den Fuß manuell in Plantar- und Dorsalflexion bringen. Arbeiten Sie ausschließlich in Dandasana, Sirsasana und anderen Asanas, in denen das Körpergewicht nicht auf den Füßen ruht. Nutzen Sie die Dorsalflexion, um die Achillessehne zu dehnen, und kühlen Sie anschließend.

3. Nachdem Sie anfangs so lange an der Mobilität und Flexibilität des Fußgelenks gearbeitet haben, bis es schmerzfrei bewegt werden kann, beginnen Sie mit ersten Kräftigungsübungen, indem Sie in Dandasana einen Gurt um die Füße legen, um einen isometrischen Widerstand aufzubauen. Konzentrieren Sie sich darauf, die Wadenbeinmuskeln mit vorsichtigen Auswärtsdrehungen zu stärken, indem Sie wie oben beschrieben mit einem Gurt arbeiten. Stehen Sie auf beiden Beinen und heben Sie die Zehen, um Pada Bandha zu setzen sowie die langen Wadenbeinmuskeln (*M. peroneus longus*) und die hinteren Schienbeinmuskeln (*M. tibialis posterior*) zu aktivieren und zu kräftigen. Üben Sie auch leichtes Fersenheben, um die langsam zuckenden Fasern der zweiköpfigen Wadenmuskeln (*M. gastrocnemius*) und Schollenmuskeln (*M. soleus*) zu stimulieren. Kühlen Sie weiterhin nach den Übungen.

4. Beginnen Sie erst wenn dies mühelos und angenehm möglich ist mit Vrksasana und anderen Gleichgewichtshaltungen im Stehen die Propriozeption – also die neuromuskuläre Kontrolle und Koordination – wiederherzustellen. Üben Sie gegebenenfalls an einer Wand, um das Gleichgewicht besser halten zu können und erneute Verletzungen zu vermeiden. Üben Sie auch täglich das »Fuß-ABC«: Setzen Sie sich auf einen Stuhl und schreiben Sie mit dem großen Zeh das ganze Alphabet auf den Boden.

5. Es gibt einige Asanas, mit denen sich Kraft und Beweglichkeit effektiv weiter ausbauen lassen: Ashta Chandrasana dehnt den zweiköpfigen Wadenmuskel. Legt man in Tadasana die Zehen auf einen Yogablock, werden die Schollenmuskeln gedehnt. Balasana dehnt den Ansatz der Oberschenkel, Anjaneyasana die Achillessehne. Kommt man in Tadasana auf die Zehenspitzen, stärkt dies die zweiköpfigen Wadenmuskeln und die Schollenmuskeln. In Virasana wird der Ansatz von Fußgelenken und Oberschenkeln gedehnt. In Baddha Konasana kann man vorsichtig an der Einwärtsdrehung (oder der Auswärtsdrehung, falls die Gegenseite überdehnt wurde) des Fußes arbeiten. Bringen Sie in Utthita Trikonasana, in Virabhadrasana I und II nach und nach immer mehr Gewicht auf den hinteren Fuß.

Verletzungen und Operationen der Knie

Knieschmerzen geben sowohl in den Yogastunden als auch außerhalb davon häufig Anlass zur Klage. Die Ursachen sind breit gefächert und schließen unter anderem Arthritis, Bänderdehnungen, Knorpelverletzungen (wie Meniskusrisse), Patellaspitzensyndrom und Schleimbeutelentzündung ein. Die jeweilige Erkrankung gibt vor, was zur Heilung des Knies zu tun und zu unterlassen ist. Asanas können in erster Linie die vorderen Kreuzbänder, die Innenbänder und den Innenmeniskus gefährden. Dies liegt für gewöhnlich daran, dass sich die Folgen wiederholter Belastungen oder falscher Ausrichtungen summieren oder zu große Kräfte (vonseiten des Schülers oder des Lehrers) einwirken. Wir werden uns hier auf Übungen für gesunde Knie, die Heilung der vorderen Kreuzbänder, der Innenbänder und des Innenmeniskus konzentrieren.

Übungen für gesunde Knie

Die Gesundheit der Kniegelenke beginnt damit, dass man sie nicht misshandelt. Leider können Unfälle passieren und repetitive Bewegungen das Ausmaß einer Misshandlung annehmen, ohne dass man sich dessen bewusst ist. Es gibt einige Übungen, die bei regelmäßiger Anwendung dazu beitragen können, die Stabilität und Integrität des Kniegelenks zu gewährleisten und geringfügige Überlastungen zu lindern. Schüler mit leichten Kniebeschwerden sollten regelmäßig zwanglos das Fuß-ABC üben und täglich die Kniescheibe massieren, um die Beweglichkeit zu erhalten. Die Muskeln, die von oben kommend am Knie ansetzen, unterstützen die Bänder bei der Stabilisierung, wenn sie vom Ursprung an der Vorder-, Rück- und Unterseite des Beckens her kontrahieren. Es sind dies die Abduktoren (in erster Linie die Gesäßmuskeln und der Schenkelbindenspanner *M. tensor fasciae latae*, der über den Ansatz am Iliotibialband auf das Knie wirkt), der Quadrizeps in der Streckung, die hinteren Oberschenkelmuskeln in der Beugung sowie der Schneidermuskel (*M. sartorius*), der die Beugung des Knies unterstützt und als Innenrotator des Unterschenkels wirkt sowie als Außenrotator des Oberschenkels auf das Hüftgelenk. Die folgenden Asanas und Übungen bewirken eine ausgewogene Kräftigung und Dehnung der stützenden Muskeln und Bänder des Kniegelenks. Steigern Sie nach und nach die Zahl der Wiederholungen und den Widerstand.

1. Sorgen Sie bei der Dehnung der hinteren Oberschenkelmuskeln in Dandasana, Paschimottanasana, Adho Mukha Svanasana, Navasana und Utthita Hasta Padangusthasana mit einer kräftigen Kontraktion des Quadrizeps für ein gesundes Verhältnis zwischen Quadrizeps und Patellasehne. Spannen Sie auch in Tadasana den Quadrizeps kräftig an, um Quadrizeps und Kniescheibe zu stabilisieren.

2. Virasana (verwenden Sie gegebenenfalls eine hohe Unterlage) und Dhanurasana dehnen die Quadrizepse und regen die Zirkulation in den Bereichen des Kniegelenks an, die nicht von Blutgefäßen durchzogen sind.

3. Kommen Sie in Savasana, ziehen Sie die Füße langsam wie in der Vorbereitung zu Setu Bandha Sarvangasana zu den Hüften und halten Sie gleichzeitig mit den Fersen dagegen (Beinbeugen in Rückenlage). Dies kräftigt die hinteren Oberschenkelmuskeln und hilft, sie an ihren Ansätzen hinter und unter dem Knie gesund zu halten.

4. Setzen Sie sich auf einen Stuhl oder einen Tisch, sodass Unterschenkel und Füße in der Luft hängen. (1) Überkreuzen Sie die Fußgelenke und ziehen Sie die Fersen nach hinten, um die Knie zu beugen. (2) Strecken Sie die Knie, um die Quadrizepse zu aktivieren.

5. Kommen Sie mehrmals von Tadasana in Utkatasana, von Utkatasana in Malasana und umgekehrt. So kräftigen Sie den Quadrizeps und nutzen den vollen Bewegungsumfang des Kniegelenks, während zunehmend mehr Gewicht darauf lastet.

6. Kommen Sie in Setu Bandha Sarvangasana, klemmen Sie einen Yogablock zwischen die Knie und drücken Sie ihn zusammen. So stärken Sie die Muskeln, die sich von oben über das Knie ziehen und an der Schienbeininnenseite ansetzen (schlanker Muskel, Schneidermuskel, Halbsehnenmuskel).

7. Kommen Sie in Tadasana, heben Sie die Fersen langsam so hoch wie möglich, halten Sie die Stellung und senken Sie die Fersen langsam wieder zum Boden.

8. Kommen Sie in eine weite Schrittstellung, beide Beine gestreckt, die Hüften parallel zur vorderen Kante der Matte. Beugen und strecken Sie wiederholt langsam das vordere Bein, um in Ashta Chandrasana und wieder aus der Stellung zu kommen. Konzentrieren Sie sich darauf, das Knie gleichmäßig Richtung Fußmitte zu schieben und den Ausfallschritt allmählich immer mehr zu vertiefen. Versuchen Sie, das hintere Bein gestreckt zu lassen, indem Sie die Fersen nach hinten drücken.

Rehabilitation bei Verletzungen des vorderen Kreuzbands

Das vordere Kreuzband nimmt bei Sportlern häufig Schaden und ist in Yogastunden am stärksten gefährdet, wenn in Asanas mit hohem Ausfallschritt wie Virabhadrasana I und II keine oder so gut wie keine genaue Anleitung zur korrekten Ausrichtung der Knie gegeben wird. Schüler, die nach einer Operation des vorderen Kreuzbands in den Unterricht zurückkehren, sollten sich genau an das Programm ihres Physiotherapeuten halten und – wenn sie schmerzfrei sind – auch folgende Asanas und Übungen hinzunehmen:

1. Konzentrieren Sie sich im ersten Monat nach dem Eingriff auf die »Übungen für gesunde Knie«, bei denen Dehnung und Kräftigung der hinteren Oberschenkelmuskeln, des Quadrizeps und des zweiköpfigen Wadenmuskels sowie die Mobilisie-

rung der Kniescheibe im Vordergrund stehen und das Bein kaum Gewicht zu tragen hat. Erzwingen Sie niemals die vollständige Streckung oder Beugung des Knies. Versuchen Sie in Apanasana, das Knie vorsichtig immer weiter zu beugen. Verzichten Sie auf Balasana oder Virasana – es sei denn, sie arbeiten mit einer hohen Unterlage. Diese Asanas können bis zu ein Jahr lang tabu sein.

2. Gehen Sie allmählich zu gewichtsbelastenden Dehnungen des zweiköpfigen Wadenmuskels in Ashta Chandrasana und der Vorübung zu Parsvottanasana (mit den Händen an der Wand) über. Beginnen Sie, in Tadasana die Zehen zu heben, in Vrksasana zu balancieren, in Dandasana die Füße gegen den Widerstand eines Gurtes zu beugen und in der Vorübung zu Salabhasana die hinteren Oberschenkelmuskeln anzuspannen, um die Unterschenkel zu heben.

3. Sobald das Knie abschwillt und der Schüler mühelos gleich fest auf beiden Beinen steht, können Sie in Dandasana daran arbeiten, die Knie vollständig zu strecken. Beginnen Sie mit dem Fersenheben in Tadasana. Halten Sie Dandasana mehrmals täglich zwei Minuten oder länger, um die hinteren Oberschenkelmuskeln zu dehnen. Beginnen Sie mit dem dynamischen Wechsel zwischen Tadasana und Utkatasana, die Füße hüftbreit nebeneinander.

4. Halten Sie die volle Streckung der Knie zunächst in Dandasana, Supta Padangusthasana und Utthita Hasta Padangusthasana, und intensivieren Sie in Apanasana, Utkatasana, Balasana und schließlich auch Virasana die Beugung.

5. Verbessern Sie mit Gleichgewichtshaltungen im Stehen wie Vrksasana und Utthita Hasta Padangusthasana die Propriozeption. Bis sie ganz wiederhergestellt ist, dauert es meist länger als dies bei der vollständigen Streckung und Dehnung der Fall ist.

6. Versuchen Sie, um die vollständige Beugefähigkeit und Kraft wiederzuerlangen, immer tiefer in Ashta Chandrasana, Anjaneyasana, Utkatasana und Malasana zu kommen. Machen Sie gleichzeitig mit den allgemeinen Übungen für gesunde Knie weiter.

Verletzungen des Innenbands

Das Innenband verläuft medial vom Oberschenkelknochen zum Schienbein und verhindert, dass die Innenseite des Knies bei Druck aufklappt. Wirken Kräfte von außen auf das Knie, können die Innenbandfasern überdehnt werden oder reißen. Die Symptome reichen von leichter Druckempfindlichkeit/Bänderdehnung (Grad 1) über erhebliche Druckempfindlichkeit mit Schwellung/Bänderanriss (Grad 2) bis hin zum Bänderriss/Totalriss mit starker Instabilität (Grad 3 – was häufig weniger schmerzhaft ist als eine Verletzung zweiten Grades). Der Rehabilitationsprozess erfolgt nach der PECH-Regel. Bei Bandverletzungen zweiten und dritten Grades kann es nötig sein, das Knie zu schienen. Bei allen Innenbandverletzungen sollte man sich zunächst darauf konzentrieren, die Schwellung zu lindern, den Bewegungsumfang zu erhalten (dies gilt besonders für die Beugung) und die Muskeln rund ums Knie zu stärken. Mit Kräftigungsübungen sollte erst begonnen werden, nachdem die Schwellung deutlich zurückgegangen und der Bewegungsumfang wiederhergestellt ist. Verzichten Sie auf die Adduktion des betroffenen Beins unter Belastung, bis Sie schmerzfrei sind. Testen Sie folgende Möglichkeiten:

1. Um anfangs den Bewegungsumfang zu erhalten: Üben Sie das Fuß-ABC, Beinbeugen in Rückenlage und kräftigen Sie mit isometrischen Übungen (in Dandasana wie oben beschrieben) den Quadrizeps.

2. Um die Muskeln zu kräftigen: Heben Sie das betroffene Bein im Stand aus der Hüfte (als wollten Sie in Utthita Hasta Padangusthasana kommen), aber ohne Adduktion. Üben Sie zunächst dynamisch und halten Sie die Stellung dann fünf bis zehn Atemzüge. Klemmen Sie in Setu Bandha Sarvangasana einen Yogablock zwischen die Knie und drücken Sie ihn zusammen. Heben Sie in Tadasana die Fersen (halten Sie sich an der Wand fest, um die Beine nicht versehentlich zu adduzieren). Wechseln Sie im hüftbreiten Stand zwischen Tadasana und Utkatasana.

3. Wenn die genannten Bewegungen ohne größere Beschwerden, ohne weitere Schwellungen oder Druckschmerz möglich sind, können Sie mit der Vorübung zu Prasarita Padottanasana beginnen, die Beine in Utkatasana stärker beugen und anfangen, dynamisch in Ashta Chandrasana zu

kommen und dabei sorgfältig darauf achten, dass Sie das Knie gleichmäßig zur Fußmitte schieben.

4. Wenn die unter Punkt 3 genannten Übungen ohne Schmerzen, Schwellungen und Druckschmerz möglich sind, können Sie Seitbewegungen sowie die Adduktion unter Last wie bei Garudasana testen.

Verletzungen des Innenmeniskus

Die Menisken sind halbmondförmige Knorpelscheiben, sitzen auf dem Schienbein, dienen als Stoßdämpfer und ermöglichen die gleichmäßige Bewegung des Oberschenkelknochens auf dem Schienbein. Der Innenmeniskus ist verletzungsanfälliger als der Außenmeniskus, da er durch die Fixierung an Innenband und Gelenkkapsel in seiner Beweglichkeit eingeschränkt ist. Innenmeniskusrisse gehen häufig mit Verletzungen des vorderen Kreuzbands einher. Eine zu starke Kniedrehung in Asanas wie Padmasana oder Ardha Matsyendrasana sowie Kniedrehungen unter Belastung in Gleichgewichtshaltungen im Stehen sind im Hatha Yoga oft der Grund für Innenmeniskusrisse. Die Verletzung macht sich meist als Schmerz an der Innenfläche des Knies bemerkbar, kann von Schwellungen und Beugeschmerzen begleitet sein und die beschwerdefreie Belastung des Knies unmöglich machen. Risse können auch durch degenerative Veränderungen wie Arthritis und die Beanspruchung durch die Wiederholung der immer gleichen Bewegungen entstehen.

1. Beginnen Sie mit einer Behandlung nach der PECH-Regel sowie einer entzündungshemmenden Ernährung mit viel Kurkuma und Ingwer.

2. Massieren Sie mehrmals täglich vorsichtig den Bereich rund um das betroffene Knie. Beginnen Sie bei einem Anriss mit den »Übungen für gesunde Knie«, sobald sich der Schmerz gelegt hat, um den Bewegungsumfang und das Gleichgewicht zu verbessern sowie die Kraft im Quadrizeps und der hinteren Oberschenkelmuskulatur zu erhalten.

3. Beginnen Sie bei stärkeren Verletzungen (»Korbhenkelriss«) oder Degenerationserscheinungen, die eine Operation erforderlich machen, mit der Rehabilitation nach der PECH-Regel, mit sanften Massagen, Fuß-ABC, Beinbeugen in Rückenlage sowie der vorsichtigen Stärkung des Quadrizeps (zum Beispiel mit isometrischen Kontraktionen in Dandasana). Gehen Sie zum nächsten Schritt über, wenn Schmerz, Schwellung und Druckschmerz verschwunden sind.

4. Machen Sie die Übungen, die im zweiten Punkt der Rehabilitation nach Innenbandverletzungen genannt werden, und konzentrieren Sie sich auf den Quadrizeps und die hinteren Oberschenkelmuskeln. Nehmen Sie allmählich auch Ausfallschritte unter Gewichtsbelastung und das Fersenheben hinzu, um weitere Kraft aufzubauen.

5. Absolvieren Sie nach und nach das gesamte Programm für gesunde Knie.

Zerrungen der hinteren Oberschenkelmuskeln

Zerrungen der hinteren Oberschenkelmuskeln sind im Hatha-Yoga-Unterricht recht häufig. Für gewöhnlich sind sie die Folge erzwungener Vorbeugen; unwissentlichen Überdehnens in einer warmen (oder eher heißen) Umgebung; des Dehnungsreflexes, wenn exzentrisch kontrahierende Muskeln ermüden; der Freilegung der Ursprünge an den Sitzbeinhöckern, wenn man bei Vorbeugen im Sitzen das Sitzfleisch zur Seite zieht. Im Yoga ist meist nicht der Muskelbauch, sondern der Ursprung an den Sitzbeinhöckern von Zerrungen der hinteren Oberschenkelmuskeln betroffen, was sich oft als leichtes Ziehen bemerkbar macht. Da eine Beteiligung der hinteren Oberschenkelmuskulatur an alltäglichen Bewegungen wie dem Gehen unvermeidlich ist, kann es leicht zu erneuten Zerrungen kommen und die Heilung viel Geduld erfordern. Unterstützen Sie die Genesung mit folgenden Schritten:

1. Versuchen Sie, das Bein zu schonen, so gut es geht, und kühlen Sie die schmerzende Stelle alle zwei Stunden für fünfzehn bis zwanzig Minuten.

2. Bei leichten Zerrungen: Beginnen Sie mit statischen Dehnungen, indem Sie fünfmal täglich ein bis zwei Minuten in Dandasana kommen (dabei sollte weder im Muskel noch an den Anheftungsstellen ein stechender Schmerz zu spüren sein). Kommen Sie in Setu Bandha Sarvangasana und drücken Sie die Sitzbeinhöcker kräftig nach oben, um die Ansätze der hinteren Oberschenkelmus-

keln zu spüren. Legen Sie sich auf den Bauch und beugen Sie die Beine, um die Muskeln allmählich zu kräftigen. Gönnen Sie sich zunehmend tiefere Massagen der hinteren Oberschenkelmuskulatur. Experimentieren Sie langsam mit immer stärkeren Dehnungen. Spannen Sie dabei einen Yogagurt so weit oben wie möglich straff um das Bein, um den Schwerpunkt der Dehnung von den empfindlichen Ursprüngen auf die Muskelmitte zu verlagern.

3. Bei stärkeren Zerrungen (nicht vollständigen Abrissen): Verfahren Sie wie oben, bis Sie bei den isometrischen Kontraktionen in Dandasana und Setu Bandha Sarvangasana keine Schmerzen mehr haben. Fahren Sie mit statischen Dehnungen fort, bis Sie schmerzfrei sind, und gehen Sie dann zu Punkt 4 weiter.

4. Beginnen Sie langsam mit dynamischen Dehnungs- und Kräftigungsübungen, indem Sie zwischen Tadasana und Utkatasana sowie Dandasana und Paschimottanasana hin und her wechseln (ohne zu federn!). Beginnen Sie, sobald dies schmerzfrei möglich ist, mit der propriozeptiven neuromuskulären Fazilitation (dabei wird die Verbindung zwischen Gehirn, Nerven und Muskeln wiederhergestellt). Legen Sie sich auf den Rücken und drücken Sie die Ferse immer kräftiger in den Boden. Fangen sie vorsichtig an und steigern Sie sich geduldig. Wiederholen Sie die Übung, indem sie die Ferse auf einen zunehmend höheren Stapel Yogablöcke legen (und schließlich an die Wand stellen, bis Sie in Viparita Dandasana ankommen).

5. Beginnen Sie nach und nach mit immer intensiveren Dehn- und Kräftigungsübungen, die im Idealfall jeden zweiten Tag durch eine Tiefengewebsmassage ergänzt werden sollten. Üben Sie Baddha Konasana, um die Dehnung der benachbarten Adduktoren und Einwärtsdreher zu erkunden. Achten Sie dabei auf Zugschmerz im Bereich der Sitzbeinhöcker. Seien Sie zu Beginn aller Bewegungen, bei denen sich die Dehnung oder Kontraktion der hinteren Oberschenkelmuskeln verändert (zum Beispiel in Surya Namaskara) besonders aufmerksam.

6. Wenn Sie vollkommen schmerzfrei sind, beginnen Sie mit statischen Dehnungen in Upavista Konasana, Paschimottanasana, Halasana und Parsvottanasana (legen Sie die Hände an die Wand und versuchen Sie allmählich, sich immer weiter nach unten zu beugen). Es kommt häufig vor, dass Schüler die rückwärtigen Oberschenkelmuskeln in Standhaltungen wie Parsvottanasana und Utthita Trikonasana erneut verletzen.

7. Beginnen Sie neben den statischen Dehnungen auch mit kräftigenden Hüftstreckungen: Heben Sie die Beine in Salabhasana vom Boden, halten Sie Setu Bandha Sarvangasana und Virabhadrasana III mit den Händen an der Wand. Im letzten Schritt müssen exzentrische Stärkungsübungen folgen: Achten Sie darauf, die hinteren Oberschenkelmuskeln nicht zu überfordern, und kommen Sie in fünf Atemzügen von Tadasana in Uttanasana (beugen Sie falls nötig die Knie und ziehen Sie in Betracht, sich an der Wand abzustützen).

Schmerzen im unteren Rücken

Schmerzen im unteren Rücken sind meist die Folge einer Degeneration der Bandscheiben und des Drucks, der dadurch auf die Nerven kommt. Dies ist Teil des normalen Alterungsprozesses. Verletzungen, Rauchen und eine schlechte Haltung können den Verfall beschleunigen. Je nach Stärke der Abnutzung können weitere Probleme wie Risse des Faserknorpelrings, Bandscheibenvorfälle, Arthritis, Instabilität der Lendenwirbelsäule und Verengungen des Lendenwirbelkanals hinzukommen. Schmerzen im unteren Rücken können ihren Ursprung aber auch fernab der Wirbelsäule zum Beispiel in Krämpfen der quadratischen Lendenmuskeln (*M. quadratus lumborum*) haben. Sie entstehen im Hatha Yoga häufig durch übertriebenes Dehnen in der Vorbeuge – vor allem wenn bei Vorbeugen im Sitzen die Sitzbeinhöcker nicht fest in den Boden gedrückt oder bei Vorbeugen im Stehen die Quadrizepse nicht angespannt werden. Die Lendenwirbelsäule wird oft auch durch den schnellen Wechsel zwischen Vor- und Rückbeugen überlastet (wenn man nicht allmählich, sondern mit einer Umschlagsbewegung von Urdhva Mukha Svanasana in Adho Mukha Svanasana kommt), wenn man Vor- oder Rückbeugen erzwingt sowie bei komplexen Asanas und Übergängen mit gleichzeitiger Hüftbeugung, Drehung um die Längsachse und Streckung der Wirbelsäule, zum Beispiel wenn man von Astavakrasana zu Chaturanga Dandasana zurückgleitet.

Der sicherste Weg, um Schmerzen im unteren Rücken vorzubeugen oder zu minimieren, ist eine regelmäßige sportliche Betätigung, die eine ausgewogene Körperhaltung unterstützt. Eine gute Haltung ist eine Frage des richtigen Gleichgewichts von Kraft und Beweglichkeit im ganzen Körper. Dies gilt vor allem für die Muskeln, die Becken, Wirbelsäule und Schultern bewegen. Beim Becken müssen sich Kraft und Beweglichkeit der Hüftbeuger und Hüftstrecker die Waage halten, um ein stabiles Fundament für eine neutrale Beckenstellung und eine natürliche Krümmung der Wirbelsäule zu bilden. Bei verspannten Hüftbeugern in Verbindung mit einer schwachen oder übermäßig dehnbaren hinteren Oberschenkelmuskulatur, was die Folge einer unausgewogenen Yogapraxis sein kann, ist eine Hyperlordose der Lendenwirbelsäule vorprogrammiert. Dies kann im Laufe der Zeit wiederum zu Arthritis und dazu führen, dass die Bandscheiben einseitig zusammengedrückt werden. Bei der Wirbelsäule kommt es auf den Ausgleich von Kraft und Beweglichkeit der Rückenstrecker (*M. erector spinae*), der vielgefiederten Muskeln (*M. multifidi*) und der quadratischen Lendenmuskeln einerseits sowie der Kraft und Beweglichkeit der Bauchmuskeln andererseits an.

Wenn Schüler unter Schmerzen im unteren Rücken leiden, sollten Sie ihnen dringend die »70-Prozent-Praxis« ans Herz legen. Das heißt, dass sie bei Dehn- und Kräftigungsübungen mit Beteiligung der Lendenwirbelsäule nicht so weit gehen wie sonst, selbst wenn sie dabei beschwerdefrei sind. Beginnen Sie anschließend mit der nachstehenden Übungsfolge. Kommen Sie nur dann zum jeweils nächsten Asana, wenn Sie sich gut fühlen.

Tabelle 11.1: Übungsfolge für eine gesunde Lendenwirbelsäule

1. Beckenkippen in Rückenlage	14. Seitbeuge im Stehen
2. Rückenlage, ein Bein zur Brust	15. Armgleiten an der Wand (»Wall Slides«)
3. Rückenlage, beide Beine zur Brust	16. Abduktion des Beins im Vierfüßlerstand (»Der Hydrant«)
4. Halbe Sit-ups	17. Supta Padangusthasana
5. Radfahren im Liegen, Knie über den Hüften	18. Upavista Konasana
6. Jathara Parivartanasana, Beine gebeugt	19. Utthita Hasta Padangusthasana, Fuß aufgelegt
7. Setu Bandha Sarvangasana	20. Anjaneyasana
8. Naraviralasana	21. Eka Pada Raja Kapotasana Vorübung
9. Salabhasana A, B, C	22. Marichyasana C
10. Beinheben in Bauchlage	23. Parsvottanasana Vorübung
11. Diagonales Arm- und Beinheben in Bauchlage	24. Jathara Parivartanasana, Beine gestreckt
12. Diagonales Arm- und Beinheben im Vierfüßlerstand	25. Virasana
13. Katze	26. Mit der Asanapraxis fortfahren

Skoliose

Die Skoliose ist eine Seitkrümmung der Wirbelsäule, bei der die Wirbel zudem um die Längsachse gedreht sein können. In einem kleinen Prozentsatz der Fälle, zum Beispiel bei zerebraler Kinderlähmung, ist die Skoliose angeboren. Meist aber ist die Ursache unbekannt. Am häufigsten ist die Rechtskrümmung der Brustwirbelsäule. Blickt man also von hinten auf den Rücken, krümmt sich die normalerweise lotrechte Linie der Brustwirbelsäule nach rechts. Bei einer linksseitigen Skoliose der Lendenwirbelsäule krümmt sich die Wirbelsäule in diesem Bereich nach links. Oft liegen eine linksseitige Skoliose der Lendenwirbelsäule und eine rechtsseitige Skoliose der Brustwirbelsäule gleichzeitig vor, sodass eine S-förmige Kurve entsteht. Die rechtsseitige Skoliose der Lenden- und Brustwirbelsäule erzeugt eine langgezogene C-förmige Kurve. Skoliose ist schmerzhaft, da die Muskeln versuchen, sich an die Krümmung der Wirbelsäule anzupassen, wodurch es oft zu Krämpfen kommt. Die Fehlhaltung wird meist durch eine ungleichmäßige Entwicklung der Rückenmuskulatur, einen Schiefstand des Beckens, der Rippen und der Schultern sowie durch andere Asymmetrien entdeckt, die auf eine strukturelle Anomalie schließen lassen. Frauen sind etwa fünfmal häufiger betroffen als Männer.

Falls Sie Schüler mit Skoliose unterrichten, sollten Sie betonen, wie wichtig es ist, mit Füßen, Beinen und Becken ein ausgeglichenes Fundament für die Wirbelsäule zu schaffen. Achten Sie wie bei allen anderen Schülern darauf, dass sie gleichmäßig auf beiden Beinen stehen, Pada Bandha setzen, die Beinmuskulatur aktivieren und Bewusstsein für eine neutrale Beckenstellung entwickeln. Bei Schülern mit Skoliose dürften muskuläre Ungleichgewichte im Verbindungsbereich zwischen Becken und Wirbelsäule vorliegen, was in erster Linie auf eine Kompensation durch die Lendendarmbeinmuskeln (*M. iliopsoas*), quadratischen Lendenmuskeln und birnenförmigen Muskeln (*M. piriformis*) zurückzuführen ist. Alle Betroffenen profitieren von der ausführlichen Öffnung und dem Ausgleich dieser Muskeln in beiden Körperhälften über Anjaneyasana, Virabhadrasana I, Gomukhasana und Ardha Matsyendrasana. Sie sollten sich überdies um eine ausgewogenere Unterstützung der Wirbelsäule bemühen, indem sie die stützenden Muskeln dehnen und kräftigen – vor allem die Bauchmuskeln, Rückenstrecker, vielgefiederten Muskeln und quadratischen Lendenmuskeln (mit Kontraktionsrückbeugen).

Im oberen Bereich der Wirbelsäule kommt es darauf an, dass man die Rundung des Rückens kompensiert, indem man die muskuläre Grundlage dafür schafft, dass die Schulterblätter ausdauernd zu den hinteren unteren Rippen gezogen werden können und gleichzeitig das Brustbein angehoben werden kann. Dazu muss man die rautenförmigen Muskeln (*M. rhomboidei*) und den mittleren Bereich des Trapezius (*M. trapezius*) mit der Armhaltung von Gomukhasana und die vorderen Sägemusken (*M. serratus anterior*) mit Phalakasana und der Katze dehnen und kräftigen. Darüber hinaus sollte man allgemein auf eine schulterfreundiche Praxis achten, indem man die Asanas aus dem nachfolgenden Abschnitt über Schulterprobleme übt. Ein wesentlicher Teil der Bemühungen besteht darin, mithilfe des Atems mehr Weite in den gestauchten Bereichen von Brust und Rippen zu erzeugen, indem man die Zwischenrippenmuskeln und andere Atemmuskeln dehnt und kräftigt. Wie immer sollte in die verspannten Bereiche geatmet und über den Atem Länge in der Wirbelsäule erzeugt werden.

Es gibt mehrere Möglichkeiten, die Asanas so anzupassen, dass ein weiteres Fortschreiten der Erkrankung verringert oder verlangsamt und auch der Schmerz gelindert wird.[2] Verzichtet man darauf, kann durch die normalen Prinzipien der Ausrichtung und der energetischen Vorgänge die Skoliose noch verschlimmert werden. Am wichtigsten ist die Modifikation von Asanas mit Seitneigung und Drehung der Wirbelsäule. So sollten Schüler mit rechtsseitiger Skoliose der Brustwirbelsäule in Utthita Trikonasana mit Auswärtsdrehung des rechten Fußes nicht versuchen, die rechte Seite des Brustkorbs zu dehnen, und sich stattdessen darauf konzentrieren, auf dem stabilen und gleichmäßigen Fundament der Füße, Beine und Hüften Länge in der linken Seite zu erzeugen. In Parivrtta Trikonasana mit Auswärtsdrehung des rechten Fußes sollten sich diese Schüler bemühen, in der Drehung nach rechts die rechtsseitigen Rippen nach innen zu ziehen und die linke Seite zu dehnen; bei Auswärtsdrehung des linken Fußes sollten sie ganz auf die Drehung verzichten. Für Utthita Parsvakonasana, Parsvottanasana, Janu Sirsasana und alle anderen Asanas mit asymmetrischer Bein- und Wirbelsäulenposition existieren ähnlich wichtige Modifikationen.

Sehnenentzündungen im Handgelenk und Karpaltunnelsyndrom

Seit der jüngsten Entwicklung fließender Übungssequenzen im Hatha Yoga, in denen sich der Ablauf von Chaturanga Dandasana, Urdhva Mukha Svanasana und Adho Mukha Svanasana ständig wiederholt und die Hände in vielen anderen Asanas das gesamte Körpergewicht tragen, steigt das Verletzungsrisiko für die Handgelenke. Auch der Lebensstil vieler Schüler kann die Handgelenke belasten, weil sie zum Beispiel Mountainbike fahren, auf der Tastatur tippen oder Massagen verabreichen. Mögliche Folgen sind überdehnte oder gerissene Bänder sowie Sehnenentzündungen im Handgelenk und Karpaltunnelsyndrom. Schüler mit starken Schmerzen im Handgelenk sollten dies mit klinischen Untersuchungen abklären lassen (mit dem Phalen-Test und dem umgekehrten Phalen-Test lassen sich zum Beispiel das Karpaltunnelsyndrom, mit dem Finkelstein-Test die Quervain-Krankheit feststellen – eine Form der Sehnenscheidenentzündung, die oft bei jungen Müttern vorkommt). Bitte beachten Sie, dass viele Fälle von Karpaltunnelsyndrom falsch diagnostiziert werden. Der Druck entsteht oft durch Nervenkompressionen an anderer Stelle, vor allem im Bereich von Hals und Schultern, nicht durch eine Entzündung der durch den Karpaltunnel verlaufenden Beugesehnen, wodurch Druck auf den Mittelhandnerv kommt. Unabhängig von der Erkrankung sollte die Behandlung – einschließlich der Modifikation der Asanas – auf Ursache und Diagnose abgestimmt sein. Bei stechenden Schmerzen ist grundsätzlich von Stützhaltungen und anderen Asanas abzusehen, in denen die Hände einen erheblichen Teil des Gewichts tragen.

Für Schüler mit leichten Schmerzen in den Handgelenken kann es wohltuend sein, wenn sie Finger, Hände, Arme und Schultern aufwärmen, bevor sie mit der Praxis beginnen. Auch eine Massage der Handgelenke und Unterarme hilft, Schmerzen zu lindern. Solange es sich tatsächlich nur um leichte Beschwerden handelt, können folgende Übungen eine heilende Wirkung haben:

1. *Tadasana-Handgelenkstherapie*: Lassen Sie die Handgelenke vorsichtig durch den vollen Bewegungsradius kreisen, wechseln Sie mehrmals die Richtung und schütteln Sie die Hände anschließend ungefähr eine halbe Minute lang aus. Eine Kurzversion dieser Übung lässt sich in jeden Surya Namaskara einbauen.

2. *Uttanasana-Handgelenkspratikriyasana*: Drehen oder legen Sie jedes Mal, wenn Sie in Surya Namaskara in Uttanasana kommen, die Rückseiten der Handgelenke auf den Boden und machen Sie eine lockere Faust. Dies ist für die Handgelenke schonender als Pada Hastasana (außerdem fällt es vielen Schülern leichter und lässt sich problemlos anschließen, wenn man mit der Ausatmung in Uttanasana kommt).

3. *Handgelenkspumpe*: Fassen Sie mit der einen Hand die Finger der anderen. Bewegen Sie sie nun gegen den Druck der anderen Hand auf und ab. Ein bis zwei Minuten üben, sofern die Bewegung keine Schmerzen verursacht.

4. *Anjali Mudra*: Drücken Sie Handflächen und Finger (von den Knöcheln bis zu den Fingerspitzen) vor der Brust ein bis zwei Minuten lang fest aneinander. Sollten Sie innerhalb von dreißig Sekunden einen brennenden Schmerz in den Handgelenken verspüren, könnte dies ein Hinweis auf Karpaltunnelsyndrom sein. Lassen Sie die Hände nun mit den Fingerspitzen nach unten hängen, legen Sie die Rückseiten von Händen und Handgelenken aneinander und pressen Sie sie maximal eine Minute lang fest aneinander (Phalen-Test).

5. *Tanz der Hände*: Kommen Sie in einen bequemen Kniestand, legen Sie die Hände vor sich auf den Boden, die Finger zeigen nach vorne. Drehen Sie die Handflächen nach oben. Drehen Sie die Handflächen nun wieder nach unten und die Finger nach außen, dann die Handflächen nach oben und die Finger zur Mitte, die Handflächen nach unten und die Finger zum Körper, die Handflächen nach oben und die Finger zum Körper. Fahren Sie auf diese Weise mit allen möglichen Kombinationen aus nach oben und unten gedrehten Handflächen sowie nach vorn, zum Körper, nach innen und nach außen gerichteten Fingerspitzen fort.

Für gewöhnlich können bei anhaltender Druckempfindlichkeit oder Überlastung der Handgelenke Eis, das Tragen einer Schiene über Nacht, entzündungshemmende Substanzen (einschließlich Kurkuma und Ingwer), Akupunktur und andere alternative Behandlungsmethoden von Nutzen sein. Bestärken Sie Ihre Schüler darin, alle Möglichkeiten auszuloten und sich bei einem Arzt Rat zu holen.

Instabilität der Schulter und Impingement-Syndrom

Sowohl eine Instabilität im Schultergelenk als auch das Impingement-Syndrom sind die Folge von Problemen der Rotatorenmanschette. Dies sind die vier Muskeln, die sich über den Oberarmkopf ziehen und gemeinsam den Arm heben und drehen (ausführliche Informationen zur Schulter finden Sie in Kapitel 4). Sind einer oder mehrere dieser Muskeln schwach oder sind die stützenden Bänder überdehnt, besteht die Gefahr einer Subluxation des Oberarms, was umgangssprachlich als Ausrenken der Schulter bezeichnet wird. Sind einer oder mehrere dieser Muskeln verspannt, verkrampft, entzündet oder anderweitig aus dem gesunden Gleichgewicht, fehlen bei der Abduktion des Deltamuskels (*M. deltoideus*) die Gegenspieler, und wenn der Arm angehoben wird, verkanten der Oberarmkopf und die Schulterhöhe des Schulterblatts. Weitere Ursachen für ein Impingement-Syndrom sind Schultereckgelenksarthrose, strukturelle Abweichungen sowie Verkalkungen der Schultersehnen (»Kalkschulter«). Schmerzen in der Schulter können auch von Sehnen- oder Schleimbeutelentzündungen sowie Rissen der Knorpellippe der Schulterpfanne herrühren.

Der Schlüssel zu gesunden Schultern ist ein Gleichgewicht aus Kraft und Beweglichkeit. Falls ein Ungleichgewicht Instabilität oder Impingement-Syndrom verursacht, sollten Sie zunächst alle schmerzhaften Tätigkeiten meiden und auf instabile Bewegungen verzichten, bei denen der Ellenbogen über die Schulter gehoben wird, insbesondere alle Schlagbewegungen wie etwa das Werfen eines Balls. Behandeln Sie anhaltende Schmerzen mit Eis und entzündungshemmenden Substanzen. Probieren Sie folgende Asanas und Übungen, um Kraft und einen gesunden Bewegungsradius zu entwickeln:

1. Legen Sie sich mit dem Oberkörper bäuchlings auf einen Tisch und lassen Sie einen Arm locker hängen. Lassen Sie ihn einfach vor und zurück pendeln (Codman-Übung) und vorsichtig kreisen.

2. Dehnen Sie in der Armhaltung von Garudasana die Rautenmuskeln. Sollte dies nicht möglich sein, ziehen Sie einen Arm mithilfe des anderen vorsichtig horizontal vor der Brust zur anderen Seite.

3. Dehnen Sie in der Armhaltung von Gomukhasana den Trizeps, den großen Rückenmuskel, den Untergrätenmuskel, den kleinen runden Muskel, den vorderen Sägemuskel, den vorderen Deltamuskel sowie den Trapezmuskel des unteren Arms.

4. Dehnen Sie in der Armhaltung von Parsvottanasana die Untergrätenmuskeln, die kleinen runden Muskeln, die vorderen Sägemuskeln, die vorderen Deltamuskeln sowie die großen und kleinen Brustmuskeln.

5. Dehnen Sie in der Armhaltung von Prasarita Padottanasana C die großen und keinen Brustmuskeln sowie die vorderen Deltamuskeln.

6. Stabilisieren Sie das Schulterblatt, indem Sie den vorderen Sägemuskel und die Rautenmuskeln stärken und dehnen: Kommen Sie mit gestreckten Armen in den Vierfüßlerstand, senken Sie nun die Brust abwechselnd zum Boden und heben Sie sie wieder an. Wenn Ihnen diese Übung leichtfällt, machen Sie die gleiche Bewegung aus Phalakasana und gehen Sie allmählich dazu über, langsam zwischen Phalakasana und Chaturanga Dandasana zu wechseln.

7. Stärkung der Rotatorenmanschette: Kräftigen Sie den Obergrätenmuskel durch Abduktion der Arme in Virabhadrasana II, den Untergrätenmuskel und den kleinen runden Muskel durch Außenrotation der Arme in Adho Mukha Svanasana, den Unterschulterblattmuskel durch isometrische Kontraktion in Parsvottanasana.

8. Sind Sie schmerzfrei, kräftigen Sie die Schultern weiter, indem Sie die Arme in Salabhasana C und Virabhadrasana III über den Kopf strecken. Spüren Sie noch immer keine Schmerzen, versuchen Sie, Adho Mukha Svanasana zunächst bis zu einer Minute und schließlich bis zu fünf Minuten zu halten. Bleiben Sie auch dabei noch schmerzfrei, beginnen Sie mit Adho Mukha Vrksasana, und verharren Sie schließlich bis zu zwei Minuten in der Stellung.

Die Arbeit mit depressiven Schülern

Die emotionale Befindlichkeit der Schüler im Yogaunterricht variiert stark. Yoga kann Menschen eine Hilfe sein, die unter leichten oder unter behandlungsbedürftigen klinischen Depressionen leiden.[3] In Kapitel 5 haben wir darüber gesprochen, wie wir einen Raum für die Heilung emotionaler Traumata schaffen und ein dauerhafteres Gefühl von Santosa – Zufriedenheit – erreichen können. Dazu ist anzumerken, dass ein Gefühl von Traurigkeit oder Niedergeschlagenheit, das oft negativ bewertet wird, einem Menschen auf subtile Weise bei der Bewältigung bestimmter Situationen helfen kann. Die spürbare Traurigkeit zieht soziale Unterstützung an. Sie kann dazu beitragen, einen Menschen zu beruhigen, der an anderen Beschwerden leidet. Und sie kann dazu führen, dass ein Mensch das Gefühl hat, »trauriger, aber klüger« zu sein, während er zu einer realistischeren Weltsicht gelangt.[4] Im Yoga gelten Depressionen traditionell als Spiegelbild eines rajasischen Zustands, wenn Angst und Unruhe die Symptome sind, oder eines tamasischen Zustands, der von Lethargie und Hoffnungslosigkeit gekennzeichnet ist.[5] Aufgrund dieser Betrachtungsweise besteht eines der Ziele im Yoga darin, mithilfe von Asana, Pranayama und Meditation wie folgt einen sattvischen Zustand der Klarheit und Leichtigkeit zu erreichen:[6]

- Wenn ein tamasischer Zustand vorliegt, bieten Sie den Schülern einen kraftvolleren, fließenderen Asanastil mit einer längeren Sequenz anregender Rückbeugen und Drehungen sowie kräftigenden Pranayamas wie Kapalabhati und Meditationsübungen mit geöffneten Augen und klarem *dristi*, deren Ziel es ist, hellwach zu machen.
- Wenn ein rajasischer Zustand vorliegt, bieten Sie den Schülern eine ruhigere Asanapraxis mit lange gehaltenen Vorbeugen, viel Zeit in Savasana, beruhigenden Pranayamas wie Nadi Shodhana und Meditationsübungen, bei denen sie mit geschlossenen Augen die allmählich langsamer werdenden Rhythmen des Denkens erforschen.

Die Arbeit mit Schwangeren

Welche Yogaübungsfolgen können in der Schwangerschaft und in der ersten Zeit nach der Geburt (sowie in einer längeren Stillphase) wohltuend oder gefährlich sein? Welche Asanas sind in den einzelnen Trimestern angezeigt, welche nicht? Inwiefern können sich diese Vorschriften bei den einzelnen Frauen aufgrund ihrer besonderen Umstände wie Alter, Anzahl der bisherigen Schwangerschaften sowie anderer Faktoren unterscheiden? Die Yogaliteratur beschäftigt sich erst seit Ende des 20. Jahrhunderts mit diesen und anderen Fragen zur Arbeit mit Schwangeren. Wenn wir den Blick etwas weiten und die allgemeine Thematik von Sport und Schwangerschaft betrachten, finden wir in der jüngeren historischen Literatur sehr unterschiedliche Ansichten, angefangen bei Alexander Hamiltons »Treatise on Midwifery« (dt. »Abhandlung zur Geburtshilfe«) aus dem Jahr 1781. Darin riet er, sich maßvoll zu bewegen und »Erschütterungen des Körpers durch heftige oder unpassende Bewegungen wie die Stöße in einer Kutsche, auf einem Pferd, beim Tanzen oder bei anderen Aktivitäten, die Körper oder Geist in Aufruhr versetzen« (Mittelmark et al. 1991) zu vermeiden. Alle wissenschaftlichen Untersuchungen aus dem 19. Jahrhundert zum Thema Bewegung und Geburtserfolg kommen zu ähnlichen Ergebnissen. Sie zeigen einen Zusammenhang zwischen starker Aktivität und einem geringeren Geburtsgewicht, was dazu führte, dass in einigen Ländern (allerdings nicht in den Vereinigten Staaten) die Beschäftigung von Frauen in den Wochen vor und nach der Geburt gesetzlich verboten wurde. Zu Beginn des 20. Jahrhunderts wird die Liste der willkürlichen Einschränkungen immer länger, die eher auf kulturelle und gesellschaftliche Vorurteile als auf wissenschaftliche Studien zurückgehen. In einer Ausgabe der Zeitschrift *Modern Motherhood* aus dem Jahr 1935 wird Schwangeren empfohlen, sie sollten »baden, schwimmen, Golf spielen und tanzen, aber auf übertriebene Spaziergänge, Reiten oder Tennis verzichten«. Gleichzeitig heißt es, werdende Mütter trügen von diesen Aktivitäten keinen Schaden davon. In den 1930er Jahren plädierte die britische Autorin und Fürsprecherin der Mütter Kathleen Vaughan dafür, mit Kniebeugen die Beweglichkeit der Gelenke zu verbessern, um den Beckenausgang zu weiten, sowie für Beckenbodentraining und Haltungen, die Ähnlichkeit mit Baddha Konasana hatten, um Dammrisse zu vermeiden. Gleichwohl wurde in der Literatur der 1940er und 1950er Jahre dazu geraten, sich nur sehr mäßig zu bewegen und keinen Sport zu treiben. In den 1950er Jahren wich diese Einstellung der Kritik Vaughans an der sitzenden Lebensweise der Engländerinnen, die sie in ihrem Buch *Exercises before Childbirth* (1951) äußerte, das sowohl die physischen als auch die psychischen Vorteile regelmäßigen Gruppensports in der Schwangerschaft darlegt.

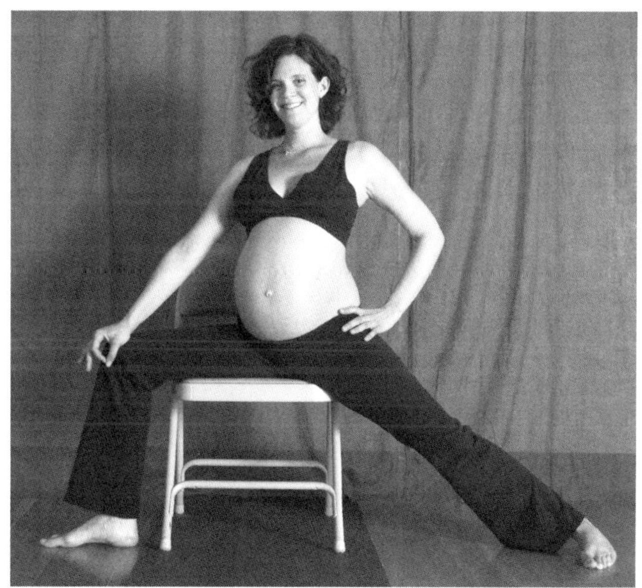

In den 1970er und Anfang der 1980er Jahre verschiebt sich der Schwerpunkt. Man will die Kontrolle über den Körper und ein Gefühl von Wohlbefinden erlangen. Allerdings lassen die Empfehlungen meist grundlegende physiologische Veränderungen wie die aortokavale Kompression, die Lockerung der Bänder und Gelenke, eine zu starke Lordose der Lendenwirbelsäule sowie Druckgefühle im Bauch außer Acht. Erstmals finden wir auch die ungeprüfte These, dass kleinere Ernährungsfehler oder der Verzicht auf ein spezielles körperliches Übungsprogramm dem ungeborenen Kind oder der Mutter schaden könnten. Dies veranlasst viele Schwangere dazu, sich auf schnellstem Wege in ein Sportprogramm zu stürzen, und sich (und ihre Kinder) der Gefahr von Verletzungen auszusetzen. In den vergangenen zwanzig Jahren haben wir einen erheblich besseren Einblick in die Beziehung zwischen Sport und Schwangerschaft gewonnen und unter anderem den klaren Beweis dafür bekommen, dass die normalen Alltagsaktivitäten weder Mutter noch Kind in irgendeiner Weise gefährden, sofern keine ernste Erkrankung vorliegt. Derzeit gelangt man allgemein zu folgenden Empfehlungen für sportliche Betätigung in der Schwangerschaft: Sie sollte regelmäßig, nicht nur sporadisch stattfinden und nicht wettkampforientiert sein. Bei starker Hitze, hoher Luftfeuchtigkeit oder hohem Fieber sollte auf größere Anstrengungen verzichtet werden. Ballistische Bewegungen und Erschütterungen sind ebenso zu vermeiden wie zu starke Streck- und Beugebewegungen der Gelenke. Frauen mit eher sitzender Lebensweise sollten mit ganz einfachen Übungen beginnen.

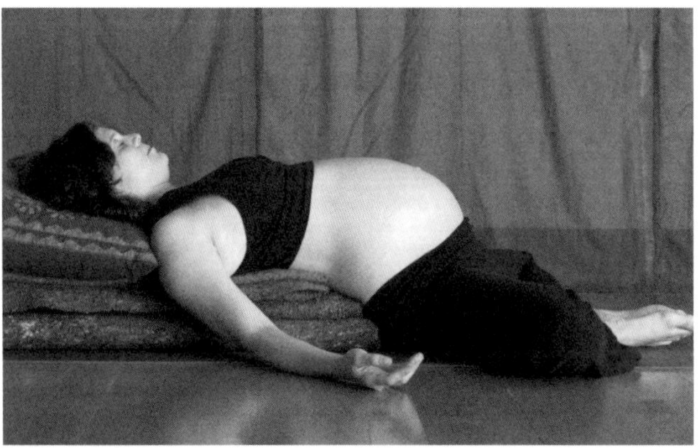

Diese Einsichten fußen größtenteils auf dem Modell der westlichen Medizin, das meist noch immer von einer Trennung von Körper und Geist ausgeht. Im Extremfall führt dies zu der Einstellung, dass Gedanken und Gefühle für das körperliche Wohl weitgehend unerheblich seien, sowie dazu, dass man körperlichen Unregelmäßigkeiten ausschließlich mit Krankengymnastik, Medikamenten oder Operationen begegnet. Trotzdem finden wir umfangreiche Hinweise darauf, dass Gefühle in der Schwangerschaft und bei der Geburt eine sehr wichtige Rolle spielen. Wenn man eine heimliche Angst, Bindungsprobleme und andere emotionale Komplexe hat, kann das unmittelbare Auswirkungen auf die Physiologie des Körpers haben.[7] Immer mehr Kliniken und Geburtshäuser stellen fest, dass es die Geburtswehen erträglicher macht, wenn man Gefühle loslässt. Aus diesem Grund bieten sie ein besonders friedliches Umfeld und empfehlen sogar bewusste Atem- und Meditationstechniken, um Wehen und Geburt zu erleichtern.

Es ist hilfreich, Schwangere in zwei große Gruppen aufzuteilen: (1) Schülerinnen mit sitzender Lebensweise, schlechter Gesundheit oder Risikoschwangerschaft und (2) Schülerinnen mit aktiver Lebensweise, guter Gesundheit und minimalen Risikofaktoren. Frauen der ersten Gruppe sollte dazu geraten werden, spezielle Yogakurse für Schwangere zu besuchen, die gemeinhin als Schwangerschaftsyoga bezeichnet werden. Frauen der zweiten Gruppe sollten dazu ermuntert werden, in regulären Yogakursen bei Lehrern zu üben, die bereit sind, ihnen sachkundige Anleitung zu geben, wann und wie sie ihre Praxis modifizieren müssen. Frauen der zweiten Gruppe, die bereits regelmäßig Yoga üben, sollten zu einer Praxis ermutigt werden, die dem Erhalt ihrer Fähigkeiten dient, und die weiter unten beschriebenen Variationen einschließt. Die Schwangerschaft ist weder die richtige Zeit, um mit einer anspruchsvollen Yogapraxis zu beginnen, noch um neue oder komplexere Asanas auszuprobieren.[8]

Gesundheit und Gewahrsein des Beckens

Für alle schwangeren Schülerinnen kann es von Nutzen sein, wenn sie der Struktur, den Muskeln und Organen des Beckens mehr Aufmerksamkeit und Unterstützung schenken. Es ist sinnvoll, bereits lange vor der Schwangerschaft damit zu beginnen, Mula Bandha gezielter zur Stärkung und Verfeinerung des Gewahrseins der Muskeln und Organe des unteren Beckens einzusetzen. Mula Bandha hilft, die Beckenbodenmuskulatur zu kräftigen und elastischer zu machen, das Gewahrsein der Organe im unteren Becken und der umgebenden Stützstruktur zu verbessern und den Geburtsvorgang zu erleichtern. Es hilft auch, einige der körperlichen Risiken zu reduzieren, die häufig mit Schwangerschaft, Wehen und Geburt einhergehen, wie einen Dammriss (oder die Indikation für einen Dammschnitt), Harninkontinenz und Scheidenvorfall. Aufbauend auf dieser Mula-Bandha-Praxis können Frauen ein feineres Gewahrsein und eine feinere Kontrolle der gesamten oberflächlichen und sogar der tieferen Beckenbodenmuskulatur entwickeln, die Blase, Vagina und Rektum umgeben und stützen.[9] Dank dieses Gewahrseins können sie auf gefahrlosere und bewusstere Weise am Geburtsvorgang teilnehmen.

Yoga für die einzelnen Stadien der Schwangerschaft

Die frühe Schwangerschaft – Erstes Trimester

Zu Beginn der Schwangerschaft sollten es schwangere Schülerinnen bis etwa zur dreizehnten Woche ruhig angehen lassen, während sie sich in dieser oft anstrengenden und heiklen Übergangsphase auf Veränderungen im Hormon- und Energiehaushalt einstellen. Dies ist die richtige Zeit, um sich besser zu erden, etwas kürzer zu treten, sich mehr auf das Innere zu konzentrieren und ein besseres Umfeld zu schaffen, damit die befruchtete Eizelle zu einem gesunden Fötus heranwachsen kann.

Halten Sie sich dabei an folgende Richtlinien:

- Beginnen Sie mit Ujjayi Pranayama. Verzichten Sie auf Kapalabhati Pranayama oder andere Atemtechniken mit pumpenden Bauchbewegungen.

- Vermeiden Sie körperliche Erschütterungen durch Sprünge in die Asanas. (Wenn eine Schülerin die gleitenden Übergänge sehr gut beherrscht, könnte sie es aber als angenehm empfinden, auch weiterhin dabei zu bleiben.)

- Minimieren Sie Drehungen (damit so wenig Zug wie möglich auf die Mutterbänder kommt, welche die Gebärmutter halten). Schwerpunkt der Drehung sollte die obere Brustwirbelsäule sein.

- Machen Sie Grundübungen für das Gewahrsein des Beckens.

- Da der Fötus noch sehr klein und die Gebärmutter im Becken gut geschützt ist, dürfen die Schülerinnen noch auf dem Bauch liegen (bis man etwas von der Schwangerschaft sieht).

- Entwickeln Sie mehr Gewahrsein für das Becken mit dynamischen Schulterbrücken (dabei kommt man mit einer Wellenbewegung des Beckens und der Wirbelsäule langsam in Setu Bandhasana und wieder aus der Stellung), Supta Baddha Konasana, Swastikasana, Vajrasana, Virasana, Upavista Konasana, Gomukhasana, Ananda Balasana und der Vorübung zu Eka Pada Raja Kapotasana. Machen Sie sich gut mit Malasana vertraut.

- Bieten Sie verschiedene Übungen zur Kräftigung und Öffnung der Schultern (siehe Abschnitt zu den Schultern) an.

- Erkunden Sie Utthita Trikonasana, Virabhadrasana II und Utthita Parsvakonasana als Hüftöffner, welche die Zirkulation in den Beinen anregen, Beine und Füße kräftigen und ein festeres Fundament für die merkwürdige Gewichtsverteilung schaffen, zu der es in Kürze kommen wird.

- Beginnen Sie noch im ersten Trimester damit, die Asanas und Hilfsmittel für das zweite und das letzte Trimester zu erkunden.

Zweites Trimester

Wenn die Plazenta voll funktionsfähig ist, pendeln sich die Hormone ein und die Schwangerschaft ist im Allgemeinen sicher. Dies ist der perfekte Zeitpunkt, um Kraft und Ausdauer zu entwickeln, das Gewahrsein für Becken und Wirbelsäule zu verfeinern und den inneren Rückhalt für die unausweichliche Herausforderung an Gleichgewicht und Wohlbefinden zu stärken, wenn das Kind größer wird. Der Bauch kann sich im zweiten Trimester sehr unterschiedlich entwickeln. Jeder Frau sieht man die Schwangerschaft zu einem anderen Zeitpunkt an. Sobald man etwas sieht, kann das Becken die Gebärmutter nicht mehr schützen und die Asanas müssen entsprechend modifiziert werden. Etwa ab der Hälfte des zweiten Trimesters sollten Schülerinnen in der Rückenlage verstärkt auf Taubheitsgefühle aller Art achten, da durch das zunehmende Gewicht des Kindes Druck auf die untere Hohlvene kommen und der venöse Rückstrom zum Herzen der Mutter behindert werden kann. Beachten Sie folgende Hinweise zur Praxis:

- Vermeiden Sie Erschütterungen, intensives Bauchmuskeltraining wie Radfahren im Liegen und Navasana sowie Kapalabhati Pranayama. Verhindern Sie, dass Druck auf den Unterleib kommt, und entwickeln Sie einen geschmeidigen Bauch. Aufgrund des abwärtsgerichteten Drucks ist bei Sportlerinnen mit kräftiger Bauchmuskulatur das Risiko eines Dammrisses und der Harninkontinenz am größten.

- Arbeiten Sie in Tadasana und Urdhva Hastasana mit Übungen für eine neutrale Beckenstellung an der Ausrichtung der Wirbelsäule und fahren Sie mit den dynamischen Schulterbrücken fort.

- Geben Sie in Surya Namaskara die Füße in Tadasana etwas auseinander, kommen Sie mit zwei Schritten in Phalakasana und stützen Sie in Bauchlage Brustkorb und Hüften mit zusammengefalteten Decken in der Vorbereitung auf Salabhasana oder Urdhva Mukha Svanasana. Bauen Sie Kniebeugen in den Sonnengruß ein.

- Üben Sie Standhaltungen, um die Beine zu kräftigen oder ihre Kraft zu erhalten und um Hüften und Becken zu öffnen (variieren Sie die Haltungen und verwenden Sie bei Bedarf eine Wand oder einen Stuhl als Stütze): Vrksasana, Garudasana, Anjaneyasana, Ashta Chandrasana, Virabhadrasana I und II, Utthita Trikonasana, Parsvottanasana, Utthita Parsvakonasana.

- Bieten Sie die Erkundung verschiedener Hüftöffner und Vorbeugen im Sitzen an: Baddha Konasana, Upavista Konasana, Parivrtta Janu Sirsasana, Bharadvajasana, Vorübung zu Eka Pada Raja Kapotasana, Gomukhasana, Dandasana, Paschimottanasana mit gespreizten Beinen, Marichyasana A und Janu Sirsasana. Lindern Sie den Druck auf das Iliosakralgelenk, indem Sie in Supta Parivartanasana auf einen großen Abstand zwischen den Knien achten.

- Bieten Sie an, sich in Viparita Karani mit gestreckten und gegrätschten Beinen an der Wand zu entspannen sowie die Füße zusammenzugeben und die Knie auseinanderfallen zu lassen; in Baddha Konasana die Füße hochzulegen; in Savasana eine lange Yogarolle unter Hüften und Beine zu legen.

Letztes Trimester

Dies ist die Zeit, in der man sich erneut darauf konzentrieren sollte, Energie zu schöpfen – vor allem aus Ruhepausen im Asanafluss, damit der Körper die Praxis besser integrieren kann. Jetzt wird es immer wichtiger, nicht mehr zu lange auf dem Rücken zu liegen, da das Gewicht des Kindes den Druck auf die Vena cava erhöht. Inzwischen ist der Relaxinspiegel im Blut so hoch, dass alle Bänder im Körper (nicht nur im Becken) elastisch werden, was unter Umständen zu Senkfüßen (da das Pfannenband nachgibt), schwachen Knien und einer Instabilität im Iliosakralgelenk sowie anderer Gelenke führen kann.

- Arbeiten Sie weiterhin an der Ausrichtung in den Haltungen, um die Wirbelsäule zu stützen.

- Gewöhnen Sie sich daran, einen Stuhl als Stütze bei verschiedenen Stand- und Sitzhaltungen (einschließlich Virabhadrasana und Malasana) zu verwenden.

- Seien Sie sich bewusst, dass Adho Mukha Svanasana und andere Umkehrhaltungen nach der vierunddreißigsten Woche eine Steißlage verursachen (oder umkehren!) können.

- Beginnen Sie in Hockstellungen oder in anderen abduzierten hüftöffnenden Haltungen mit der Visualisierung der Geburt.

- Experimentieren Sie mit einer hohen Stütze, wenn Sie länger in Supta Baddha Konasana verharren.

- Entspannen Sie immer häufiger in Savasana. Rollen Sie sich auf die Seite und legen Sie Kissen zwischen die Knie, unter den Kopf und unter die Oberarme, um bequemer liegen und sich besser entspannen zu können.

Nach der Entbindung

Nach der Entbindung müssen junge Mütter ihre Energie, Muskelkraft und Ausdauer ganz langsam wieder aufbauen. Es sollte mindestens sechs Wochen lang keinerlei Druck durch Bauchmuskelübungen oder Kapalabhati Pranayama auf den Unterleib kommen (nach einem Dammriss oder -schnitt kann diese Ruhephase auch länger sein, damit die Wunde vor Beginn des Beckenbodentrainings vollständig heilen kann). Danach kann man allmählich mit der Kräftigung der Bauchmuskulatur beginnen. Der Relaxinspiegel bleibt bis etwa zwei Monate nach der Geburt oder dem Abstillen (falls man stillt) erhöht. Raten Sie Ihren Schülerinnen deshalb, bei intensiven Dehnungen (vor allem bei Vor- und Rückbeugen) den Bewegungsumfang nur zu 80 Prozent auszuschöpfen.

Das Unterrichten unter ungewöhnlichen Bedingungen

Bevor ich mit dem Yogaunterricht begann, war ich über zwanzig Jahre in der Gemeindeorganisation und als Dozent tätig, habe im sozialen Dienst und der Sozialpolitik die verschiedensten Aufgaben im Zusammenhang mit öffentlichen Schulen, Jugendstraf- und Erziehungsanstalten, Gefängnissen, Drogenrehabilitationszentren und psychiatrischen Einrichtungen wahrgenommen. Nachdem ich mit dem Yogaunterricht begonnen hatte, gründete ich schon bald mit anderen Mitgliedern der Yogagemeinschaft von Los Angeles die Yoga Inside Foundation, um nachhaltige Programme für den Unterricht unter ungewöhnlichen Rahmenbedingungen zu entwickeln. Dies führte schließlich dazu, dass wir über dreihundert Programme in den Vereinigten Staaten und Kanada ins Leben riefen. In jüngster Zeit gehen die Initiativen von Organisationen wie Off the Mat – Into the World, The Art of Yoga Project, Lineage Project und anderen weit über unserer anfänglichen Bemühungen hinaus. Sie machen Menschen und Institutionen das Geschenk des Yoga, die eigentlich nichts mit Yoga zu tun haben und andernfalls keinen Zugang dazu hätten. Die einzigartigen Chancen und Herausforderungen dieser *seva* (Dienst) übersteigen alles, was wir normalerweise erleben, wenn wir Yoga im traditionellen Rahmen unterrichten:

- Die Vielfalt der Schüler in den Stunden ist größer: Sie unterscheiden sich in ihrem Hintergrund, ihrem Alter, ihrer Verfassung und ihrer Motivation.
- Viele Schüler sind emotional tief verletzt, leiden unter posttraumatischer Belastungsstörung, nehmen stimmungsverändernde Medikamente oder sind äußerst verwundbar.
- Es kann vorkommen, dass der Gastgeber nicht voll hinter dem Yogaprogramm steht und einige Mitarbeiter Widerstand leisten, indem sie die Regeln der Institution mit eiserner Hand durchsetzen.
- Der Übungsraum wird wahrscheinlich weder über einen Parkettboden noch über eine Musikanlage, eine Bühne, Kerzen, eine Wand mit integrierten Gurten oder andere Ausrüstungselemente verfügen, wie Sie es vom Unterricht im Yoga-Shala in Ihrer Nachbarschaft vielleicht gewöhnt sind.
- Der zeitliche Rahmen dürfte von Stunde zu Stunde verschieden sein, und es kann häufig zu überraschenden Unterbrechungen kommen.

Unter ungewöhnlichen Bedingungen wird die Unterrichtserfahrung zum Teil davon geprägt, ob die Teilnahme an den Stunden freiwillig oder verpflichtend ist. Einige Yogalehrer ziehen es vor, nicht zu unterrichten, wenn der Wille der Schüler irgendwelchen Zwängen unterworfen ist. Es scheint das genaue Gegenteil von Yoga zu sein, wenn jemand nicht aus freien Stücken an die Matte tritt. Eine Anwesenheitspflicht geht oft mit der Herausforderung einher, dass im Unterricht für Disziplin gesorgt werden muss, und üblicherweise wird die Motivation hinsichtlich der Teilnahme – oder Nicht-Teilnahme – anfangs von den größeren emotionalen und verhaltensbezogenen Problemen überschattet. Des-

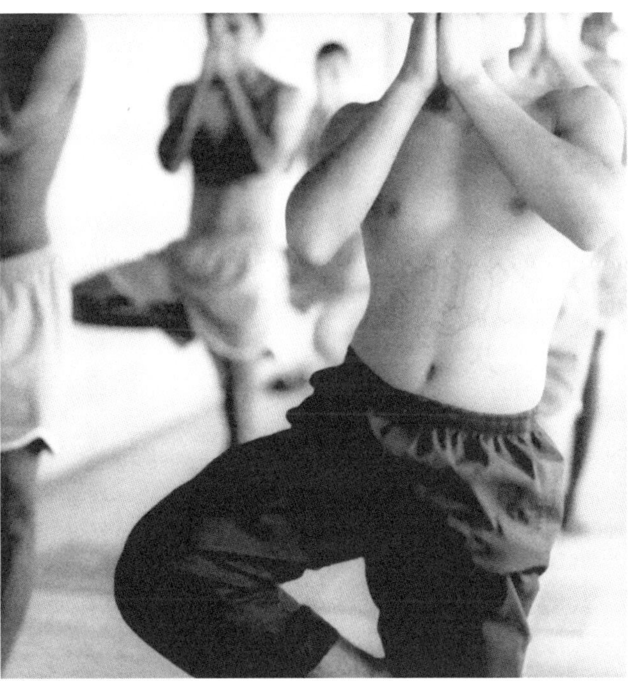

L. A. County Jugendstrafanstalt, 1997

halb ist es Aufgabe des Lehrers, im Unterricht eine Energie und Präsenz auszustrahlen, die einerseits eine Atmosphäre der Offenheit in der Praxis unterstützt und andererseits die Gruppe auf eine Art und Weise lenkt, die angesichts all dessen, was sonst noch vor sich geht, die stärksten Yogagefühle ermöglicht. Bevor ihr Lehrer auf der Bildfläche erscheint, haben die angehenden Yogaschüler in öffentlichen Schulen, Gefängnissen, Behandlungszentren und an anderen Orten meist nur eine sehr vage Vorstellung davon, worum es eigentlich geht. Dies gibt Ihnen die Chance, Yoga dadurch zu präsentieren, dass Sie inmitten all dieser Herausforderungen den Gleichmut der Yogis demonstrieren.

In einer von emotionalen und psychischen Problemen geplagten Bevölkerung setzt Yoga bei mehreren wichtigen Themen an. Die Patienten in psychiatrischen Einrichtungen leiden meist unter Zwangsstörungen und für gewöhnlich auch unter Depressionen. Es ist sehr wichtig, dass Sie als Yogalehrer Ihre Rolle in einem solchen Umfeld kennen und respektieren. Sie sind kein Therapeut, obwohl Yoga eine therapeutische Wirkung entfalten kann. Wenn wir Yoga in einem ungewöhnlichen Umfeld anbieten, tun wir dies in der Tat unter anderem mit dem Ziel, ungesunde durch gesunde Verhaltensweisen oder Gewohnheiten zu ersetzen. Indem Sie aus Ihrem Wissen und Können als Yogalehrer schöpfen, können Sie den Heilungsprozess Ihrer Schüler unterstützen. Dazu gehört es auch, dass Sie eine Verbindung zum Atem ermöglichen, ein sicheres und geborgenes Umfeld schaffen, in dem die Schüler keinerlei Beurteilung ausgesetzt sind und ein neues Selbstgefühl, Selbstannahme, Selbstvertrauen, Gleichgewicht entwickeln, Verbindung zu emotionalem Schmerz aufnehmen, das Gewahrsein für eine neue Verbindung zwischen Körper und Geist aufbauen, präsent sein, entspannen, dem Leben einen neuen Sinn verleihen, aus bestehenden Mustern ausbrechen können. Wenn Sie sich geduldig bemühen, können Sie Ihren Schülern helfen, sich anzunehmen, sich von alten und ungesunden Gedanken zu lösen, den Geist zu sammeln – und das wahre Selbst zu finden.

Was die praktische Seite angeht, sollten Sie folgenden Aspekten beim Yogaunterricht unter außergewöhnlichen Umständen Ihre besondere Aufmerksamkeit schenken:

- Geben Sie eine Einführung in den Yoga und berichten Sie von Ihrer persönlichen Erfahrung damit. Öffnen Sie sich, um eine Verbindung zu Ihren Schülern herzustellen und sie zu unterstützen.

- Schaffen Sie eine ausgewogene Atmosphäre für alle Anwesenden, indem Sie Sicherheit, Unterstützung und Akzeptanz ausstrahlen. Geben Sie ihnen Werkzeuge fürs Leben, indem Sie die Erfahrung der Heilung verkörpern, Transformation und Wachstum widerspiegeln.

- Rücken Sie eher die selbstreflexiven Aspekte der Praxis als »die perfekte Haltung« in den Mittelpunkt.

- Ziehen Sie klare und feste Grenzen und helfen Sie Ihren Schülern, das Geschenk des Unterrichts zu würdigen, indem Sie auf gegenseitigem Respekt bestehen.

- Ermuntern Sie die Schüler unaufhörlich, um sie beim Aufbau von Selbstvertrauen zu unterstützen, indem Sie ihre Selbsttransformation würdigen und sie darin bestärken.

- Betonen Sie, dass der Körper das Gefäß und das Vehikel der Selbsttransformation ist und den Schülern helfen kann, Dinge zu fühlen, denen sie möglicherweise ausweichen.

- Verharren Sie in schmerzfreiem Unbehagen in den Asanas – atmen und verwandeln Sie es. Stellen Sie einen Zusammenhang zwischen dem Unbehagen in den Asanas und dem Unbehagen im Leben her und ermutigen Sie die Schüler, schwierige Gefühle auszuhalten, um Erfolge auszuloten, Gleichgewicht und Kraft in den Asanas zu entwickeln und dies auf den Heilungsprozess zu übertragen.

- Unter ungewöhnlichen Bedingungen sind Pranayama und Meditation wichtige Werkzeuge. Testen Sie, wie Sie sich mit ihrer Hilfe gefahrloser und tiefer auf verborgene Gefühle einlassen und das zwanghafte Kreisen der Gedanken unterbrechen können.

12 Yoga als Beruf

Lehre das, was in dir ist.
Nicht, wie es dir selbst entspricht,
sondern dem anderen.

- Tirumalai Krishnamacharya

Yoga ist eine 5,7-Milliarden-Dollar-Industrie, die seit 2004 ein Wachstum von 87 Prozent verzeichnet – und es deutet nichts darauf hin, dass sich an dieser Entwicklung in nächster Zeit etwas ändern wird. Allein in den Vereinigten Staaten praktizieren über 16 Millionen Menschen regelmäßig Yoga (weitere 18 Millionen haben reingeschnuppert). Es gibt dort derzeit über 70.000 unterschiedlich erfahrene und kompetente Yogalehrer. Diese Gruppe ist in den letzten fünf Jahren um 55 Prozent gewachsen. Obwohl die Vereinigten Staaten an der Spitze dieser Entwicklung stehen, handelt es sich um einen globalen Trend, der in den englischsprachigen Ländern und in Europa besonders stark ist (in Großbritannien gibt es über 11.000 Yogalehrer). Alle Yogastile verzeichnen einen Zuwachs, aber besonders groß fällt er bei eklektischen Richtungen wie Vinyasa Flow Yoga und Power Yoga aus, die Lehren aus verschiedenen Ansätzen mischen. Yogaunternehmen und -verbände weiten ihre Ausbildungsprogramme aus, um die steigende Nachfrage nach qualifizierten Lehrern zu befriedigen, während sich zahllose Neulinge mit minimaler oder gar keiner Ausbildung als Lehrer versuchen (nicht einmal 25 Prozent der Lehrer verfügen über eine abgeschlossene Ausbildung). Im Grunde kann jeder Yoga unterrichten. Es gibt keine Regelungen bezüglich Hintergrund, Erfahrung, Ausbildung, Zulassung oder Zertifizierung. Aber ganz gleich, ob Sie zwanglose Stunden für Freunde und Familie halten oder ob Sie in Voll- oder Teilzeit unterrichten möchten: Wenn Sie ein guter Lehrer sein wollen, bedarf es der ununterbrochenen persönlichen Praxis, Aus- und Weiterbildung sowie der Verpflichtung, von jedem neuen Schüler und in jeder Stunde etwas zu lernen. Wenn Sie den Yogaunterricht als Beruf verstehen, werden Sie alles in Ihrer Macht Stehende tun, um Ihr Können und Ihr Wissen auszubauen, und den Weg des Lehrens als eigenständige Lernerfahrung genießen.

Die Ausbildung und Zertifizierung von Yogalehrern

Die Ausbildung zum Yogalehrer beginnt damit, dass Sie regelmäßig praktizieren und jede Gelegenheit nutzen, mehr über Yoga zu lernen. Falls Sie sich bislang noch nicht mit dem Weg des Lehrers beschäftigt haben, sollten Sie zunächst spezielle Yogaseminare zu bestimmten Themen besuchen. Dies wird Ihnen helfen herauszufinden, ob Ihr Interesse und Ihre Kraft für die harte Arbeit ausreichen, die das gründliche Studium des Yoga mit sich bringt. Vertiefen Sie Ihre Studien mit der selbstständigen Lektüre der klassischen und zeitgenössischen Yogaliteratur. Informieren Sie sich über Lehrerausbildungsseminare, die Ihnen einen Eindruck vom umfassenderen Prozess der Ausbildung zum zertifizierten Yogalehrer verschaffen können. Derzeit gibt es über 1400 Lehrerausbildungsprogramme weltweit. Sie reichen von Online-Fernkursen und Zertifizierungswochenenden bis hin zu Ausbildungen an Schulen mit Unterbringung vor Ort und strengen Lehrplänen, die zwei Jahre oder länger in Anspruch nehmen können. Einige

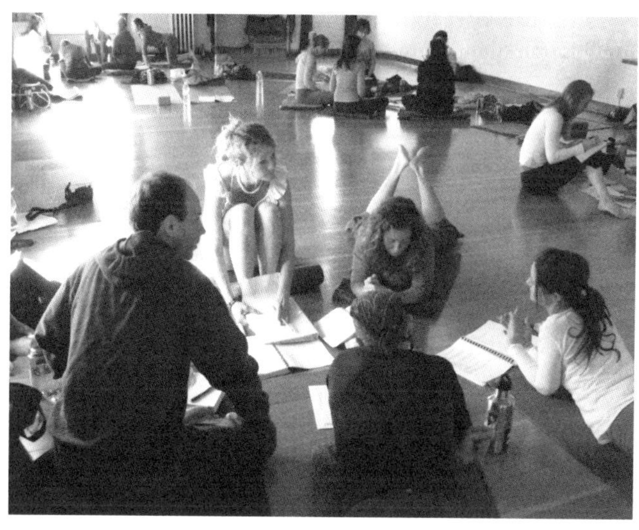

Yogastile haben mehrere Zertifizierungsstufen, andere arbeiten mit einer strengen internen Prüfung der Kandidaten und sind sehr wählerisch, wenn es darum geht, jemanden als Lehrer anzuerkennen. Eine glaubwürdige Lehrerausbildung sollte zumindest folgende Möglichkeiten bieten:

1. Die Gelegenheit, die eigene Praxis unter anderem in den Bereichen Asana, Pranayama und Meditation zu prüfen, zu verbessern und zu vertiefen.
2. Eine ausführliche Beschäftigung mit den Asanas einschließlich der Ausrichtungsprinzipien, energetischen Vorgänge, Modifikationen, Verwendung von Hilfsmitteln, Variationen, Übungsanweisungen und Korrekturgriffen, Risiken, Gegenanzeigen und Nutzen.
3. Das Studium der Philosophie, Geschichte und Ethik des Yoga sowie der praktischen Lebensführung. Der genaue Inhalt sollte die Werte der jeweiligen Schule und ihrer Dozenten widerspiegeln.
4. Den Unterricht und die praktische Erfahrung bei der Planung von Unterrichtsstunden und der Gestaltung von Asanafolgen, Pranayama- und Meditationspraxis.
5. Die Gelegenheit, die Arbeit mit Schülern kennenzulernen, die unter Verletzungen und anderen Einschränkungen leiden.
6. Die Gelegenheit, die Arbeit mit Schwangeren kennenzulernen.
7. Zahlreiche Möglichkeiten, praktische Erfahrungen mit der Vermittlung zunehmend anspruchsvoller Asanas und ganzer Stunden zu sammeln.
8. Die Gelegenheit, bei erfahrenen Lehrern in die Lehre zu gehen.
9. Hilfe bei der Suche nach Ihrer Nische als Lehrer und beim Start in den Beruf.
10. Fortlaufenden Kontakt zu anderen Teilnehmern.

Ziehen Sie bei der Wahl eines Lehrerausbildungsprogramms folgende Fragen in Betracht:

1. Welche professionellen Standards erfüllt die Schule? Wie werden sie im Lehrplan und durch die wichtigsten Dozenten zum Ausdruck gebracht?
2. Welche philosophischen Werte vertritt die Schule? Gehört sie einer bestimmten Linie oder Tradition oder einem bestimmten Stil an? Gibt es einen Guru oder ein spirituelles Oberhaupt? Wenn ja, was wissen Sie über ihn oder sie? Haben Sie die gleichen oder ähnliche Werte?
3. Wie sieht die Erfolgsbilanz der Schule bezüglich der Ausbildung, Zertifizierung und des Weiterbildungsangebots für Absolventen aus? Was sagen die letzten Absolventen über das Programm und die Ausbilder?
4. Wie viel Erfahrung haben die leitenden Dozenten mit der Ausbildung von Yogalehrern der Ausbildungsstufe, die Sie anstreben (200- oder 500-Stunden-Ausbildung)?
5. Ist die Schule Mitglied der Yoga Alliance oder eines der Berufsverbände der Yogalehrer? Wenn nicht, warum nicht?
6. Falls eine kürzere Intensivausbildung angeboten wird, wie werden Sie das Unterrichtsmaterial vollständig in Ihr wachsendes Repertoire an Wissen und Können integrieren?
7. Auf welche Weise vermittelt das Programm die praktische Lernerfahrung, die verschiedensten Schüler in jeder der über fünfzig Grundasanas beobachten, sehen, verstehen und mit sinnvollen Übungsanweisungen und Korrekturgriffen auf sie eingehen zu können?
8. Wie bereitet Sie das Programm auf die Arbeit mit Schwangeren, Anfängern und Schülern vor, die verletzt oder anderweitig eingeschränkt sind?
9. Wie schneidet die Ausbildungsgebühr im Vergleich zu den Kosten anderer Programme ab?
10. Wie steht es um den zeitlichen Rahmen für den Abschluss der Ausbildung und die Voraussetzungen für die Zertifizierung?

Die Lehre

Im Yoga hat es eine lange Tradition, bei anderen in die Lehre zu gehen. Wissen und Können werden unmittelbar vom Lehrer an den Schüler weitergegeben – unter der Voraussetzung, dass sich auch der Schüler auf dem Weg des Lehrers befindet. In dieser Beziehung kann der erfahrenere Partner Weisheit, Wissen und Können im Geiste des Karma Yoga oder des selbstlosen Dienens (*seva*) weitergeben. Der weniger erfahrene Partner kann aus der engen Zusammenarbeit mit demjenigen lernen, der ihn an seiner Erfahrung teilhaben lässt (Briggs 2001). Eine Lehre ist nach Abschluss (oder im Rahmen) einer Lehrerausbildung eine der besten Möglichkeiten, die eigenen Fähigkeiten als Lehrer weiter auszubauen.

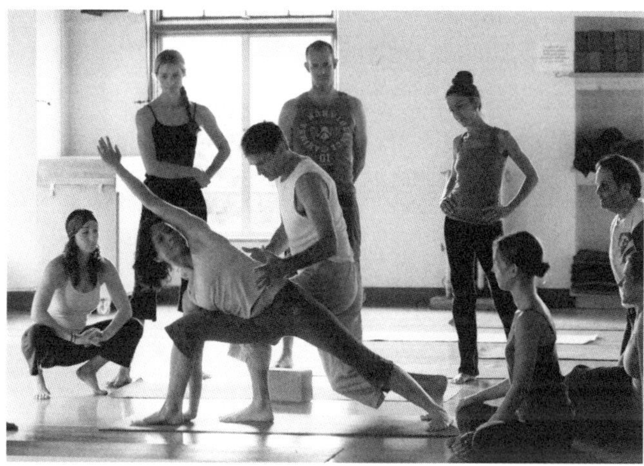

Sinn und Zweck einer Lehre ist es, einen tieferen Einblick in den normalen Unterricht zu bekommen, in enger Zusammenarbeit mit einem qualifizierten Lehrer praktische Unterrichtserfahrung zu sammeln sowie die erforderlichen Fähigkeiten und das nötige Selbstvertrauen aufzubauen, um eigenständig ausgewogen, gefahrlos und effektiv unterrichten zu können. Im Idealfall erklärt Ihr Mentor geduldig die Feinheiten seines oder ihres Handwerks, erforscht mit Ihnen in echten Unterrichtsstunden die verschiedenen Möglichkeiten der Hilfestellung und Korrektur und beantwortet die unzähligen Fragen, die jedem guten Lehrer in jeder beliebigen Stunde durch den Kopf schießen. Es gibt viele Möglichkeiten, eine Lehre aufzubauen. Dies ist eines der Modelle:

- Assistieren Sie zunächst sechs Wochen lang einmal die Woche in Unterrichtsstunden eines bestimmten Typs und helfen Sie dann weitere sechs Wochen lang in Stunden eines anderen Typs (oder einer anderen Schwierigkeitsstufe), entweder bei dem gleichen Mentor oder bei zwei verschiedenen Lehrern.

- Greifen Sie nach jeder Stunde ein Thema auf, das als Frage, Problem oder Kuriosum im Unterricht aufgetaucht ist, und machen Sie es zum Schwerpunkt der Woche. Dabei kann es sich um einen Bereich handeln, von dem Lehrling oder Mentor glauben, dass der Lehrling von zusätzlichem Wissen profitieren könnte.

- Der Mentor gibt dem Lehrling zunächst einige Denkanstöße zu der Frage sowie Hinweise, wie er an seine Nachforschungen herangehen kann – wo er sich gewisse Informationen verschaffen oder nachlesen kann, wie er etwas auf der eigenen Matte erforschen oder was er sonst noch tun kann, um sich bestmöglich über den Bereich zu informieren, in dem er sein Wissen erweitern möchte.

- Hat der Lehrling die Frage recherchiert, schreibt er oder sie eine Seite (nicht mehr) zum Thema und gibt sie ab. Auf diese Weise kann sich der Mentor weiter sinnvoll mit dem Lehrling auseinandersetzen, um ihn auf seinem (oder ihrem) Weg voranbringen. Dies sollte jede Woche geschehen.

Im Unterricht selbst können die Rolle und die Aufgaben des Lehrlings aufgrund der Bedürfnisse und Erwartungen beider Parteien sowie der im Unterricht anwesenden Schüler erheblich variieren.

- In der ersten Stunde beobachtet oder verfolgt der Lehrling meist aktiv, was der Mentor tut, während dieser sich durch den Raum bewegt und Übungsanweisungen gibt oder Hilfestellungen anbietet.

- Bei gegenseitigem Vertrauen kann der Lehrling schließlich einzelnen Schülern helfen, Anfänger individuell unterweisen, damit sie sich leichter in die Gruppe einfügen können, und vielleicht einen Teil der Stunde oder gar den ganzen Unterricht übernehmen. Dies ist eine Ermessensentscheidung, die in erster Linie der Mentor am besten in freundlicher und respektvoller Absprache mit dem Lehrling trifft.

Die meisten Yogalehrerausbilder bieten eine solche Lehre als Form ihres selbstlosen Dienstes (*seva*) an. Sie unterrichten Lehrlinge, die ihrer Ansicht nach hohen beruflichen Standards verpflichtet sind. Wenn Sie regelmäßig den Unterricht oder die Lehrerausbildungsseminare eines Mentors besuchen, ist dies eine der besten Möglichkeiten, eine Beziehung zu entwickeln, die in eine Lehre münden kann. Wenn Sie bereit sind, bitten Sie Ihren Lehrer, Ihr Mentor zu sein.

Unterrichtsmöglichkeiten und Vergütung

Obwohl es den Anschein hat, als gebe es in vielen Gemeinden Yogalehrer im Überfluss, sind Unterrichtsmöglichkeiten in ebenso großer Zahl vorhanden. Sie werden offenbar, sobald Sie sich entschließen zu unterrichten, sich dieser Aufgabe widmen und sich ein paar Fragen stellen, um herauszufinden, welche Möglichkeiten am besten für Sie sind: Welchen Yogastil möchten Sie unterrichten? Wen wollen Sie unterrichten? All diejenigen, die in offenen Stunden auftauchen, oder einen bestimmten Personenkreis wie Kinder, Sportler, Schauspieler, Heiler oder Feuerwehrler? Wie oft wollen Sie unterrichten? Ist die finanzielle Vergütung von Belang? Welche Unterrichtserfahrungen werden in dieser Phase Ihrer Entwicklung als Lehrer Ihrer Ansicht nach am meisten dazu beitragen, Ihre Fähigkeiten weiterzuentwickeln? Wie möchten Sie das Geschenk des Yoga vermitteln? Wenn Sie sich über alle diese Fragen im Klaren sind, können Sie folgende Möglichkeiten in Betracht ziehen:

- *Informeller Unterricht*: Ob zu Hause, am Arbeitsplatz oder in einem anderen Umfeld – dies ist eine der besten Möglichkeiten, mit dem Unterrichten zu beginnen. Auf diese Weise können Sie die Gestaltung der Übungsfolgen, das Tempo, die Stimme, die Musik, die Korrekturen herausarbeiten und die meisten anderen Fähigkeiten erwerben, die Sie später in öffentlichen Stunden brauchen werden. Wenn Sie es für richtig halten, stellen Sie eine Spendenbüchse auf oder legen Sie einen Preis für Ihre Stunden fest. Vielleicht gelangen Sie auch zu dem Schluss, dass es genau das Richtige für Sie ist, zu Hause zu unterrichten.

- *Unterrichtsvertretung*: Es wird immer wieder vorkommen, dass Lehrer, die regelmäßig in Yogastudios unterrichten, eine Stunde nicht halten können, wodurch eine ständige Nachfrage nach Vertretungslehrern entsteht. Wie die Chance auf eine Lehre ergibt sich auch die Möglichkeit, jemanden im Unterricht zu vertreten, für gewöhnlich aus bestehenden Beziehungen zu Yogastudios oder Lehrern. Dennoch sollten Sie sich beim Leiter oder bei anderen Lehren nach der Vertretungspolitik der Studios erkundigen. Oft bleibt es den einzelnen Lehrern überlassen, sich um ihre Vertretung zu kümmern. Andere Studios haben Listen mit Vertretungslehrern, die manchmal nach den Vorlieben hinsichtlich des Stils oder der Wünsche des Stammlehrers geordnet sind. Bei der Vergütung handelt es sich üblicherweise um ein für alle Vertretungslehrer geltendes Minimum.

- *Yogastudios*: Die Arbeit in einem Yogastudio gilt als der Gipfel des Unterrichtens und bietet Ihnen die Gelegenheit, in einem geeigneten Umfeld mit motivierten Schülern zu arbeiten. Es bindet Sie ein in die Kultur des Studios und ermöglicht es Ihnen, Beziehungen zu anderen Lehrern aufzubauen. Da dies eine der beliebtesten Formen des Unterrichtens ist, sind bestimmte Uhrzeiten häufig heiß (wenngleich heimlich) umkämpft. In den meisten Studios gehen die besten Kursplätze an die beliebtesten Lehrer (oder die Studiobesitzer). Mehr als in jeder anderen Situation ist das Unterrichten in einem Yogastudio von Beziehungen und der Würdigung Ihres Potenzials als Lehrer abhängig. Meist sind Geduld, Ausdauer und Beliebtheit der Schüssel, um den Wechsel von einer schwierigen zu einer besseren Uhrzeit zu schaffen. Die Bezahlung variiert erheblich und setzt sich meist aus einer Grundpauschale (der Summe, die Sie unabhängig von der Zahl der Anwesenden erhalten) und einem Bonus zusammen (der ab einer bestimmten Grenze von zehn oder zwanzig Schülern dazukommt).

- *Fitnessstudio*: Fitnessstudios und Wellnesszentren gehören zu der am schnellsten wachsenden Gruppe von Arbeitgebern für Yogalehrer. Diese Unternehmen erkennen zunehmend, dass es einen Markt für Yoga gibt, und viele bieten einen ebenso guten Rahmen wie die Yogastudios selbst. In anderen finden die Yogastunden in dem gleichen Raum statt, in dem die Mitglieder an Maschinen trainieren. In Fitnessstudios verlässt man sich bei der Einstellung von Lehrern meist stärker auf Ausbildungs- und Unterrichtsnachweise, beispielsweise die Mitgliedschaft in der Yoga Alliance, als auf bestehende Beziehungen. Die Kurse dauern oft nicht einmal eine Stunde, und Lehrer erhalten häufig einen festen Betrag pro Unterrichtseinheit (ohne Bonus).

- *Firmen und Organisationen*: Große Unternehmen und Organisationen wie Krankenhäuser und Schulen bieten oft vor oder nach der Arbeit und in der Mittagspause Yogastunden für die Beschäftigten an. Einige verfügen sogar über spezielle Räume und einen umfassenden Kursplan. Falls keine Stunden angeboten werden, können Sie vielleicht über die Personalabteilung ein Yogaprogramm vorschlagen. In manchen Unternehmen oder Organisationen wird der Yogaunterricht bezuschusst, in anderen legt der Lehrer den Preis fest.

- *Freizeit- und Gesundheitsprogramme*: Die meisten größeren und kleineren Städte verfügen über Freizeitzentren. Dort wird in Mehrzweckräumen, die angemietet werden können, ein Kursprogramm angeboten. Erkundigen Sie sich bei der entsprechenden öffentlichen Stelle, was Sie tun müssen, damit Sie einen Raum mieten können und Ihre Kurse in den Kalender aufgenommen werden.

- *Ungewöhnliche Rahmenbedingungen*: Schulen, Gefängnisse, Drogenrehabilitationszentren, psychiatrische Einrichtungen, Resozialisierungseinrichtungen, Jugendstraf- und Erziehungsanstalten, Krankenhäuser, Sterbekliniken, Seniorenzentren, Einrichtungen für Veteranen und viele andere Institutionen sind häufig offen für Yoga und andere Programme aus den Bereichen Freizeit, Heilung und Meditation. In Kapitel 11 erfahren Sie mehr darüber, was es bedeutet, in einem alternativen Umfeld zu unterrichten. Wenn Sie nicht wissen, ob es ein bestimmtes Programm in Ihrer Region gibt, ergreifen Sie die Initiative, nehmen Sie Kontakt zu der Einrichtung auf und finden Sie heraus, wie Sie Kurse anbieten können. Für gewöhnlich finden sie auf freiwilliger Basis statt, aber in vielen Einrichtungen lernt man die Vorteile der Yogastunden so sehr zu schätzen, dass Möglichkeiten gefunden werden, finanzielle Mittel für Ausrüstung und Lehrervergütung zu beschaffen.

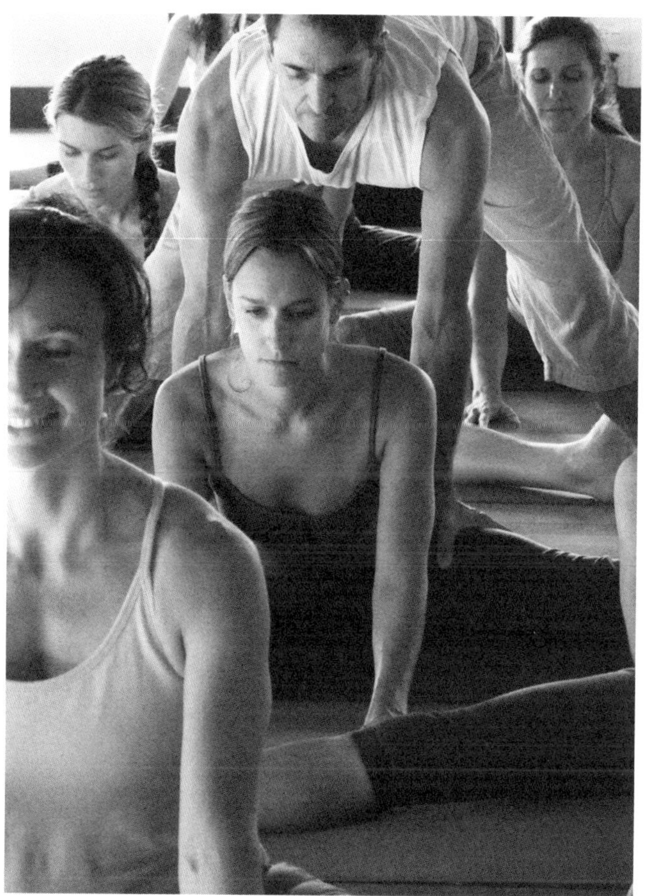

- *Privatschüler*: Viele Lehrer ziehen den Einzelunterricht vor, und viele Schüler sind entweder nicht in der Lage, öffentliche Kurse zu besuchen, oder bevorzugen die private Unterweisung. Wenn Sie Privatstunden vereinbaren, nutzen Sie Ihre Intuition (und hören Sie sich um), um sichergehen zu können, dass ein künftiger Privatschüler ehrenwerte Absichten hat. Falls Sie in diesem Punkt unsicher sind, erklären Sie, dass Sie einen Assistenten mitbringen werden. Interessenten mit unlauteren Motiven werden davon normalerweise abgeschreckt. Legen Sie einen Einheitssatz (pro Stunde oder Unterrichtseinheit) fest, ziehen Sie in Betracht, einen Fahrtkostenzuschlag zu erheben, und kommen Sie zu einer finanziellen Einigung, bevor Sie Stunden vereinbaren. Stellen Sie klare Regeln für Terminabsagen auf (üblich ist, mindestens 24 Stunden zuvor abzusagen). Je nach Marktlage und Ihrem Renommee als Lehrer können Sie zwischen 50 Dollar und über 200 Dollar pro Übungseinheit verlangen.

Fülle schaffen: Werben Sie für sich

Viele Yogalehrer verdienen ihren Lebensunterhalt in anderen Branchen. Für sie ist der Yogaunterricht ein geschätztes Hobby. Viele andere sind jedoch offen dafür, im Austausch für ihre Lehrtätigkeit eine finanzielle Lebensgrundlage zu erhalten. Sinn und Zweck der Werbung ist es, andere wissen zu lassen, was man zu bieten hat, und sie zu ermuntern, das Angebot zu testen. Der Plan ist, dies dort zu tun, wo man am ehesten mit potenziellen Schülern in Kontakt kommt. Im Laufe der Zeit wird Ihr guter Ruf die beste Werbung sein, und er wird sich über das älteste Marketinginstrument der Welt weiter verbreiten, als Sie sich vorstellen können: die Mundpropaganda. Bis dahin haben Sie mehrere Möglichkeiten, Ihre Kurse bekannt zu machen:[1]

- *Flugblätter*: Wenn Sie sich in einer Gegend als Lehrer niederlassen, legen Sie in der ganzen Stadt Flugblätter an den Orten aus, die Ihre potenziellen Schüler frequentieren, zum Beispiel in Naturkostläden, Praxen für alternative Medizin und Bürgerzentren. Achten Sie darauf, dass die Gestaltung der Flugblätter Ihre Ziele als Lehrer widerspiegelt.

- *Gutscheine für Schnupperstunden*: Dabei kann es sich einfach um Ihre Visitenkarte mit dem gut sichtbaren Aufdruck: »Schnupperstunde gratis«, handeln. Gehen Sie in alle Geschäfte in Ihrer Nähe und fragen Sie, ob Sie einen Stapel Visitenkarten an der Kasse auslegen dürfen – und wenn Sie schon dabei sind, laden Sie die Angestellten gleich zu einer kostenlosen Schnupperstunde ein.

- *Veranstaltungskalender*: Die meisten lokalen Tages- und Wochenzeitungen veröffentlichen Informationen über anstehende Termine in einem kostenlosen Veranstaltungskalender. Formulieren Sie Ihren Eintrag einfach und klar.

- *Internetseite*: Die Erstellung und die Pflege von Internetseiten werden immer einfacher und kostengünstiger. Ein Internetauftritt ist eine großartige Möglichkeit, ausführlicher über Ihre Kurse, Ihren Hintergrund und andere Themen zu informieren, die Ihrer Ansicht nach Schüler in Ihre Stunden locken.

- *Soziale Medien*: Soziale Netzwerke wie Facebook, Twitter und Daily Om sind gute und praktisch kostenfreie Möglichkeiten, Werbung für die eigene Arbeit als Lehrer zu machen.

- *Lebenslauf*: Fassen Sie alle einschlägigen Ausbildungen einschließlich aller Seminare, Kurse, Konferenzen, Erste-Hilfe-Kurse sowie aller anderen Lehrtätigkeiten zusammen (selbst wenn Sie Physik oder Zeichnen unterrichtet haben). Seien Sie ehrlich, aber heben Sie Ihre Stärken hervor. Legen Sie auch eine Liste Ihrer einflussreichsten Lehrer bei und geben Sie an, wer als Referenz gilt.

Fülle wahren: Berufshaftpflicht

Unfälle passieren, und auch verantwortungsvolles Handeln kann unerwünschte Konsequenzen haben. In beiden Fällen kann es sein, dass Sie für Schäden haften. Wenn Sie ausschließlich in einem Yogastudio oder Fitnesscenter unterrichten, gilt die Haftpflichtversicherung des Unternehmens möglicherweise auch für Sie. Aber selbst dann sollten Sie eine eigene Police abschließen, damit auch Ihre Privatstunden abgedeckt sind und Sie leichter Zugang zu weiteren Unterrichtsmöglichkeiten wie Seminaren und Retreats bekommen.

Einen guten Einstieg, um den richtigen Versicherungsanbieter für Yogalehrer zu finden, bieten Ihnen diese beiden Artikel: www.yogaservice.de/inhalt/wenn-yogalehrer-haften-muessen und www.yogapad.de/forum/topics/haftung-des-yogalehrers-des.

Die Regulierung des Zugangs zum Beruf

Mitte der 1990er Jahre zog der rasante Zuwachs an Yogalehrern die Aufmerksamkeit der Gesetzgebungs- und Regulierungsbehörden einiger US-Bundesstaaten auf sich. Bei den anschließenden Anhörungen und Untersuchungen wurde die Frage nach einer möglichen staatlichen Lizenzierung und Aufsicht laut. Als vordergründiges Motiv, das zum Teil von Medienberichten über Verletzungen und die Misshandlung von Schülern genährt worden war, galt die Sorge um die Sicherheit der Teilnehmer. Nachdem Vorschriften für Berufszweige wie Kosmetik, Dentalhygiene und therapeutische Massage existierten, hielten es viele für angemessen, auch Yoga unter behördliche Aufsicht zu stellen. Eine der

Kernfragen und ein zentrales Hindernis war jedoch die Definition von Yoga, und was nun genau reguliert werden sollte: Ging es um den rein körperlichen Yoga oder um alle Formen des Yoga einschließlich Bhakti Yoga und Meditation? Die genaue Prüfung von Yoga als Beruf verlief schon bald im Sande, was zum Teil an den nachweislichen Bemühungen der Yogagemeinschaft lag, eigene berufliche Standards für die Lehrerausbildung festzulegen. Ende der 1990er Jahre verschmolzen der Konferenzveranstalter Unity in Yoga und die Ad Hoc Yoga Alliance zur Yoga Alliance, die zwei Jahre davor begonnen hatte, die Mindestanforderungen an Yogalehrer zusammenzustellen. Trotz Widerstands aus der Yogagemeinschaft gewann die neue Yoga Alliance bei den führenden Medien, Schulen und Lehrern schnell an Boden (obwohl viele immer noch nicht Mitglied sind und kritisieren, dass die Organisation die Führungsrolle an sich gerissen habe).

Inzwischen gibt die Yoga Alliance weithin anerkannte Mindestanforderungen für Yogalehrer und Yogalehrerausbildungen heraus und legt unter anderem das Minimum an Ausbildungsstunden in folgenden fünf Bereichen fest: (1) Unterrichtsmethoden, (2) Techniken, (3) Anatomie und Physiologie (einschließlich der feinstofflichen Energien), (4) Philosophie und Lebensführung sowie (5) Unterrichtstraining. Schulen, deren Ausbildungslehrplan die Mindestanforderungen der Yoga Alliance erfüllt oder übertrifft, können den Eintrag als Registered Yoga School (RYS, dt. »eingetragene Yogaschule«) mit Kursen über 200 oder 500 Ausbildungsstunden beantragen. Lehrer, die eine Ausbildung bei einer solchen Schule absolvieren, sind automatisch berechtigt, sich als Registered Yoga Teacher (RYT, dt. »eingetragener Yogalehrer«) mit 200 oder 500 Ausbildungsstunden registrieren zu lassen. Seit dem Jahr 2005 erkennt die Yoga Alliance Lehrer, deren Erfahrung deutlich über die Grundausbildung hinausgeht, als Experienced Registered Yoga Teachers (E-RYT 200 oder E-RYT 500, dt. »erfahrene eingetragene Yogalehrer«) an. Die Mitgliedschaft in der Yoga Alliance verleiht Yogalehrern Legitimität und öffnet beruflich Türen, da sie den Abschluss einer Berufshaftpflichtversicherung sowie eine Anstellung erleichtert. Die Yoga Alliance setzt sich für die Einhaltung ethischer Verhaltensgrundsätze für Yogalehrer und -schulen ein. Als Eingetragener erklärt man sich zum folgenden Kodex bereit:

1. Die Integrität meines Berufes zu wahren, indem ich mich professionell und gewissenhaft verhalte.

2. Die Grenzen meines Könnens und meines Tätigkeitsbereichs zu respektieren und Schülern gegebenenfalls nahezulegen, sich anderweitig Anleitung, Rat, Hilfe oder Führung zu holen.

3. Einen sicheren, sauberen und angenehmen Rahmen für die Yogapraxis zu schaffen und zu wahren.

4. Mich aktiv um Vielfalt zu bemühen, indem ich alle Schüler ungeachtet ihres Alters, ihrer körperlichen Einschränkungen, ihrer Rasse, ihres Glaubens, ihres Geschlechts, ihrer ethnischen Zugehörigkeit, Religionszugehörigkeit oder sexueller Orientierung respektiere.

5. Die Rechte, die Würde und die Privatsphäre aller Schüler zu achten.

6. Worte und Handlungen zu unterlassen, die eine sexuelle Belästigung darstellen.

7. Mich an die traditionellen Prinzipien des Yoga zu halten, wie sie in den Yamas und Niyamas niedergeschrieben sind.

8. Alle kommunalen und staatlichen Gesetze zu befolgen, die für meinen Unterricht und den geschäftlichen Aspekt meiner Arbeit als Yogalehrer gelten.

Im Jahr 2009 entdeckten die Finanzministerien mehrerer US-Bundesstaaten unter der Führung von New Jersey, dass die Yoga Alliance über ein nach Bundesstaaten geordnetes Verzeichnis der registrierten Yogaschulen und -lehrer verfügt, und setzten den Prozess einer verpflichtenden staatlichen Registrierung und die Erhebung von Lizenzgebühren in Gang. Die jahrzehntealte Diskussion über die Grundfragen der Regulation und Aufsicht flammte wieder auf. Während wenig wirklich geregelt ist, befinden sich Yoga Alliance, Schulen und Lehrer weiterhin auf einem beruflichen Weg, der zunehmend ins Scheinwerferlicht der Medien, Regierungen und letztlich auch der Nutznießer des Yoga – der Schüler – rückt. Auf diesem Weg und vor allem an seinem Ende wird es letztlich vor allem darauf ankommen, für welches Verhalten sich Yogalehrer und Yogaschulen entscheiden. Dabei sind die Schulen, Lehrer und Schüler mit einer gut vernetzten Gemeinschaft mit gemeinsamen Interessen und gegenseitiger Unterstützung gesegnet.

Der Weg des Lehrers

Wenn Sie Yoga unterrichten, ist dies eine Erweiterung Ihrer eigenen Yogapraxis. Unabhängig davon, ob Sie den Weg des Lehrers eben erst betreten haben oder ihn schon seit vielen Jahren gehen und dabei selbst zu einem Mentor herangereift sind, entdecken Sie in der Praxis immer wieder aufs Neue, dass Yoga in seiner Essenz ein Werkzeug der Selbsttransformation ist. Sowohl die Praxis als auch der Unterricht bieten unendlich viele Möglichkeiten, klarer zu sehen, umfassender zu fühlen und glücklicher zu leben. Der Unterricht ist zudem eine Erweiterung Ihres Lebens, da Ihre Art zu leben auch in Ihrer Art zu lehren zum Ausdruck kommt. Wenn Sie sich diesem Weg verpflichten, wird dies Ihre persönliche Praxis noch stärker vertiefen und Yoga zu einem noch größeren Teil aller Aspekte Ihres Lebens machen.[2] Indem Sie diesen Schritt bewusst gehen – indem Sie bewusst die wohlüberlegte Entscheidung treffen, Yoga zu unterrichten, statt beiläufig in die Rolle des Lehrers zu schlüpfen –, machen Sie die gesamte Unterrichtspraxis zu einem natürlicheren Ausdruck Ihrer Persönlichkeit und tragen dazu bei, dass Sie leichter im Beruf des Lehrers überleben können.

Ihre Schüler werden Ihnen stets die besten Lehrer sein. Hören Sie auf das, was sie sagen und nicht sagen. Wenn Sie sich geduldig und mitfühlend für die Art und Weise öffnen, auf die jeder Schüler einzigartige Einsichten in die Yogapraxis und den Yogaunterricht gewährt, werden Sie in der Realität der Teilnehmer geerdet bleiben. Der schwierigste Schüler ist oft der wichtigste Lehrer. Achten, respektieren und nutzen Sie die so gewonnenen Erkenntnisse. Sie sind die entscheidende Grundlage dafür, dass Sie so gut sind, wie Sie als Lehrer nur sein können.

Halten Sie an der persönlichen Praxis fest. Viele Yogalehrer gehen so sehr im Unterrichten auf, dass die eigene Praxis verkümmert. Dabei ist sie nicht nur ein wichtiger Aspekt eines ausgewogenen und gesunden Lebens, sondern auch ein unerschöpflicher Quell der Erfahrung, wenn es darum geht, den Großteil der Fragen zu erforschen und zu klären, die im Unterricht aufkommen werden. Kehren Sie immer wieder zu dieser Quelle zurück. Hüten Sie sich vor der unter Lehrern weitverbreiteten Annahme, Sie hätten eine vollständige Praxis absolviert, nur weil Sie in den Stunden die Asanas demonstriert haben. Dies ist etwas völlig anderes, als voll und ganz auf die eigene Yogapraxis konzentriert zu sein. Erinnern Sie sich an den vielzitierten Spruch von Pattabhi Jois, Yoga sei zu 99 Prozent Praxis und zu einem Prozent Theorie, und widmen Sie sich sowohl der Praxis als auch der Theorie!

Alles im Leben hat einen Rhythmus. Nehmen Sie sich auf dem Weg des Lehrers auch die Zeit, innezuhalten und zu überlegen, wie es Ihnen im Wandel der Rhythmen Ihrer Erfahrung geht. Nehmen Sie Veränderungen des Terrains zur Kenntnis – ob es sich dabei um neue Orte, neue Schüler oder die Weiterentwicklung Ihres Denkens und Ihrer persönlichen Erfahrung der Praxis handelt. So wie Sie in Atemleere eine winzige Pause machen und mehr Klarheit empfinden, sollten Sie von Zeit zu Zeit auch Unterrichtspausen einlegen, um tiefere Einsicht in die Frage zu erlangen, auf welche Weise Sie Ihr Handwerk ausüben. Seien Sie in Ihrer Motivation zu unterrichten so klar wie möglich. Nutzen Sie die Herausforderungen, die im Unterricht unausweichlich auf Sie zukommen werden, als Rohmaterial für Ihre persönliche Entwicklung. Seien Sie stets bereit, den Unterricht weiter zu verfeinern, so wie Sie selbst den Schülern helfen, ihre Yogapraxis zu verfeinern.

Atmen Sie. Namaste.

Anhang A

Informationen für Yogalehrer

Internetseiten

Die »Teaching Yoga«-Internetseite

www.markstephensyoga.com/

Diese Internetseite wurde in Verbindung mit dem vorliegenden Buch entwickelt. Dort finden sich kurze Videoclips zu 108 Asanas einschließlich der Korrekturgriffe, der Verwendung von Hilfsmitteln, der Modifikationen und Variationen sowie passende Artikel und ein Blog über die Kunst und die Wissenschaft des Yogaunterrichts.

Yoga Journal

www.yogajournal.com/

Die ausführlichste Internetseite zum Thema Yoga. Ihre durchsuchbare Datenbank ermöglicht den kostenfreien Zugang zu Artikeln aus der Printausgabe des *Yoga Journals*. Auf dieser Seite finden Sie umfassende Informationen zu allen Aspekten des Yoga sowie einen speziellen Bereich für Lehrer. (Deutsche Ausgabe: http://yogajournal.de/.)

Anatomie

www.innerbody.com/

Hier finden Sie Animationen, Hunderte von Grafiken und Tausende von anschaulichen Links zu jedem Thema.

L. A. Yoga – Ayurveda and Health Magazine

http://layoga.com/

Das *L. A. Yoga Magazine* schreibt über die Praxis und die Kultur des Yoga, des Ayurveda und der Gesundheit.

Moving into Stillness

www.movingintostillness.com

http://erichschiffmann.com/

Auf der Internetseite von Erich Schiffmann finden Sie Onlineforen mit über dreitausend registrierten Nutzern und fast einhundert neuen Nachrichten pro Tag.

Namarupa – Categories of Indian Thought Magazine

www.namarupa.org

Namarupa vermittelt das breite Spektrum der heiligen Philosophien Indiens.

Pubmed

www.ncbi.nlm.nih.gov/pubmed

Durchsuchbare Datenbank mit Artikeln aus Fachzeitschriften der Bereiche Gesundheit, Yoga und verwandter Themen.

Yoga Directory

www.yogadirectory.com

Durchsuchbare Datenbank mit Links zu Yogastudios, Lehrern, Veranstaltungen und Stellenangeboten.

Yoga Finder

www.yogafinder.com

Suchmaschine mit dem Ziel, yogabezogene Informationen zum Beispiel zu Retreatzentren, Lehrerausbildungsprogrammen und beruflichen Chancen zu bieten. Hier können Sie Ihre Kleinanzeige aus dem Bereich des Yoga einstellen.

Yoga Site

www.yogasite.com

Informationen zu einem breiten Spektrum yogabezogener Themen.

Yoga + Joyful Living Magazine

www.himalayaninstitute.org

http://yogainternational.com/

Die Zeitschrift *Yoga + Joyful Living Magazine* taucht tief in alle Aspekte eines bewussten Lebens ein, informiert über altehrwürdige Praktiken und zeigt, wie wir sie auf den Alltag übertragen können.

Yoga Tribe and Culture Films

www.ytcfilms.com

http://jameswvinner.com/

YTC Films ist die führende Produktionsfirma für innovative DVDs über Yoga, Heil- und Bewegungskünste und hat seit 2006 über fünfzig Eigenproduktionen herausgebracht, unter anderem die Bestseller-DVDs von Shiva Rea und Hemalayaa Behl. Eine hervorragende Ressource, was Medienproduktionen für Yogalehrer angeht.

Berufsverbände

In den meisten Ländern gibt es unabhängige Yogaverbände, deren Ziele stark voneinander abweichen. Die einen dienen in erster Linie der Vernetzung, andere sind an der Entwicklung von Standards für die Lehrerausbildung und -zertifizierung beteiligt.

British Wheel of Yoga

www.bwy.org.uk

BWY wurde im Jahr 1969 gegründet und ist der offizielle britische Yoga-Dachverband. Die Organisation ermutigt Yogalehrer, ihr Wissen und ihr Verständnis im Hinblick auf alle Aspekte und die Praxis des Yoga zu erweitern, indem sie Schulungen, Ausbildungen und Training anbietet. Sie legt die Standards für die Ausbildung und Zertifizierung von Yogalehrern fest und unterhält regionale Netzwerk- und Führungsstrukturen.

Iyengar Yoga National Association of the United States

www.iynaus.org

Die Organisation hat zum Ziel, die Kunst, Wissenschaft und Philosophie des Yoga nach den Lehren von B. K. S. Iyengar zu fördern und zu verbreiten. Sie überwacht die Richtlinien für die Lehrerausbildung, nimmt jährliche Zertifizierungsprüfungen ab und achtet auf die Einhaltung des Verhaltenskodex durch die angeschlossenen Lehrer. IYNAUS unterhält ein Archiv mit Informationsmaterial zum Iyengar Yoga sowie ein Verzeichnis der zertifizierten Lehrer in den USA. (In Deutschland gibt es http://www.iyengar-yoga-deutschland.de/.)

Green Yoga Association

www.facebook.com/greenyoga

Die Green Yoga Association hat sich der Aufgabe verschrieben, mit Konferenzen und Bildungsinitiativen das ökologische Bewusstsein, die Ehrfurcht vor der Natur und das ökologische Handeln in der Yogagemeinschaft zu fördern.

International Association of Yoga Therapists

www.iayt.org

Die IAYT unterstützt die wissenschaftliche Forschung und Weiterbildung im Yoga und ist ein internationaler Berufsverband für Yogalehrer und Yogatherapeuten. Ihre Mission besteht darin, Yoga als anerkannte und respektierte Therapieform zu etablieren. Darüber hinaus liefert die IAYT den Mitgliedern, den Medien und der Öffentlichkeit Informationen über den aktuellen Stand von Ausbildung und Forschung sowie statistische Angaben zum Yoga.

International Kundalini Yoga Teachers Association

www.kundaliniyoga.com

www.3ho.org/

Dieser Berufsverband möchte die Entwicklung der Gemeinschaft, Richtlinien und Ausbildung der Kundalini-Yogalehrer unterstützen.

Yoga Alliance

www.yogaalliance.org

Die Yoga Alliance will die Yogagemeinschaft führen, Richtlinien festlegen, Integrität fördern, Ressourcen anbieten und die Lehren des Yoga hochhalten. Sie ist die maßgebliche Stelle, wenn es darum geht, welche Voraussetzungen die Lehrpläne zur Ausbildung von Yogalehrern erfüllen müssen. Sie ermöglicht die Registrierung von US-Yogalehrern, um denjenigen Anerkennung und Unterstützung zukommen zu lassen, deren Ausbildung den Ansprüchen der Yoga Alliance genügt. Registrierte Lehrer sind berechtigt, die Initialen RYT (Registered Yoga Teacher) oder E-RYT (Experienced Registered Yoga Teacher) zu führen, wenn sie neben einer entsprechenden Ausbildung auch über besonders viel Unterrichtserfahrung verfügen. Die Yoga Alliance bewirbt ihre Mitgliederverzeichnisse (a) in der Öffentlichkeit, (b) gegenüber Organisationen, die Yogalehrer beschäftigen, sowie (c) gegenüber Organisationen, welche die Legitimation von Yogalehrern prüfen (Krankenhäuser, Krankenversicherungen, Regierungsorganisationen etc.).

Canadian Yoga Alliance

www.canadianyogicalliance.com

Ein nationaler Zusammenschluss der kanadischen Yogalehrer und Yogapraktizierenden, der in erster Linie der Vernetzung und dem Austausch professioneller Ressourcen dienen soll.

Institute und Forschungszentren

Esalen Institute

www.esalen.org

Esalen ist ein Ort, an dem – wie Thomas Wolfe über Amerika schrieb – Wunder nicht nur geschehen, sondern immerzu geschehen. Und dann sind da noch die Menschen. Diejenigen, die dort leben und das Land lieben, und die 300.000 Besucher aus aller Welt, die kommen, um an der 40-jährigen Olympiade des Körpers, des Geistes und der Seele teilzunehmen, und die weniger dem Motto »Stärker, schneller, höher«, sondern vielmehr dem Wunsch nach mehr Tiefe, Fülle und Dauer verpflichtet sind.

Himalayan Institute

www.himalayaninstitute.org

Das Himalayan Institute wurde von Swami Rama gegründet und spielt eine führende Rolle im Bereich des Yoga, der Meditation, der Spiritualität und der ganzheitlichen Gesundheit. Die Organisation hat es sich zur Aufgabe gemacht, den heiligen Kern des Erbes der Menschheit zu finden und zu umarmen, das Ost und West, Spiritualität und Wissenschaft, uralte Weisheit und moderne Technologie verbindet.

Kripalu Center for Yoga and Health

www.kripalu.org

Kripalu ist eine gemeinnützige Bildungsorganisation und widmet sich der Aufgabe, die Kunst und Wissenschaft des Yoga zu verbreiten, um gesunde und erfolgreiche Individuen und eine ebensolche Gesellschaft hervorzubringen. Seit über dreißig Jahren vermittelt Kripalu die Fähigkeiten für eine optimale Lebensgestaltung mithilfe einer Erlebnispädagogik für den ganzen Menschen – für Körper, Geist und Seele. Kripalu ist eines der größten und bekanntesten Retreatzentren für Yoga, Gesundheit und ganzheitliche Lebensführung in Nordamerika.

Krishnamurti Foundation of America

www.kfa.org

Die Krishnamurti Foundation of Amerika hat ihren Sitz im kalifornischen Ojai. Sie wurde im Jahr 1969 von Jiddu Krishnamurti (1895–1986) gegründet, der als eine der wichtigsten philosophischen und spirituellen Persönlichkeiten des 20. Jahrhunderts gilt. Die Stiftung fördert das öffentliche Verständnis und die Realisierung des menschlichen Potenzials für ein spirituelles und rationales Leben.

Omega Institute for Holistic Studies

www.eomega.org

Das Omega Institute ist eine der vertrauenswürdigsten Organisationen für persönliches Wachstum und Wohlbefinden in den Vereinigten Staaten. Es ermöglicht eine Vielzahl innovativer Lernerfahrungen, die zu einem integrativen Ansatz der persönlichen und gesellschaftlichen Veränderung inspirieren. Das Omega Institute befindet sich in Rhinebeck im US-Bundesstaat New York, und jährlich nehmen über 23.000 Menschen an Seminaren, Konferenzen und Retreats im Hudson Valley und an außergewöhnlichen Orten in aller Welt teil.

Yogastile und Yogatraditionen

Ananda Yoga

www.anandayoga.org
www.expandinglight.org/anandayoga/

Anusara Yoga

www.anusara.com
www.anusarayoga.com/

Ashtanga Vinyasa Yoga

www.ashtanga.com

Bikram Yoga

www.bikramyoga.com

Integral Yoga

www.iyiva.com
www.yogaville.org/

Iyengar Yoga

www.iynaus.org

Kundalini Yoga

www.kundaliniyoga.com
www.3ho.org

Power Yoga

www.poweryoga.com
www.baronbaptiste.com

Sivananda Yoga

www.sivananda.org

Vinyasa Flow Yoga
www.markstephensyoga.com
www.seanecorn.com
www.shivarea.com

Yin Yoga
www.paulgrilley.com
www.sarahpowers.com

Yogatherapie
www.iayt.org
www.kym.org
www.viniyoga.com

Gemeinnützige Yogaanbieter

Art of Yoga Project
www.theartofyogaproject.org
Das Art of Yoga Project hilft weiblichen Teenagern im Jugendstrafvollzug, Verantwortung gegenüber sich, anderen und der Gemeinschaft zu entwickeln, indem es ihnen praktische Werkzeuge zur Verhaltensänderung an die Hand gibt.

Lineage Project
www.lineageproject.org
Das Lineage Project vermittelt gefährdeten und inhaftierten Jugendlichen in New York City achtsamkeitsbasierte Techniken. Sie sollen ihnen helfen, Stress bewusst zu bewältigen, die Selbstwahrnehmung zu verbessern sowie Mitgefühl zu entwickeln und sich dem gewaltfreien öffentlichen Engagement zu verpflichten.

Off the Mat, Into the World
www.offthematintotheworld.org
Dieses Programm möchte Sie inspirieren und anleiten, Ihre Lebensaufgabe zu finden, zu definieren und auf effektive, nachhaltige und freudige Weise an Ihrem Ort oder weltweit aktiv zu werden. OTM ist ein Lern-, Erfahrungs- und Motivationsprozess für alle, die sich für bewussten Aktivismus und Dienst interessieren.

Street Yoga
www.streetyoga.org
Street Yoga unterrichtet Jugendliche und Familien, die mit Obdachlosigkeit, Armut, Missbrauch, Sucht, Trauma und psychischen Problemen zu kämpfen haben, in Yoga, Achtsamkeit und gewaltfreier Kommunikation.

The Yoga Group: Yoga for HIV/Aids
www.yogagroup.org
The Yoga Group bietet kostenlosen Yogaunterricht für Menschen mit HIV/Aids und diesbezüglichen Informationsaustausch mit Yogalehrern und Betroffenen an.

Yoga Dana Foundation
www.yogadanafoundation.org
Die Yoga Dana Foundation wurde im Jahr 2007 als gemeinnützige karitative Organisation gegründet. Sie möchte Yogalehrer unterstützen, die unterversorgte Gruppen unterrichten. Die Yoga Dana Foundation finanziert sich durch Subventionen der California Yoga Teachers Association.

Yoga Ed.
www.yogaed.com
Yoga Ed. entwickelt und verwirklicht Gesundheits- und Wellnessprogramme, Ausbildungen und Produkte für Lehrer, Eltern, Kinder und Menschen in Heilberufen, um die schulischen Leistungen, die körperliche Fitness, die emotionale Intelligenz und den Umgang mit Stress zu verbessern.

Yoga for the Special Child
www.specialyoga.com
Dieses umfassende Programm beinhaltet Yogatechniken, welche die natürliche Entwicklung von Kindern mit körperlichen und geistigen Behinderungen fördern.

Anhang B

Glossar

a-: Verneinung, wie in *ahimsa* »Gewaltlosigkeit«.

Abduktor: Muskel, der einen Knochen von der Mittellinie des Körpers wegzieht.

Adduktor: Muskel, der einen Knochen zur Mittellinie des Körpers heranzieht.

adho: nach unten.

adho mukha: nach unten schauend.

agni: Feuer.

ahimsa: Gewaltlosigkeit; gehört zu den fünf *yamas*.

Ajna-Chakra: Stirnchakra oder Drittes Auge.

akarna: zum Ohr.

Anahata-Chakra: Herzchakra.

ananda: Ekstase; Glückseligkeit; Liebe.

Anjali-Mudra: Gebetshaltung; die Handflächen werden vor dem Herzen aneinandergelegt.

Anjaneya: der Affengott.

Ansatz (eines Muskels): das rumpffernere Ende eines Muskels.

antara: im Inneren befindlich.

Antara Kumbhaka: Anhalten des Atems nach dem Einatmen.

anterior: vorne liegend; vorne.

anuloma: mit dem Strich; bezieht sich auf die Bewegung oder den Atem.

apana: abwärts; hinab.

Apanasana: Beckenbodenübungen; Knie-zur-Brust-Haltung.

apana-vayu: die neurologische Kraft, die auf den Unterbauch wirkt.

aparigraha: Nicht-Besitzen-Wollen; das Freisein vom Wunsch zu sammeln oder zu horten; gehört zu den fünf *yamas*.

ardha: halb.

asana: sich setzen; Yogahaltung; das dritte Glied im Ashtanga-Yoga.

Astavakra: Ein indischer Weiser und Sanskrit-Gelehrter; die Haltung Astavakrasana ist nach ihm benannt.

asteya: Nicht-Stehlen; gehört zu den fünf *yamas*.

atman: das wahre Selbst; Bewusstsein.

aum: Erstmals in den Upanishaden als allumfassender Urklang beschrieben, der das Universum erschaffen hat; auch *om* geschrieben.

Außenrotation: Auswärtsdrehung von der Körpermitte.

avidya: Nicht-Wissen.

ayurveda: die altindische »Wissenschaft vom Leben«; die traditionelle indische Medizin.

baddha: gebunden.

bahya: äußerlich.

Bahya Kumbhaka: Atempause nach dem vollständigen Ausatmen.

baka: Kranich.

bandha: verschließen; energetische Aktivierung.

Betrübnisse: Die fünf Arten des Leidens (*kleshas*).

Beugung: Bewegung, die den Winkel zwischen zwei Punkten verkleinert.

bharda: friedlich oder glückverheißend.

Bhagavad Gita: »Gesang des Erhabenen«; ein Kapitel aus dem Mahabharata-Epos und die einflussreichste Schrift zum Yoga und zur spirituellen Philosophie.

Bhairava: eine Inkarnation des Gottes Shiva.

bhakti: die Praxis der Verehrung.

Bharadvaja: indischer Heiliger.

bhastrika: Blasebalg, wie er für den Ofen verwendet wird; eine Form des *pranayama*, bei der die Luft kräftig durch die Nasenlöcher eingesogen und wieder ausgestoßen wird.

bhaya: Angst.

bheka: Frosch.

bhuja: Arm oder Schulter.

bhujanga: Kobra.

bhujapida: Druck auf Arm oder Schulter.

Brahma: Gott; höchstes Wesen; Schöpfer; der erste der drei hinduistischen Hochgötter.

brahmacharya: sexuelle Enthaltsamkeit; rechter Gebrauch sexueller Energie; gehört zu den fünf *yamas*.

Brahman: das unendliche Bewusstsein.

Brustwirbelsäule: die Wirbel im Bereich des Brustkorbs.

buddhi: Verstand; Sitz der Intelligenz.

Chakra: feinstoffliches Energiezentrum.

chandra: Mond.

danda: Stock.

dhanu: Bogen.

dharana: geistige Konzentration; das sechste Glied von Patanjalis achtgliedrigem (»ashtanga«) Yoga.

dharma: ethische Verpflichtung.

dhyana: Meditation.

dristana: die Praxis von *Dristi* oder *Drishti*; beim Üben einer Haltung bleibt der Blick fest auf einen Punkt gerichtet.
dristi, drishti: Blickpunkt.
dukha: Leiden; Kummer; Schmerz.
dwi: zwei.
eka: eins.
ekagrata: Einspitzigkeit.
eka pada: mit einem Bein oder einem Fuß.
Galava: indischer Weiser.
garuda: Adler; König der Vögel. Garuda wird als Vishnus Reittier dargestellt. Er hat ein weißes Gesicht, einen Adlerschnabel, rote Schwingen und einen goldenen Körper.
Gheranda: ein Weiser und Autor der Gheranda Samhita, einer der traditionellen Schriften des Hatha Yoga.
gomukha: Kuhkopf.
guna: wörtlich »Schnur«; das Wort bezeichnet etwas, das bindet; im Yoga sind mit diesem Begriff die drei ineinander verwobenen Grundeigenschaften aller Phänomene gemeint: *sattva*, *rajas* und *tamas*.
Guru: spiritueller Lehrer; ein Mensch, der den spirituellen Pfad erhellt.
hala: Pflug.
Halswirbelsäule: die Wirbel des Halses.
Hanuman: der Affengott, Sohn von Anjaneya und Vayu.
hasta: Hand oder Arm.
Hatha Yoga: körperliche Reinigungstechniken, die im 14. Jahrhundert in der Hatha Yoga Pradipika erstmals in schriftliche Form festgehalten wurden.
Humerus: Oberarmknochen.
Hyperextension: Streckung eines Gelenks über 180 Grad.
Ida: *nadi* oder Energiekanal, der am linken Nasenflügel beginnt, zum Scheitel nach oben und an der Wirbelsäule entlang bis zu ihrem unteren Ende verläuft.
Innenrotation: Drehung zur Mittellinie des Körpers; synonym zu *Medialrotation*.
Ishvara: das höchste Wesen; die Verkörperung von Brahma.
Isometrische Übung: Übung, bei der sich die Muskeln nicht verkürzen.
Isotonische Übung: Übung, bei der sich die Muskeln verkürzen.
Jalandhara Bandha: Kehlverschluss, bei dem man das Kinn zu den Schlüsselbeinen zieht.
janu: Knie.
jathara: Bauch.
jnana: heiliges Wissen, das man durch die Meditation über höhere religiöse und philosophische Wahrheiten gewinnt und das die Menschen lehrt, die eigene Natur zu verstehen.
kapala: Schädel.
Kapalabhati: Schädelreinigung; eine Pranayamatechnik.
kapha: einer der drei ayurvedischen Konstitutionstypen.
kapota: Taube.
Karma: Handlung, Tat.
Karma Yoga: der Yoga der Tat.
karna: Ohr.
karnapida: Ohr-Druck.
Klesha: Leiden aufgrund von Nichtwissen, Identifikation mit dem Ego, Verlangen, Hass oder Angst.
kona: Winkel.
Koundinya: ein Weiser.
krama: Folge von Augenblicken; Aneinanderreihung von Augenblicken.
Krishna: eine Manifestation Gottes.
kriya: verschiedene Reinigungspraktiken.
krouncha: Reiher.
kukkuta: Hahn.
kumbhaka: Anhalten des Atems nach vollständiger Ein- oder Ausatmung.
Kundalini: Pranaenergie, die durch eine im Schlaf zusammengerollte Schlange symbolisiert wird, die im untersten Nervenzentrum am unteren Ende der Wirbelsäule schlummert; eine Form des Hatha Yoga.
kurma: Schildkröte.
Kyphose: konvexe Krümmung der Wirbelsäule nach hinten.
laghu: leicht; klein; gutaussehend.
lateral: seitlich; von der Mittellinie des Körpers abgewandt.
laya: verschmelzen.
Lendenwirbelsäule: die Wirbel des unteren Rückens.
lola: schaukeln oder hängen.
Lordose: konvexe Krümmung der Wirbelsäule nach vorne.
Mahabandha: der große Verschluss.
Mahabharata: großes altindisches Sanskrit-Epos; enthält die Bhagavad Gita und wichtige Elemente der hinduistischen Mythologie.
maha mudra: das große Siegel.
mala: Girlande, Kranz.
Mandala: spirituell bedeutsame konzentrische Form, die in der Meditation oder in Ritualen verwendet wird.

manduka: Frosch.
Manipura-Chakra: Nabelchakra.
manas: der individuelle Geist.
Mantra: heiliger Klang, Gedanke oder Gebet.
Marichi: ein Weiser; einer der Söhne Brahmas.
Matsyendra: der Herr der Fische; ein Tantrameister.
maya: Trugbild.
mayura: Pfau.
medial: zur Körpermitte hin gelegen.
Medialrotation: siehe *Innenrotation*.
moksha: Erlösung.
Mudra: Siegel; Hand- und Fingerhaltungen; eine spezielle Kombination aus *asana*, *pranayama* und *bandha*.
mukha: Gesicht.
mula: Wurzel, Basis.
Mula Bandha: Wurzelverschluss; energetische Aktivierung; stetes Nach-oben-Ziehen von Perineum und Afterheber.
Muladhara-Chakra: Wurzelchakra.
nadi: wörtlich »Fluss«; Energiekanal.
Nadi Shodhana: Reinigung oder Säuberung der *nadis*; Pranayamatechnik, die diesem Zweck dient.
nakra: Krokodil.
Namaskara: Begrüßung; Gruß.
nara: Mensch.
naravirala: Sphinx.
Nataraja: tanzender Shiva.
nauli: körperliche Reinigungstechnik mit kreisenden Bauchmuskelbewegungen.
nava: Boot.
nidra: Schlaf.
niyama: das zweite Glied von Patanjalis achtgliedrigem Pfad, bestehend aus *saucha*, *santosa*, *tapas*, *svadhyaya* und *ishvarapranidhana*.
pada: Fuß oder Bein.
pada hasta: Hand/Hände zum Fuß.
padangustha: großer Zeh.
padma: Lotus.
parigha: Tor.
parigraha: das Horten.
parinamavada: die Beständigkeit des Wandels.
paripurna: vollständig.
parivrtta: gedreht; mit Drehung.
parsva: Seite; Flanke; seitlich.
paschimo: Westen; die Körperrückseite.
phalaka: Brett.
pincha: Kinn; Feder.
pinda: Fötus oder Embryo; Körper.
Pingala: ein *nadi* oder Energiekanal, der am rechten Nasenflügel beginnt zum Scheitel nach oben und an der Wirbelsäule entlang bis zu ihrem unteren Ende verläuft.
pitta: einer der drei ayurvedischen Konstitutionstypen; gelegentlich mit »Galle« übersetzt.
posterior: hinten liegend; das Gegenteil von anterior.
Prakriti: Natur; der Ursprung der materiellen Welt; bestehend aus *sattva*, *rajas* und *tamas*.
Prana: Lebenskraft; verweist gelegentlich auf den Atem.
Pranayama: Atemkontrolle; Ausdehnung des Atems; das vierte Glied im Ashtanga Yoga.
prasarana: Ausbreiten der Arme.
prasarita: gespreizt, gegrätscht.
prasvasa: Ausatmung.
Pratikriyasana: Ausgleichshaltung.
pratiloma: gegen die Wuchsrichtung; gegen den Strich.
Pratyahara: Unabhängigkeit des Geistes von sensorischen Reizen; das fünfte Glied im Ashtanga Yoga.
prishta: Rücken.
puraka: Einatmung.
purna: vollständig.
Purva: Osten; die Körpervorderseite.
Purvottana: intensive Dehnung der Körpervorderseite.
raga: Liebe; Leidenschaft; Wut.
raja: König, Herrscher.
raja kapota: Königstaube.
rajas: impulsives oder chaotisches Denken; der Aspekt der Bewegung in der Natur; gehört zu den drei *gunas*.
rechaka: Ausatmung, das Leeren der Lungen.
sadhana: Praxis, um ein bestimmtes geistiges Ziel zu erreichen.
Sahasrara-Chakra: der tausendblättrige Lotus, das Kronenchakra; befindet sich im Bereich der vorderen Fontanelle.
sahita: begleitet.
Sahita-Kumbhaka: bewusstes Luftanhalten.
salabha: Heuschrecke.
salamba: gestützt.
sama: gleich.
Samadhana: geistiger Frieden.
Samadhi: Seligkeit; meditative Versenkung.
Samasthiti: ein Zustand des Gleichgewichts.
Samskara: unbewusste Prägung.
Samyama: die Verbindung von *dharana*, *dhyana* und *samadhi*.
Santosa: Zufriedenheit.
sarvanga: der ganze Körper.
sattva: Licht, Ordnung; eine der drei Eigenschaften von *prakriti*.

satya: Wahrhaftigkeit; gehört zu den fünf *yamas*.

saucha: Reinheit; Sauberkeit.

sava: Leichnam.

setu bandha: Brücke.

Shakti: die Lebenskraft, *prana*; die Gefährtin Shivas; die göttliche weibliche Energie.

shishula: Delfin.

Shiva: eine Verkörperung Gottes im Hinduismus; Zerstörer der Illusion.

simha: Löwe.

sirsa: Kopf.

Sitali: eine kühlende Form von *pranayama*.

Slumpasana: Neuschöpfung (engl. Slump, »Absackung«, »Einbruch«); gewohnheitsmäßiges Einsinkenlassen des Herzzentrums, das mit einem nachlässigen Einsacken von Wirbelsäule und Rumpf einhergeht.

Streckung: Bewegung eines Gelenkes, die ein Körperteil von einem anderen entfernt.

sukha: angenehm.

supta: auf dem Rücken liegend; schlafend.

surya: Sonne.

Svadhisthana-Chakra: der Sitz der Lebenskraft; befindet sich oberhalb der Fortpflanzungsorgane.

svana: Hund.

svasa: Einatmung

Svatmarama: Autor der Hatha Yoga Pradipika, des ursprünglichen Textes über das Hatha Yoga.

tada: Berg.

tamas: Stumpfheit; Trägheit; Unwissenheit; gehört zu den drei *gunas*.

Tantra: die Praxis, alle Energien – auch die weltlichen – für das spirituelle Erwachen einzusetzen.

tapa: Askese.

tapas: Hitze; das glühende Bemühen, das Läuterung, Selbstbeherrschung und Askese umfasst.

Tibia: Schienbein.

tittibha: Leuchtkäfer.

tola: Waage.

tri: drei.

triang mukha: nach hinten gewandt.

trikona: Dreieck.

ubhaya: beide.

udana: ein *prana vayu*.

uddiyana: auffliegen, hochfliegen; ein *bandha*.

Uddiyana Bandha: der Unterbauch wird nach innen und nach oben gezogen.

ujjayi: siegreich.

Ujjayi Pranayama: Grundatmung im Yoga.

Upanishad: zu Füßen es Gurus sitzen, um spirituelle Unterweisung zu empfangen; die Kernlehren des Vedanta.

upavista: sitzend.

urdhva: nach oben.

Ursprung (eines Muskels): das rumpfnähere Ende eines Muskels.

ustra: Kamel.

utkata: unangenehm; mächtig; wild.

utputahi: anheben.

uttana: aufrechte starke Dehnung.

Uttanasana: Vorbeuge.

utthita: gestreckt.

vajra: Donnerkeil.

vakra: gekrümmt.

Vasistha: ein Weiser; einer der Verfasser der Veden.

vata: einer der drei ayurvedischen Konstitutionstypen; wird zuweilen mit »Wind« übersetzt.

vayu: Wind; Lebenshauch.

Vedanta: wörtlich »Ende der Veden«; das vorherrschende hinduistische Philosophiesystem.

Veden: die ältesten heiligen Schriften der Menschheit.

vidya: Wissen; Erkenntnis; Lehre; Wissenschaft.

viloma: gegen den Strich; gegen die natürliche Ordnung der Dinge.

vinyasa: auf eine bestimmte Art setzen, stellen, legen; die bewusste Verbindung von Atem und Bewegung.

viparita: umgekehrt; invers.

vira: Held; tapfer.

Virabhadra: ein Krieger.

Vishnu: einer der Hauptgötter des Hinduismus, zuständig für Erhalt, Gleichgewicht, Nachhaltigkeit.

Vishuddha-Chakra: das reine Chakra; befindet sich im Bereich der Kehle.

vrksa: Baum.

vrschika: Skorpion.

vyana: ein *prana vayu*.

yama: Zurückhaltung; zügeln; das erste der acht Glieder im Ashtanga Yoga, bestehend aus *ahimsa*, *satya*, *brahmacharya*, *aparigraha* und *asteya*.

yoga: von der Sanskritwurzel *yui*, »verbinden«, »anjochen«, »ganz machen«.

Yoga-robic: Übungsprogramme, bei denen Asanas ausschließlich der körperlichen Ertüchtigung dienen.

Anhang C

Verzeichnis der Asanas

In der Yogaliteratur gibt es auffällige Widersprüche hinsichtlich der Bezeichnungen, Aussprache, Körperhaltungen und Beschreibungen der Asanas. Verschiedene Stile, Traditionen, Lehrer, Bücher und Artikel geben der gleichen Körperhaltung oft unterschiedliche Namen oder verwenden den gleichen Namen für unterschiedliche Haltungen. Wir orientieren uns in erster Linie an den bekanntesten Quellen wie dem *Yoga Journal*, *Licht auf Yoga* von B. K. S. Iyengar und *Ashtanga Yoga* von David Swenson.

Tabelle C: Asanas

Asana	
Adho Mukha Svanasana Nach unten schauender Hund	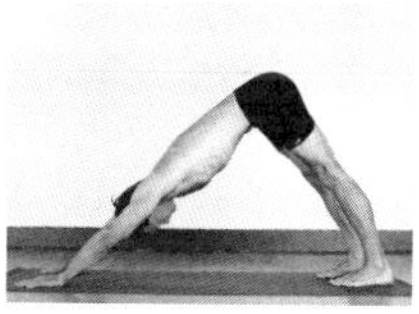
Adho Mukha Vrksasana Nach unten schauender Baum oder Handstand	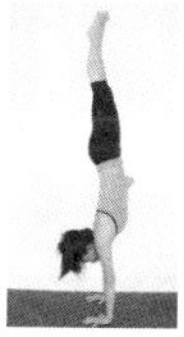
Agnistambhasana Doppelte Taube	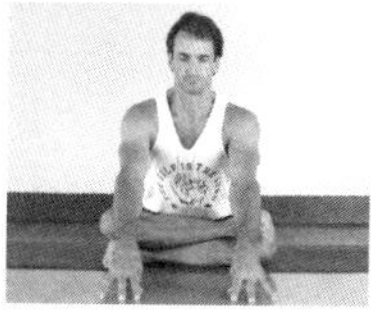 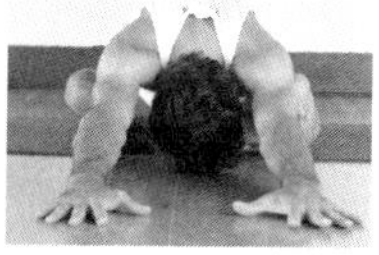
Ananda Balasana Glückliches Kind	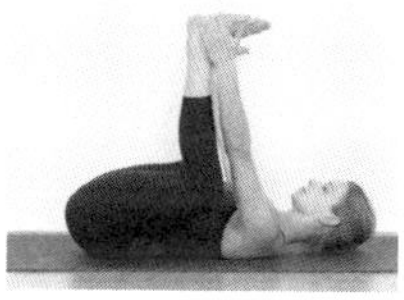
Anjaneyasana Tiefer Ausfallschritt	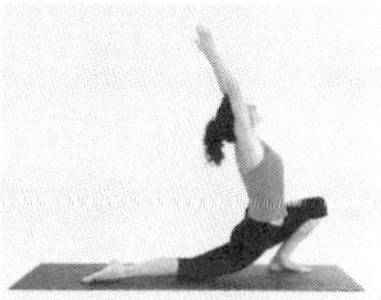
Apanasana Knie-zur-Brust-Haltung	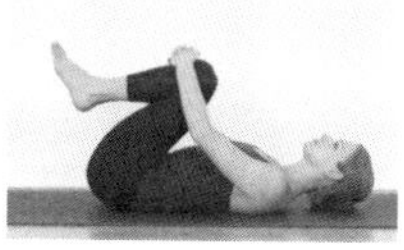
Ardha Baddha Padma Paschimottanasana Vorbeuge im Sitzen mit halbem Lotus	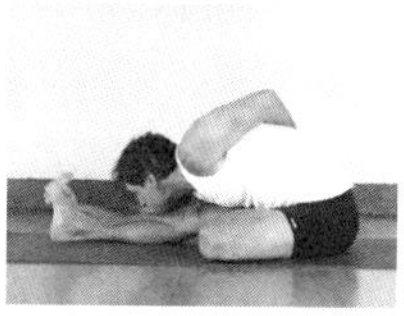

Ardha Baddha Padmottanasana

Halbe, gebundene, intensive Lotusstreckung

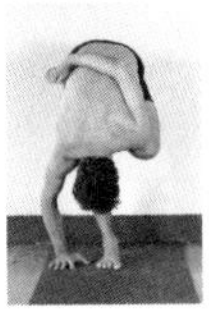

Ardha Chandrasana

Halbmond

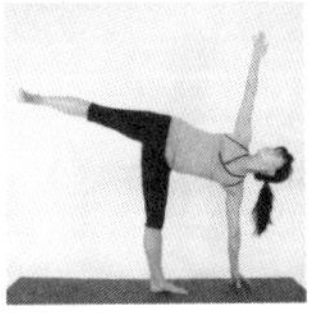

Ardha Matsyendrasana

Drehsitz

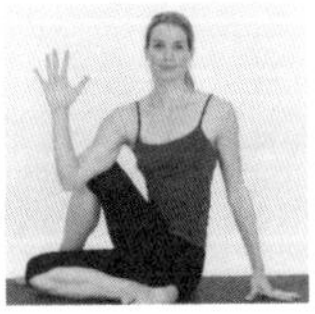

Ardha Uttanasana

Halbe Vorbeuge aus dem Stand

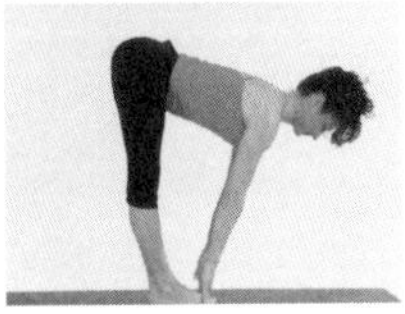

Ashta Chandrasana

Hoher Ausfallschritt oder Halbmond

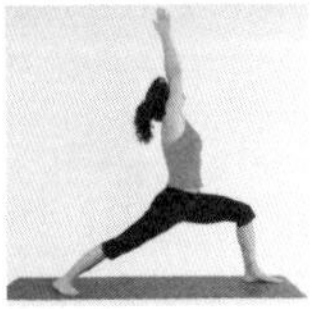

Ashtanga Pranam

Acht-Punkte-Stellung

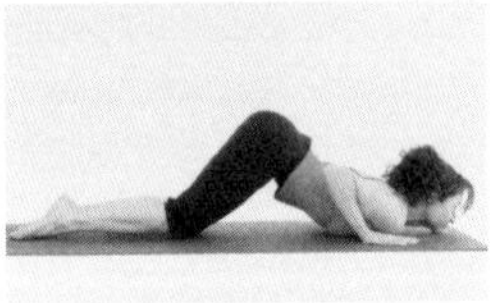

Astavakrasana

Haltung des Weisen Astavakra

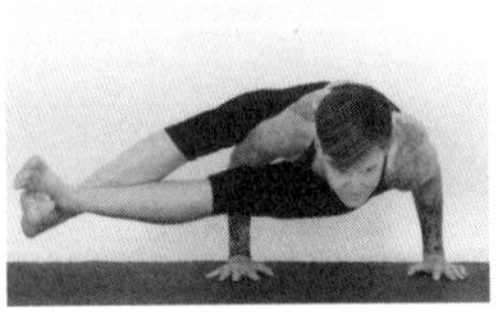

Baddha Konasana

Geschlossene Winkelhaltung

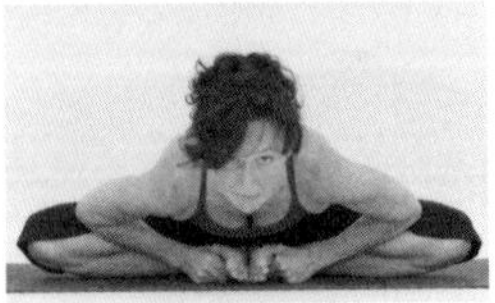

Baddha Padmasana

Gebundener Lotussitz

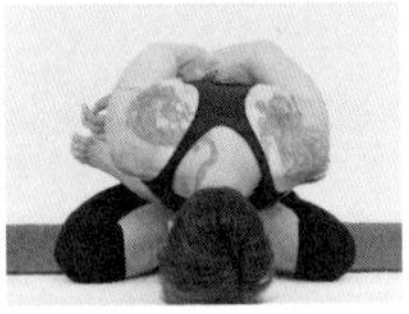

Bakasana

Kranich

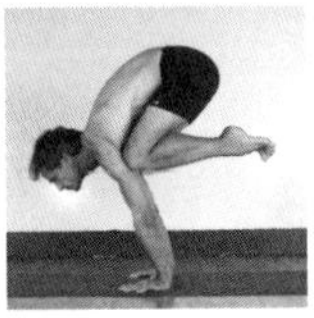

Balasana Kind	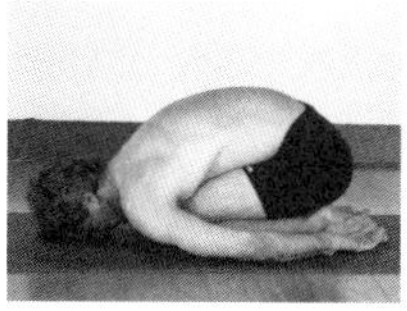
Bharadvajasana Haltung des Weisen Bharadvaja	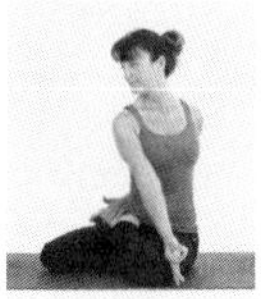
Bhekasana Frosch	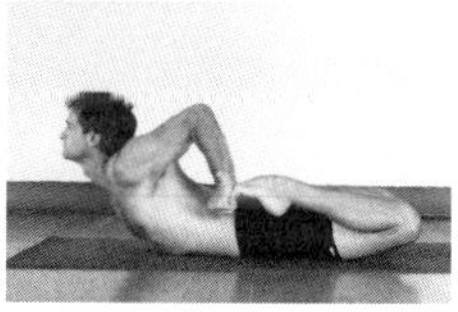
Bhujangasana Kobra	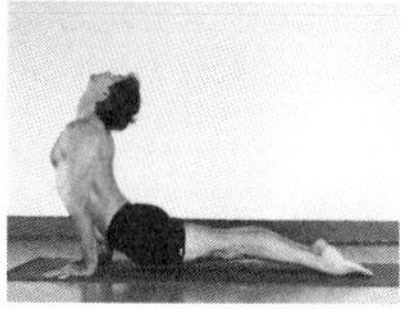
Bhujapidasana Arm-Druck-Haltung	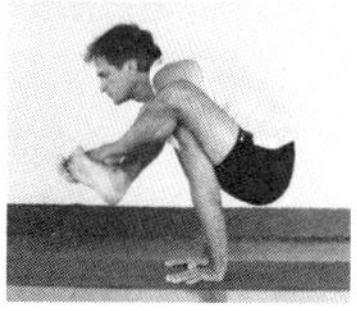
Chaturanga Dandasana Viergliedriger Stock	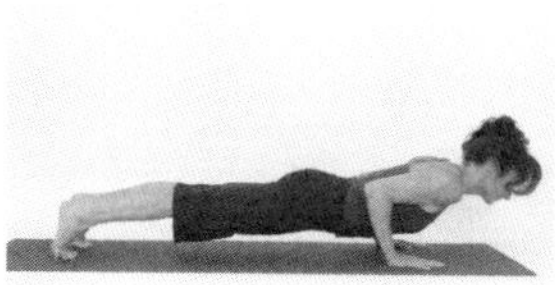
Dandasana Stock	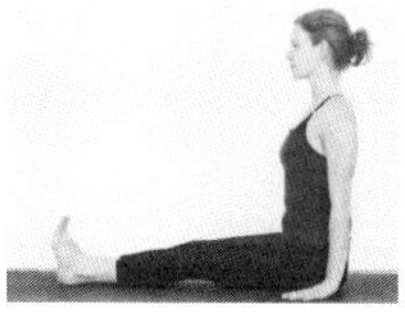
Dhanurasana Bogen	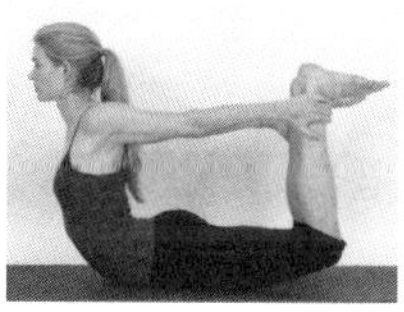
Dwi Pada Koundinyasana Zweibeinige Haltung des Weisen Koundinya	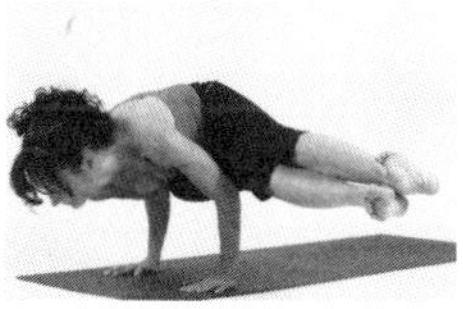
Eka Pada Koundinyasana Einbeinige Haltung des Weisen Koundinya	

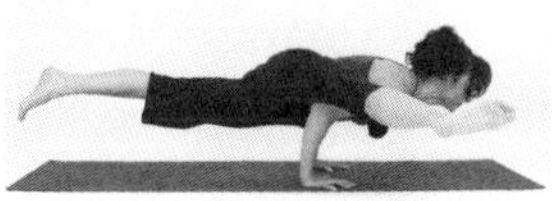

Eka Pada Raja Kapotasana

Einbeinige Königstaube

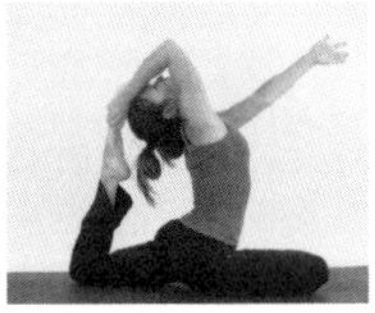

Eka Pada Sirsasana

Ein-Bein-zum-Kopf-Haltung

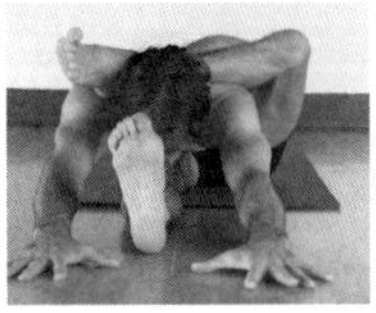

Eka Pada Viparita Dandasana

Einbeinige umgekehrte Stockhaltung

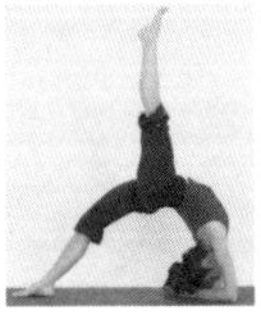

Galavasana

Haltung des Weisen Galava

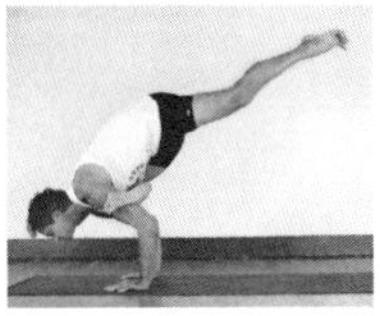

Garudasana

Adler

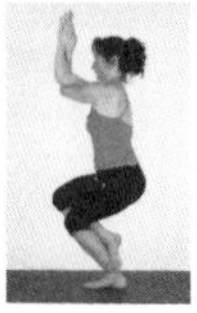

Gomukhasana

Kuhkopf

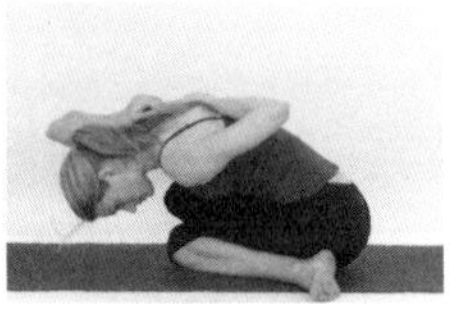

Halasana

Pflug

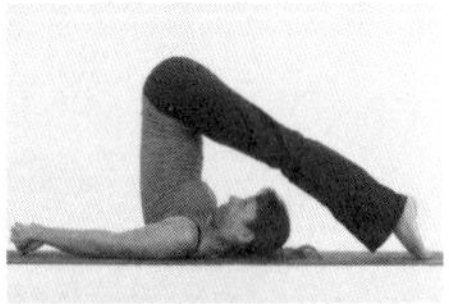

Hanumanasana

Haltung des Affengottes Hanuman

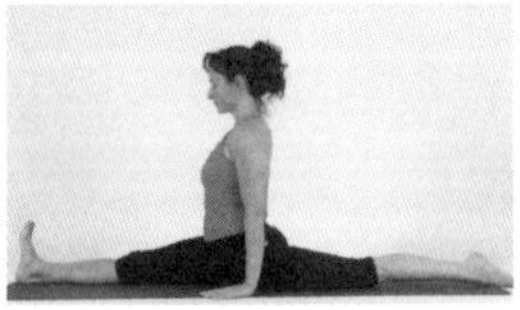

Janu Sirsasana

Kopf-zum-Knie-Haltung

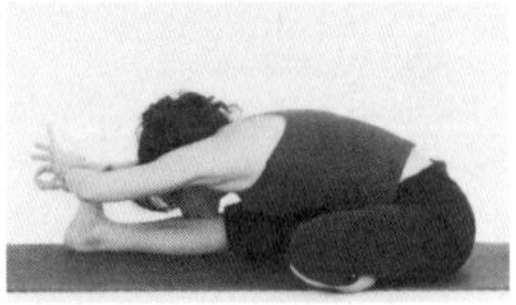

Jathara Parivartanasana

Drehung im Liegen

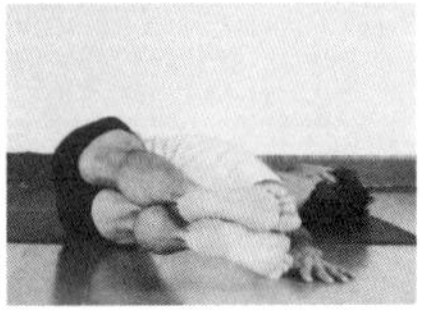

Kapotasana Taube	
Karnapidasana Ohr-Druck-Haltung	
Krounchasana Reiher	
Kurmasana Schildkröte	
Laghu Vajrasana Kleiner Donnerkeil	
Lolasana Schaukel	
Marichyasana C Haltung des Weisen Marichi C	
Matsyasana Fisch	
Naraviralasana Sphinx	
Natarajasana Tänzer	

Navasana Boot	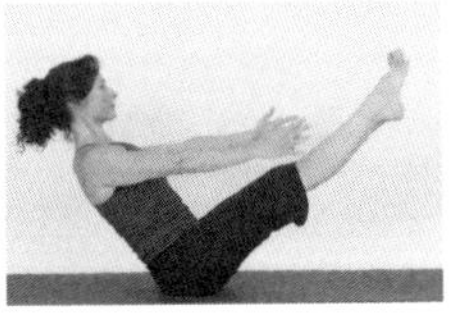
Pada Hastasana Hand-Fuß-Haltung	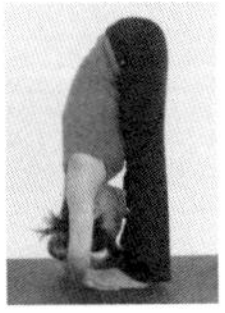
Padangusthasana Großzehenhaltung	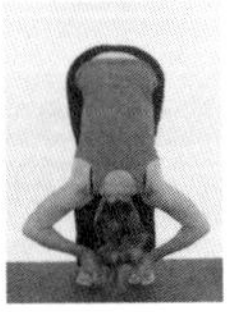
Padmasana Lotussitz	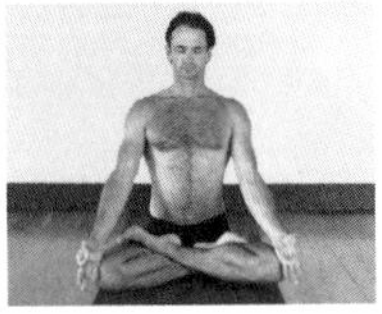
Parivrtta Ardha Chandrasana Gedrehter Halbmond	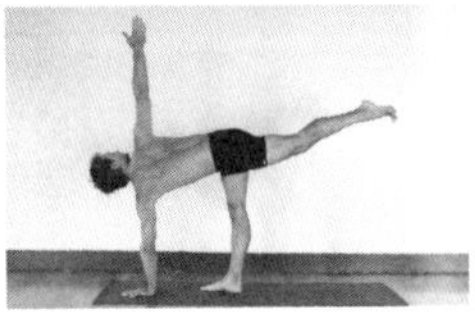
Parivrtta Janu Sirsasana Gedrehte Kopf-zum-Knie-Haltung	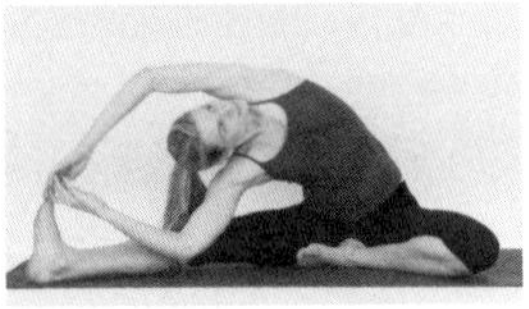
Parivrtta Parsvakonasana Gedrehte seitliche Winkelhaltung	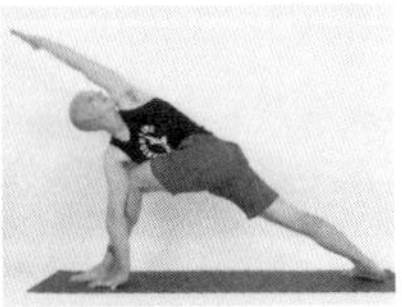
Parivrtta Trikonasana Gedrehtes Dreieck	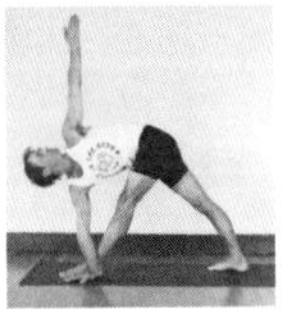
Parsva Bakasana Seitlicher Kranich	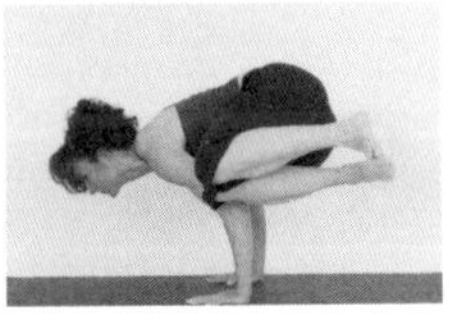
Parsvottanasana Intensive Flankendehnung	

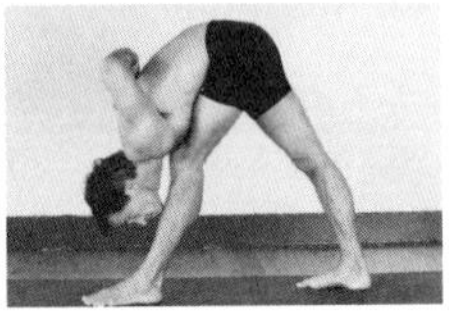

Paschimottanasana Dehnung des Westens oder Vorbeuge im Sitzen	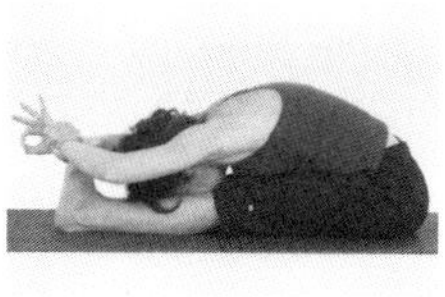
Phalakasana Liegestütz	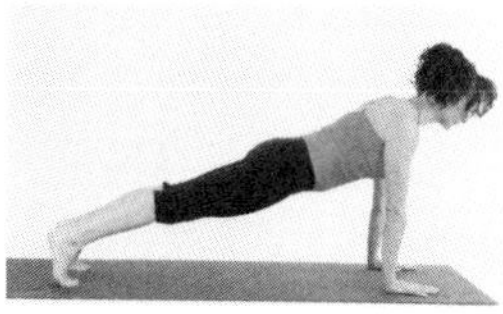
Pincha Mayurasana Pfauenfeder	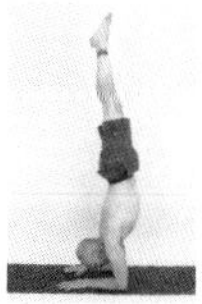
Pindasana Embryo	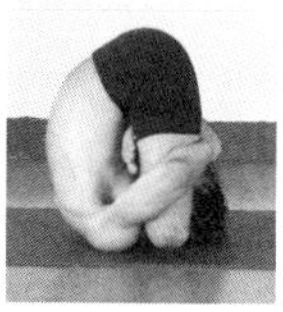
Prasarita Padottanasana Vorbeuge mit gespreizten Beinen	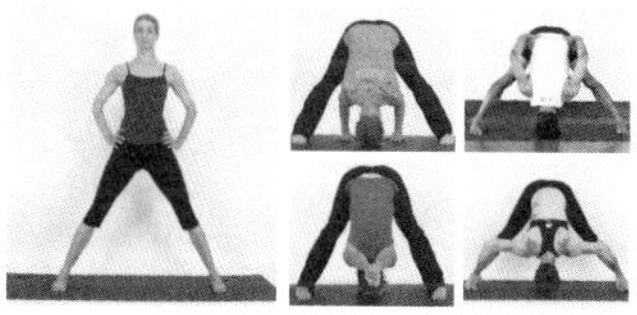
Purvottanasana Umgekehrtes Brett oder Intensive Dehnung des Ostens	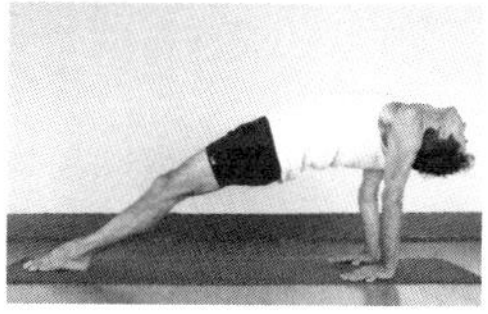
Salabhasana A, B, C Heuschrecke A, B, C	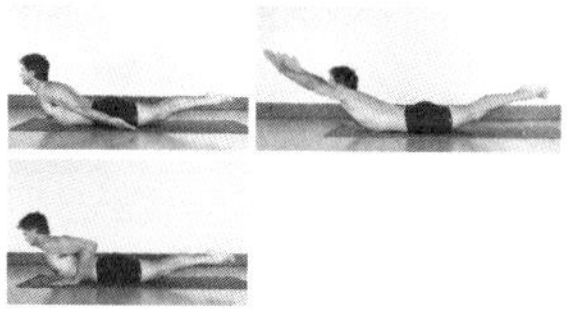
Salamba Sarvangasana Gestützter Schulterstand	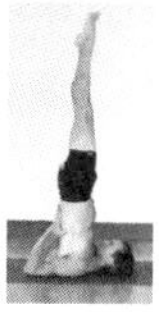
Salamba Sirsasana I Gestützter Kopfstand I	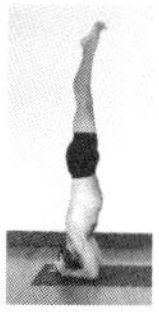
Salamba Sirsasana II Gestützter Kopfstand II	

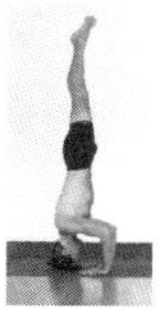

Savasana Totenhaltung	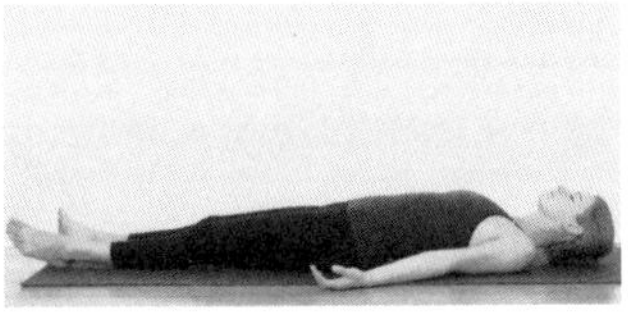
Setu Bandhasana Brücke	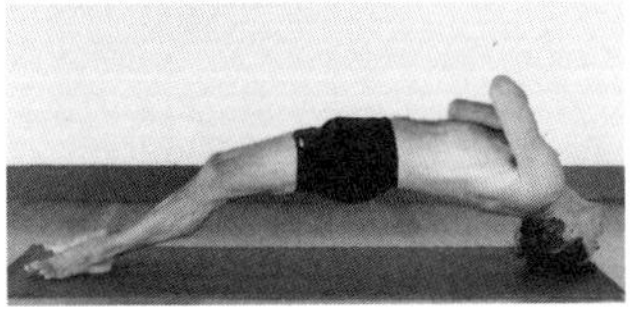
Setu Bandha Sarvangasana Schulterbrücke	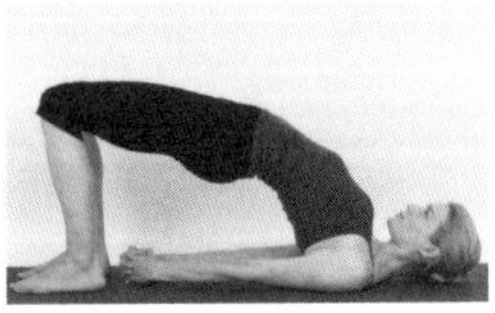
Shishulasana Delfin	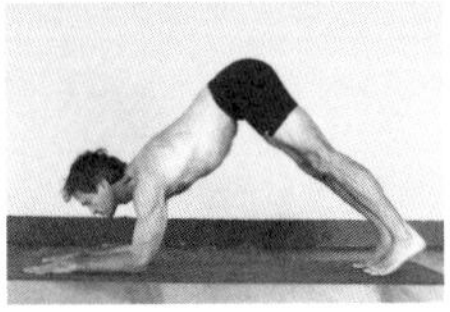
Supta Padangusthasana Liegende Großzehenhaltung	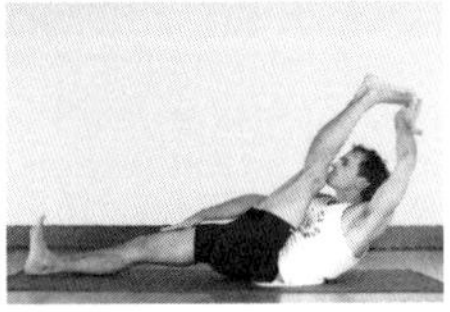
Supta Parivartanasana Drehung im Liegen	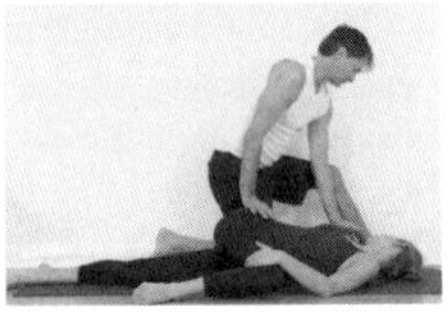
Supta Virasana Liegender Held	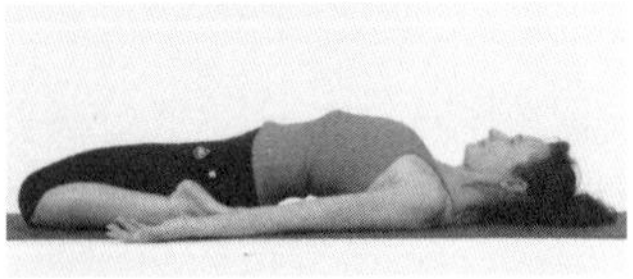
Tadasana Berg	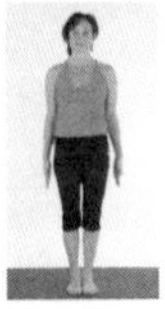
Triang Mukha Eka Pada Paschimottanasana Vorbeuge im Sitzen über ein Bein	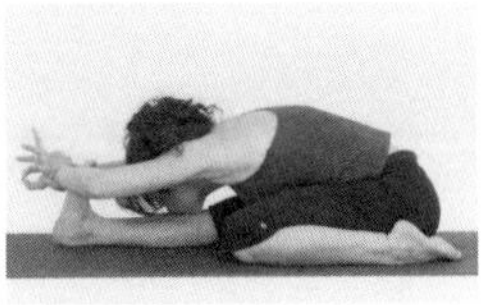
Tittibhasana Leuchtkäfer	

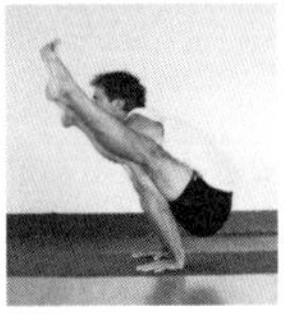

Tolasana Waage	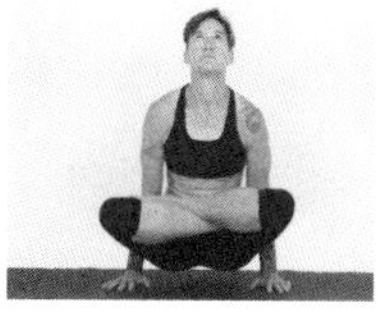
Upavista Konasana Offene Winkelhaltung	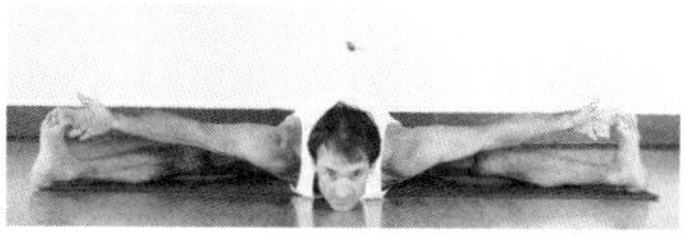
Urdhva Dhanurasana Erhobener Bogen oder Rad	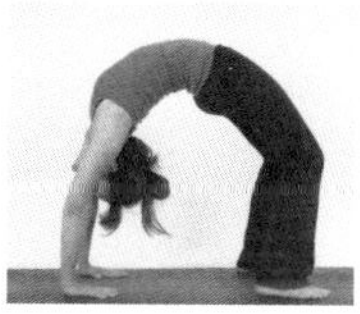
Urdhva Kukkutasana Aufgerichteter Hahn	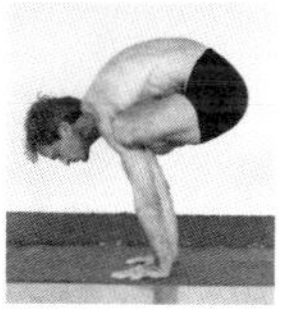
Urdhva Mukha Svanasana Nach oben schauender Hund	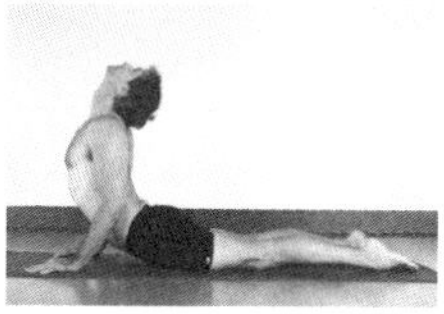
Urdhva Padmasana Umgekehrter Lotussitz	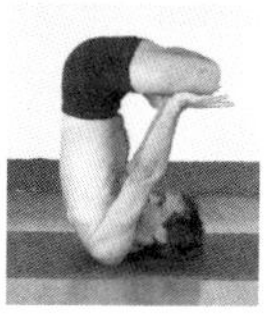
Ustrasana Kamel	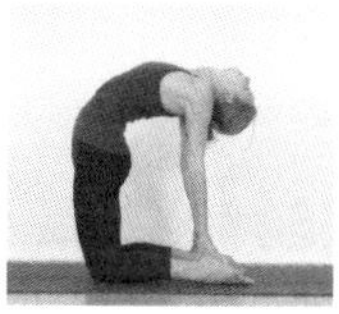
Utkatasana Die Mächtige	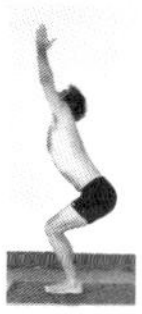
Uttana Padasana Gestreckte Beinhaltung	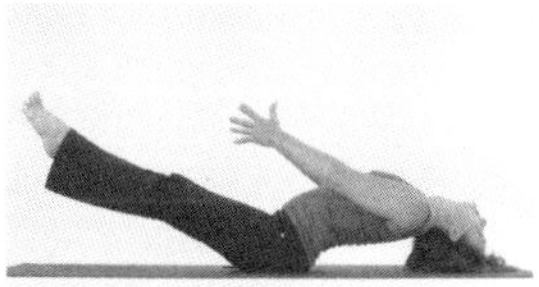
Uttana Prasithasana Fliegende Eidechse	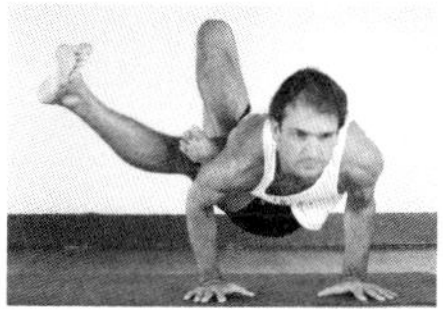

Uttanasana

Vorbeuge aus dem Stand

Utthita Hasta Padangusthasana

Gestreckte Hand-Großzehenhaltung

Utthita Parsvakonasana

Gestreckte seitliche Winkelhaltung

Utthita Trikonasana

Dreieck

Vasisthasana

Seitstütz

Viparita Dandasana

Umgekehrte Stockhaltung

Viparita Karani

Umgekehrte Haltung

Virabhadrasana I

Krieger I

Virabhadrasana II

Krieger II

Virabhadrasana III

Krieger III

Virasana Held	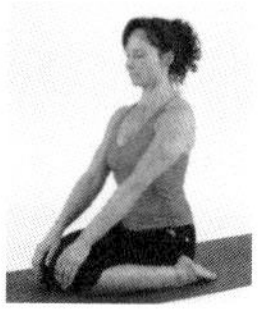
Vrksasana Baum	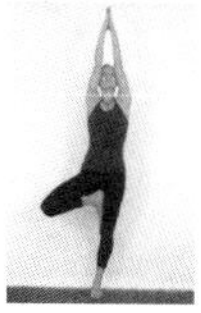

Anhang D

Verzeichnis der Elemente der Asanas

Tabelle D: Die Asanas in der Gestaltung von Übungsfolgen

Asana	Vorbereitung	Integration	Weitere Erkundung
Adho Mukha Svanasana	Anahatasana, Bidalasana, Phalakasana, Ardha Uttanasana, Uttanasana	Balasana, Apanasana, Supta Parivartanasana, Viparita Karani, Savasana	Als Ausgangstellung für Standhaltungen, zur Öffnung von Schultern und Brustkorb vor Rückbeugen und Stützhaltungen, zur Vorbereitung auf vollständige Umkehrhaltungen
Adho Mukha Vrksasana	Adho Mukha Svanasana, Tadasana, Phalakasana, Pincha Mayurasana, Supta Virasana, Armhaltungen von Garudasana und Gomukhasana	Uttanasana, Pada Hastasana, Balasana, Handgelenkstherapie (siehe Kapitel 11)	Pincha Mayurasana und Salamba Sirsasana I anschließen; Beine absenken, um in Urdhva Dhanurasana zu kommen; Beine zum Lotussitz verschränken und zu den Schultern senken – Urdhva Kukkutasana; Beine nach vorne und hinten auseinanderscheren, absenken und in Hanumanasana kommen.
Agnistambhasana	Gomukhasana, Vorübung zu Eka Pada Raja Kapotasana, Sukhasana, Baddha Konasana	Dandasana, Adho Mukha Svanasana, Virasana, Supta Virasana, Apanasana, Balasana	Eka Pada Raja Kapotasana I und II, Galavasana, Uttana Prasithasana, Padmasana, Urdhva Kukkutasana anschließen.
Akarna Dhanurasana	Dandasana, Marichyasana A	Apanasana, Adho Mukha Svanasana	Eka-Pada-Sirsasana-Serie, Astavakrasana
Ananda Balasana	Apanasana, Supta Padangusthasana	Apanasana, Viparita Karani	Beine strecken, um in eine modifizierte Form von Supta Konasana zu kommen.
Anjaneyasana	Adho Mukha Svanasana, Supta Padangusthasana, Apanasana, Ananda Balasana, Utkatasana, Prasarita Padottanasana, Virasana	Balasana, Adho Mukha Svanasana, Uttanasana	Zur Öffnung der Hüftbeuger in Vorbereitung auf Rückbeugen und Stützhaltungen mit Hüftstreckung; Ashta Chandrasana, Virabhadrasana I, Virabhadrasana III, Virasana, Supta Virasana, Hanumanasana.
Apanasana	Savasana, Virasana	Supta Baddha Konasana, Adho Mukha Svanasana	Ananda Balasana, Supta Padangusthasana
Ardha Baddha Padma Paschimottanasana	Dandasana, Paschimottanasana, Janu Sirsasana, Marichyasana A, Triang Mukha Eka Pada Paschimottanasana, Agnistambhasana, Padmasana	Balasana, Purvottanasana, Setu Bandha Sarvangasana	Marichyasana B und D, Akarna Dhanurasana, Krounchasana, Eka Pada Raja Kapotasana, Eka Pada Sirsasana

Ardha Baddha Padmottanasana	Adho Mukha Svanasana, Uttanasana, Vrksasana, Garudasana, Padmasana	Tadasana, Urdhva Mukha Svanasana, Adho Mukha Svanasana	Mit dem einen Bein im halben Lotus bleiben, ausatmend im gleitenden Übergang in Chaturanga Dandasana und fließend in Adho Mukha Svanasana kommen, an den Anfang der Matte springen und das Lotusbein lösen.
Ardha Chandrasana	Utthita Trikonasana, Virabhadrasana II, Utthita Parsvakonasana, Vrksasana, Utthita Hasta Padangusthasana, Prasarita Padottanasana	Prasarita Padottanasana A, Malasana, Balasana; niemals unmittelbar zu Virabhadrasana III oder Parivrtta Ardha Chandrasana wechseln	Darauf achten, dass die obere Hüfte nicht einwärtsrotiert. Das Spielbein beugen, um den Fuß zur oberen Hand zu ziehen. Fuß fassen und das Bein aus der Hüfte nach hinten ziehen oder die Ferse wie in Bhekasana zur Hüfte drücken. Falls dies leicht fällt, den Fuß mit beiden Händen fassen.
Ardha Matsyendrasana	Supta Parivartanasana, Bharadvajasana, Baddha Konasana, Janu Sirsasana, Virasana	Dandasana, Paschimottanasana, Apanasana, Ananda Balasana	Stärkere Drehungen, Teilvorbereitung auf Rückbeugen und Stützhaltungen mit Drehung wie Parsva Bakasana
Ardha Uttanasana	Dandasana, Supta Padangusthasana, Tadasana	Dandasana, Tadasana	Uttanasana
Ashta Chandrasana	Anjaneyasana, Adho Mukha Svanasana, Supta Padangusthasana, Virasana, Utkatasana	Urdhva Mukha Svanasana, Adho Mukha Svanasana, Balasana	Als Ausgangsstellung für den Übergang zu Virabhadrasana III, Parivrtta Ardha Chandrasana, Adho Mukha Vrksasana und Parivrtta Parsvakonasana
Astavakrasana	Dandasana, Jathara Parivartanasana, Akarna Dhanurasana, Chaturanga Dandasana, Marichyasana A, Paschimottanasana, Utthita Parsvakonasana, Bhujapidasana	Handgelenkstherapie (siehe Kapitel 11), Urdhva Mukha Svanasana, Adho Mukha Svanasana, Supta Baddha Konasana, Balasana	Als Ausgangsstellung für den Übergang über Eka Pada Koundinyasana A zu Chaturanga Dandasana
Baddha Konasana	Supta Padangusthasana, Ananda Balasana, Dandasana, Janu Sirsasana, Upavista Konasana, Paschimottanasana	Gomukhasana, Apanasana, Balasana, Adho Mukha Svanasana	Supta Baddha Konasana, Parivrtta Janu Sirsasana, Swastikasana, Marichyasana A, Akarna Dhanurasana, Teilvorbereitung auf Eka Pada Sirsasana
Bakasana	Adho Mukha Svanasana, Phalakasana, Balasana, Baddha Konasana, Bauchmuskelübungen, Virasana	Handgelenkstherapie (siehe Kapitel 11), Adho Mukha Svanasana, Balasana	Parsva Bakasana, Tittibhasana; im Rahmen des Salamba-Sirsasana-II-Vinyasas (siehe Kapitel 7) erkunden; zu Chaturanga Dandasana zurückgleiten; Rumpf, Hüften und Beine strecken und in Adho Mukha Vrksasana zu kommen.
Balasana	Apanasana, Virasana	Selbst eine zutiefst erholsame Haltung; Savasana	Arme am Boden entlang nach vorne ausstrecken. In den Vierfüßlerstand und in Adho Mukha Svanasana kommen.

Bharadvajasana A	Virasana, Gomukhasana, Baddha Konasana, Supta Padangusthasana, Supta Parivartanasana, Ardha Matsyendrasana	Dandasana, Paschimottanasana, Apanasana, Balasana	Bharadvajasana B, Swastikasana
Bharadvajasana B	Bharadvajasana A und die Vorübungen; Janu Sirsasana A, Triang Mukha Eka Pada Paschimottanasana, Gomukhasana	Urdhva Mukha Svanasana, Adho Mukha Svanasana, Dandasana, Paschimottanasana, Apanasana, Balasana	Triang Mukha Eka Pada Paschimottanasana, Krounchasana
Bhekasana	Salabhasana B, Naraviralasana, Bhujangasana, Dhanurasana, Ustrasana, Prasarita Padottanasana C, Setu Bandha Sarvangasana	Balasana, Ardha Matsyendrasana, Adho Mukha Svanasana, Dandasana, Paschimottanasana	Eka Pada Raja Kapotasana, Urdhva Dhanurasana, Natarajasana
Bhujangasana	Salabhasana A, B, C, Naraviralasana, Dhanurasana, Urdhva Mukha Svanasana	Adho Mukha Svanasana, Balasana, einfache Drehungen, Apanasana, Supta Baddha Konasana	Urdhva Mukha Svanasana, Bhekasana
Bhujapidasana	Adho Mukha Svanasana, Prasarita Padottanasana A, Baddha Konasana, Malasana, Bakasana, Garudasana, Kurmasana	Adho Mukha Svanasana, Balasana mit Handgelenkstherapie (siehe Kapitel 11)	Tittibhasana, Bakasana, Eka Pada Bakasana, Astavakrasana
Bidalasana	Apanasana, Ananda Balasana, Balasana, Salabhasana A	Balasana, Savasana	Anahatasana, Phalakasana, Adho Mukha Svanasana
Chakorasana	Krounchasana, Eka Pada Raja Kapotasana I und die Vorübungen, Eka Pada Sirsasana A, B, C und die Vorübungen	Setu Bandha Sarvangasana, einfache Drehungen, Handgelenkstherapie (siehe Kapitel 11)	Über Chaturanga Dandasana zu Urdhva Mukha Svanasana und Adho Mukha Svanasana kommen.
Chaturanga Dandasana	Tadasana, Phalakasana, Adho Mukha Svanasana, Urdhva Mukha Svanasana	Adho Mukha Svanasana, Balasana mit Handgelenkstherapie (siehe Kapitel 11)	Nakrasana
Dandasana	Supta Padangusthasana, Adho Mukha Svanasana, Ardha Uttanasana	Baddha Konasana, Supta Baddha Konasana, Viparita Karani, Savasana	Alle Vorbeugen im Sitzen, Hüftöffner und Drehungen; über Purvottanasana zu Tolasana, Lolasana und Chaturanga Dandasana kommen.
Dhanurasana	Salabhasana A, B, C, Urdhva Mukha Svanasana, Setu Bandha Sarvangasana, Anjaneyasana, Ashta Chandrasana, Virasana, Supta Virasana	Balasana, Apanasana, Ardha Matsyendrasana, Supta Parivartanasana	Parsva Dhanurasana, Bhekasana, Urdhva Mukha Svanasana, Ustrasana, Laghu Vajrasana
Dwi Chakra Vahanasana	Jathara Parivartanasana, Paripurna Navasana, Ardha Matsyendrasana, Marichyasana C	Apanasana, Supta Parivartanasana, Ananda Balasana, Supta Baddha Konasana	Mit Bauchmuskelübungen wie dem Wechsel von Paripurna zu Ardha Navasana sowie mit Jathara Parivartanasana verbinden.

Dwi Pada Koundinyasana	Chaturanga Dandasana, Bakasana, Parsva Bakasana, Astavakrasana, Dandasana	Handgelenkstherapie (siehe Kapitel 11), Adho Mukha Svanasana, Balasana	Oberes Bein nach hinten ausstrecken, um in Eka Pada Koundinyasana A zu kommen und zu Chaturanga Dandasana zurückgleiten; im Rahmen des Salamba-Sirsasana-II-Vinyasas erkunden.
Eka Pada Koundinyasana A	Parivrtta Trikonasana, Parivrtta Parsvakonasana, Parsva Bakasana, Dwi Pada Koundinyasana, Parsvottanasana, Chaturanga Dandasana, Marichyasana A	Handgelenkstherapie (siehe Kapitel 11), Adho Mukha Svanasana, Balasana	Zu Chaturanga Dandasana zurückgleiten; im Rahmen des Salamba-Sirsasana-II-Vinyasas erkunden.
Eka Pada Koundinyasana B	Supta Padangusthasana, Utthita Hasta Padangusthasana, Chaturanga Dandasana, Anjaneyasana, Virabhadrasana II, Utthita Parsvakonasana	Handgelenkstherapie (siehe Kapitel 11), Adho Mukha Svanasana, Balasana	Zu Chaturanga Dandasana zurückgleiten; im Rahmen des Salamba-Sirsasana-II-Vinyasas erkunden.
Eka Pada Raja Kapotasana I	Anjaneyasana, Virabhadrasana I, Baddha Konasana, Supta Baddha Konasana, Gomukhasana, Virasana, Supta Virasana	Über Chaturanga Dandasana zu Urdhva Mukha Svanasana und Adho Mukha Svanasana, Balasana	Eka Pada Raja Kapotasana II, Eka-Pada-Sirsasana-Serie
Eka Pada Raja Kapotasana II	Eka Pada Raja Kapotasana I und die Vorübungen, Armhaltungen von Gomukhasana und Garudasana, Adho Mukha Svanasana, Shishulasana, Urdhva Dhanurasana, Viparita Dandasana	Über Chaturanga Dandasana zu Urdhva Mukha Svanasana und Adho Mukha Svanasana, Balasana, einfache Drehungen	Natarajasana, Hanumanasana mit Rückbeuge, Kapotasana
Eka Pada Sirsasana A, B, C	Eka Pada Raja Kapotasana I und die Vorübungen, Agnistambhasana, Tolasana, Lolasana	Über Chaturanga Dandasana zu Urdhva Mukha Svanasana und Adho Mukha Svanasana, Balasana, einfache Drehungen	Chakorasana, Dwi Pada Sirsasana, Yoganidrasana
Galavasana	Eka Pada Raja Kapotasana I, Utkatasana, Bakasana und die Vorübungen	Über Chaturanga Dandasana zu Urdhva Mukha Svanasana und Adho Mukha Svanasana, Balasana, Handgelenkstherapie (siehe Kapitel 11)	Uttana Prasithasana, Eka Pada Bakasana
Garudasana	Tadasana, Utkatasana, Gomukhasana, Vrksasana	Tadasana, Uttanasana, Adho Mukha Svanasana, Baddha Konasana	Ellbogen fest zusammendrücken und darauf achten, dass sie sich auf einer Höhe mit den Schultern befinden.
Gomukhasana	Ardha Matsyendrasana, Virasana, Parivrtta Janu Sirsasana, Marichyasana C, Paschimottanasana	Dandasana, Baddha Konasana, Upavista Konasana, Adho Mukha Svanasana	Die Fersen nach vorne schieben, bis die Unterschenkel einen 180-Grad-Winkel bilden. Die Fußrücken zunehmend stärker zum Schienbein ziehen, um die Knie zu schützen.
Halasana	Dandasana, Prasarita Padottanasana C, Setu Bandha Sarvangasana, Salamba Sarvangasana	Uttana Padasana, einfache Drehungen, Adho Mukha Svanasana, Viparita Karani, Savasana	Karnapidasana, Salamba Sarvangasana

Hanumanasana	Anjaneyasana, Virabhadrasana I, Supta Virasana, Supta Padangusthasana, Upavista Konasana, Janu Sirsasana	Balasana, Setu Bandha Sarvangasana	Eka Pada Raja Kapotasana I und II; Rückbeugevariation der Haltung erkunden.
Janu Sirsasana	Dandasana, Supta Padangusthasana, Baddha Konasana, Vrksasana, Paschimottanasana	Apanasana, Setu Bandha Sarvangasana, Gomukhasana	Upavista Konasana, Parivrtta Janu Sirsasana, Triang Mukha Eka Pada Paschimottanasana
Jathara Parivartanasana	Apanasana, Ardha Matsyendrasana, Marichyasana C, Dandasana, Radfahren im Liegen	Apanasana, Supta Baddha Konasana	Die Aktivierung der Bauchmuskulatur für gedrehte Stützhaltungen und Salamba-Sirsasana-II-Vinyasa nutzen.
Kapotasana	Ustrasana, Laghu Vajrasana, Supta Virasana, Urdhva Dhanurasana, Eka Pada Raja Kapotasana II, Gomukhasana	Einfache Drehungen, gefolgt von lange gehaltenen Vorbeugen im Sitzen.	Eka Pada Raja Kapotasana II, zum Stehen und in Natarajasana kommen.
Karnapidasana	Balasana, Dandasana, Paschimottanasana, Halasana	Uttana Padasana, einfache Drehungen, Adho Mukha Svanasana, Viparita Karani, Savasana	Lange gehaltene Vorbeugen erkunden.
Krounchasana	Dandasana, Virasana, Paschimottanasana, Triang Mukha Eka Pada Paschimottanasana	Über Chaturanga Dandasana zu Urdhva Mukha Svanasana und Adho Mukha Svanasana, Balasana	Hände fest in den Boden drücken, Körper hochstemmen und zu Chaturanga Dandasana zurückgleiten; über Eka Pada Sirsasana zu Chakorasana kommen.
Kukkutasana	Padmasana und die Vorübungen	Dandasana, Paschimottanasana, Gomukhasana, Balasana	Urdhva Kukkutasana
Kurmasana	Dandasana, Paschimottanasana, Baddha Konasana, Upavista Konasana	Einfache Drehungen, Setu Bandha Sarvangasana, Apanasana, Balasana	Die Öffnung der hinteren Oberschenkelmuskeln, der Hüften und des Rumpfs für Tittibhasana nutzen.
Laghu Vajrasana	Ustrasana und die Vorübungen, Virasana, Supta Virasana, Aktivierung der Körpermitte	Balasana, einfache Drehungen, Supta Baddha Konasana, Vorbeugen im Sitzen	Kapotasana, Drop-Backs (Rückbeugen aus dem Stand) von Tadasana zu Urdhva Dhanurasana, Natarajasana.
Lolasana	Tolasana, Bakasana, Aktivierung der Körpermitte	Apanasana, Ananda Balasana, Supta Baddha Konasana, Gomukhasana, Adho Mukha Svanasana	Langsam in ununterbrochener Bewegungsfolge von Dandasana über Tolasana und Lolasana zu Chaturanga Dandasana kommen; zu Bakasana und/oder Adho Mukha Vrksasana wechseln.
Malasana	Baddha Konasana, Upavista Konasana, Marichyasana A, Virasana	Balasana, Paschimottanasana, Adho Mukha Svanasana, einfache Drehungen, Uttanasana	Akarna Dhanurasana, Bhujangasana, Bakasana, Tittibhasana
Marichyasana A	Dandasana, Paschimottanasana, Ardha Baddha Padma Paschimottanasana, Anjaneyasana	Apanasana, Supta Baddha Konasana, Supta Parivartanasana	Ananda Balasana, Akarna Dhanurasana, Bhujangasana, Bakasana, Tittibhasana

Marichyasana C	Marichyasana A und die Vorübungen, Ardha Matsyendrasana	Symmetrische Vorbeugen, Baddha Konasana, Upavista Konasana, Supta Baddha Konasana	Ardha Matsyendrasana, Bharadvajasana B, Parsva Bakasana, Eka Pada Koundinyasana B
Matsyasana	Padmasana und die Vorübungen, Setu Bandha Sarvangasana, Uttana Padasana	Apanasana, Ananda Balasana, Savasana	In Uttana Padasana kommen; nach fünf Atemzügen die Handflächen wie bei Urdhva Dhanurasana neben den Schultern in den Boden drücken, mit der Ausatmung die Füße über den Kopf nach hinten auf den Boden bringen und in Chaturanga Dandasana landen.
Naraviralasana	Salabhasana A und B, Bhujangasana, Phalakasana	Balasana, einfache Drehungen, Supta Baddha Konasana, Vorbeugen im Sitzen	Bhujangasana, Dhanurasana, Bhekasana
Natarajasana	Tadasana, Utthita Hasta Padangusthasana, Adho Mukha Svanasana, Shishulasana, Gomukhasana, Anjaneyasana, Virabhadrasana I, Supta Virasana, Virabhadrasana III, Urdhva Dhanurasana, Eka Pada Raja Kapotasana II	Ardha Uttanasana, Apanasana, Supta Parivartanasana, andere einfache Drehungen und beruhigende symmetrische Vorbeugen, Umkehrungen und Savasana	Sitzen und nachspüren.
Pada Hastasana	Padangusthasana und die Vorübungen	Tadasana, Adho Mukha Svanasana, Balasana, einfache Drehungen	Paschimottanasana, Upavista Konasana
Padangusthasana	Tadasana, Uttanasana	Tadasana, Adho Mukha Svanasana, Balasana, einfache Drehungen	Pada Hastasana
Padmasana	Gomukhasana, Sukhasana, Dandasana, Vorübungen zu Eka Pada Raja Kapotasana I, Baddha Konasana, Virasana	Dandasana, Supta Padangusthasana, Adho Mukha Svanasana	Tolasana, Matsyasana, Urdhva Padmasana, Urdhva Kukkutasana
Parighasana	Supta Padangusthasana, Baddha Konasana, Janu Sirsasana, Upavista Konasana, Virasana, Utthita Trikonasana	Symmetrische Vorbeugen, Adho Mukha Svanasana, Balasana	Parivrtta Janu Sirsasana, Utthita Trikonasana, Utthita Parsvakonasana
Paripurna Navasana	Adho Mukha Svanasana, Dandasana, Paschimottanasana	Apanasana, Supta Baddha Konasana, Adho Mukha Svanasana, Balasana, Ananda Balasana, Supta Konasana	Zwischen den Runden zu Lolasana hochstemmen; zur Erkundung von Ardha Navasana den unteren Rücken gut ablegen, Beine und Schultern bleiben ungefähr 30 Zentimeter über dem Boden, dann die Handflächen in Anjali Mudra aneinanderlegen, mehrere Runden Kapalabhati Pranayama praktizieren und wieder zu Paripurna Navasana hochkommen (mehrmals wiederholen).

Parivrtta Ardha Chandrasana	Parivrtta Trikonasana und die Vorübungen, Virabhadrasana III und die Vorübungen	Uttanasana, Adho Mukha Svanasana, Balasana, Gomukhasana; *nicht* unmittelbar in Ardha Chandrasana kommen.	Mit der oberen Hand den Fuß des Spielbeins fassen, um eine gedrehte Rückbeugevariation zu erkunden. In Virabhadrasana III kommen, die Hände zum Boden senken, über Adho Mukha Vrksasana zu Chaturanga Dandasana zurückgleiten.
Parivrtta Hasta Padangusthasana	Parivrtta Trikonasana und die Vorübungen, Virabhadrasana III und die Vorübungen, Utthita Hasta Padangusthasana und die Vorübungen	Uttanasana, Adho Mukha Svanasana, Balasana, Gomukhasana	In Virabhadrasana III kommen, die Hände zum Boden senken, über Adho Mukha Vrksasana zu Chaturanga Dandasana zurückgleiten.
Parivrtta Janu Sirsasana	Utthita Parsvakonasana, Vrksasana, Baddha Konasana, Upavista Konasana, Janu Sirsasana	Symmetrische Vorbeugen, Supta Baddha Konasana, Apanasana, Baddha Konasana	Upavista Konasana, Baddha Konasana, Kurmasana
Parivrtta Parsvakonasana	Anjaneyasana, Gomukhasana, Parivrtta Utkatasana, Ashta Chandrasana, Virabhadrasana I, Parivrtta Trikonasana	Urdhva Mukha Svanasana, Adho Mukha Svanasana, Balasana, Supta Baddha Konasana	Direkt in Eka Pada Koundinyasana B kommen, fünf Atemzüge halten und zu Chaturanga Dandasana zurückgleiten.
Parivrtta Trikonasana	Parsvottanasana, Prasarita Padottanasana, Utthita Trikonasana, Parivrtta Utkatasana, Parivrtta Ashta Chandrasana	Tadasana, Uttanasana, Urdhva Mukha Svanasana, Adho Mukha Svanasana, Balasana, Supta Baddha Konasana	Direkt in Parivrtta Ardha Chandrasana kommen.
Parsva Bakasana	Bakasana, Marichyasana A und C	Balasana mit Handgelenkstherapie (siehe Kapitel 11), Supta Baddha Konasana, Viparita Karani	Beine strecken und in Dwi Pada Koundinyasana kommen, Beine scheren und in Eka Pada Koundinyasana A kommen, dann zu Chaturanga Dandasana zurückgleiten. Im Rahmen des Salamba-Sirsasana-II-Vinyasas erkunden.
Parsvottanasana	Adho Mukha Svanasana, Ardha Uttanasana, Uttanasana, Gomukhasana, Utthita Trikonasana, Prasarita Padottanasana	Tadasana, Balasana, Apanasana, Supta Baddha Konasana, Supta Padangusthasana	Als Ausgangsstellung für den Wechsel zu Parivrtta Trikonasana und die Vorübungen zu Hanumanasana verwenden.
Paschimottanasana	Balasana, Supta Padangusthasana, Adho Mukha Svanasana, Dandasana, Janu Sirsasana	Einfache Drehungen in Rückenlage und im Sitzen, Supta Baddha Konasana, Apanasana, Savasana	Weiter zu Halasana und Karnapidasana; Upavista Konasana, Triang Mukha Eka Pada Paschimottanasana, Krounchasana, Kurmasana.
Phalakasana	Adho Mukha Svanasana, Bidalasana, Ashtanga-Pranam-Sequenz	Adho Mukha Svanasana, Balasana, Handgelenkstherapie (siehe Kapitel 11)	Zu Chaturanga Dandasana absenken; zu Adho Mukha Svanasana hochdrücken; in Vasisthasana kommen; zu Shishula Phalakasana absenken und dabei mehrere Runden Kapalabhati Pranayama praktizieren.

Pincha Mayurasana	Adho Mukha Svanasana, Shishulasana, Gomukhasana (Arme), Adho Mukha Vrksasana, Anjaneyasana, Virabhadrasana I, Supta Virasana	Balasana; Virasana (oder andere einfache Sitzhaltung) mit der Armhaltung von Garudasana; einfache Drehungen in Rückenlage oder im Sitzen	Zehen zur Stirn ziehen; Füße weiter über den Kopf nach unten zum Boden ziehen, Beine vollständig ausstrecken und in Viparita Dandasana kommen.
Pindasana	Urdhva Padmasana und die Vorübungen	Matsyasana, Uttana Padasana, Savasana	Weiter zu Matsyasana, Uttana Padasana, dann die Beine über den Kopf ziehen und die Handflächen gleichzeitig fest in den Boden drücken, um in Chaturanga Dandasana zu landen.
Prasarita Padottanasana A, B, C, D	Adho Mukha Savasana, Supta Padangusthasana, Supta Baddha Konasana, Uttanasana, Utthita Trikonasana	Malasana, Garudasana, Uttanasana, Adho Mukha Svanasana, Balasana	Aus Variation B unmittelbar zum Salamba-Sirsasana-II-Vinyasa übergehen; Uttanasana; Salamba Sirsasana I. Variation C öffnet Schultern und Brustkorb für Setu Bandha Sarvangasana und Salamba Sarvangasana.
Purvottanasana	Setu Bandha Sarvangasana, Ustrasana, Prasarita Padottanasana C, Anjaneyasana, Supta Virasana	Adho Mukha Svanasana, Handgelenkstherapie (siehe Kapitel 11), Balasana, Supta Parivartanasana, Vorbeugen im Sitzen	Ein Bein gerade nach oben strecken für die einbeinige Variation.
Salabhasana A	Anjaneyasana, Ashta Chandrasana, Virabhadrasana I, Virasana, Gomukhasana, Bhujangasana, Naraviralasana	Balasana, einfache Drehungen, Supta Baddha Konasana, Vorbeugen im Sitzen	Weiter zu Variation B und C, Dhanurasana und Bhekasana.
Salabhasana B	Salabhasana A und die Vorübungen, Setu Bandha Sarvangasana	Balasana, einfache Drehungen, Supta Baddha Konasana, Vorbeugen im Sitzen	Weiter zu Variation C, Dhanurasana und Bhekasana.
Salabhasana C	Salabhasana A, B und die Vorübungen; Adho Mukha Svanasana	Balasana, einfache Drehungen, Supta Baddha Konasana, Vorbeugen im Sitzen	Weiter zu Dhanurasana und Bhekasana.
Salamba Sarvangasana	Setu Bandha Sarvangasana, Prasarita Padottanasana C, Halasana, Viparita Karani, Virasana, Anjaneyasana	Halasana, Karnapidasana, Uttana Padasana, Supta Parivartanasana, Savasana	Beine zum Lotussitz verschränken und die Knie in Urdhva Padmasana auf die Hände stützen oder die Beine zu Setu Bandha Sarvangasana absenken.
Salamba Sirsasana I	Adho Mukha Svanasana, Shishulasana, Uttanasana, Bauchmuskelübungen, Salamba Sirsasana II	Balasana; Übungen für gesunde Schultern (siehe Kapitel 11)	Gedreht; Beine im Lotussitz; die gestreckten Beine absenken, bis sie parallel zum Boden sind, fünf Atemzüge halten und wieder nach oben strecken.
Salamba Sirsasana II	Prasarita Padottanasana B, Setu Bandha Sarvangasana, Bauchmuskelübungen, Salamba Sirsasana I	Balasana, Übungen für gesunde Handgelenke und Schultern (siehe Kapitel 11)	Ausgangsstellung für Stützhaltungsvinyasas; unmittelbar in Chaturanga Dandasana kommen.
Samasthiti	Tadasana	Uttanasana, Adho Mukha Svanasana, Balasana	Gleichmut bewahren, bei allem, was kommt.

Savasana	Zur Entspannung und zur Integration nach allen anderen Asanas.	Mindestens fünf Minuten in dieser Haltung entspannen.	Langsam nach oben zum Sitzen kommen.
Setu Bandha Sarvangasana	Anjaneyasana, Virasana, Supta Virasana, Salabhasana A und B, Dhanurasana	Apanasana, einfache Drehungen, Supta Baddha Konasana, Ananda Balasana, Balasana, Vorbeugen im Sitzen	Dynamisch zum Aufwärmen für tiefere Rückbeugen wie Urdhva Dhanurasana; einbeinige Variation versuchen.
Shishulasana	Adho Mukha Svanasana, Phalakasana, Armhaltungen von Gomukhasana und Garudasana	Balasana, einfache Drehungen, Supta Baddha Konasana, Vorbeugen im Sitzen	Bhujangasana, Dhanurasana, Bhekasana, Ustrasana, Laghu Vajrasana
Supta Baddha Konasana	Baddha Konasana und die Vorübungen, Supta Padangusthasana, Supta Virasana, Utthita Trikonasana, Virabhadrasana II	Apanasana, Supta Parivartanasana, Viparita Karani, Savasana	Asana mit einem Yogablock unter dem Kreuzbein, Sandsäcken auf den Knien und/oder einer Yogarolle unter dem Rücken wiederholen.
Supta Padangusthasana	Apanasana, Baddha Konasana, Adho Mukha Svanasana	Apanasana, Supta Parivartanasana, Viparita Karani, Savasana	Supta Konasana, Upavista Konasana, Kurmasana
Supta Virasana	Anjaneyasana, Virasana, Setu Bandha Sarvangasana, Ustrasana	Bidalasana, Adho Mukha Svanasana, Balasana, Ananda Balasana, einfache Drehungen, Supta Baddha Konasana, Vorbeugen im Sitzen	Öffnet Hüftbeuger und Leisten für tiefere Rückbeugen. Im Vierfüßlerstand die Zehen aufstellen, erneut zurücklehnen und die Füße oder Knie wie in Kapotasana fassen; dies ist Prapada Paryankasana (Zehenspitzen-Bett-Haltung)
Tadasana	Savasana, Bidalasana-Svanasana-Bewegungen	Ardha Uttanasana, Uttanasana, Adho Mukha Svanasana, Balasana	Vrksasana und alle anderen Standhaltungen
Triang Mukha Eka Pada Paschimottanasana	Dandasana, Paschimottanasana, Janu Sirsasana, Virasana	Urdhva Mukha Svanasana, Adho Mukha Svanasana, Apanasana, Ananda Balasana, Supta Parivartanasana	Krounchasana
Tittibhasana	Adho Mukha Svanasana, Utthita Trikonasana, Prasarita Padottanasana A, Baddha Konasana, Upavista Konasana, Bakasana, Bauchmuskelübungen, Garudasana, Malasana, Bhujapidasana	Urdhva Mukha Svanasana, Adho Mukha Svanasana, Balasana, Handgelenkstherapie (siehe Kapitel 11)	Knie beugen, Fersen nach hinten, nach oben und zueinander ziehen, um in Bakasana zu kommen, zu Chaturanga Dandasana zurückgleiten.
Tolasana	Padmasana und die Vorübungen, Bauchmuskelübungen	Dandasana, Purvottanasana, Urdhva Mukha Svanasana, Balasana, Handgelenkstherapie (siehe Kapitel 11)	Unmittelbar zu Lolasana oder Urdhva Kukkutasana übergehen.
Upavista Konasana	Supta Padangusthasana, Dandasana, Baddha Konasana, Prasarita Padottanasana A, Utthita Trikonasana	Dandasana, Marichyasana C, Virasana, Gomukhasana, Adho Mukha Svanasana, Balasana	Beine etwas näher zusammenbringen, Arme unter den Knien durchschieben und den Oberkörper nach vorne beugen, um in Kurmasana zu kommen. Unmittelbar zu Chaturanga Dandasana oder zu Bhujapidasana und Tittibhasana übergehen.

Urdhva Dhanurasana	Adho Mukha Svanasana, Anjaneyasana, Virabhadrasana I, Virasana, Supta Virasana, Shishulasana, Bhujangasana, Setu Bandha Sarvangasana, Urdhva Mukha Svanasana, Viparita Dandasana	Apanasana, einfache Drehungen, Supta Baddha Konasana, Ananda Balasana, Balasana, Vorbeugen im Sitzen	Hände näher an die Füße bringen, ohne die parallele Position der Beine zu gefährden; ein Bein gerade nach oben strecken, um in die einbeinige Variation zu kommen; bis zu fünfmal zwischen Tadasana und Urdhva Dhanurasana wechseln.
Urdhva Hastasana	Samasthiti, Tadasana, Anahatasana, Adho Mukha Svanasana	Tadasana, Uttanasana, Adho Mukha Svanasana, Balasana	Erst die eine, dann die andere Seite dehnen.
Urdhva Kukkutasana	Padmasana und die Vorübungen, Bakasana, Salamba Sirsasana II	Urdhva Mukha Svanasana, Adho Mukha Svanasana, Balasana, Supta Baddha Konasana, Handgelenkstherapie (siehe Kapitel 11)	Im Rahmen eines Salamba-Sirsasana-I-Vinyasas erkunden; in Adho Mukha Vrksasana die Beine in die Lotusposition bringen, absenken und auf die Oberarme stützen.
Urdhva Mukha Svanasana	Salabhasana A und B, Naraviralasana, Bhujangasana, Setu Bandha Sarvangasana, Phalakasana, Chaturanga Dandasana	Adho Mukha Svanasana, Ardha Matsyendrasana, Apanasana, Balasana	In Bhujangasana kommen, Knie beugen und Zehen zum Kopf ziehen.
Urdhva Padmasana	Padmasana und die Vorübungen, Baddha Konasana, Padmasana, Salamba Sarvangasana	Matsyasana, Uttana Padasana, Supta Parivartanasana, Savasana	In Pindasana kommen oder die Hände unter das Kreuzbein legen und die in der Lotusposition befindlichen Beine nach oben und nach vorne strecken; leicht drehen, indem nur eine Hand unter das Kreuzbein gelegt wird.
Ustrasana	Anjaneyasana, Virabhadrasana I, Virasana, Supta Virasana, Salabhasana, Setu Bandha Sarvangasana	Balasana, einfache Drehungen, Supta Baddha Konasana, Ananda Balasana, Vorbeugen im Sitzen	Weiter zu Laghu Vajrasana und Kapotasana.
Utkatasana	Tadasana, Adho Mukha Svanasana, Salabhasana B, Virasana	Uttanasana, Adho Mukha Svanasana, Balasana	Mit einer Drehung in Parivrtta Utkatasana kommen. Die Knie bleiben auf gleicher Höhe, damit auch die Hüften parallel bleiben und das Kreuzbein offener ist.
Uttana Padasana	Dandasana, Paripurna Navasana, Virasana, Setu Bandha Sarvangasana	Apanasana, einfache Drehungen, Savasana	Dieses Asana kann dazu beitragen, die Halsmuskulatur für Setu Bandhasana zu kräftigen.
Uttana Prasithasana	Marichyasana A und C, Vorübungen zu Eka Pada Raja Kapotasana, Akarna Dhanurasana, Bakasana, Galavasana, Astavakrasana	Upavista Konasana, Supta Baddha Konasana, Apanasana, Balasana, Handgelenkstherapie (siehe Kapitel 11)	Geschmeidig in Chaturanga Dandasana zurückgleiten.
Uttanasana	Supta Padangusthasana, Adho Mukha Svanasana, Tadasana, Ardha Uttanasana	Malasana, Supta Baddha Konasana, Apanasana, Balasana, Savasana	Weiter zu Padangusthasana und Pada Hastasana oder ein Bein nach hinten und nach oben strecken, um in Eka Pada Adho Mukha Vrksasana zu kommen (»Standspagat«).

Utthita Hasta Padangusthasana	Supta Padangusthasana, Tadasana, Vrksasana, Utthita Trikonasana, Utthita Parsvakonasana	Tadasana, Garudasana, Urdhva Mukha Svanasana, Adho Mukha Svanasana, Balasana	Das gestreckte Spielbein noch stärker zur Schulter ziehen, ohne das Standbein zu beugen, die neutrale Beckenstellung zu verlieren oder die Wirbelsäule zu beugen.
Utthita Parsvakonasana	Supta Padangusthasana, Tadasana, Malasana, Urdhva Hastasana, Vrksasana, Utthita Trikonasana, Virabhadrasana II	Urdhva Mukha Svanasana, Adho Mukha Svanasana, Prasarita Padottanasana C, Apanasana, Balasana	Den oberen Arm hinter dem Rücken gerade nach unten strecken, mit dem unteren Arm unter dem vorderen Bein durchgreifen und das andere Handgelenk fassen. Weiter zu Eka Pada Koundinyasana A oder Svarga Dvijasana (Paradiesvogel).
Utthita Trikonasana	Supta Padangusthasana, Tadasana, Vrksasana, Adho Mukha Svanasana, Virabhadrasana II	Tadasana, Adho Mukha Svanasana, Garudasana, Gomukhasana, Balasana	Zu Ardha Chandrasana wechseln, dabei mit dem Standbeinfuß an Ort und Stelle bleiben und die obere Hüfte mit einer Auswärtsdrehung über die untere Hüfte bringen.
Vasisthasana	Adho Mukha Svanasana, Utthita Trikonasana, Vrksasana, Utthita Hasta Padangusthasana, Ardha Chandrasana, Phalakasana, Prasarita Padottanasana B und D, Supta Padangusthasana	Urdhva Mukha Svanasana, Adho Mukha Svanasana, Gomukhasana, Balasana, Handgelenkstherapie (siehe Kapitel 11)	Weiter zu Vishvamitrasana oder Eka Pada Koundinyasana A.
Viparita Dandasana	Adho Mukha Svanasana, Anjaneyasana, Virabhadrasana I, Shishulasana, Supta Virasana, Purvottanasana, Gomukhasana, Setu Bandha Sarvangasana, Urdhva Dhanurasana	Apanasana, einfache Drehungen, Supta Baddha Konasana, Ananda Balasana, Balasana, Vorbeugen im Sitzen	Versuchen, ein Bein senkrecht nach oben zu strecken für die einbeinige Variation, oder mit den Füßen zu den Ellenbogen laufen und die Beine zu Pincha Mayurasana heben.
Viparita Karani	Dieses zutiefst erholsame Asana kann alleine oder nach allen anderen Asanas geübt werden.	Apanasana, Supta Baddha Konasana, Savasana	Einen Gurt um die Oberschenkel spannen und einen Sandsack auf die Füße legen, um die Haltung zu stabilisieren und ihre erholsame Wirkung zu verstärken.
Virabhadrasana I	Tadasana, Adho Mukha Svanasana, Anjaneyasana, Ashta Chandrasana, Gomukhasana, Virasana, Virabhadrasana II	Urdhva Mukha Svanasana, Adho Mukha Svanasana, Supta Padangusthasana, Supta Baddha Konasana, Apanasana, Ananda Balasana, Balasana	Als Ausgangsstellung für den tanzenden Krieger oder den Übergang in andere Standhaltungen verwenden; oder die Schultern mit den Armhaltungen von Garudasana oder Gomukhasana auf eine leichtere Flexion in Urdhva Dhanurasana, Adho Mukha Svanasana oder Adho Mukha Vrksasana vorbereiten.

Virabhadrasana II	Tadasana, Anjaneyasana, Ashta Chandrasana, Baddha Konasana, Supta Padangusthasana, Utthita Trikonasana, Vrksasana	Urdhva Mukha Svanasana, Adho Mukha Svanasana, Gomukhasana, Paschimottanasana, Balasana	Als Ausgangsstellung für die Beschäftigung mit Utthita Parsvakonasana, Utthita Trikonasana, Ardha Chandrasana, Svarga Dvijasana und anderen Standhaltungen mit Außenrotation der Hüfte verwenden.
Virabhadrasana III	Tadasana, Anjaneyasana, Ashta Chandrasana, Supta Padangusthasana, Vrksasana, Uttanasana, Virabhadrasana I	Malasana, Garudasana, Supta Baddha Konasana, Balasana; *nicht* direkt im Anschluss in Ardha Chandrasana kommen	Als Ausgangsstellung für Parivrtta Ardha Chandrasana, Parivrtta Hasta Padangusthasana, Natarajasana und Adho Mukha Vrksasana verwenden.
Virasana	Apanasana, Balasana, Baddha Konasana, Gomukhasana	Phalakasana, Adho Mukha Svanasana	Zurücklehnen, um in Supta Virasana zu kommen.
Vrksasana	Supta Padangusthasana, Baddha Konasana, Tadasana, Utthita Trikonasana, Virabhadrasana II	Tadasana, Ardha Uttanasana, Uttanasana, Garudasana, Balasana	Als Ausgangsstellung für den Übergang zu Utthita Hasta Padangusthasana verwenden oder versuchen, mit geschlossenen Augen das Gleichgewicht zu halten.

Anmerkungen

Kapitel 1: Die tiefen Wurzeln des modernen Yoga

1 Pattabhi Jois geht näher darauf ein. Er schreibt, um *brahmacharya* zu erlangen, müsse man folgende Dinge vermeiden: »Mit ordinären Menschen zu verkehren, in der Freizeit überfüllte Orte aufzusuchen, derbe Bücher zu lesen, die den Geist in Aufruhr bringen, ins Theater und zum Essen zu gehen sowie sich heimlich mit Fremden des anderen Geschlechts zu unterhalten« (Jois 2002, 8).

2 Siehe Muktananda (1997).

Kapitel 2: Der moderne Hatha Yoga

1 Neuerdings startet die Yogabewegung auch international durch – vor allem in Asien. Siehe Ferretti (2008).

2 Viele Biografen von Swami Vivekananda berücksichtigen auch die frühere Entwicklung des Yoga in den Vereinigten Staaten unter dem Einfluss des amerikanischen Transzendentalismus. Eine Online-Biografie findet sich auf der Internetseite www.ramakrishnavivekananda.info/.

3 Siehe D. G. Whites (2009, 243–248) Abhandlung zur Ausbreitung des Yoga im Westen.

4 Der Trend, mit Yoga den Körper formen zu wollen, wurde im Jahr 2001 mit der Produktion des Warner-Home-Videos *Yoga: Buns of Steel* auf die Spitze getrieben.

5 In seinem Buch *The Yoga Tradition of the Mysore Palace* (1996) stellt Sjoman diese Version indirekt infrage. Er beweist klar, dass Krishnamacharya und seine Schützlinge kreative Kräfte in der Entwicklung des Yoga sind und Ashtanga Vinyasa Yoga eine Originalsynthese aus traditionellen indischen Kampfsportarten, britischen Freiübungen und dem früheren Hatha Yoga ist.

6 Maehle (2006) liefert die gründlichste Beschreibung des Ashtanga Vinyasa Yoga. David Swensons Klassiker *Ashtanga Yoga: The Practice Manual* (1999) ist bei den eher puristischen Anhängern in Ungnade gefallen, da sie die von ihm vorgeschlagene Verwendung von Hilfsmitteln und Variationen als Verwässerung der Lehren von Pattabhi Jois empfinden.

7 Dr. Robert Gotlin, Leiter der Abteilung für orthopädische Rehabilitation am Beth Israel Medical Center in New York City sagt, er bekäme bis zu fünf Bikram-Yoga-bedingte Verletzungen in der Woche zu sehen (A. Stephens 2005).

8 Desikachar übersetzt das gleiche Sutra mit den Worten: »Wird Reinheit geschaffen, offenbart sie, was ständig gepflegt werden muss und was ewig rein ist.« Bei Bouanchaud lautet die Übersetzung dieses Abschnitts: »Reinheit schützt den Körper und bringt nichtphysische Beziehungen zu anderen« (Desikachar 1995, 178).

9 Die Sendung wurde auf Youtube veröffentlicht: www.youtube.com/watch?v=lmOUZQi_6Tw (abgerufen am 12. Mai 2006).

10 Siehe vor allem *Der Baum des Yoga* (1991), *Der Urquell des Yoga: Die Yoga-Sutras des Patanjali* (2010), *Yoga: Der Weg zu Gesundheit und Harmonie* (2012) und *Licht fürs Leben: Die Yoga-Vision eines großen Meisters* (2014).

11 Bitte beachten Sie, dass diese Version der Entstehung des Ashtanga Vinyasa Yoga in deutlichem Widerspruch zu der Geschichte steht, die Pattabhi Jois erzählt, was zur erwähnten Mystifizierung beiträgt.

12 Zur weiteren Beschäftigung mit diesem Thema siehe Shannahoff-Khalsa (2004) und Sovatsky (1998).

Kapitel 3: Die feinstoffliche Energie

1 Es lohnt sich, über die Etymologie des Wortes *Individuum* nachzudenken, das auf den gleichlautenden lateinischen Begriff mit der Bedeutung »unteilbar« zurückgeht. In einem seltsamen Bedeutungswandel, der mit dem Aufschwung des Kapitalismus im Westen zusammenfiel, wurde die Unteilbarkeit unseres Wesens durch die Vorstellung vom isolierten Sein abgelöst. Zur weiteren Beschäftigung mit diesem Thema siehe Williams (1985).

2 Finger (2005) gibt genaue Körperstellen und Eigenschaften für die einzelnen Chakras an. Wie bereits erwähnt, sprechen sich viele andere – einschließlich Johari (1987) – gegen diese klare Zuordnung von Chakras und Körperteilen aus.

Kapitel 4: Körper und Bewegung

1 Calais-Germain (1994, 93) und Thomas Myers (1998, 82) sind unterschiedlicher Ansicht, was den Ursprung dieses Gleichgewichts angeht.

2 Ein schwacher Bizeps verschärft das Problem eines überstreckten Ellenbogengelenks. Darüber hinaus wird es durch den typischen Charakter der Asanapraxis verstärkt, da der Bizeps dabei nie konzentrisch gegen einen größeren Widerstand kontrahiert. Die Angelegenheit hat auch ein interessantes spirituelles und philosophisches Element: In der Asanapraxis ist die Kraft meist vom Körper weg und nur selten auf den Körper gerichtet.

Kapitel 5: Raum für Selbsttransformation

1 Im Yogasutra des Patanjali wird dieser Zustand zu den Kleshas gezählt. Eine hervorragende Abhandlung zu den psychologischen Aspekten dieser Trennung und wie Yoga das daraus resultierende Leiden heilen kann, finden Sie bei Cope (2013). Wir werden weiter unten ebenfalls darauf eingehen.

2 Wie in Kapitel 2 erwähnt, gibt es aussagekräftige Beweise dafür, dass sportliche Betätigung bei extremer Hitze ernste Verletzungen verursachen kann. Zur weiteren Beschäftigung mit dem Thema siehe Kapitel 2, Anmerkung 7.

3 Um eine Vorstellung von den Möglichkeiten zu bekommen, siehe B. K. S. Iyengar (2012). Hier finden Sie viele Beispiele für die Arbeit mit Stühlen und anderen Hilfsmitteln.

4 Ein gutes Argument für diese Vorgehensweise liefert Farhi (2006, 81–82).

5 In ihrem Artikel erörtert Remen kurz, bündig und wunderschön die Frage, was spirituell ist – *und was nicht*.

6 Farhi (2000) hebt diesen Punkt besonders hervor und betont, »jedes Asana dient als Gefäß für feinstoffliche und dynamische innere Vorgänge«.

7 Die Praxis der Achtsamkeit findet man in verschiedenen spirituellen Disziplinen, allen voran im Zen-Buddhismus; siehe Hanh (2001). Für eine Quelle, die viele Disziplinen verbindet und erklärt, wie man lernt, im gegenwärtigen Augenblick zu leben, siehe Watts (1987). In jüngerer Zeit trägt Eckhart Tolle mit Texten und Vorträgen wie *Jetzt! Die Kraft der Gegenwart: ein Leitfaden zum spirituellen Erwachen* (2004) dazu bei, die Praxis populär zu machen, im gegenwärtigen Augenblick präsent zu sein; Powers (2008) erkundet Achtsamkeit und Asanapraxis.

8 Die Silbe *aum* wird in allen Upanishaden erwähnt, wo sie als Gegenstand tiefer spiritueller Meditation bezeichnet wird. Ihr Klang wird mit Brahma gleichgesetzt. Die Chandogya, Taittiriya und Mandukya Upanishad gehen ausführlich darauf ein. Siehe Katha Upanishad (2, 15) für eine einfache Definition der Silbe *aum* als das »Höchste«, als den »Inbegriff aller heißen Bemühungen«, die im Wissen um die Unterstützung durch den Klang und um seine Bedeutung dafür sorgt, dass man sich »erhaben in der Brahmanwelt« fühlt.

9 Zum Zusammenspiel von Zeit und Geist siehe Medina (1998); zum Tag-und-Nacht-Zyklus und dem menschlichen Verhalten siehe Thompson und Harsha (1984).

10 In den letzten Jahren sehen wir die Entwicklung von »Yin« und »Yang« und manchmal auch »Yin-Yang« Yoga. Diese chinesischen Begriffe bezeichnen die gleichen grundlegenden Gegensätze, die man gemeinsam als die elterlichen Archetypen betrachten kann, als »die Erstgeborenen des Urpaars der Gegensätze, der ersten Entzweiung am Beginn der kosmogonischen Realität, nun zu produktiver Energie wiedervereinigt« (Zimmer 1981, 142). In anderen Traditionen heißen sie »Vater Himmel und Mutter Erde«, »Zeus und Hera«, »Uranos und Gaia«, »Tien und Ti«, und so weiter. Wenn Yogaanbieter ihren Ansatz mit diesen Beinamen schmücken, kann dies ein Hinweis darauf sein, dass auch andere Traditionen in die Praxis einfließen. Ein Beispiel ist die Aktivierung der chinesischen Meridiane mit speziellen Asanafolgen beim Yin Yoga nach Sarah Powers. Zur weiteren Beschäftigung mit dem Thema siehe Campbells (2011, 109–209) Erörterung der »Initiation« sowie Zimmer (1981). Zum ursprünglich von Pauli Zink entwickelten Yin Yoga siehe Grilley (2002).

11 Jody Greene (2009, persönliches Gespräch) behauptet zu Recht, dass wir die einschränkenden und veralteten Typologien problematisieren und ausrangieren sollten, die energetischen Eigenschaften eine männlich-weibliche Rollenverteilung zuweisen. Warum sollten wir akzeptieren, dass »Weite« eher männlich oder »Integration« eher weiblich ist? Es mag einen heuristischen Wert haben, begriffliche Gegensätze anzubieten; sie dem Geschlecht zuzuordnen, das relativ fließend ist und sich im Laufe der Entwicklung eines Menschen entfaltet, untermauert nur die Missverständnisse hinsichtlich der Männlichkeit und Weiblichkeit, die uns noch weiter von einem Gefühl der Ganzheit entfernen.

12 Zu Ganesha gibt es unzählige Quellen. Courtright (1985) verfasste eine wissenschaftliche Abhandlung zu Ganesha, die viele puristische Hindus zu eifrigen Bemühungen veranlasste, sie aus dem Verkehr ziehen zu lassen. Gettys *Ganesha* (1936) ist eine der ersten Einführungen in englischer Sprache. Swami Chinmayananda (1987) bietet eine traditionalistische Interpretation, die Courtright motiviert haben könnte. Eine entzückende Darstellung ist Kapurs *Ganesha Goes to Lunch* (2007).

13 Blitz war Anhänger von Krishnamurti und Schüler von Desikachar (er holte Desikachar Anfang der 1960er Jahre nach Europa). Im Jahr 1950 gründete er mit seinem Vater den Club Méditerranée, bot Luxusurlaub in Verbindung mit Yogaunterricht an und nahm damit einen Trend der 1990er und 2000er Jahre vorweg.

14 Um diesen Gedanken weiter auszuführen, schreibt Desikachar (2012) über die Herangehensweise in den altindischen heiligen Schriften: »Sie bedient sich bestimmter Definitionen, Klassifizierungen und Methoden, die auf jeden Menschen zutreffen. Einbezogen werden persönliche Interessen, Beruf, Alter, Geschlecht, Familienstand, Sozialstatus und kulturelles Umfeld. Es finden sich dort detaillierte Hinweise zum richtigen Verhalten gegenüber sich selbst und anderen: Wann sollte man handeln und wann nicht; wann sprechen, wann schweigen.«

15 Siehe Yogasutra des Patanjali, besonders II, 27–31.

16 Der Mediziner Dean Ornish (1999, 238) fragte Swami Satchidananda: »Was ist die Wurzel des Heilens?« Satchidananda erwiderte: »Zufriedenheit. Zufriedenheit entsteht, wenn Geist und Körper ausreichende Beruhigung erfahren – sei es durch Meditation, Yoga oder Gebet –, um ein inneres Gefühl von Frieden und Freude sowie Wohlgefühl und letztlich den Gott in uns zu erleben.«

17 Siehe Cope (2007), vor allem Seiten 334–374.

Kapitel 6: Techniken und Hilfsmittel für den Unterricht

1 Die »Normalkraft« geht aus dem dritten Newtonschen Gesetz – dem Prinzip von Actio und Reactio – hervor. Erörterungen zu diesem Thema finden sich bei Shabana (1999), Espinoza (2005, 141) oder Newton (1963) selbst.

2 Eine Erklärung des Zusammenhangs zwischen Erdung und Dehnung der Wirbelsäule finden Sie bei Scaravelli (1991).

3 Schiffmann widmet ein Kapitel seines Buchs *Yoga* (1996) der genauen Darlegung des Kramerschen Ansatzes der Energieströme und bietet eine Reihe von nützlichen Techniken, wie Schüler diesen Aspekt ihrer Praxis entwickeln können.

4 Die Vorstellung, dass man muskuläre Energie zum Kern des Körpers zieht und gleichzeitig Energie vom Kern zum Rand ausstrahlt, findet sich in vielen Hatha-Yoga-Stilen, wenngleich sie sich in der Terminologie unterscheiden und die Schwerpunkte immer etwas anders setzen.

5 Spreizt man den Daumen so weit wie möglich, werden oft die Beugesehne und der erste wurmförmige Muskel im Thenarraum zwischen Daumen und Zeigefinger überbeansprucht.

6 Eine ausführliche Erläuterung von *hasta bandha* findet sich bei Holleman (1999, 44).

7 Die leider allzu häufige Anweisung, das Fleisch der Pobacken zur Seite zu ziehen, verstärkt in der Tat das Gefühl der Verankerung der Sitzbeinhöcker. Bei Vorbeugen erhöht sich dadurch jedoch das Risiko erheblich, die an den Sitzbeinhöckern (Tuber ischiadicum) entspringenden hinteren Oberschenkelmuskeln zu zerren. Sie sind dort besonders zerrungsanfällig. Belässt man das Sitzfleisch in seiner natürlichen Position, wird eher der Muskelköper gedehnt, ohne die Verankerung der Sitzbeinhöcker im Boden zu beeinträchtigen.

8 Während die meisten Hatha-Yoga-Stile diese Polaritäten kennen, heben die wenigen Richtungen, die sie ausdrücklich im Rahmen der Asanaerklärung erwähnen, leicht abweichende Gegensatzpaare und energetische Abläufe hervor: Siehe B. K. S. Iyengar (2012); Devereux (1998); Holleman (1999, 27); Rea (2005, 75–76).

9 Diese Beispiele sind repräsentativ, aber nicht erschöpfend. Ausführliche Informationen über die Asanas finden Sie in Kapitel 7.

10 Die allgegenwärtige Asanafolge aus Liegestütz – Chaturanga Dandasana – nach oben schauender Hund – nach unten schauender Hund sollte mit einer gewissen Regelmäßigkeit demonstriert werden. Die Anweisungen dazu finden Sie in Kapitel 7.

11 Die Begriffe *passiv* und *aktiv* werden oft je nach Diskussionszusammenhang unterschiedlich verwendet. Ganga White (2007, 119–121) erörtert das aktive und passive Verharren in Asanas.

12 Unter Ärzten und Wissenschaftlern ist das Dehnen äußerst umstritten. Einen Überblick finden Sie bei Shrier und Gossal (2000). Mehrere Studien über die Dauer statischer Dehnungen zeigen nach dreißig Sekunden keine weitere Zunahme der Beweglichkeit. Bei Bandy und Irion (1994) finden Sie eine Studie, wonach Dehnungen über dreißig Sekunden keine weiteren akuten Auswirkungen auf die Flexibilität der hinteren Oberschenkelmuskeln haben. Eine Studie verglich passives Dehnen mit aktiver Bewegung. Dabei stellte sich heraus, dass »Gewahrsein durch Bewegung« zu einer deutlich größeren Muskellänge führt als passives Dehnen. Dies lässt darauf schließen, dass sich die Muskellänge durch einen Prozess aktiver Bewegung ohne Dehnung erhöhen lässt; siehe J. Stephens (2006).

13 Desikachar (2009, 38–39) betont den Wert einer dynamischen Anfängerpraxis.

14 Das Konzept von Yoga Chikitsa trägt dem Umstand Rechnung, dass Yoga ein Heilungsprozess ist, der auch die Veränderung der Konditionierungen eines Menschen einschließt, die alle Aspekte seines Lebens beeinflussen. Yoga Chikitsa ist ferner die Bezeichnung der ersten Serie im Ashtanga Vinyasa Yoga, einer der übergreifenden Aspekte im Viniyoga und bildet den Kern von Iyengars Praxis und Lehre.

15 Eine aufschlussreiche Diskussion zum Thema Berührung finden Sie bei Farhi (2006, 89–91).

16 Die Meinungen über sexuelle Beziehungen zwischen Lehrern und Schülern gehen sehr weit auseinander. Am einen Ende des Spektrums finden wir das Beharren auf sexueller Enthaltsamkeit, vor allem in den stärker auf Entsagung ausgerichteten Linien, was die Angelegenheit regelt; am anderen Ende haben wir die beinahe uneingeschränkte Erlaubnis, dass Lehrer ihre sexuelle Anziehung zu Schülern ausleben dürfen, wie die folgende Aussage von John Friend (2008, 89) zeigt: »Entsteht eine körperliche Anziehungskraft zwischen Dir und einem Studenten, warte einige Wochen ab, bevor Du darauf reagierst.«

17 Einige Yogastile wie der Ashtanga Vinyasa Yoga neigen zu starken körperlichen Korrekturen. Bei mangelnder Sachkenntnis oder Einfühlsamkeit des Lehrers kann dies gefährlich werden.

18 Lehrer, die davon ausgehen, dass eine einheitliche Yogapraxis für alle passt, verlangen von allen Schülern, alle Asanas auf die gleiche Weise und ohne Hilfsmittel auszuführen. Doch dieser Ansatz dürfte in

Vergessenheit geraten, da immer mehr Schüler zu schätzen lernen, dass sie mit einem größeren Empfinden von Sicherheit und Freiheit üben können und Yoga der tieferen Selbsttransformation dient, wenn sie Asanas modifizieren und mit Hilfsmitteln arbeiten.

Kapitel 7: Die Vermittlung der Asanas

1 Wie wir aus Kapitel 2 wissen, brachten Indra Devi, B. K. S. Iyengar, Pattabhi Jois und T. K. V. Desikachar diese Tradition in den Westen. Ihre Schüler entwickelten später verschiedene Mischformen der Asanapraxis wie Vinyasa Flow Yoga, Power Yoga, Anusara Yoga, Prana Vinyasa Yoga und viele weitere Ansätze und Marken.

2 Es gibt Hunderte von Büchern zu den Asanas. Die Folgenden sind besonders aufschlussreich: B. K. S. Iyengar (2013), B. K. S. Iyengar (2012), Schiffmann (1996), Holleman (1999), Devereux (1998), Maehle (2006), Lasater (1995), Desikachar (2009) und Mohan (2001). In der Zeitschrift *Yoga Journal* werden unzählige hervorragende Artikel zu den Asanas veröffentlicht, die sich oft auch an Yogalehrer richten.

3 Einzelheiten zur Anatomie von Pada Bandha finden Sie in dem Abschnitt über die Füße in Kapitel 4. Für weitere Informationen zur Balance in den Füßen siehe Holleman und Sen-Gupta (1999) sowie Little (2001).

4 Weitere Details über die Funktion der an Drehhaltungen beteiligten Muskeln und Gelenke sowie den Nutzen, den sie daraus ziehen, finden Sie bei Gumestad (2003) und Cole (2005).

5 Weitere Informationen bezüglich des Standpunkts, dass Umkehrhaltungen keine Endometriose verursachen, finden Sie bei Schatz (2002). Viele andere argumentieren noch immer gegen Umkehrhaltungen während der Menstruation: Geeta Iyengar (2012, 93) schreibt »Zu Beginn der Monatsregel ist vollkommene Ruhe angeraten. Asanas sollten nicht geübt werden.« Clennell (2007, 18) orientiert sich an Geeta Iyengar und geht sogar noch weiter. Sie rät von Haltungen ab »in denen sich der Kopf unterhalb von Oberkörper, Hüften und Beinen befindet«.

Kapitel 8: Die Vermittlung von Pranayama

1 In vielen traditionellen spirituellen Betrachtungsweisen hat die »Präsenz im Hier und Jetzt« Vorrang. Andere wissen auch die natürlichen menschlichen Fähigkeiten der Reflexion und der Vorstellungskraft, des Erspürens von Zusammenhängen und des Ersinnens von Alternativen zu schätzen. Während wir uns im Rahmen des bewussten Gewahrseins dem öffnen, was Eckhart Tolle als die »Kraft der Gegenwart« bezeichnet, müssen wir uns jedoch nicht auf den Glauben oder den Eindruck beschränken, dass nur das »Jetzt« existiert. Zur weiteren Beschäftigung mit diesem Thema siehe Kramer und Alstad (2009).

2 In den Veden, den Upanishaden, dem Yogasutra des Patanjali, der tantrischen Literatur und der klassischen Literatur des Hatha Yoga vom 14. bis 17. Jahrhundert finden sich unterschiedliche Definitionen. Eine Erklärung von Prana finden Sie in Kapitel 3. Um mehr über die neueren Auslegungen in Erfahrung zu bringen, siehe Rosen (2002), Rosen (2006) und B. K. S. Iyengar (2000).

3 In verschiedenen Übersetzungen findet man die Begriffe *perfektioniert*, *erreicht* oder *gemeistert*. Es ist umstritten, wann und unter welchen Umständen Pranayama gefahrlos praktiziert werden kann. B. K. S. Iyengar erklärt, man müsse zunächst die Asanas perfektionieren. In anderen Kommentaren zum Einatmen, Ausatmen und Anhalten des Atems schreibt er: »Sie sind den Fähigkeiten des Sadhaka entsprechend allmählich zu verlängern und zu verfeinern.« (B. K. S. Iyengar 2010, 203).

4 Die Chinesen hatten schon zuvor ein teils philosophisches, teils physiologisches Konzept der Atmung – *lien chi* – entwickelt. Dies bedeutet, dass man den Atem in die Substanz der Seele oder die Luft in die Essenz des Lebens verwandelt. Siehe Morse (1934).

5 Zu den Atemmustern siehe Farhi (1996, 74–90).

6 Diese Übungen sind eine Bearbeitung der detaillierten anatomischen Anleitungen bei Calais-Germain (2005, 176–203). Zu den an Ein- und Ausatmung beteiligten Muskeln siehe Netter (1997, Tafel 183).

7 Eine kurze und bündige Zusammenfassung dieser Diskussion liefert Ganga White (2007, 66–67).

8 Das Anhalten des Atems wird im Yogasutra erwähnt, wo ein Zusammenhang zwischen Atemverhalt und *citta vrtti nirodhah*, der Stilllegung der Bewegungen des Geistes, hergestellt wird (II, 49–52). Der Begriff *kumbhaka* taucht zusammen mit einer ausführlicheren Beschreibung der Praxis in der Hatha Yoga Pradipika (II, 43–46) auf. Wir konzentrieren uns auf die Formen von *sahita-kumbhaka*, die sich auf die dreifache Praxis von Einatmen, Ausatmen und Anhalten des Atems beziehen. Eine vierte Form – *kevala-kumbhaka* – geht spontan aus diesen Übungen hervor und über die Phasen der Atmung hinaus. Jenseits jeder Technik kommen Körper, Atem und Geist in Kevala-Kumbhaka mühelos zum Stillstand. Laut Hatha Yoga Pradipika gibt es acht Kumbhaka-Praktiken (allesamt Sahita): *surya-bheda*, *ujjayi*, *sitkari*, *sitali*, *bhastrika*, *bhramari*, *murchha* und *plavini*.

9 Jenseits von Einatmen, Ausatmen und Atemverhalt.

10 Bezüglich Kapalabhati und Bhastrika Pranayama erklärt Iyengar (2000, 228): »… wenn jemand die Übungen in der Annahme ausführt, dass dadurch die Kundalini geweckt würde, so kann dies verheerende Folgen für Körper, Nerven und Gehirn haben.« In der Hatha Yoga Pradipika, Iyengars wichtigster Quelle, heißt es dagegen, dieses Pranayama »weckt schnell die Kundali, reinigt, macht glücklich, ist heilsam und beseitigt alle Hindernisse wie Phlegma usw., die sich am Eingang der Brahmanadi (Sushumna) ansammeln« (Hatha Yoga Pradipika II, 66).

11 Siehe auch Powell (1996).

12 Dieser Ansatz stützt sich hauptsächlich auf die Hatha Yoga Pradipika (II, 7–9) sowie auf Baileys (2003) klare Einsichten zum Ausgleich von Prana.

Kapitel 9: Die Vermittlung der Meditation

1 Eine praktische moderne Abhandlung findet sich bei Cope (2013).

2 Bei vielen spirituellen Praktiken besteht die Tendenz, bestimmte Ergebnisse als Lohn für die Verpflichtung gegenüber einer Praxis, einem Guru oder einer Religion zu versprechen. Das ist in weiten Teilen des Yoga nicht anders. Eine faszinierende Diskussion dazu findet sich bei Kramer und Alstad (2009).

3 Eine Erörterung der Frage, wie man inmitten der verschiedensten Aktivitäten Dharana erfahren kann, findet sich bei Cope (2007, 124–126).

4 Siehe Eliade (1988, 81).

5 Siehe Fischer-Schreiber et al. (1986).

6 Es gibt unendlich viele Möglichkeiten für Mudras. Eine Orientierungshilfe gibt Hirschi (2003).

7 Kempton (2012) beschreibt zahlreiche Möglichkeiten, in der Meditation mit dem Atem zu arbeiten.

8 Es gibt unendlich viele Mantrameditationen. Eine Aufnahme geführter Meditationen bietet Stryker (2005).

9 Dies ist eine Modifikation der Zählmeditation, die ich 1993 von Erich Schiffmann gelernt habe. Weitere Informationen zu seinem Ansatz finden Sie bei Schiffmann (1996).

10 In dieser Sicht verbinden sich verschiedene Gespräche, die der Autor mit Sally Kempton und Daniel Odier führte. Weitere Informationen zu Odiers Ansatz sowie seine Übersetzung des Vijnana Bhairava Tantra finden Sie bei Odier (2004).

Kapitel 10: Unterrichts- und Übungsplanung

1 Einen großen Überblick über Vinyasa Krama bieten Mohan (2001, 159–206) und Desikachar (2009, 45–73).

2 Siehe Hardy et al. (1983).

3 Eine ausführlichere Anleitung findet sich bei Schiffmann (1996, 89–94).

4 Eine Yogastile und -traditionen wie Ashtanga Vinyasa Yoga und Bikram Yoga arbeiten mit festen Übungsfolgen. Doch selbst bei festen Sequenzen können Sie den Schülern zu einer angenehmeren oder tieferen Praxis verhelfen, wenn Sie mit Variationen arbeiten, die sich an den Prinzipien zur Gestaltung von Übungsfolgen orientieren, die auch in kreativ zusammengestellten Stunden zum Einsatz kommen.

5 Die klassische Quelle ist Geeta S. Iyengar (2012). Clennell (2007) führt Iyengars Ansichten noch weiter aus. Eine völlig andere Perspektive findet sich bei Benagh (2003).

6 Finger (2005) bietet diverse chakrabasierte Übungsfolgen an.

Kapitel 11: Für jeden der richtige Unterricht

1 Dieser Abschnitt soll Yogalehrer bei der Arbeit mit Schülern unterstützen, die unter gängigen Verletzungen leiden. Empfehlungen, wie Yoga bei der Heilung einer großen Vielfalt von Beschwerden helfen kann, finden Sie bei McCall (2007) sowie im *Journal of the International Association of Yoga Therapists*.

2 Eine ausführlichere Anleitung, wie Schüler mit Skoliose die richtige Ausrichtung erlernen und den Schmerz bekämpfen können, gibt E. B. Miller (2003).

3 Allison Woolery (2004) und ihre Kollegen von der University of California in Los Angeles kommen bei ihren Untersuchungen zu überzeugenden Forschungsergebnissen. Ausführlichere Informationen über Yoga bei Depressionen finden Sie bei Weintraub (2004).

4 Zur Beschäftigung mit dieser Sichtweise siehe Keedwell (2008) sowie Neese und Williams (1994).

5 Hier handelt es sich um die Interpretation von Patricia Walden in der Darstellung von McCall (2007, 267–268).

6 Diese Vorschläge gehen auf verschiedene Quellen zurück. Die aufschlussreichste und prägnanteste davon ist Ferretti (2006).

7 Faszinierende Geschichten, wie Angst die Öffnung des Muttermunds in den Wehen einschränken kann, finden Sie bei Gaskin (2012, 124–135).

8 Spezielle Modifikationen der Asanas für die Arbeit mit diesen Schülerinnen finden sich in hervorragenden Büchern für die Zeit vor und nach der Geburt, die große Ähnlichkeit mit unseren Kategorien haben: Für einfachere Yogastunden in der Zeit vor und nach der Geburt siehe Balaskas (1995); für regulären Yogaunterricht und erfahrene Schülerinnen siehe Freedman (2004).

9 Für spezielle Übungen siehe Calais-Germain (2013). Dieses Buch sollte Pflichtlektüre für alle Yogalehrer sein, die mit Frauen in der Zeit vor und nach der Geburt arbeiten.

Kapitel 12: Yoga als Beruf

1 Weitere Informationen darüber, wie Sie sich als Yogalehrer vermarkten können, bietet Payne (2000).

2 Farhi (2006) untersucht das Verhältnis zwischen dem Yogaunterricht und den weiteren Lebenszusammenhängen in ihrem Buch über die Ethik des Yogaunterrichts.

Literaturverzeichnis

Aboy, Adriana. »Indra Devi's Legacy.« *Hinduism Today* 24 (2002).

Aiyar, K. Narayanasvami. *Thirty Minor Upanishads, including the Yoga Upanishads.* Madras, Indien: Vasanta, 1914.

Aldous, Susi Hately. *Anatomy and Asana: Preventing Yoga Injuries.* Calgary: Functional Synergy, 2004.

Alstad, Diana. »Exploring Relationships: Interpersonal Yoga.« *Yoga Journal* (März 1979).

Alter, Michael J. *Science of Flexibility.* Champaign, IL: Human Kinetics, 1996.

Ashtanga Yoga. Video: https://www.youtube.com/watch?v=lmOUZQi_6Tw. 2006.

Aurobindo, Sri [Aurobindo Ghose]. *Die Synthese des Yoga.* Bellnhausen über Gladenbach: Hinder und Deelmann, 1972.

Avalon, Arthur [Woodroffe, John George]. *The Serpent Power: Being the Sat-Cakra-Nirupana and Paduka-Pancaka.* New York: Dover, 1974.

——— *Die Schlangenkraft: Die Entfaltung schöpferischer Kräfte im Menschen.* Weilheim: Otto Wilhelm Barth Verlag, 1961.

Avari, Burjor. *India: The Ancient Past.* Abingdon, UK: Routledge, 2007.

Ayyanga, T. R. S. *The Yoga Upanishads.* Adyar, India: Adyar Library, 1952.

Bailey, James. »Balancing Act.« *Yoga Journal* 176 (September-Oktober 2003), http://www.yogajournal.com/wisdom/927.

——— *Living Ayurveda Reader.* Santa Monica, CA: 2006. Im Selbstverlag erschienen.

Balaskas, Janet. *Yoga für werdende Mütter.* München: Kösel, 1995.

Bandy, William D. und Jean M. Irion. »The Effect of Time on Static Stretch on the Flexibility of the Hamstring Muscles.« *Physical Therapy* (1994), 74(9): 845–850.

Baptiste, Baron. *Journey into Power: How to Sculpt Your Ideal Body, Free Your True Self, and Transform Your Life with Yoga.* New York: Fireside, 2003.

Benagh, Barbara. »Inversions and Menstruation.« *Yoga Journal* (2003). http://yogajournal.com/practice/546_1.cfm.

Bhajan, Yogi. Kundalini Research Institute. http://www.kundaliniresearchinstitute.org/teachertraining.htm.

Birch, Beryl Bender. *Power Yoga: Fit für das Leben von heute.* Bern/München/Wien: Scherz Verlag, 1996.

——— *Beyond Power Yoga: 8 Levels of Practice for Body and Soul.* New York: Fireside, 2000.

Bouanchaud, Bernard. *The Essence of Yoga: Reflections on the Yoga Sutras of Patanjali.* New York: Sterling, 1999.

Briggs, Tony. »The Gift of Assisting.« *Yoga Journal* (2001). http://www.yogajournal.com/for_teachers/1024.

Calais-Germain, Blandine. *Anatomie der Bewegung: Technik und Funktion des Körpers.* Wiesbaden: Fourier Verlag, 1994.

——— *Das bewegte Becken: Das weibliche Becken während der Geburt.* Hannover: Staude, 2013.

——— *Anatomy of Breathing.* Seattle: Eastland, 2005.

Campbell, Joseph. *Der Heros in tausend Gestalten.* Berlin: Insel Taschenbuch, 2011.

Chaudhuri, Haridas. *Integral Yoga*. London: Allen & Unwin, 1965.

Chinmayananda, Swami. *Glory of Ganesha*. Bombay: Central Chinmaya Mission Trust, 1987.

Chödrön, Pema. *Suche die Freude: durch Lojong-Übungen Mitgefühl und Furchtlosigkeit entwickeln*. München: Goldmann, 2009.

Choudhury, Bikram. *Bikram-Yoga: das Praxisbuch*. München: Lotos, 2005.

Clennell, Bobby. *The Woman's Yoga Book: Asana and Pranayama for All Phases of the Menstrual Cycle*. Berkeley, CA: Rodmell, 2007.

Cole, Roger. »With a Twist.« *Yoga Journal* (November 2005). http://www.yogajournal.com/practice/1923.

——— »Protect the Knees in Lotus and Related Postures.« *Yoga Journal*. http://www.yogajournal.com/for_teachers/978.

Cope, Stephen. *Yoga – Die Suche nach dem wahren Selbst*. Freiburg: Arbor Verlag, 2013.

——— *Die Weisheit des Yoga*. München: Goldmann Arkana, 2007.

Courtright, Paul B. *Ganesa: Lord of Obstacles, Lord of Beginnings*. New York: Oxford University Press, 1985.

Davidson, Ronald M. *Indian Esoteric Buddhism: A Social History of the Tantric Movement*. New York: Columbia University Press, 2003.

——— *Tibetan Renaissance: Tantric Buddhism in the Rebirth of Tibetan Culture*. New York: Columbia University Press, 2005.

De Michelis, Elizabeth. *A History of Modern Yoga: Patanjali and Western Esotericism*. London: Bloomsbury Academic, 2005.

Desikachar, T. K. V. *The Heart of Yoga: Developing a Personal Practice*. Rochester, VT: Inner Traditions, 1995.

——— *Yoga – Tradition und Erfahrung: Die Praxis des Yoga nach dem Yoga Sutra des Patanjali*. Petersberg: Verlag Via Nova, 2009.

——— *Yoga: Heilung von Körper und Geist jenseits des Bekannten*. Bielefeld: Theseus, 2012.

Devereux, Godfrey. Dynamic Yoga: *The Ultimate Workout That Chills Your Mind as It Charges Your Body*. New York: Thorsons, 1998.

Dharma, Krishna. *Mahabharata: The Greatest Spiritual Epic of All Time. Badger*, CA: Torchlight, 1999.

Easwaran, Eknath. *Die Upanischaden: Eingeleitet und übersetzt von Eknath Easwaran*. München: Goldmann, 2008.

Eliade, Mircea. *Yoga: Unsterblichkeit und Freiheit*. Frankfurt am Main: Insel-Verlag, 1988.

Espinoza, Fernando. »An Analysis of the Historical Development of Ideas about Motion and Its Implications for Teaching.« *Physical Education* (2005), 40(2).

Farhi, Donna. *The Breathing Book: Good Health and Vitality through Essential Breath Work*. New York: Henry Holt, 1996.

——— »Asana Column: Supta Padangusthasana.« *Yoga Journal* (Mai-Juni 1999)

——— *Teaching Yoga: Exploring the Teacher-Student Relationship*. Berkeley, CA: Rodmell, 2006.

Ferretti, Andrea. »Feel Happier.« *Yoga Journal* (2006). http://www.yogajournal.com/lifestyle/2562.

——— »Yoga Metropolis.« *Yoga Journal* (2008). http://www.yogajournal.com/lifestyle/2686.

Feuerstein, Georg. *Tantra: The Path of Ecstasy*. Boston: Shambhala, 1998.

——— *Die Yoga-Tradition: Geschichte, Literatur, Philosophie & Praxis*. Wiggensbach: Yoga Verlag, 2009.

Finger, Alan. *Chakra Yoga: Balancing Energy for Physical, Spiritual, and Mental Well-Being*. Boston: Shambhala. 2005.

Fischer-Schreiber, Ingrid et al. *Lexikon der östlichen Weisheitslehren*. München: Barth, 1986.

Flood, Gavin D. *An Introduction to Hinduism*. Cambridge: Cambridge University Press, 1996.

Folan, Lilias. *Lilias Yoga and You*. New York: Bantam, 1976.

Frawley, David. *Yoga und Ayurveda. Die uralte Kunst und Wissenschaft der spirituellen und psychosomatischen Integration*. Oberstdorf: Windpferd, 2010.

Freedman, Françoise Barbira. *Yoga in der Schwangerschaft*. Starnberg: Dorling Kindersley, 2004.

French, Roger Kenneth. *Medicine Before Science: The Rational and Learned Doctor from the Middle Ages to the Enlightenment*. Cambridge, UK: Cambridge University Press, 2003.

Friend, John. *Anusara Yoga Handbuch zur Lehrerausbildung*. Berlin: Parapara UG, 2008.

Gambhirananda, Swami. *Taittiriya Upanishad*. Calcutta: Advaita Ashram, 1989.

Gannon, Sharon und David Life. *Yoga der Befreiung: Das Praxisbuch des Jivamukti Yoga*. Petersberg: Verlag Via Nova, 2012.

Gardner, Howard. *Abschied vom IQ: Die Rahmen-Theorie der vielfachen Intelligenzen*. Stuttgart: Klett-Cotta, 1998.

Gaskin, Ina May. *Die selbstbestimmte Geburt*. München: Kösel, 2012.

Getty, Alice. *Ganesa: A Monograph on the Elephant-faced God*. 1936. Nachdruck: Oxford: Clarendon, 1992.

Grilley, Paul. *Yin Yoga: Outline of a Quiet Practice*. Ashland, OR: White Cloud, 2002.

Gudmestad, Julie. »Let's Twist Again.« *Yoga Journal* (Januar-Februar 2003).

Hackett, Paul G. »The Life and Works of Theos Bernard.« http://c250.columbia.edu/c250_celebrates/remarkable_columbians/theos_bernard_scholar.html.

Hanh, Thich Nhat. *Das Wunder der Achtsamkeit: Einführung in die Meditation*. Berlin: Theseus Verlag, 2001.

Hardy, L., R. Lye und A. Heathcote. »Active Versus Passive Warm-up Regimes and Flexibility.« Research Papers in *Physical Education* (1983), 1(5): 23–30.

Hirschi, Gertrud. *Mudras: FingerYoga für Gesundheit, Vitalität und innere Ruhe*. München: Goldmann Arkana, 2003.

Hittleman, Richard. *Das 28-Tage-Programm*. München: Heyne, 1986.

Hoff, Benjamin. *Tao Te Puh: Das Buch vom Tao und von Puh dem Bären*. Essen: Synthesis-Verlag, 1984.

Holleman, Dona und Orit Sen-Gupta. *Dancing the Body Light: The Future of Yoga*. Amsterdam: Pandion, 1999.

Huxley, Aldous. *Eiland*. München: Piper, 2010.

Iyengar, B. K. S. *Licht auf Yoga: Das grundlegende Lehrbuch des Hatha-Yoga*. Hamburg: Nikol, 2013.

——— *Licht auf Pranayama*. München: OWB-Paperback, 2000.

——— *Der Baum des Yoga*. Weilheim: O. W. Barth Verlag, 1991.

——— *Der Urquell des Yoga: Die Yoga-Sutras des Patanjali.* München: O. W. Barth Verlag, 2010.

——— *Yoga: Der Weg zu Gesundheit und Harmonie.* München: Dorling Kindersley, 2012.

——— *Licht fürs Leben: Die Yoga-Vision eines großen Meisters.* München: Droemer Knaur, 2014.

Iyengar, Geeta. *Yoga für die Frau: Der Weg zu Gesundheit, Entspannung und innerer Kraft.* München: O. W. Barth Verlag, 2012.

Johari, Harish. *Chakras: Energy Centers of Transformation.* Rochester, VT: Destiny, 1987.

Jois, Sri K. Pattabhi. *Yoga Mala.* New York: North Point, 2002.

Jung, Carl Gustav. »Yoga und der Westen«, in: *Zur Psychologie westlicher und östlicher Religionen.* Gesammelte Werke, Bd. 11. Olten und Freiburg im Breisgau: Walter-Verlag, 1979.

Kapur, Kamla K. *Ganesha Goes to Lunch: Classics from Mystic India.* San Rafael, CA: Mandala, 2007.

Keedwell, Paul. *How Sadness Survived: The Evolutionary Basis of Depression.* Oxford, UK: Radcliffe, 2008.

Keele, Kenneth D. *Leonardo da Vinci on Movement of the Heart and Blood.* London: Lippencott, 1952.

Kempton, Sally. *Meditation: Das Tor zum Herzen öffnen.* München: Kailash, 2012.

Kest, Bryan. Bryan Kest's Power Yoga. http://www.poweryoga.com/. (Abgerufen 2007)

Khalsa, Gurmukh Kaur. *The 8 Human Talents.* New York: HarperCollins, 2000.

Kornfield, Jack. *Frag den Buddha und geh den Weg des Herzens.* München: Econ, 2001.

Kramer, Joel. »A New Look at Yoga: Playing the Edge of Mind and Body.« *Yoga Journal* (Januar 1977). http://www.yogajournal.com/wisdom/2595.

——— »Yoga as Self-Transformation.« *Yoga Journal* (Mai-Juni 1980).

Kramer, Joel und Diana Alstad. *The Passionate Mind Revisited: Expanding Personal and Social Awareness.* Berkeley, CA:
North Atlantic, 2009.

——— Die Guru Papers: *Masken der Macht.* Frankfurt am Main: Zweitausendeins, 1995.

Kriyananda, Swami [J. Donald Walters]. *Ananda Yoga for Higher Awareness.* Nevada City, NV: Crystal Clarity, 1967.

——— »What is Yoga?« http://www.expandinglight.org/yoga/what-is.htm.

Lad, Vasant. *Das Ayurweda Heilbuch.* Aitrang: Windpferd, 1990.

Lasater, Judith. *Relax and Renew: Restful Yoga for Stressful Times.* Berkeley, CA: Rodmell, 1995.

Levine, Stephen. *Schritte zum Erwachen. Reinbek bei Hamburg:* Rowohlt Taschenbuch Verlag, 1994.

Little, Tias. »From the Ground Up.« *Yoga Journal* (November 2001).

Lutyens, Mary. *Krishnamurti: Jahre des Erwachens.* München: Hugendubel, 1981.

MacShane, Frank. »Walden and Yoga.« *New England Quarterly* (1964), 37: 322–342.

Maehle, Gregor. *Ashtanga Yoga: Practice and Philosophy.* Novato, CA: New World Library, 2006.

Maldoner, Helmuth (Übers.). *Yoga Sutra: Der Yogaleitfaden* des Patanjali. Stuttgart: Raja Verlag, 2003.

Mallinson, James (Übers.). *The Gheranda Samhita.* Woodstock, NY: YogaVidya.com, 2004.

Manchester, Frederick. *Die schönsten Upanischaden: der Hauch des Ewigen.* Zürich: Rascher, 1951.

McCall, Timothy. *Yoga as Medicine: The Yogic Prescription for Health and Healing.* New York: Bantam Dell, 2007.

Medina, John J. *Die Uhr des Lebens: wie und warum wir älter werden.* Basel: Birkhäuser, 1998.

Menon, Ramesh. *The Ramayana.* New Delhi, HarperCollins, 2003.

Michaels, Axel. *Der Hinduismus: Geschichte und Gegenwart.* München: Beck, 2012.

Michel, Peter (Hg.). *Upanishaden: Die Geheimlehre des Veda.* Wiesbaden: Marix Verlag, 2006.

Miller, Barbara Stoler. »Why did Henry David Thoreau take the Bhagavad-Gita to Walden Pond?« *Parabola* (Frühjahr 1986), 12.1: 58–63.

Miller, Elise Browning. *Yoga for Scoliosis.* Menlo Park, CA: 2003. Im Selbstverlag erschienen.

Mittelmark, Raul Artal, Robert A. Wiswell und Barbara L. Drinkwater (Hg.). *Exercise in Pregnancy.* Baltimore: Williams and Wilkins, 1991.

Mohan, A. G. *Yoga – Rückkehr zur Einheit.* Petersberg: Verlag Via Nova, 2001.

Mohan, A. G. und Indra Mohan. *Yoga-Therapie: Gesund und leistungsfähig durch Yoga und Ayurveda.* Petersberg: Verlag Via Nova, 2004.

Moore, Keith L. und Arthur F. Dalley. *Clinically Oriented Anatomy,* 5. Ausgabe. Baltimore: Lippincott Williams and Wilkins, 2006.

Moore, Thomas. *Der Seele Raum geben: wie Leben gelingen kann.* München: Claudius Verlag, 2010.

Morrison, Judith. *Ayurveda: ein Weg zu Gesundheit und Lebensfreude; wie wir das Wissen der traditionellen indischen Medizin nutzen können.* Stuttgart: Trias, 1995.

Morse, William R. *Chinese Medicine.* New York: Hoerber, 1934.

Muktananda, Swami. *Nothing Exists That Is Not Siva: Commentaries on the Siva Sutra, Vijnanabhairava, Gurugita, and Other Sacred Texts.* South Fallsburg, NY: Siddha Yoga Publications, 1997.

Muktibodhananda, Swami (Übers.). *Hatha Yoga Pradipika: Light on Yoga.* Munger, India: Bihar School of Yoga, 1993.

Myers, Esther. *Hands-on Assisting: A Guide for Yoga Teachers.* Toronto: Explorations in Yoga: 2002.

Myers, Thomas. »Poise: Psoas-Piriformis Balance.« *Massage Magazine* (März/April 1998): 72–83.

———. *Body Cubed: A Therapist's Anatomy Reader.* Im Selbstverlag erschienen.

Mylius, Klaus (Hg.). *Die Bhagavadgita: Des Erhabenen Gesang.* München: dtv, 1997.

Narayanananda, Swami. *Die Urkraft im Menschen oder die Kundalini Shakti.* Blansingen: N.U. Yoga Ashrama, 1981.

Neese, Randolph M. und George C. Williams. *Why We Get Sick: The New Science of Darwinian Medicine.* New York: Vintage, 1994.

Netter, Frank H. *Atlas of Human Anatomy.* 2. Auflage. East Hanover, NJ: Novartis, 1997.

Newton, Isaac. *Mathematische Prinzipien der Naturlehre.* Darmstadt: Wissenschaftliche Buchgesellschaft, 1963.

Nikhilananda, Swami (Übers.). »Chandogya Upanishad.« (2008) http://www.bharatadesam.com/spiritual/upanishads/chandogya_upanishad.php.

Odier, Daniel. *Yoga Spandakarika: The Sacred Texts at the Origins of Tantra.* Rochester, VT: Inner Traditions, 2004.

Ornish, Dean. *Die revolutionäre Therapie: Heilen mit Liebe.* München: Mosaik, 1999.

Pattanaik, Devdutt. *Indian Mythology: Tales, Symbols, and Rituals from the Heart of the Subcontinent.* Rochester, VT: Inner Traditions, 2003.

Payne, Larry. *The Business of Teaching Yoga*. Los Angeles: Samata, 2000.

Pizer, Ann (Interviewer). »Yoga Guide.« http://www.about.com. (Abgerufen am 18. Mai 2007.)

Postacchini F. und M. Massobrio. »Idiopathic coccygodynia: Analysis of fifty-one operative cases and a radiographic study of the normal coccyx.« *Journal of Bone and Joint Surgery* (1983), 65(8): 1116–1124.

Powell, Barbara. *Windows into the Infinite: A Guide to the Hindu Scriptures*. Fremont, CA: Jain Publishing, 1996.

Powers, Sarah. *Insight Yoga*. Boston: Shambhala, 2008.

Prabhavananda, Swami und Christopher Isherwood (Übers.). *Bhagavadgita: Gesang des Erhabenen.* Freiburg im Breisgau: esotera-Taschenbuch, 1994.

Ramaswami, Srivatsa. *Yoga for the Three Stages of Life: Developing Your Practice as an Art Form, a Physical Therapy, and a Guiding Philosophy.* Rochester, VT: Inner Traditions, 2000.

——— *The Complete Book of Vinyasa Yoga*. New York: Marlowe, 2005.

Rea, Shiva. *Hatha Yoga as a Practice of Embodiment.* Magisterarbeit, University of California, Los Angeles, World Arts and Cultures (Dance) Department. 1997.

——— »You Are Here.« *Yoga Journal* (2002). http://www.yogajournal.com/wisdom/460.

——— *Embodying the Flow Teacher Training Manual*. 2005. Unveröffentlicht.

——— »Namaskaram«, in: Busia, Kofi (Hg.). *Iyengar: The Yoga Master*. Boston: Shambhala, 2007.

Remen, Rachel Naomi. »On Defining Spirit.« *Noetic Sciences Review* 27 (Herbst 1993).

Rosen, Richard. *The Yoga of Breath: A Step-by-Step Guide to Pranayama.* Boston: Shambhala, 2002.

——— »Here Comes the Sun.« *Yoga Journal* 176 (September-Oktober 2003).

——— *Pranayama Beyond the Fundamentals: An In-depth Guide to Yogic Breathing.* Boston: Shambhala, 2006.

Ross, Steve. *Happy Yoga: 7 Reasons Why There's Nothing to Worry About*. New York: HarperCollins, 2003.

Roy, Biren. *Mahabharata*. Diederichs Gelbe Reihe Bd. 16. München: Diederichs, 1993.

Satchidananda, Swami. *Integral Hatha Yoga.* Austin, TX: Holt, Rinehart and Winston, 1970.

——— (Übers.). *The Yoga Sutras of Patanjali.* Buckingham, VA: Integral Yoga, 1978.

Satprem. *Sri Aurobindo oder das Abenteuer des Bewusstseins*. Weilheim: Barth, 1970.

Satyadharma, Swami. *Yoga Chudamani Upanishad: Crown Jewel of Yoga*. New Delhi: Yoga Publications Trust, 2003.

Scaravelli, Vanda. *Awakening the Spine: The Stress-free New Yoga That Works with the Body to Restore Health, Vitality and Energy.* New York: HarperCollins, 1991.

Schatz, Mary Pullig. »A Woman's Balance: Inversions and Menstruation.« 2002. http://www.yoga.com/ydc/enlighten/enlighten_document.asp?ID=74§ion=9&cat=93.

Schiffmann, Erich. *Yoga: The Spirit and Practice of Moving into Stillness.* New York: Pocket, 1996.

———. »A Tribute«, in: Busia, Kofi (Hg.). *Iyengar: The Yoga Master*. Boston: Shambhala, 2007.

Shabana, Ahmed A. *Dynamics of Multibody Systems*. Cambridge: Cambridge University Press, 1999.

Shamdasani, Sonu (Hg.). *C. G. Jung: Die Psychologie des Kundalini-Yoga, nach Aufzeichnungen des Seminars 1932*. Zürich/Düsseldorf: Walter Verlag, 1998.

Shannahoff-Khalsa, David S. »An Introduction to Kundalini Yoga Meditation Techniques that are Specific for the Treatment of Psychiatric Disorders.« *Journal of Alternative and Complementary Medicine* (2004), 10(1): 90–91.

Shrier, Ian und Kav Gossal. »The Myths and Truths of Stretching: Individualized Recommendations for Healthy Muscles.« *Physician and Sportsmedicine* (2000), 28(8).

Singer, Charles A. *A Short History of Anatomy and Physiology from the Greeks to Harvey.* New York: Dover, 1957.

Singleton, Mark. *Yoga Body: The Origins of Modern Posture Practice*. New York: Oxford University Press, 2010.

Sivananda-Yoga-Zentrum. *Yoga*. München: Gräfe und Unzer, 2000.

Sjoman, N. E. *The Yoga Tradition of the Mysore Palace.* New Delhi: Abhinav, 1996.

Sovatsky, Stuart. *Words from the Soul: Time, East/West Spirituality, and Psychotherapeutic Narrative*. New York: State University of New York Press, 1998.

Sparrowe, Linda. *Yoga*. New York: Universe, 2003.

Stein, W. B. »Thoreaus's First Book, a Spoor of Yoga: The Orient in a Week.« *Emerson Society Quarterly* (1965), 41: 3–25.

Stenhouse, Janita. *Sun Yoga: The Book of Surya Namaskar.* St.-Christophe, France: Innerspace, 2001.

Stephens, Anastasia. »Health: The Bikram Backlash.« London: *The Independent,* 25. Januar 2005.

Stephens, James, Joshua Davidson, Joseph DeRosa, Michael Kriz und Nicole Saltzman. »Lengthening the Hamstring Muscles without Stretching Using ›Awareness through Movement.‹« *Physical Therapy* (2006), 86(12): 1641–1650.

Strom, Max. »Stiff White Male.« *Yoga Journal* (Juni 1995).

Stryker, Rod. *Meditations for Life.* Los Angeles: Para Yoga, 2005. (Audio CD)

Svatmarama, Swami. *Hatha Yoga Pradipika: Die Leuchte des Hatha-Yoga.* Hamburg: Phänomen-Verlag Norina Ebele, 2009.

Svoboda, Robert. *Prakriti: Your Ayurvedic Constitution.* Bellingham, WA: Sadhana, 1988.

Svoboda, Robert und Arnie Lade. *Ayurveda und traditionelle chinesische Medizin: die beiden ältesten Heilsysteme der Welt im Vergleich.* Bern, München, Wien: O. W. Barth Verlag, 2002.

Swenson, David. *Ashtanga Yoga: The Practice Manual.* Austin, TX: Ashtanga Yoga Productions, 1999.

Taylor, F. Sherwood. *A Short History of Science and Scientific Thought*. New York: Norton, 1949.

Thompson, Marcia und David Harsha. »Our Rhythms Still Follow the African Sun.« *Psychology Today* 12 (Januar 1984): 50–54.

Thoreau, Henry David. *Briefe an einen spirituellen Sucher*. Hg. von Bradley P. Dean. Wien, Berlin: Verlag Turia + Kant, 2012.

Tigunait, Pandit Rajmani. *Tantra Unveiled: Seducing the Forces of Matter and Spirit.* Honesdale, PA: Himalayan Institute Press, 1999.

Tirtha, Swami Sada Shiva. *The Ayurvedic Encyclopedia.* Coconut Creek, FL: Educa, 2006.

Todd, Mabel Elsworth. *Der Körper denkt mit: Anatomie als Ausdruck dynamischer Kräfte*. Bern: Huber, 2009.

Tolle, Eckhart. *Jetzt! Die Kraft der Gegenwart: ein Leitfaden zum spirituellen Erwachen*. Bielefeld: Kamphausen, 2004.

Troels, B. »Achilles Heel Rupture.« *Acta Orthopaedica Scandinavica*. (1973), 152 (suppl.): 1–126.

Van Vrekhem, Georges. *Über den Menschen hinaus: Leben und Werk von Sri Aurobindo und Mutter*. Grafing: Aquamarin-Verlag, 2014.

Vasu, Rai B. Chandra (Übers.). *The Siva Samhita*. New Delhi: Munshiram Manoharial, 2004.

Vaughan, Kathleen. *Exercises Before Childbirth*. London: Faber, 1951.

Vishnudevananda, Swami. *Das große illustrierte Yoga-Buch*. Freiburg im Breisgau: Aurum Verlag, 1975.

Watts, Alan. *Meditation. Die Natur des Menschen. Philosophische Fantasien*. München: Goldmann, 1987.

Weintraub, Amy. *Yoga for Depression: A Compassionate Guide to Relieve Suffering through Yoga*. New York: Broadway, 2004.

White, David Gordon. *The Alchemical Body: Siddha Traditions in Medieval India*. Chicago: University of Chicago Press, 1996.

——— (Hg.). *Tantra in Practice*. Princeton, NJ: Princeton University Press, 2000.

——— *Kiss of the Yogini: Tantric Sex in its South Asian Contexts*. Chicago: University of Chicago Press, 2003.

——— *Sinister Yogis*. Chicago: University of Chicago Press, 2009.

——— (Hg.). *Yoga in Practice*. Princeton, NJ: Princeton University Press, 2011.

——— *The Yoga Sutra of Patanjali: A Biography*. Princeton, NJ: Princeton University Press, 2014.

White, Ganga. *Yoga Beyond Belief: Insights to Awaken and Deepen Your Practice*. Berkeley, CA: North Atlantic, 2007.

Williams, Raymond. *Keywords: A Vocabulary of Culture and Society*. New York: Oxford University Press, 1985.

Witzel, Michael (Hg.). *Inside the Texts, beyond the Texts: New approaches to the Study of the Vedas*. Chambridge, MA: Harvard University Press, 1997.

Woolery, Alison, Hector Myers, Beth Sternlieb und Lonnie Zeltzer. »A Yoga Intervention for Young Adults with Elevated Symptoms of Depression.« *Alternative Therapies in Health and Medicine* (2004), 10(2): 60–63.

Yeats, William Butler und Shree Purohit Swami. »That is perfect«, in: *The Ten Principal Upanishads*. New York, Macmillan, 1937.

Yesudian, Selvarajan und Elisabeth Haich. *Sport und Yoga*. Grafing: Aquamarin-Verlag, 2012.

Yogananda, Paranahansa. *Autobiographie eines Yogis*. München: Knaur, 1996.

Zimmer, Heinrich. *Indische Mythen und Symbole*. München: Diederichs, 1981.

Über den Autor

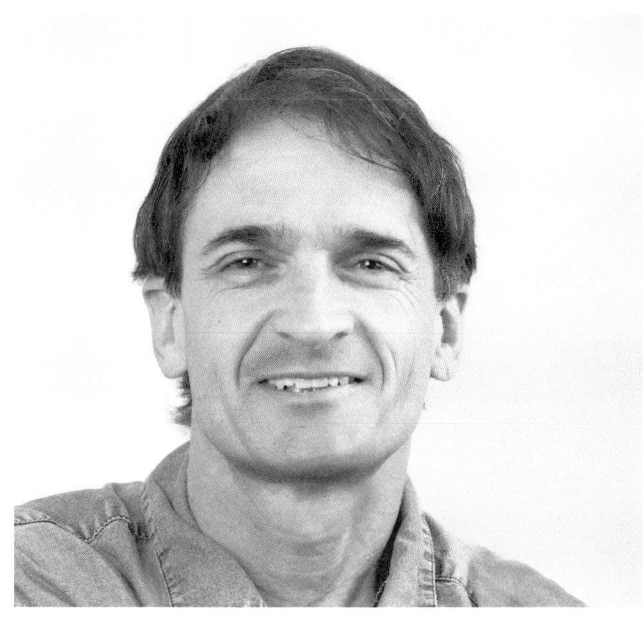

Mark Stephens ist ein renommierter Yogalehrer und Autor. Er hat bislang über siebenhundert Yogalehrer ausgebildet, gibt weltweit Kurse und leitet Seminare, Retreats und Yogalehrerausbildungen. Er praktiziert seit 1991 und unterrichtet seit 1996. Auf seinem Weg als Schüler und Lehrer beschäftigt er sich auch mit ergänzenden Konzepten: Er studiert Ashtanga Vinyasa Yoga, Iyengar Yoga, Vinyasa Flow Yoga, Tantra, Yogatherapie, funktionelle Yogaanatomie und Kinesiologie, traditionelle Yogaphilosophie sowie moderne Philosophien des Seins und Bewusstseins.

Er unterrichtet auf Konferenzen (Yoga Journal, IDEA), in traditionellen Yogastudios (Yoga Works, L. A. Yoga Center, Santa Cruz Yoga), aber auch unter ungewöhnlichen Voraussetzungen (an Schulen in Problemvierteln, in Jugendstraf- und Erziehungsanstalten, Behandlungszentren, Gefängnissen und psychiatrischen Kliniken). Für sein ehrenamtliches Engagement im Rahmen der Yoga Inside Foundation wurde er im Jahr 2000 mit dem ersten Karma Yoga Award der Zeitschrift *Yoga Journal* ausgezeichnet, der seither jährlich verliehen wird. Er lebt und lehrt im kalifornischen Santa Cruz und ist Gründer und Leiter der Yogalehrerausbildung bei Santa Cruz Yoga.

Stichwortverzeichnis

C

D

E

F

G

H

I

J

K

L

M

N

O

P

Q

R

S

T

U

V

W

Y

Z

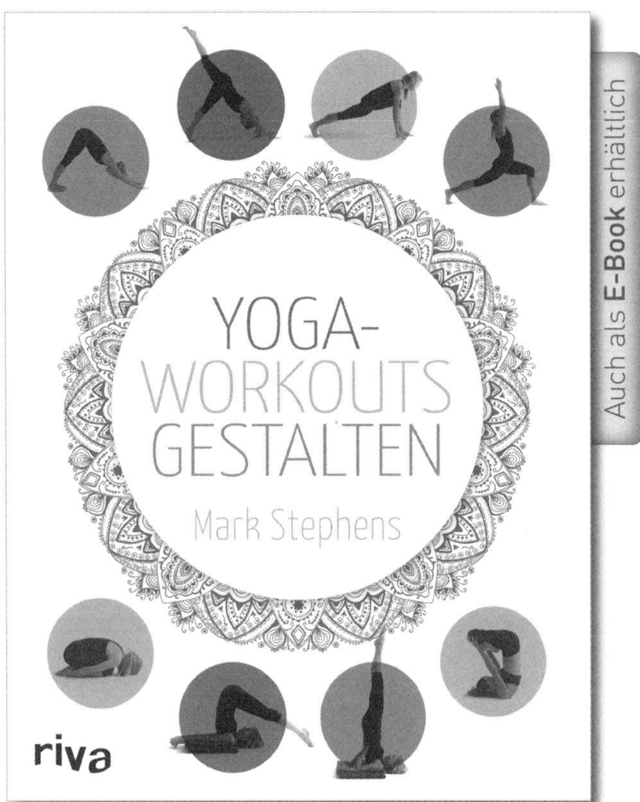

400 Seiten
26,00 € (D) | 26,80 € (A)
ISBN 978-3-86883-406-2

Mark Stephens

Yoga-Workouts gestalten

Der illustrierte Begleiter für bestmögliche Bewegungsqualität und maximale Performance

Der renommierte Yogalehrer Mark Stephens hat ein unentbehrliches Nachschlagewerk für die erfolgreiche Planung und Gestaltung von Yogastunden geschaffen. Es bietet 67 beispielhafte Asana-Übungsreihen für Anfänger, Geübte und Fortgeschrittene, darunter auch Empfehlungen für Yoga mit Kindern, Teenagern, Frauen in allen Lebensabschnitten und Senioren, für Stunden zum Abbau von Angst und Depressionen genauso wie Übungsfolgen für alle wichtigen Chakren und ayurvedischen Konstitutionstypen. Das mit über 2000 Fotos illustrierte Handbuch erkundet das differenzierte Wechselspiel der Asanas innerhalb der sieben Asana-Familien und bietet einen nützlichen Anhang mit wertvollen Informationen für Yogalehrer und -schüler.

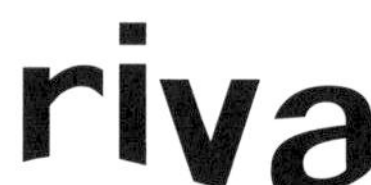

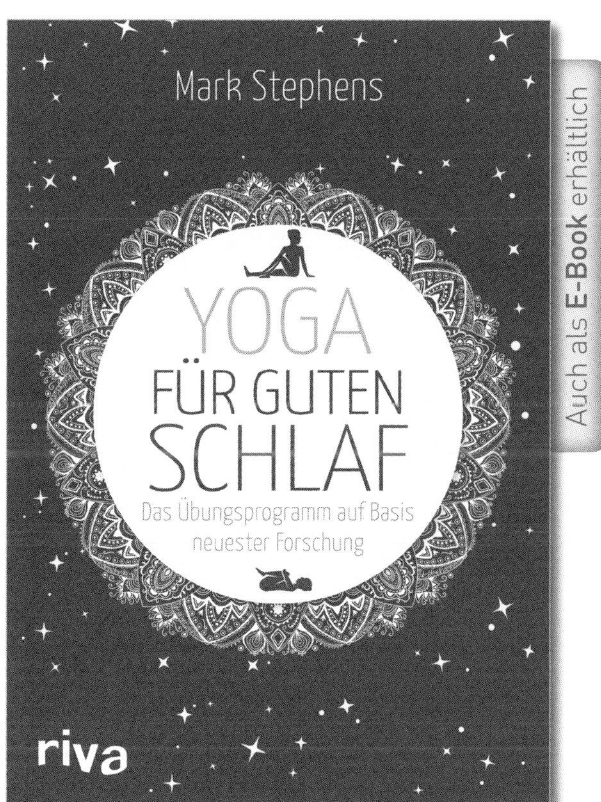

320 Seiten
19,99 € (D) | 20,60 € (A)
ISBN 978-3-7423-1184-9

Mark Stephens

Yoga für guten Schlaf

Das Übungsprogramm auf Basis neuester Forschung

Schlaf ist essenziell für unsere Gesundheit – er sorgt dafür, dass unser Körper richtig regenerieren und unser Gehirn Erlebnisse und Emotionen verarbeiten kann. Dadurch haben wir tagsüber mehr Energie, fühlen uns ausgeglichener und sind leistungsfähiger. Häufig wird dieser positive Effekt jedoch durch Schlafstörungen zunichte gemacht. Yoga ist perfekt geeignet, um derartigen Beschwerden entgegenzuwirken: Die Kombination aus Meditation, Atemübungen und Asanas beruhigt Körper und Geist. Mit den wissenschaftlich fundierten schlaffördernden Yogaprogrammen von Yogaguru Mark Stephens kann die Praxis optimal auf die Bedürfnisse ausgerichtet und der Schlaf langfristig verbessert werden. Mit Yoga lässt sich das Beste aus der Nacht herausholen.

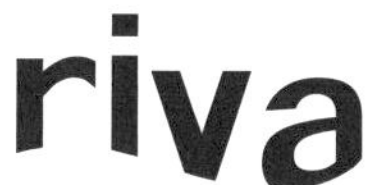

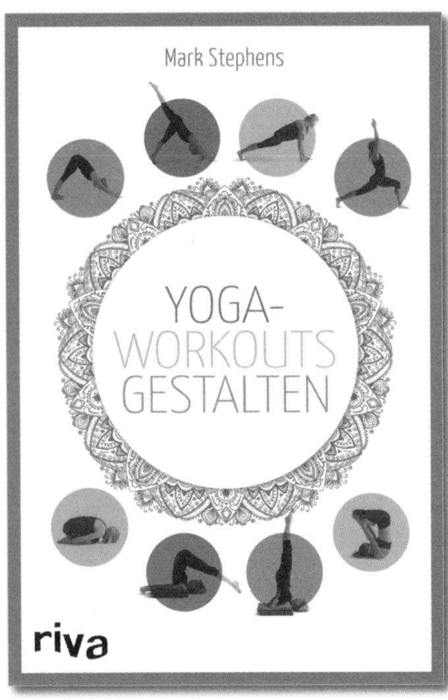

Mark Stephens

Yoga-Workouts gestalten – Kartenset

Die Box mit Buch und 100 Übungskarten

24,99 € (D) | 25,70 € (A)
ISBN 978-3-7423-0186-4

Mark Stephens' umfassendes Handbuch Yoga Workouts gestalten gilt längst als Standardwerk für die Yogapraxis. Mit diesem Set – bestehend aus umfangreichem Booklet und 100 Übungskarten – wird es nun noch leichter, ein komplettes Workout aus einzelnen Übungen zusammenzustellen. Das Begleitbuch bietet eine generelle Anleitung zur Gestaltung einer Übungsabfolge. Mit den Karten kann ganz konkret gearbeitet werden: Die Vorderseite zeigt und benennt eine Übung, während die Rückseite detaillierte Hintergrundinformationen zu dem jeweiligen Asana bietet. Dieses Set eignet sich besonders für Yogalehrende und Praktizierende, die abwechslungsreiche und durchdachte Übungsreihen zusammenstellen möchten.

riva

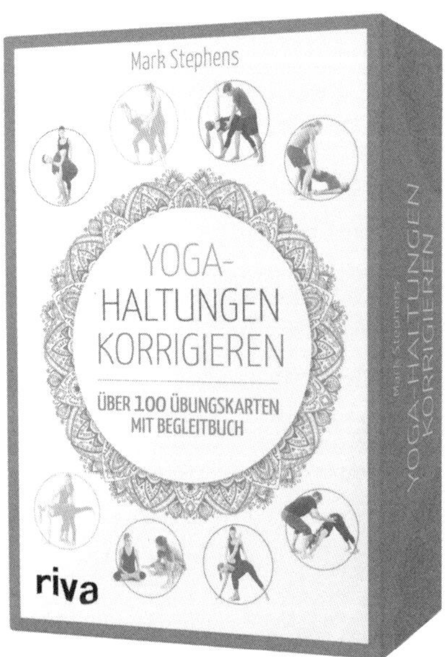

Mark Stephens

Yoga-Haltungen korrigieren – Kartenset

Über 100 Übungskarten mit Begleitbuch

25,00 € (D) | 25,80 € (A)
ISBN 978-3-7423-1594-6

Die Kunst der Hilfestellung und Haltungskorrektur im Yoga erfordert ein tiefes Verständnis für die Bedürfnisse der Schüler und die richtige Technik. In seinem Set aus über 100 Karten und einem Begleitbuch zeigt der erfahrene Yogalehrer und Bestsellerautor Mark Stephens, wie Yogalehrer ihre Schüler gezielt unterstützen können. Die Karten bieten bebilderte Schritt-für-Schritt-Abfolgen, die helfen, Haltungen zu verbessern und zu intensivieren. Das Begleitbuch ergänzt diese Praxis durch fundierte Erklärungen zu den Prinzipien der Hilfestellung, dem sensiblen Umgang mit Berührung und den verschiedenen Methoden der Haltungskorrektur. Das Kartenset eignet sich sowohl für angehende als auch erfahrene Yogalehrer, die ihren Unterricht bereichern und ihre Schüler in ihrer Praxis fördern möchten.

riva